穴位疗法精要

主　编　单　顺　　吴建华　　单晋杰　　张翰卿
副主编　邱自琴　　马虹宇　　姚志国　　吕慧芳
　　　　闫平东　　王亚杰　　程德忠　　徐海霞

中国健康传媒集团
中国医药科技出版社

内 容 提 要

本书精选穴位埋线疗法、穴位注射疗法、拔罐与艾灸敷药一体疗法、穴位贴敷疗法进行讲解。全书共三篇24章。经络与腧穴篇是穴位疗法运用的基石，详细介绍了十四经穴、奇穴、埋线常用董氏奇穴。穴位疗法技法篇是穴位疗法运用到临床的桥梁，简明扼要地介绍各种疗法的操作技巧。临床治验篇全面总结了单教授六十多年的临床治疗经验及学习心得。本书可供基层中西医爱好者参考阅读。

图书在版编目（CIP）数据

穴位疗法精要/单顺等主编.—北京：中国医药科技出版社，2023.4
ISBN 978-7-5214-3153-7

Ⅰ.①穴… Ⅱ.①单… Ⅲ.①穴位疗法 Ⅳ.①R245.9

中国版本图书馆CIP数据核字(2022)第069231号

美术编辑 陈君杞
版式设计 友全图文
出版 **中国健康传媒集团** | 中国医药科技出版社
地址 北京市海淀区文慧园北路甲22号
邮编 100082
电话 发行：010-62227427 邮购：010-62236938
网址 www.cmstp.com
规格 710×1000 mm ¹/₁₆
印张 35
字数 556千字
版次 2023年4月第1版
印次 2023年4月第1次印刷
印刷 三河市航远印刷有限公司
经销 全国各地新华书店
书号 ISBN 978-7-5214-3153-7
定价 **136.00元**

获取新书信息、投稿、为图书纠错，请扫码联系我们。

编委会

序

单顺教授在中西医结合方面颇有造诣，开创埋线疗法先河，是埋线疗法的领军人、开拓者，是埋线疗法创新源泉和蓬勃发展的不竭动力。20世纪60年代，单教授从事军医工作期间，率先尝试运用中医理论和西医治疗手段，独创埋线疗法，治愈了不计其数的军人和驻地老百姓的疑难病症；20世纪90年代，单教授在北京中医药大学从事埋线疗法培训教学工作，系统地总结了埋线疗法的理论基础和治疗技法，为弘扬光大埋线疗法打下了良好的基础；21世纪以来，单教授走遍全国各地，倾情倾力，推广培训埋线疗法，积极参加中华传统医学会埋线医学专业委员会、中国针灸协会的活动交流，成绩斐然，受到了全国埋线疗法学员们的高度赞扬和崇敬。

我认识单教授是在20世纪末，当时我曾负责过一段时间中医适宜技术的培训工作。一天，一位和蔼可亲的长者找到我，说自己从事中医埋线临床工作有30余年了，愿意将自己的经验毫无保留地传播出去，让更多的患者受益。单教授谈起埋线来，眉飞色舞，滔滔不绝，两个小时过去了，丝毫没有停下来的意思。一会儿讲到他用埋线疗法治愈了一位农民花了十几万元都没治好的胃病；一会儿讲到用埋线疗法治愈了一个男子不育症顽疾，使一个濒临破碎的家庭又充满了生机。他对埋线疗法的那份执着的热爱，孜孜以求的精神，令我感动和佩服。他用埋线疗法治愈了那么多疑难痼疾，不仅为患者解除了痛苦，节约了钱财，更是把古老神奇的中医技术发扬光大，为中医事业的发展和壮大贡献了自己的力量。我当即决定，举办"中医埋线疗法培训班"，请单教授主讲。就这样我们先后举办了近30期培训班，培养了大批埋线能手，单教授也蜚声国内，桃李满天下。

"立德、立行、立言"自古以来就是人生至高境界。单教授德高望重、品学兼优，在埋线疗法技术队伍中有很高的声望，深受同仁尊重。尽管已是80多岁高龄，依然躬耕不辍，将自己一生埋线治病的体会和经验，编纂成册，惠及更多的患者。承蒙单教授厚爱，让我来写序，我真是诚惶诚恐。本人才疏学浅，很少为人写序；其次对埋线这个中医技术，知之甚少。但我明知不能胜任，却也欣然从命，不仅是我与单教授亦师亦友的关系，更重要的是他学识渊博、朴实谦和的人品令我十分敬佩。我仔细阅读了单教授的大作，以我一位多年从事临床中医医务工作者的经验来看，单教授这本《穴位疗法精要》有如下特色：

一是全面。数十年来，单教授不辞辛苦，笔耕不止，著书立说，先后编有《微创埋线疗法》《微创埋线适用技术》《单氏埋线经验精粹》等医学宏著，每一次编撰都是埋线疗法实践经验精进和技能的再提升，在这部著作中，单教授全面系统地总结了自己在治疗百余种疾病的方法和医疗应用标准，将自己毕生的埋线经验毫不保留地贡献于埋线医学事业，为中医药发展创新，穴位埋线疗法的推广做出巨大贡献。

二是规范。单教授立足于传承历史和运用现代新技术两方面的实践经验进行梳理和总结，集成中西医技术厚重的实践经验结晶，创造性地运用中医辨证理论研判病灶、精准选穴定位，建构了以西医定量分析为技术的精准行针标准，创新规范了组合式针灸疗法，为中西医结合医学实践者开拓了全新的思路和操作方法。

三是实用。几十年来，单教授致力于穴位埋线疗法，在临床治疗中进行了诸多探索，拥有大量的第一手临床资料，积累了丰富的临床经验，经过反复总结、升华、提高，推陈出新，其实用性技术特点日趋成为医学界共识，广大的埋线医务工作者多年来应用埋线疗法开展对多种慢性病、疑难病治疗，填补了现代医学对慢性病、疑难病的治疗不足部分。

四是有效。目前，单教授已把穴位埋线疗法扩展到人体各个系统，治疗病种达100多种，已治愈各种疑难病症患者数万人次。成为临床治疗多种疑难病、慢性病的有力武器。

五是易学。穴位埋线疗法学术研究日趋活跃，穴位埋线疗法简、便、验、廉。本书有理有据、图文并茂、语言朴实、通俗易懂，是传统针灸学与现代科学技术相融合的重要成果。

我衷心期盼该书早日出版，惠泽广大读者，特别希望年轻一代针灸科技工作者，要认真学习单教授严谨的治学态度和为埋线疗法的传承、创新、发展无私奉献的精神，为我国针灸学的创新发展做出新的、更大的贡献。

北京中医药大学东直门医院刘长信

2023年4月

前言

　　黄帝心怀慈悲，精研花小钱治大病的医术，造福黎民百姓。《黄帝内经·灵枢·九针十二原》第一篇中就明确提出"余子万民，养百姓而收其租税；余哀其不给而属有疾病。余欲勿使被毒药，无用砭石，欲以微针通其经脉，调其血气，荣其逆顺出入之会"。这就是针灸的本源，黄帝发明针灸的目的就是要解决天下苍生"看病难，看病贵"的根本问题，保证百姓"病有所医"。

　　穴位是人体经络上特殊的点区部位，是中医治疗疾病施术的地方。穴位是中国文化和中医学特有的名词。

　　穴位疗法是不用药或少用药治疗疾病的一种方法，其涵盖了穴位点压、穴位按摩、穴位艾灸、穴位针刺、穴位埋线、穴位注射、穴位拔罐、穴位贴敷等穴位施治范畴。本书主要介绍穴位埋线、穴位注射、拔罐灸疗、穴位贴敷这四种穴位疗法。

　　穴位疗法历史悠久，世代相传，方法简便，疗效确切，不用或少用药物，深受广大患者的欢迎。

　　由于科学思维进步从而促进科技发展，在创造出电子显微镜后发现了人体内部的微生物现象，形成了消毒灭菌式的"抑制医学"、进一步完善手术切割式的"外科医学"及后来衍生的"微创医学"、注入抗体以激活免疫的"预防医学"、重视营养平衡的"分子矫正医学"、利用现代科技仪器检测并相应施治的"功能医学"等医学手段，为人类健康做出了极大贡献，但在针对慢性病治疗和实达健康方面并没有特别突出的优势。

　　慢性病是一种多病因、多阶段、多机制的疾病类型，是人体功能平衡状态发生问题失去平衡。

　　穴位治疗的原理源于自然，是人体平衡调节的理想疗法，通过穴位刺激疏通经络，进而调节脏腑的功能，适合慢性病的防治。

　　穴位疗法是别样的针灸，绿色、方便、经济，便学易懂，易于普及，效果明显，用者无不称奇，好评如潮，为治未病或已有疾病的治疗开创了新道路、新时代。

本书汇集了单教授运用穴位埋线治疗疾病多年的个人经验，其所有疗效均为临床观察所得，并未进行统计学研究，在临床上的实践有待更长期的探索，其内容仅供广大读者参考。

编　者
2023 年 4 月

目录

第一篇　经络与腧穴

第二篇 穴位疗法技法

第一篇　经络与腧穴

|第一章|
概　述

经络——经脉和络脉的总称，是人体气血运行的通路。经——有路径的含义，经脉贯通上下，沟通内外，经的本义是纵行的织线，是经络系统的主干。络——有网络的含义，络脉是经脉别出的分支，较经脉细小，纵横交错，遍布全身。

经络内属于脏腑，外部分布于头部、躯干和四肢，联系各有关穴位，贯穿内外、上下、左右、前后，使人体成为统一的整体，并借以行气血、平阴阳，使人体各部的功能活动得以保持协调和相对的平衡。

经络系统是以十二经脉为主体，与奇经八脉、十五络脉和十二经别、十二经筋、十二皮部以及无数的孙络、浮络等所构成。

经络是一个结构功能体系，被人们发现并在临床应用已有几千年的历史。但有关组织结构的特点的研究目前仍没有突破性进展（也就是说，还没有从解剖学角度验证其是否存在），由于细胞生物学和分子生物学的研究进展，对人类解读经络之谜可能为时不远。

第一节　经络与腧穴的关系

1.联络脏腑、沟通内外　人体有五脏六腑、四肢百骸、五官九窍、皮肉筋骨等组织器官，虽各有不同的生理功能，但又共同进行着有机的整体活动，使人体的内外上下保持着协调统一，构成一个有机的整体。而这种互相联系，有机配合就是依靠经络系统的联系沟通作用来实现的。十二经脉及其分支纵横交错，入里出表，沟通上下，联系了脏腑器官，加强了人体脏与腑之间，脏腑与体表、五官之间的联系，使人体成为一个有机的整体。

2.**运行气血、营养全身** 人体生命运动的基础是气血，只有保证气血对全身脏腑和组织器官的供应，才能使人体完成正常的生理功能。经络是人体气血运行的通道，可将营养物质送到人体全身，从而完成各器官的生理功能。

3.**抗御疾病、首道防线** 疾病侵犯人体，一般是先从皮毛开始，经络系统的皮部和络脉是抗御外邪（疾病）、保护人体的首道防线，人体的气充实于络脉，络脉散布于全身，密布于皮部，具有调节体温、温润皮肤、启闭汗孔的作用，皮部络脉中的气充足而固密，则疾病不易入侵。

4.**双向调节、平衡人体** 平衡调节是人体经络的一项重要生理功能，这种调节有双向性，当人体任何组织器官的功能处于低下状态时，经络系统使之升高，当人体处于亢进状态时，经络系统又能使之降低。经络系统完全根据人体当时的状态，向正常的方向进行调节，以达到人体自然的平衡状态。

5.**疾病传输、必经之途** 由于经络是人体通内达外的一个通道，在生理功能失调时，病邪就会由表及里，通过皮部深入络脉，再深入经脉，最终深入脏腑。经络又是病邪传注的途径，具有反映病候的特点，所以临床某些疾病的病理过程中，常常在经络循行的通路上出现明显的压痛和结节等反应，中医学所讲的"有诸内，必行诸外"，就是指内脏有病必然要反映到体表来。中医通过四诊即能判断病在何脏何腑，就是根据这个道理。

第二节 经络的生理功能

联络脏腑，沟通内外：人体的五脏六腑、四肢百骸、五官九窍、皮肉筋骨等组织器官，之所以能保持相对的平衡与统一，完成正常的生理活动，是依靠经络系统的联系沟通而实现的。

经络系统在人体中纵横交错、沟通内外、联系上下，加强了人体脏与腑之间，脏腑与体表、五官之间的联系，使人体成为一个有机的整体。

运行气血，濡养周身：人体生命活动的物质基础是气血，其作用是濡润全身脏腑器官，使人体完成正常的生理功能。经络是人体气血运行的通道，可使营养物质输送到全身，从而完成各器官的正常生理功能。

抵御外邪，保护机体：经络系统的作用是"行血气而营阴阳"，营行脉中，卫行脉外，使营卫之气密布周身。外邪侵犯人体往往由表及里，先从皮毛开始。卫气能抵抗外邪的侵犯，充实于脉络，散布于全身，密布于皮部。当外邪侵犯机体时，卫气首当其冲发挥其抵御外邪、保护机体的屏障作用。

第三节　经络的实质

对经络实质的假说有以下几种。

1.中枢说　刺激某个穴位引起大脑皮层相应点兴奋后，引起该系统的兴奋，并有规律地扩散在同一经上有关穴位的点，大脑皮层某一系统发生兴奋后在体表的投影区也相应兴奋，在主观上即形成了循环感传的感觉。即"感在中枢，传也在中枢"。

2.经络-皮层-内脏相关假说　黄帝与岐伯在研究十二经脉时曾提到皮部论；十二经脉都分属于皮肤的各个部分。正因为这样，所以说许多疾病的产生，必然是先从皮肤开始，邪气侵袭皮肤时，肌肤腠理开泄，邪气侵袭络脉，络脉邪气盛满了，就内注入经脉，经脉邪气盛满了，就内藏于脏腑。所以说，皮肤分属于十二经脉，邪在皮肤时治疗不愈，就内传成了大病。经穴与皮层，皮层与内脏之间存在着一定的联系。有研究表明，刺激足三里可以建立食物性条件反射，刺激内关同样可以建立心血管收缩条件反射，刺激穴位可以改变皮层电位成分，都说明了三者的联系。

3.现代对经络的认识　以经络细胞群为主体的经络延续多年的"神经-体液，神经-内分泌-免疫"假说有许多优势，它能比较轻松且顺其自然地解释清楚"神经-体液"假说这种经络现象，而若将现代、精致、实体、单纯、单一的经络细胞社会模型用于传统古代（古典）的粗特征，就又将传统的机体三种调节中的另两种——神经调节和体液调节补充，综合加入"经络的细胞群模型"，使其更具中医的整体性，因此，又提出了更具整体（全面）和概括性的经络模型"细胞群-神经-体液多系统协同模

型"或"细胞社会–缝隙–神经–体液（内分泌–免疫）多系统协同说""细
胞–缝隙–结缔组织–血管–淋巴–体液（内分泌–免疫）–神经多元系统协同"
假说。

第四节 腧穴的作用

1.诊断作用 人体有病时就会在腧穴上有所反应，这是临床施治和诊
断的依据。如有胃肠疾病的人常在足三里、地机等穴位出现敏感性压痛，
有时还可在第5~8胸椎触到软性异物；患有肺疾患的人，常在肺俞、中府
等穴位有压痛、过敏及皮下结节。因此，临床上常用指压背俞穴、募穴、郄
穴、原穴的方法，察其腧穴按压痛、过敏、肿胀、结节、凉、热，以及肌肉
的隆起、凹陷、坚实、虚软程度，皮肤的色泽、瘀点、丘疹、脱屑来协助
诊断。

2.近治作用 这是一切腧穴主治作用所共有的特点。这些腧穴均能
治疗该穴位所在部位及临近组织、器官的病证。如眼区的睛明、承泣、四
白、瞳子髎，均能治疗眼病；耳区的听宫、听会、耳门、翳风诸穴，皆能
治疗耳病；胃部的中脘、建里、梁门诸穴皆能治疗胃病等。

3.远治作用 这是十四经穴主治作用的基本规律。在十四经腧穴中，
尤其是十二经脉在四肢、肘、膝关节以下的腧穴，不仅能治疗局部病证，
还可以治疗本经循行所及的远隔部位的脏腑、组织、器官的病证，有的甚
至有影响全身的作用。例如：合谷穴不仅能治疗手腕部病证，而且能治疗
颈部和头面部病证，同时，还能治疗外感病的发热；足三里穴不仅能治疗
下肢病证，而且对调整整个消化系统功能，甚至对人体免疫、防卫方面具
有很大的作用。

4.特殊作用 临床实践证明，针刺某些腧穴，对机体的不同状态可引
起良性的双向性调节作用。例如：心动过速时，内关穴埋线可减缓心率，
心动过缓时在内关穴施治又能提高心率；腹泻时我们常取天枢、上巨虚施
治，以达止泻，便秘时同样取上穴位又能通便。此外，腧穴的治疗还具有
相对的特异性，大椎、曲池退热，三阳络治偏头痛，至阴矫正胎位等，均
具有特殊的治疗作用。

针灸的理论基础在于经脉，《黄帝内经·灵枢·经脉》上说："经脉十二者，伏行分肉之间，深而不见；经脉者，常不可见也，其虚实也，虚则必下。"而脉气所发者，就是穴位，穴位学名腧穴，穴位不是孤立于体表的点，而是与深部器官有着密切联系，互相输通的特殊部位，是脏腑经络之气输注出入的部位，是疾病在体表的反应点，也是针灸、埋线治疗的刺激点。古代文献有称作气穴、孔穴、节、会等，通俗还称作"穴道"。《神灸经论》始提出"穴位"这个名称。意指这些部位为脉气所发和"神气之所游行出入"，内部与经络、脏腑相通。不少穴位就是作为疾病的反应点而被发现。目前将穴位分为三大类。

一、经穴

位于十二经脉和任督二脉的腧穴简称"经穴"，是腧穴的主要部分，共361个穴名。经穴因其分布在十四经脉的循行线上，所以经脉关系密切，不仅可以反映本经经脉及其所属脏腑的病证，也可反映本经脉所联系的其他经脉、脏腑之病证。同时是针灸埋线施治的部位。因此，腧穴不仅有治疗本经脏腑病症的作用，也可以治疗与本经相关经络脏腑之病证。

二、奇穴

奇穴是未能属于十四经脉的腧穴，它既有固定的穴名，又有明确的位置，又称经外奇穴。这些腧穴对某些病症具有特殊的治疗作用。奇穴因其所居人体部位的不同，其分布也不尽相同。有些位于经络线内，如印堂、肘尖；有些在经络线外，如中泉、中魁；有些是穴位组合之奇穴，如四神聪、四缝、四花等穴。

三、阿是穴

"阿是穴"一词最早出现在唐代医家孙思邈的《备急千金要方·灸例》一文"故吴蜀多行灸法。有阿是之法，言有人病痛，即令捏其上，若里当其处，不问孔穴，即得便快（或痛处），即阿是。灸刺皆验，故曰阿是穴也"。阿是穴又称天应穴、不定穴。

事实上，阿是穴的取穴是个诊断病位的过程，"阿是"是医者的询问之语。所以，严格地说，"阿是穴"不是一类穴，其本质是一种取穴方法。较完善的阿是穴取穴方式应顾及"面""点""线"三个方面。所谓"面"指患者疼痛之部位，为医者寻找阿是穴的大概区域；"点"是指医者在面的范围内取的并经患者同意的敏感点，其特点是要询问患者"阿是"（"是不是"），有"按之快然"或"痛"处，这即为阿是穴；"线"是指医者根据症状辨其经脉脏腑的络属关系，在相关的经脉上寻找其他的反应点或敏感点的经穴奇穴，这亦为阿是穴。阿是穴多位于病变的附近，也可以在与其距离较远的部位。颈源性头痛，痛的部位是在头顶痛或偏头痛，这个部位并不是病因点，而是一种症状，真正的病根是枕部相当于风池穴处（枕大神经根部）在中线外侧2.5cm的位置上，若要在痛处施治往往没有效果，而在病因（根）处治疗一次便愈，愈后一般不复发。再者颈椎病引起的症状是手臂疼痛麻木，腰椎病出现的症状是下肢的坐骨神经痛，但它们的原发病侧（病根）部位往往是椎间盘出了问题，在病椎椎间孔，或相应的夹脊穴治疗效果特别好，至于沿线痛处是否再取穴位，一般没有必要，病因解除后远端的疼痛症状自然不治而愈。所以仅以"痛"处来认识"阿是穴"是局限的。阿是穴在不同疾病的情况下，是存在差异的。

四、穴位定位标准

每条经上的穴位很多，每个穴位的位置都不同，穴位定位的准确性与临床疗效有联系。历代医家对穴位的定位和取穴也非常重视，如《千金方》记载穴位多当"肌肉文理节解缝会宛陷之中，及以手按之，病者快然。"《千金方》所说的肌肉纹理、骨节就是穴位在体表定位的主要标志。《灵枢·骨度》篇就是以体表标志为依据，将人体各部的长度和宽度测量为一定的量度，然后标出穴位的位置。目前，临床常用穴位定位和取穴方法有骨度分寸、解剖标志、手指同身寸和简便取穴法等。

（一）解剖标志

体表的各种解剖标志是穴位定位的基本方法，临床常用的有以下两种。

1.固定标志　指不受人体活动影响而固定不移的标志。如五官、毛发、指（趾）甲、乳头、肚脐以及各种骨节突起和凹陷部。由于这种自然标志固定不移，所以有利于腧穴的定位。例如两眉之间取印堂，两乳之间取膻中等。

2.动作标志　指必须采取相应的动作姿势才能出现的标志。例如张口于耳屏前方凹陷处取听宫，握拳于掌横纹头取后溪等。

（二）骨度分寸

这种穴位定位法，始见于我国最早的医学文献《灵枢·骨度》篇。它将人体的各个部位分别规定其折算长度，作为量取腧穴的标准。不论男女、老少、高矮、胖瘦的患者，均可按照这个标准测量。此法历经后人补充修改，已成为腧穴定位的基本准则。人体各部常用骨度分寸说明见表2-1。

表2-1　人体各部常用骨度分寸及说明

分部	部位起止点	常用骨度	度量法	说明
头部	前发际至后发际	12寸	直寸	如前后发际不明，从眉心量至大椎穴作18寸，眉心至前发际3寸，大椎穴至后发际3寸
	耳后两完骨（乳突）之间	9寸	横寸	用于量头部的横寸

续表

分部	部位起止点	常用骨度	度量法	说明
胸腹部	天突至胸剑联合	9寸	直寸	①胸部与胁肋部取穴直寸，一般根据肋骨计算，每一肋骨折作1寸6分 ②"天突"指穴名的部位，即胸骨上窝
	胸剑联合至脐中	8寸		
	脐中至横骨上廉（耻骨联合上缘）	5寸		
	两乳头之间	8寸	横寸	胸腹部取穴的横寸，可根据两乳之间的距离折量，女性可用左右缺盆穴之间的宽度来代替两乳头之间的横寸
背腰部	大椎以下至尾骶	21椎	直寸	背部腧穴根据脊椎定穴。一般临床取穴，肩胛骨下角相当第7（胸）椎，髂嵴相当第16椎（第4腰椎棘突）。背部横寸用患者中指同身寸
上肢部	腋前纹头（腋头皱襞）至肘横纹	9寸	直寸	用于手三阴、手三阳经的骨度分寸
	肘横纹至腕横纹	12寸		
侧胸部	腋以下至季肋	12寸	直寸	"季肋"第11肋端
侧腹部	季肋以下至髀枢	9寸	直寸	"髀枢"指股骨大转子
下肢部	横骨上廉至内辅骨上廉	18寸	直寸	①用于三阴经的骨度分寸 ②"膝中"的水平线：前面相当犊鼻穴，后面相当委中穴
	内辅骨下廉至踝尖	13寸		
	髀枢至膝中	19寸	直寸	①用于足三阳经的骨度分寸 ②臀横纹至膝中，作14寸折量
	膝中至外踝尖	16寸		
	外踝尖至足底	3寸		

（三）手指同身寸

手指同身寸是以患者的手指为标准，进行测量定穴的方法。临床常用的有以下三种。

1.中指同身寸　是以患者的中指中节屈曲时内侧两端纹头之间作为1

寸，可用于四肢部取穴的直寸和背部取穴的横寸。

2.拇指同身寸 是以患者拇指指关节的横度作为1寸，亦适用于四肢部的直寸取穴。

3.横指同身寸 又名"一夫法"，是令患者将示指、中指、无名指和小指并拢，以中指中节纹处为准，四指横量作3寸。

（四）简便取穴法

简便取穴法是临床上常用的一种简便易行的取穴方法。例如两耳尖直上取百会穴，两手虎口交叉取列缺，垂手中指端取风市等。

|第三章|
十四经穴

第一节　手太阴肺经

【经脉循行】从胃部开始，向下联络大肠，上行沿着胃的上口，穿过膈肌，入属肺脏，从肺系横向侧胸上部浅出体表，走向腋部，沿上肢内侧前边，到手掌大鱼际缘，沿拇指桡侧到指端（图3-1）。手腕后方的一条支脉，从腕后桡骨茎突上方分出，沿掌背侧，走向示指桡侧端。

【联系脏腑器官】肺、胃、大肠、喉咙。

本经腧穴，起于中府，止于少商，左、右各11个穴位。

【主治概要】本经腧穴主治头面、五官、咽喉病、热病及经脉循行部位的其他病证。

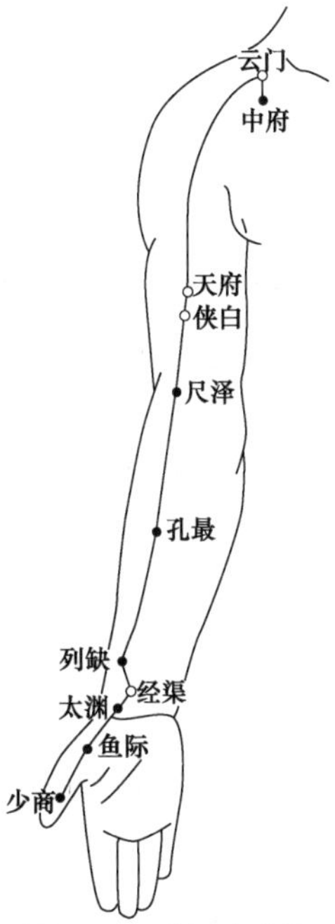

1.中府（LU1　肺募穴）

【取穴方法】正坐或仰卧。在胸前壁的外上方，云门下1寸，平第1肋间隙，距前正中线6寸。

【局部解剖】穴下为皮肤、皮下组织、胸大肌、胸小肌、胸腔。浅层布有锁骨上神经中间支、第一肋间神经外侧皮支、头静脉等；深层有胸肩峰动、静脉和胸内、外侧神经。

图3-1　肺经穴总图

【主治】咳嗽，气喘，胸痛，胸中烦满，支气管炎，支气管哮喘，肺炎，肩背痛，咽喉痛，腹痛，呕吐，浮肿。

【配伍】

（1）配肺俞　为俞募配穴法，有疏风解表、宣肺止咳的作用，主治外感咳嗽。

（2）配复溜　有生津润燥的作用，主治肺燥热、咳嗽。

（3）配意舍　有降气宽胸的作用，主治胸满。

【刺灸法】向外斜刺0.5~0.8寸；可灸。

2.云门

【取穴方法】前正中线旁开6寸处锁骨下1寸。

【主治】肺炎、咳嗽、哮喘、肺结核、支气管炎。

【刺灸法】向外上斜刺0.5~1寸。

3.尺泽（LU5　合穴）

【取穴方法】仰掌，微屈肘。在肘横纹中，肱二头肌腱桡侧凹陷处。

【局部解剖】穴下为皮肤、皮下组织、肱桡肌、桡神经、肱肌。浅层有头静脉，前臂外侧皮神经等；深层有桡神经，桡侧副动、静脉前支，肱深动、静脉。

【主治】肘臂挛痛，肘关节及周围软组织疾病，咳嗽，气喘，咯血，咽喉肿痛，肺结核，肺炎，支气管炎，支气管哮喘，胸膜炎，胸部胀满，吐泻，潮热，舌干，小儿惊风，乳痈，阑尾炎，急性胃肠炎，丹毒。

【配伍】

（1）配合谷　有行气活络，祛瘀止痛的作用，主治肘臂挛痛、肘关节屈伸不利。

（2）配肺俞　有降气止咳平喘的作用，主治咳嗽、气喘。

（3）配委中　有清热化湿的作用，主治吐泻。

（4）配少商　有清热利咽、止痛的作用，主治咽喉肿痛。

【刺灸法】直刺0.5~0.8寸；可灸。

4.孔最（LU6　郄穴）

【取穴方法】前臂桡侧，腕横纹上7寸。

【主治】咳嗽，哮喘，咯血，扁桃体炎，肘臂痛，痔疾。

【刺灸法】直刺0.5~1寸。

5.鱼际（LU10　荥穴）

【取穴方法】侧腕掌心相对，自然半握拳。在手拇指本节（第1掌指关节）后凹陷处，约当第1掌骨中点桡侧，赤白肉际处。

【局部解剖】穴下为皮肤、皮下组织、拇短展肌、拇对掌肌、拇短屈肌。浅层有正中神经掌皮支及桡神经浅支等分布；深层有正中神经肌支和尺神经肌支。

【主治】掌心热，身热；咳嗽，咯血，失音，喉痹，咽干，支气管炎，肺炎，扁桃体炎，咽炎，鼻炎，心悸，肘挛，乳腺炎，小儿单纯性消化不良。

【配伍】

（1）配合谷　有宣肺清热，利咽止痛的作用，主治咳嗽、咽喉肿痛、失音。

（2）配孔最、中府　有温肺散寒，化痰平喘的作用，主治哮喘。

【刺灸法】直刺0.5~0.8寸；可灸。

第二节　手少阴心经

【经脉循行】开始于心中，出属心系，向下穿过膈肌，联络小肠。

其支脉，从心系向上，沿咽喉至目系。

其直行主干，从心系上行于肺，再向下浅出腋下，沿上肢内侧后缘进入掌内小指桡侧（图3-2）。

【联系脏腑器官】心、心系、小肠、肺、目系、喉咙。

本经腧穴，起于极泉，止于少冲，左、右各9个穴位。

【主治概要】本经腧穴主治心、胸、神志病以及经脉循行部

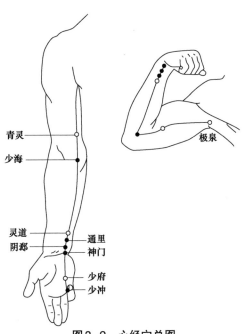

图3-2　心经穴总图

位的其他病证。

1.极泉（HT1）

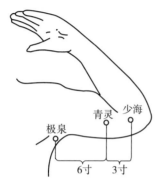

图3-3 极泉穴位置

【取穴方法】正坐或仰卧位，上臂外展。在腋窝顶点，腋动脉搏动处（图3-3）。

【局部解剖】穴下为皮肤、皮下组织、臂丛，腋动脉、腋静脉、背阔肌腱、大圆肌。浅层有肋间臂神经分布；深层有桡神经、尺神经、正中神经、前臂内侧皮神经、臂内侧皮神经，双重分布。

【主治】胁肋疼痛，肘臂冷痛，四肢不举，胸闷，气短，心痛，心悸，焦虑抑郁，目黄，肋间神经痛，颈淋巴结核。

【配伍】

（1）配太渊、天突　有滋阴清肺利咽的作用，主治咽干、咽喉肿痛。

（2）配神门、内关、心俞　有宁心安神的作用，主治心痛、心悸、冠心病。

（3）配侠白　有通经活络的作用，主治肘臂冷痛。

【刺灸法】避开动脉，直刺0.2~0.3寸；可灸。

2.少海（HT3　合穴）

【取穴方法】屈肘。在肘横纹内侧端与肱骨内上髁连线的中点处，取穴时屈肘，在肘横纹尺侧纹头凹陷处取穴。

【局部解剖】穴下为皮肤、皮下组织、旋前圆肌、肱肌。皮肤有前臂内侧皮神经分布。在皮下组织内有贵要静脉，该静脉接收前臂正中静脉或肘正中静脉的注入。针由皮肤、浅筋膜，在贵要静脉的前方，穿前臂深筋膜，深进旋前圆肌，继穿正中神经（或其内侧）及其深方的肱肌。

触摸肘上的横皱纹的小指侧，可发现上臂骨突出的部位，以此为基准，寻找略靠拇指侧即可。

【功效】理气通络，益心安神。

【主治】

（1）精神神经系统疾病　神经衰弱，精神分裂症，头痛，眩晕，三叉神经痛，肋间神经痛，尺神经炎。

（2）呼吸系统疾病　肺结核，胸膜炎。

（3）运动系统疾病　落枕，前臂麻木及肘关节周围软组织疾患，下肢痿痹。

（4）其他　心绞痛，淋巴结炎，疔疮。

3. 通里（HT5　络穴）

【取穴方法】在前臂掌侧，当尺侧腕屈肌腱的桡侧缘，腕横纹上1寸。于人体的前臂掌侧，仰掌，在尺侧腕屈肌腱桡侧缘，当神门与少海连线上，腕横纹上1寸处取穴。

【局部解剖】穴下为皮肤、皮下组织、尺侧腕屈肌、指深屈肌、旋前方肌。皮薄，有前臂内侧皮神经分布。针由皮肤、皮下组织穿前臂深筋膜，在尺动脉、尺静脉和尺神经的桡侧穿尺侧腕屈肌（腱），进入指深屈肌，再经前臂屈肌后间隙达旋前方肌。

【主治】

（1）精神神经系统疾病　头痛，眩晕，神经衰弱，癔症性失语，精神分裂症。

（2）循环系统疾病　心绞痛，心动过缓。

（3）呼吸系统疾病　扁桃腺炎，咳嗽，哮喘。

（4）其他　急性舌骨肌麻痹，胃出血，子宫内膜炎。

本穴出现压痛、结节等阳性反应，可作为心动过缓的定性诊断。

4. 神门（HT7　输穴、原穴）

【取穴方法】正坐，仰掌。在腕部，腕掌侧横纹尺侧端，尺侧腕屈肌腱的桡侧凹陷处。

【局部解剖】穴下为皮肤、皮下组织、尺侧腕屈肌腱桡侧缘。浅层有前臂内侧皮神经，贵要静脉属支和尺神经掌支等；深层有尺动脉、尺静脉和尺神经。

【主治】掌中热，心绞痛，心烦，健忘失眠，怔忡，痴呆，癫狂，痫证，神经衰弱，癔症，目黄胁痛，头痛，呕血，吐血，大便脓血，失音，喘逆上气，无脉症，舌骨肌麻痹，产后失血，淋巴腺炎，扁桃体炎。

【配伍】

（1）配支正　原络配穴法，有益气、养心安神的作用，主治心神失养、健忘失眠、无脉症。

（2）配大椎、丰隆　有醒脑安神、豁痰开窍的作用，主治癫狂、痫证。

（3）配关元、中极　有安神益肾的作用，主治遗溺、遗精。

（4）配膈俞、血海　有活血止血的作用，主治呕血、吐血、便血。

第三节　手厥阴心包经

【经脉循行】从胸中开始，出属心包络，向下通过膈肌，从胸至腹依次联络上、中、下三焦。

其外行支脉，从胸部乳旁浅出走向胁腋部，沿上臂内侧进入肘窝中，向下行于前臂掌侧面中间至中指末端（图3-4）。

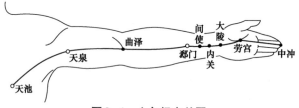

图3-4　心包经穴总图

其分支，从手掌中央分出，沿无名指出指端。

【联系脏腑器官】心包、心、肺、胃、三焦。

本经腧穴，起于天池，止于中冲，左、右各9个穴位。

【主治概要】本经腧穴主治心、胸、胃、神志病以及经脉循行部位的其他病证。

1.曲泽（PC3　合穴）

【取穴方法】正坐或仰卧。在肘横纹中，当肱二头肌腱的尺侧缘。

【局部解剖】穴下为皮肤、皮下组织、正中神经、肱肌。浅层有肘正中静脉、前臂内侧皮神经；深层有肱动脉、肱静脉，尺侧返动脉、返静脉的掌侧与尺侧下副动、下副静脉前支构成的动、静脉网，正中神经的主干。

【主治】肘臂痛，心悸，风湿性心脏病，咳嗽，支气管炎，胃痛，呕吐，泄泻，急性胃肠炎，小儿舞蹈病，热病，中暑。

【配伍】

（1）配大陵　有清心安神的作用，主治心悸。

（2）配内关、中脘　有调理肠胃的作用，主治呕吐、胃痛。

（3）配委中、曲池　有清心泄热的作用，主治中暑。

【刺灸法】直刺0.8~1寸；可灸。

2.内关（PC6　络穴、八脉交会穴通阴维）

【取穴方法】正坐或仰卧，仰掌。在前臂掌侧，当曲泽与大陵的连线上，腕横纹上2寸，掌长肌腱与桡侧腕屈肌腱之间。

【局部解剖】穴下为皮肤、皮下组织、桡侧腕屈肌腱与掌长肌腱之间、指浅屈肌、指深屈肌、旋前方肌。浅层布有前臂内侧皮神经、前臂外侧皮神经的分支和前臂正中静脉；深层在指浅屈肌、拇长屈肌和指深屈肌三者之间有正中神经伴行动、静脉。在前臂骨间膜的前方有骨间前动、静脉和骨间前神经。

【主治】肘臂挛痛，胃痛，呕吐（对神经性呕吐、手术麻醉引起的恶心呕吐，疗效较好），呃逆，失眠，头痛，血管性头痛，热病，心悸，胸痛，风湿性心脏病，心肌炎，心绞痛，心律失常（针刺内关，对各种心律失常患者均有一定疗效），心动过速，心动过缓（可使减慢的心率明显加快，使之恢复正常），心律不齐，胃炎，膈肌痉挛，急性胆囊炎，癔症（单针内关穴，治疗癔症效果良好），癫痫，甲状腺功能亢进，血栓闭塞性脉管炎，疟疾。

【配伍】

（1）配太渊　有益心安神，理气复脉的作用，主治无脉症。

（2）配足三里、中脘　有和胃逆降，理气止痛的作用，主治胃脘痛。

（3）配三阴交、合谷　有益气行血，化瘀通络的作用，主治胃脘痛。

（4）配神门　有镇静安神的作用，主治失眠。

（5）配公孙　为八脉交会穴，有和胃降逆的作用，主治呃逆。

3.劳宫（PC8　荥穴）

【取穴方法】正坐或仰卧，仰掌。在手掌心，当第2、3掌骨之间偏于第3掌骨，握拳屈指时中指尖处（图3-5）。

【局部解剖】穴下为皮肤，皮下组织，掌腱膜，分别在桡侧两根指浅、深屈肌腱之间，第2蚓状肌桡侧，第1骨间掌侧肌和第2骨间背侧肌。浅层布有正中神经的掌支和手掌侧静脉网；深层有指掌侧总动脉，正中神经的指掌侧固有神经。

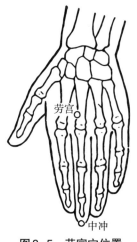

图3-5 劳宫穴位置

【主治】 鹅掌风，口疮，口臭，口腔炎，鼻衄，中风昏迷癫狂，中暑，心绞痛，小儿惊厥，癔症，精神分裂症，手掌多汗症，手指麻木，高血压。

【配伍】

（1）配曲泽、大陵 有清心泄热的作用，主治鹅掌风。

（2）配太冲、内庭 有清心疏肝和胃的作用，主治口疮、口臭。

（3）配人中、涌泉 有开窍泄热，清心安神的作用，主治中暑、中风昏迷。

【刺灸法】 直刺0.3~0.5寸；可灸。

第四节 手阳明大肠经

【经脉循行】 从示指桡侧端开始，沿着示指的桡侧缘，向上经过第1、2掌骨之间，进入拇长伸肌腱和拇短伸肌腱的中间，沿上肢外侧的前缘，到肩关节前上缘，向后到第7颈椎棘突下，再向前下行到锁骨上窝，深入体腔，联络肺脏，向下穿过膈肌，入属大肠（图3-6）。

其上行支，从锁骨上窝分出，上行颈部，贯穿面颊部，进入下齿中，再回出来挟口两旁，左边经脉交叉到右边经脉，右边经脉交叉到左边，然后上行挟着鼻孔到鼻翼两旁，再上行交会于足阳明胃经。

【联系脏腑器官】 大肠、肺、口、面颊、下齿、鼻。

本经腧穴，起于商阳，止于迎香，左、右各20个穴位。

【主治概要】 本经腧穴主治头、面、目、鼻、齿、咽喉病，胃肠疾病，神志病，皮肤病，发热病。

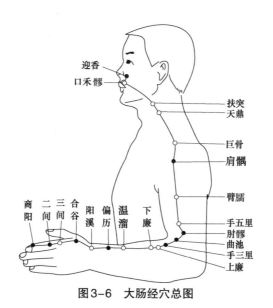

图3-6 大肠经穴总图

1.合谷（LI4 原穴）

【取穴方法】侧腕对掌，自然半握拳。在手背，第1、2掌骨间，第2掌骨桡侧的中点处（图3-7）。

【局部解剖】穴下为皮肤、皮下组织、第1骨间背侧肌、拇收肌。浅层布有桡神经浅支，手背静脉网的桡侧部和第1掌背动、静脉的分支或属支；深层有尺神经深支的分支等结构。

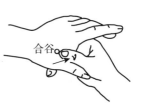

图3-7 合谷穴位置

【主治】

（1）呼吸系统疾病 感冒，头痛，咽炎，扁桃体炎。

（2）五官科系统疾病 鼻炎，牙痛，耳聋，耳鸣。

（3）精神神经系统疾病 三叉神经痛，面肌痉挛，面神经麻痹，癔症，癫痫，精神病，中风偏瘫，小儿惊厥。

（4）运动系统疾病 腰扭伤，落枕，腕关节痛。

（5）妇产科系统疾病 痛经，闭经，难产。

（6）其他 呃逆。

【配伍】

（1）配颊车、迎香 有通经活络止痛作用，主治牙痛、面痛、面瘫。

有疏风解表，宣肺利窍的作用，主治感冒、头痛、发热、鼻塞。

（2）配列缺　为原络配穴法。

（3）配太冲　称为四关穴，有镇静安神、平肝息风的作用，主治癫狂、头痛、眩晕、高血压。

（4）配风池、大椎　有清热凉血，截疟的作用，主治皮肤瘙痒、荨麻疹、疔疮、疟疾。

（5）配三阴交　有调经活血催产的作用，主治月经不调、痛经、经闭、难产。

【刺灸法】直刺0.5~0.8寸；可灸。

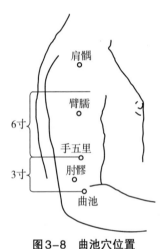

图3-8　曲池穴位置

2.曲池（LI 11　合穴）

【取穴方法】侧腕，屈肘。在肘横纹外侧端，屈肘，当尺泽与肱骨外上髁连线中点（图3-8）。

【局部解剖】穴下为皮肤、皮下组织、桡侧腕长伸肌和桡侧腕短伸肌、肱桡肌。浅层布有头静脉的属支和前臂后皮神经；深层有桡神经、桡侧返动脉、返静脉和桡侧副动脉、副静脉间的吻合支。

【主治】手臂肿痛，上肢不遂，手肘无力，肩周炎，肘关节疼痛，咽喉肿痛，齿痛，瘰疬，腹痛，吐泻，痢疾，疮，疥，瘾疹，丹毒，热病，心中烦满，疟疾，月经不调，癫狂，善惊，流行性感冒，高血压，神经衰弱，小儿麻痹后遗症，胸膜炎，甲状腺肿大，扁桃体炎。

【配伍】

（1）配合谷、外关　有疏风解表、清热止痛的作用，主治感冒发热、咽喉炎、扁桃体炎、目赤。

（2）配合谷、血海、委中、膈俞　有散风清热、调和营卫的作用，主治丹毒、荨麻疹。

（3）配内关、合谷、血海、阳陵泉、足三里、太冲、昆仑、太溪、阿是穴　有温阳散寒、活血止痛的作用，主治血栓闭塞性脉管炎。

（4）配合谷、血海、三阴交　有扶正解毒的作用，主治氯丙嗪药物反应。

【刺灸法】直刺0.8~1.2寸；可灸。

3.臂臑（LI14）

【取穴方法】正坐，自然垂上臂。在臂外侧，三角肌止点处，当曲池与肩髃连线上，曲池上7寸。

【局部解剖】穴下为皮肤、皮下组织、三角肌。浅层有臂外侧上、下皮神经等分布；深层有肱动脉的肌支。

【主治】肩臂疼痛，颈项拘急，目疾，颈淋巴结结核，肩周炎。

【配伍】

（1）配强间　有行气缓筋、活络止痛的作用，主治颈项强直。

（2）配手三里、大迎　有豁痰行瘀、温经散结的作用，主治颈部淋巴结结核。

【刺灸法】直刺0.5~1寸，或斜刺0.8~1.2寸；可灸。

4.肩髃（LI15）

【取穴方法】外展上臂平肩。肩臂活动困难者可自然垂臂。在肩部，三角肌上，臂外展，或向前平伸时，当肩峰前下方凹陷处（图3-9）。

【局部解剖】穴下为皮肤、皮下组织、三角肌、三角肌下囊、冈上肌腱。浅层有锁骨上外侧神经，臂外侧上皮神经分布；深层有旋肱后动脉、旋肱后静脉和腋神经的分支。

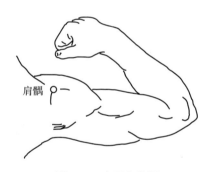

图3-9　肩髃穴位置

【主治】肩臂痛，手臂挛急，肩中热，半身不遂，上肢瘫痪，瘰疬，肩周炎，臂神经痛。

【配伍】

（1）配肩髎、肩贞、臑俞　有活络止痛的作用，主治肩周炎。

（2）配阳溪　有疏风清热、调和营卫的作用，主治风疹。

（3）配曲池、外关、合谷　有活血通络的作用，主治上肢不遂。

【刺灸法】直刺0.5~0.8寸；可灸。

5.口禾髎（LI19）

【取穴方法】正坐或仰卧位。在上唇部、鼻孔外缘直下，平水沟穴（图3-10）。

【局部解剖】穴下为皮肤、皮下组织、口轮匝肌。浅层有上颌神经的眶上神经分支；深层有上唇动脉、上唇静脉和面神经颊支等分布。

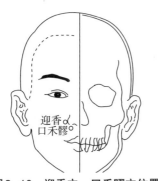

图3-10　迎香穴、口禾髎穴位置

【主治】鼻疮、息肉，鼻衄，鼻塞，鼻流清涕，口歪眼斜，口噤不开，嗅觉减退，面神经麻痹或痉挛等。

【配伍】

（1）配兑端、劳宫　有活血止血的作用，主治衄血不止。

（2）配地仓、颊车、四白、阳白　有祛风活络的作用，主治口歪、口噤不开、鼻塞。

【刺灸法】向内平刺0.5~0.8寸；可灸。

6.迎香（LI20）

【取穴方法】正坐或仰卧。在鼻翼外缘中点旁，当鼻唇沟中（图3-10）。

【局部解剖】穴下为皮肤、皮下组织、提上唇肌。浅层布有上颌神经的眶下神经分支；深层布有面神经颊支，面动脉、面静脉的分支或属支。

【主治】鼻塞，嗅觉减退，不闻香臭，鼻衄，鼻渊，鼻息肉，口眼歪斜，面痒，面浮肿，面神经麻痹，面肌痉挛，胆道蛔虫。

【配伍】

（1）配印堂、合谷　有宣肺气、通鼻窍的作用，主治急、慢性鼻炎。

（2）配四白、地仓、阳白　有祛风活血通络的作用，主治面神经瘫痪、面肌痉挛。

（3）配阳陵泉、丘墟　有驱蛔镇痛的作用，主治胆道蛔虫。

【刺灸法】向鼻翼基部斜刺0.5寸；可灸。

第五节　手太阳小肠经

【经脉循行】从小指开始，经手背外侧至腕部，沿上肢外侧后边到肩关节，绕行肩胛部，经大椎向下进入缺盆，深入体腔联络心脏，穿过膈，经胃部，入属小肠（图3-11）。其上行的经脉，从缺盆沿着颈部，上行面颊到达目外眦，退回进入耳中。

另一支从面颊分出，上行目眶下，抵于鼻旁，至目内眦与足太阳膀胱经相接。

【联系脏腑器官】小肠、心、胃、咽、喉、鼻、目、耳。

本经腧穴，起于少泽，止于听宫，左、右各19个穴位。

【主治概要】本经腧穴主治头、项、耳、目、咽喉病，热病，神志病以及经脉循行部位的其他病证。

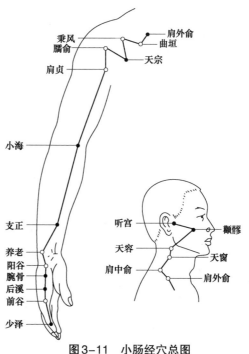

图3-11　小肠经穴总图

1.后溪（SI3　输穴、八脉交会穴通督脉）

【取穴方法】自然半握拳。在手掌尺侧，微握拳，当小指本节（第5掌指关节）后的远侧掌横纹头赤白肉际。

【局部解剖】穴下为皮肤、皮下组织、小指展肌、小指短屈肌。浅层布有尺神经手背支、尺神经掌支和皮下浅静脉等；深层有小指尺掌侧固有动、静脉和指掌侧固有神经。

【主治】手指及肘臂挛急，头项强痛，落枕（疗效较好），急性腰扭伤（疗效较好），肌肉疲劳（对登山后致肌肉疲劳疗效较好），耳聋，目赤目翳，角膜炎，角膜白斑，热病，疟疾，盗汗，扁桃体炎，癫狂，痫证，精神分裂症，癔症。

【配伍】

（1）配天柱　有通经活络、舒筋止痛的作用，主治颈项强痛、落枕。

（2）配翳风、听宫　有聪耳通窍的作用，主治耳鸣耳聋。

（3）配曲池、足三里　主治荨麻疹。

（4）取后溪透劳宫，配足三里　用强刺激。主治惊厥。

【刺灸法】直刺0.5~0.8寸；可灸。

2.养老（SI6　郄穴）

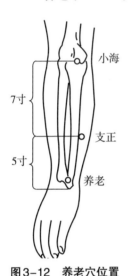

图3-12　养老穴位置

【取穴方法】侧腕对掌。在前臂背面尺侧，当尺骨小头近端桡侧凹陷中（图3-12）。

【局部解剖】穴下为皮肤、皮下组织、尺侧腕伸肌腱。浅层布有前臂内侧皮神经，前臂后皮神经，尺神经手背支和静脉属支；深层有腕背动、静脉网。

【主治】肩背肘臂，急性腰痛，急性腰扭伤，落枕，半身不遂，头痛面痛，目视不明，眼球充血，视力减退。

【配伍】

（1）配肩髃　有舒筋活络的作用，主治肩、背、肘疼痛。

（2）配风池　有祛风止痛的作用，主治头痛、面痛。

【刺灸法】掌心向胸时，向肘方向斜刺0.5~0.8寸；可灸。落枕用强刺激手法，左病取右，右病取左，嘱患者活动颈部。急性腰扭伤针刺一侧养老穴，嘱患者活动腰部。

3.天宗（SI11）

【取穴方法】正坐。自然垂臂，在肩胛部，当冈下窝中央凹陷处，与第4胸椎相平。

【局部解剖】穴下为皮肤、皮下组织、斜方肌、冈下肌。浅层有第4胸神经后支的皮支和伴行的动、静脉；深层有肩胛上神经的分支和旋肩胛动、静脉的分支或属支。

【主治】肩胛疼痛，肘臂外后侧痛，咳嗽，气喘，颊颔肿痛，乳痛，乳腺增生。

【配伍】

（1）配臑会　有舒筋通络止痛的作用，主治肩臂肘痛、肩周炎。

（2）配膻中　有理气散结消肿的作用，主治乳痛、乳腺增生。

【刺灸法】直刺0.5~0.7寸；可灸。

4.天容（SI17）

【取穴方法】正坐。在颈外侧部，当下颌角的后方，胸锁乳突肌的前缘凹陷中。

【局部解剖】穴下为皮肤、皮下组织、面动脉后方、二腹肌腱及茎突舌骨肌。浅层有耳大神经和颈外静脉；深层有面动、静脉，颈内静脉，副神经，迷走神经，舌下神经，颈上神经节。

【主治】咽喉肿痛，颊肿，耳鸣，耳聋，头项痈肿，瘿气，瘰疬，扁桃体炎，颈项部扭伤。

【配伍】

（1）配鱼际、少商　有清热利咽、消肿止痛的作用，主治咽喉肿痛、扁桃体炎、颊肿。

（2）配听宫、中渚　有通窍聪耳的作用，主治耳鸣、耳聋。

（3）配天突、天井　有理气活血散瘀的作用，主治瘿气、瘰疬。

【刺灸法】直刺0.5~0.8寸；可灸。

第六节　手少阳三焦经

【经脉循行】从无名指末端开始，沿上肢外侧中线上行至肩，在第7颈椎处交会，向前进入缺盆，络于心包，通过膈肌，属上、中、下三焦（图3-13）。

其支脉从胸上行，出于缺盆，上走颈外侧，从耳下绕耳后，经耳上角，然后屈曲向下达面颊，直达眶下部。另一支脉，从耳后入耳中，出走耳前，与前脉交叉于面部，到达目外眦。

【联系脏腑器官】三焦、心包、耳、眼、膈。

本经腧穴，起于关冲，止于丝竹空，左、右各有23个穴位。

【主治概要】本经腧穴主治侧头、耳目、胸胁、咽喉病，热病以及经脉循行部位的其他病证。

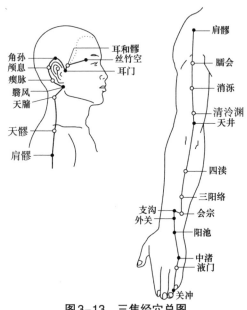

图3-13 三焦经穴总图

1.中渚（SJ3 腧穴）

【取穴方法】俯掌，掌心向下。在手背部，当环指本节（掌指关节）的后方，第4、5掌骨间凹陷处。

【局部解剖】穴下为皮肤、皮下组织、第4骨间肌背侧肌。浅层布有尺神经的指背神经，手背静脉网的尺侧部；深层有第4掌背动脉。

【主治】手指不能屈伸，肘腕关节炎，肩背肘臂酸痛，头痛，目赤，耳鸣，耳聋，热病，消渴，疟疾，神经性耳聋，肋间神经痛，四肢麻木（肘臂连肩红肿疼痛，手背痈毒等），落枕（镇痛效果好）。

【配伍】

（1）配八邪、外关 有舒筋活络的作用，主治手指不能屈伸。

（2）配听宫、翳风 有开窍聪耳的作用，主治耳鸣、耳聋。

（3）配外关、期门 有疏肝理气、活络止痛的作用，主治肋间神经痛。

【刺灸法】直刺0.3~0.5寸；可灸。调理胃肠功能针刺中渚穴，可引起肠鸣音亢进。肩周炎先取鲜姜5片，擦患侧肩部，直到局部发红为止。再刺健侧中渚穴，得气后持续运针，用强刺激法（体弱者针刺从弱到强），埋线的同时，患者活动肩部，做外旋、外展、后伸等动作。

2.外关（SJ5 络穴、八脉交会穴通阳维）

【取穴方法】正坐或仰卧，俯掌。在前臂背侧，当阳池与肘尖的边线上，腕背横纹上2寸，尺骨与桡骨之间。

【局部解剖】穴下为皮肤、皮下组织、小指伸肌和指伸肌、拇长伸肌和示指伸肌。浅层布有前臂后皮神经，头静脉和贵要静脉的属支；深层有骨间后动、静脉和骨间后神经。

【主治】手指疼痛，肘臂屈伸不利，肩痛，头痛，偏头痛，目赤肿痛，耳鸣，耳聋，热病，痄腮，胸胁痛，高血压，偏瘫，小儿麻痹后遗症。

【配伍】

（1）配阳池、中渚 有通经活络的作用，主治手指疼痛、腕关节疼痛。

（2）配太阳、率谷 有祛风通络止痛的作用，主治偏头痛。

（3）配后溪 有舒筋活络的作用，主治落枕。

（4）配足临泣 为八脉交会穴，主治耳、目、颈项及肩部病证。

（5）取患侧外关透三阳络 主治急性腰扭伤，留针5~10分钟，留针期间行强刺激手法2~3次，并嘱患者做前俯后仰、下蹲起立、左右旋转、深呼吸等动作，有良好疗效。

（6）配光明 主治青少年近视眼。

【刺灸法】直刺0.5~1寸；可灸。落枕取健侧外关穴，亦可取双侧。进针后行泻法，得气后提插捻转2~3分钟后留针，并嘱患者活动颈部，有良好疗效。踝关节扭伤取患肢对侧外关穴，得气后反复捻转提插2~4次，在行针过程中，嘱患者活动患侧肢体（由轻到重），疼痛即可减轻。

3.支沟（SJ6 经穴）

【定位】正坐或仰卧，俯掌。在前臂背侧，当阳池与肘尖的连线上，腕背横纹上3寸，尺骨与桡骨之间。

【局部解剖】穴下为皮肤、皮下组织、小指伸肌、拇长伸肌、前臂骨间膜。浅层布有前臂后皮神经，头静脉和贵要静脉的属支；深层有骨间后动、静脉和骨间后神经。

【主治】手指震颤，肘臂痛，胁肋痛，肋间神经痛，急性腰扭伤（有明显效果），耳鸣，耳聋，落枕，热病，呕吐，便秘，习惯性便秘，舌骨肌麻痹，产后血晕。

【配伍】

（1）配阳池、八邪　有行气活血，舒筋通络的作用，主治手指震颤。

（2）配足三里　有通调腑气的作用，主治便秘。

（3）配章门　有通络止痛的作用，主治胁肋痛。

【刺灸法】直刺0.5~1寸；可灸。急性跌扑闪挫引起的胁痛，针刺患侧穴位，两胁痛者取双穴，用泻法，强刺激，得气后，让患者站起做深呼吸、咳嗽或活动患部。

4.三阳络（SJ8）

【取穴方法】正坐或仰卧，俯掌。在前臂背侧，腕背横纹上4寸，尺骨与桡骨之间。

【局部解剖】穴下为皮肤、皮下组织、指伸肌、拇长展肌、拇短伸肌、前臂骨间膜。浅层布有前臂后皮神经，头静脉和贵要静脉的属支；深层有前臂骨间后动、静脉的分支或属支，前臂骨间有神经的分支。

【主治】耳聋，暴喑，齿痛，失语，嗜卧，热病，手臂痛，肘关节炎，偏头痛。

【配伍】

（1）配曲池、臂臑　有行气通络的作用，主治手臂痛。

（2）配听宫、中渚　有开窍通络的作用，主治耳聋、耳鸣。

（3）配大椎、百会　有振奋阳气的作用，主治嗜卧。

【刺灸法】直刺0.5~1寸；可灸。

5.肩髎（SJ14）

【取穴方法】正坐或俯卧位。在肩髃后方，当臂外展时，于肩峰后下方呈现凹陷处。

【局部解剖】穴下为皮肤、皮下组织、三头肌、小圆肌、大圆肌、背阔肌腱。浅层布有锁骨上外侧神经；深层有腋神经和旋肱后动、静脉。

【主治】肩臂痛，肩重不能举，肩周炎，中风瘫痪，风疹，肋间神经痛。

【配伍】

（1）配肩井、天宗　有通经活络的作用，主治肩重不能举。

（2）配风池、曲池　有疏风泄热，调和营卫的作用，主治风疹。

（3）配外关、章门　有通络止痛的作用，主治肋间神经痛。

【刺灸法】直刺0.8~1.2寸；可灸。

6. 翳风（SJ17）

【取穴方法】正坐、侧伏或侧卧。在耳垂后方，当乳突与下颌角之门的凹陷处。

【局部解剖】穴下为皮肤、皮下组织、腮腺。浅层布有耳大神经和颈外静脉的属支；深层有颈外动脉的分支耳后动脉，面神经。

【主治】聋哑，耳鸣，耳聋，聤耳，中耳炎，口眼歪斜，牙关紧闭，齿痛，瘰疬，颊肿，腮腺炎，下颌关节炎，神经炎，偏头痛，面神经麻痹，面肌痉挛。

【配伍】

（1）配听宫、听会　有通窍复聪的作用，主治耳鸣、耳聋。

（2）配地仓、颊车、阳白、承泣　有活血祛风通络的作用，主治面神经麻痹。

（3）配下关、颊车、合谷　有活络消肿的作用，主治颊肿。

【刺灸法】直刺0.8~1.2寸；可灸。神经炎：针尖向鼻尖方向进针，使患者有酸麻胀感扩散到面部为度。临床观察面瘫患者多在翳风穴有压痛，翳风穴压痛随病情好转逐次减轻。偏头痛：针刺治疗偏头痛，效果较为显著。

7. 角孙（SJ20）

【取穴方法】在头部，折耳翼向前，当耳尖直上入发际处。正坐或侧伏，以耳翼向前方折曲，当耳翼尖所指之发际处。若以手按着使口能合，其处牵动着取穴。

【局部解剖】穴下为皮肤、皮下组织、耳上肌、颞筋膜、颞肌。皮肤有下颌神经的耳颞神经分布，浅筋膜内除上述神经外，还有颞浅动、静脉，无深筋膜。针由皮肤、浅筋膜穿出由颞神经支支配的耳上肌（皮肌），继经颞筋膜入颞肌，直抵骨膜。颞肌属咀嚼肌，由颞深前、后神经支配。

【主治】耳部肿痛，目赤肿痛，目翳，齿痛，唇燥，项强，头痛，内耳眩晕。

【刺灸法】从穴位后方2cm处平刺进针前至帽状腱膜下，平刺进针4cm，此正为全息穴的晕听区，治疗内耳眩晕有特效。

8.丝竹空(SJ23)

【取穴方法】正坐或仰卧。在面部，当眉梢凹陷处。

【局部解剖】穴下为皮肤、皮下组织、眼轮匝肌。布有眶上神经，颧面神经，面神经颞支和颧支，颞浅动、静脉的额支。

【主治】目眩，目赤肿痛，眼睑眴动，眼结膜炎，电光性眼炎，视神经萎缩，面神经麻痹，偏头痛，头痛，齿痛，癫痫。

【配伍】

（1）配瞳子髎、睛明、攒竹　有活血消肿止痛的作用，主治目赤肿痛。

（2）配太阳、外关　有清头散风的作用，主治偏头痛。

（3）配通谷、太冲　有疏肝理气，清火宁神的作用，主治癫痫。

【刺灸法】平刺0.5~1寸。

第七节　足阳明胃经

【经脉循行】起于鼻翼旁，在鼻根部左右侧交会，到眼内角与足太阳经相交会，向下沿鼻柱外侧，进入上齿中，复出环绕口唇，向下交会于颏唇沟处，再向后沿着腮后方，出于下颌大迎穴，沿下颌角上行耳前，到达前额。面部支脉，从大迎前下走人迎，沿喉咙，进入缺盆部，向下通过膈肌，属于胃，联络脾，缺盆部直行的经脉，经乳向下挟脐旁，进入少腹两侧气冲。胃下口的支脉，沿着腹里向下到气冲会合，再由此下行经大腿前侧，沿胫骨外侧边缘，下经足跗，进入第2趾外侧端（图3-14）。

胫部的支脉，从膝下3寸处分出，进入中趾外侧。足跗部的支脉，从跗上分出，进入大趾内侧端，与足太阴脾经相接。

【联系脏腑器官】胃、脾、鼻、眼、口、上齿、乳房。

本经腧穴，起于承泣，止于厉兑，左、右各45个穴位。

【**主治概要**】本经腧穴主治胃肠病，头面、目、鼻、口齿痛，神志病及经脉循行部位的其他病证。

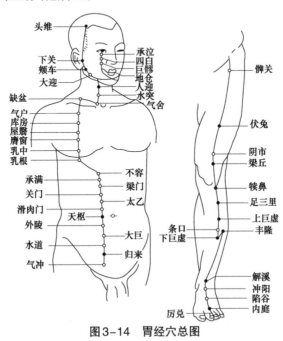

图3-14 胃经穴总图

1.四白（ST2）

【**取穴方法**】正坐或仰卧。在面部，瞳孔直下，当眶下孔凹陷处。

【**局部解剖**】穴下为皮肤、皮下组织、眼轮匝肌、提上唇肌、眶下孔或上颌骨。浅层布有眶下神经的分支，面神经的颧支；深层在眶下孔内有眶下动、静脉和神经穿出。

【**主治**】目赤痛痒，目翳，眼睑𰁨动，迎风流泪，结膜炎，角膜炎，近视，眼睑下垂，青光眼，眩晕，头面疼痛，口眼歪斜，面神经麻痹，面肌痉挛，三叉神经痛，鼻炎，胆道蛔虫。

【**配伍**】

（1）配丰隆、太白、太冲　有涤痰通络、疏肝明目的作用，主治目翳、眼睑𰁨动、青光眼。

（2）配颊车、攒竹、太阳　有通经活络的作用，主治口眼歪斜、角膜炎。

（3）配涌泉、大杼　有滋阴潜阳的作用，主治头痛目眩。

2.地仓（ST4）

【取穴方法】正坐、仰靠或仰卧位。在面部，口角外侧，眼向前平视，于瞳孔垂线与口角水平线之交点处取穴。

【局部解剖】穴下为皮肤、皮下组织、口轮匝机、降口角肌。布有三叉神经的颊支和眶下支，面动、静脉的分支或属支。

【主治】唇缓不收，口角歪斜，流涎，齿痛颊肿，眼睑瞤动，面神经麻痹，三叉神经痛。

【配伍】

（1）配颊车、巨髎、合谷　有祛风通络活血的作用，主治唇缓不收、齿痛。

（2）配颊车、承浆、合谷　有通气滞利机关的作用，主治口噤不开。

（3）地仓透颊车　主治小儿单纯流涎（不包括其他口腔疾病引起的流涎）、面瘫、面肌痉挛。

【刺灸法】直刺0.2寸，或向颊车方向平刺0.5~0.8寸；可灸。

3.颊车（ST6）

【取穴方法】正坐或仰卧。在面颊部，下颌角前上方约一横指，当咀嚼时咬肌隆起，按之凹陷处（图3-15）。

【局部解剖】穴下为皮肤、皮下组织、咬肌。布有耳大神经的分支，面神经下颌缘支的分支。

【主治】口眼歪斜，颊肿，齿痛，牙关紧闭，三叉神经痛，颞颌关节炎，咬肌痉挛，腮腺炎，面神经麻痹，颈项强痛，失音。

【配伍】

（1）配地仓、合谷、阳白、攒竹　有祛风活血通络的作用，主治口眼歪斜、颊肿、齿痛。

（2）配合谷　有泻阳明热邪的作用，主治牙痛、颞颌关节炎。

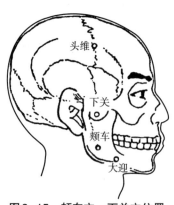

图3-15　颊车穴、下关穴位置

（3）颞颌关节紊乱　配下关、合谷、内庭，有较好疗效。

（4）下颌关节损伤　配下关，针刺治疗效果好。

（5）面瘫　是治疗面瘫的常用穴，可针灸并用，能改善患者口角歪斜、唇颊沟积食。

【刺灸法】直刺0.3~0.4寸，或向地仓方向斜刺0.5~0.7寸；可灸。

4.下关（ST7）

【取穴方法】正坐或仰卧。在面部耳前，当颧弓与下颌切迹所形成的凹陷中。浅层有耳颞神经的分支，面神经的颧支，面横动、静脉等；深层有上颌动、静脉，舌神经，下齿槽神经，脑膜中动脉和翼丛等。

【主治】齿痛，牙关开合不利，下颌关节炎，咬肌痉挛，面疼，口眼歪斜，面神经麻痹，聋哑，耳聋，耳鸣，聤耳，中耳炎，眩晕。

【配伍】

（1）配听宫、翳风、合谷　有泻热通络镇痛的作用，主治颞颌关节炎。

（2）配颊车、合谷、外关　有通关活络的作用，主治牙关紧闭。

（3）配阳溪、关冲、液门、阳谷　有清热泻火通窍的作用，主治耳鸣、耳聋。

【刺灸法】直刺0.3~0.5寸；可灸。

5.乳根（ST18）

【取穴方法】在胸部，当乳头直下，乳房根部，第5肋间隙，距前正中线4寸。仰卧位。乳头直下，在第5肋间隙中取穴。

【局部解剖】穴下为皮肤、皮下组织、胸大肌、腹外斜肌、第5肋间结构。皮肤有第4、5、6肋间神经前皮支分布。针经皮下组织至胸大肌及腹外斜肌，前肌由胸前神经支配，后肌由肋间神经支配。第5肋间结构包括肋间内、外肌及其间的肋间动、静脉和肋间神经。其深面，除胸内筋膜、胸膜和肺外，左侧穴位内侧还有心包及其内的心脏，右侧则有膈、肝的上缘。

【主治】

（1）妇产科系统疾病　乳汁不足，乳腺炎。

（2）呼吸系统疾病　哮喘，慢性支气管炎，胸膜炎。

（3）精神神经系统疾病　肋间神经痛，臂丛神经痛。

【刺灸法】向外斜刺或向上斜刺0.5~0.8寸，局部酸胀，可扩散至乳房，可向上平刺透乳中穴。

6.梁门（ST21）

【取穴方法】仰卧。在上腹部，当脐中上4寸，距前正中线2寸。

【局部解剖】穴下为皮肤、皮下组织、腹直肌鞘前壁、腹直肌。浅层布有第7、8、9胸神经前支的外侧皮支和前皮支及腹壁浅静脉；深层有腹壁上动、静脉的分支或属支，第7、8、9胸神经前支的肌支。

【主治】胃痛，呕吐，食欲不振，胃十二指肠溃疡，急、慢性胃炎，胃下垂，胃神经官能症，便溏。

【配伍】

（1）配公孙、足三里、内关　有和胃降逆止痛的作用，主治胃痛、腹胀、呕吐。

（2）配胃俞、脾俞、肾俞、上巨虚　有温肾健脾的作用，主治便溏。

【刺灸法】直刺0.5~0.8寸；可灸。

7.滑肉门（ST24）

【取穴方法】仰卧。在上腹部，当脐中上1寸，距前正中线2寸。

【局部解剖】穴下为皮肤、皮下组织、腹直肌鞘前壁、腹直肌。浅层布有8、9、10胸神经前支的外侧皮支和前皮支及脐周静脉网；深层有腹壁上动、静脉的分支或属支，第8、9、10胸神经前支的肌支。

【主治】胃痛，呕吐，急、慢性胃炎，急、慢性肠炎，癫狂，肥胖症。

【配伍】配中脘、足三里　有和胃止痛的作用，主治胃痛。

【刺灸法】直刺0.8~1.2寸；可灸。

8.天枢（ST25　大肠募穴）

【取穴方法】仰卧。在腹中部，距脐中2寸。

【局部解剖】穴下为皮肤、皮下组织、腹直肌鞘前缘、腹直肌。浅层布有第9、10、11胸神经前支的外侧皮支和前皮支及脐周围静脉网；深层有腹壁上、下动、静脉的吻合支，第9、10、11胸神经前支的肌支。

【主治】绕脐腹痛，腹胀肠鸣，肠痈痢疾，泄泻，急、慢性胃炎，急、慢性肠炎，阑尾炎，肠麻痹，细菌性痢疾，消化不良，呕吐，痛经，月经不调，疝气，水肿，热甚狂言，肥胖症。

【配伍】

（1）配上巨虚　有解毒、清热、化湿的作用，主治急性细菌性痢疾。

（2）配足三里　有和中止泻的作用，主治小儿腹泻。

（3）配上巨虚、阑尾穴　有理气活血化瘀的作用，主治急性阑尾炎。

（4）配大肠俞、足三里　有温通气机、调理肠腑的作用，主治肠麻痹。

（5）配中极、三阴交、太冲　有疏肝理气，调经止痛的作用，主治月经不调、痛经。

【刺灸法】直刺0.8~1.2寸；减肥透大横对腹部肥胖效果好；可灸。

9.外陵（ST26）

【取穴方法】仰卧。在下腹部，当脐中下1寸，距前正中线2寸。

【局部解剖】穴下为皮肤、皮下组织、腹直肌鞘前壁、腹直肌。浅层布有第10、11、12胸神经前支的外侧皮支和前皮支及腹壁浅静脉；深层有腹壁下动、静脉的分支或属支，以及第10、11、12胸神经前支的肌支。

【主治】腹痛，心如悬，引脐腹痛。阑尾炎，输尿管结石，痛经，疝气。

【刺灸法】直刺0.8~1.2寸；可灸。

10.水道（ST28）

【取穴方法】仰卧。在下腹部，当脐中下3寸，距前正中线2寸。

【局部解剖】穴下为皮肤、皮下组织、腹直肌鞘前壁外侧缘、腹直肌外侧缘。浅层布有第11、12胸神经前支和第1腰神经前支的前皮及外侧皮支，腹壁浅动、静脉；深层有第11、12胸神经前支的肌支。

【主治】小腹胀满，疝气，痛经，小便不利，肾炎，膀胱炎，睾丸炎，尿潴留，子宫脱垂，卵巢炎。

【配伍】配筋缩　有通经活络的作用，主治脊柱强直。

【刺灸法】直刺0.8~1.2寸；可灸。

11.归来（ST29）

【取穴方法】仰卧。在下腹部，当脐中下4寸，距前正中线2寸。

【局部解剖】穴下为皮肤、皮下组织、腹直肌鞘前壁外侧缘、腹直肌外侧缘。浅层布有第11、12胸神经前支和第2腰神经前支的外侧皮支及前皮支，腹壁浅动、静脉的分支或属支；深层有腹壁下动、静脉的分支或属支，以及第11、12胸神经前支的肌支。

【主治】少腹疼痛，疝气，经闭，阴挺，白带，茎中痛，睾丸炎，卵巢炎，子宫内膜炎，子宫脱垂，腹股沟疝。

【配伍】配太冲，有温经理气的作用，主治疝气偏坠。

【刺灸法】直刺0.8~1.2寸；可灸。

12.髀关（ST31）

【取穴方法】在大腿前面，髂前上棘与髌底外侧端的连线上，屈腿时，平会阴，居缝匠肌外侧凹陷处。仰卧位，在髂前上棘与髌骨底外缘的连线上，平臀横纹，与承扶穴（膀胱经）相对处取穴。

【局部解剖】穴下为皮肤、皮下组织、阔筋膜张肌、股直肌、股外侧肌。皮肤有腰丛的股外侧皮神经分布。皮下组织内有股外侧静脉与旋髂浅静脉，阔筋膜，阔筋膜张肌，此肌由臀上神经支配，股直肌和股外侧肌由股神经支配。两肌之间有旋股外侧动、静脉。

【主治】下肢瘫痪，股内外肌痉挛，下肢麻痹疼痛，膝关节痛，重症肌无力，小儿麻痹后遗症，腹股沟淋巴结炎，胃痛（理气和胃）。

【配伍】

（1）配委中、承扶　主治股关节炎。

（2）配环跳、风市、足三里、承扶　主治下肢麻痹、瘫痪。

【刺灸法】多按此穴，健脾除湿，固化脾土。对风湿病、关节炎、臀部和大腿肥胖有良效。

（1）直刺1.5~2.5寸，局部酸胀，可向股外侧部扩散，以治股外侧皮神经炎。

（2）斜刺2.0~3.0寸，针尖向上，使针感扩散至整个髋部，以治髋关节痛。

（3）针尖向内，使股前部酸胀，并向膝关节处放射，以治下肢疾患。

13.伏兔（ST32）

【取穴方法】在大腿外侧，髂前上棘与髌骨外缘的连线上，髌骨外上缘上6寸处（按骨度分寸法大腿股骨大转子—膝中为19寸）。简便取穴法：正坐屈膝成90度，医者以手腕掌第1横纹抵患者膝髌上缘中点，手指并拢压在大腿上，当中指到达处是穴。《针灸甲乙经》："在膝上六寸，起肉间。"《神应经》："在阴市上三寸，循起肉。"（阴市穴在膝盖上外侧3寸）

【局部解剖】穴位下穿过皮肤为浅筋膜、深筋膜以及股直肌，进入股

间肌内。支配该皮区的神经包括股前皮神经以及股外侧皮神经。深层肌内
布有股神经的肌支以及股深动脉、静脉发出的旋股外侧动、静脉的降支。

【主治】腰疼膝冷，膝关节炎，下肢瘫痪，下肢麻痹，妇人诸疾，疝
气，腹股沟淋巴结炎，腹胀腹痛，瘾疹，麻疹，脚气等病。

【刺灸法】直刺0.6~1.2寸；可灸。寒则补而灸之，热则泻针出气或水针。

14.梁丘(ST34 郄穴)

【取穴方法】仰卧下肢伸直位，或正坐屈膝。在大腿前面，当髂前上
棘与髌底外侧的连线上，髌底上2寸。

【局部解剖】穴下为皮肤、皮下组织、股直肌腱与股外侧肌之间、股
中间肌腱的外侧。浅层布有股神经的前皮支和股外侧皮神经；深层有旋股
外侧动、静脉的降支和股神经的肌支。

【主治】膝肿，下肢不遂，膝关节及其周围组织疾患，胃痛，急性胃
炎，胃痉挛，乳腺炎，乳痈，肥胖。

【配伍】

（1）配曲泉、膝阳关 有舒筋活络的作用，主治筋痉挛、膝关节不得
屈伸。

（2）配犊鼻、阳陵泉、膝阳关、阴陵泉 有舒筋活络的作用，主治膝
关节痛。

（3）配关元、脾俞、天枢、公孙 对减肥有效。

【刺灸法】直刺0.5~0.8寸；可灸。

15.足三里(ST36 合穴)

【取穴方法】仰卧伸下肢，或正坐屈膝。在小腿前外侧，当犊鼻下3
寸，距胫骨前缘一横指。

【局部解剖】穴下为皮肤、皮下组织、胫骨前肌、小腿骨间膜、胫骨
后肌。浅层布有腓肠外侧皮神经；深层有胫前动、静脉的分支或属支。

【主治】膝胫酸痛，下肢不遂，坐骨神经痛，下肢瘫痪，膝关节及周
围软组织疾患，脚气；胃痛，呕吐，腹胀，肠鸣，消化不良，泄泻，便
秘，痢疾，急、慢性胃炎，胃十二指肠溃疡，急、慢性胰腺炎，肝炎，
急、慢性肠炎，细菌性痢疾，阑尾炎，疳积，水肿，喘咳痰多，支气管哮
喘，乳痈，鼻疾，耳鸣，心悸气短，中风，产妇血晕，体虚羸瘦，休克，
神经性头痛，头晕，高血压，癫狂，癫痫，神经衰弱，妄笑，精神分裂

症，高脂血症，动脉硬化，白细胞减少症。

【配伍】

（1）配冲阳、仆参、飞扬、复溜、完骨　有补益肝肾、濡润宗筋的作用，主治足痿失履不收。

（2）配天枢、三阴交、肾俞、行间　有调理肝脾、补益气血的作用，主治月经过多、心悸。

（3）配曲池、丰隆、三阴交　有健脾化痰的作用，主治头晕目眩。

（4）配梁丘、期门、内关、肩井　有清泻血热、疏肝理气、宽胸利气的作用，主治乳痈。

（5）配上巨虚、三阴交、手术切口两旁腧穴　有良好的镇痛作用，用于胃次全切除术。

（6）配阳陵泉、行间　有理脾胃、化湿浊、疏肝胆、清湿热的作用，主治急性中毒性肝炎。

（7）配中脘、内关　有和胃降逆、宽中利气的作用，主治胃脘痛。

（8）配脾俞、气海、肾俞　有温阳散寒、调理脾胃的作用，主治脾虚、慢性腹泻。

【刺灸法】直刺0.5~1.5寸；可灸。

16.上巨虚（ST37　大肠下合穴）

【取穴方法】仰卧伸下肢，或正坐屈膝。在小腿前外侧，当犊鼻下6寸，跟胫骨前缘一横指（中指）。

【局部解剖】穴下为皮肤、皮下组织、胫骨前肌、小腿骨间膜、胫骨后肌。浅层布有腓肠外侧皮神经；深层有腓前动、静脉和腓深神经。如深刺可能刺中胫后动、静脉和胫神经。

【主治】中风瘫痪，脚气，肠中切痛，痢疾，泄泻，便秘，腹胀，肠鸣，急性肠炎，单纯性阑尾炎。

【配伍】配天枢　有清利湿热的作用，主治细菌性痢疾。

【刺灸法】直刺0.5~1.2寸；可灸。

17.下巨虚（ST39　小肠下合穴）

【取穴方法】仰卧伸下肢，或正坐屈膝。在小腿前外侧，当犊鼻下9寸，距胫骨前缘一横指（中指）。

【局部解剖】穴下为皮肤、皮下组织、胫骨前肌、小腿骨间膜、胫骨后肌。浅层布有腓肠外侧皮神经；深层有胫前动、静脉的腓深神经。

【主治】下肢痿痹，下肢瘫痪，腰脊痛引睾丸，乳痈，腹痛，泄泻，大便脓血，细菌性痢疾，急、慢性肠炎。

【配伍】

（1）配幽门、太白　有清利湿热的作用，主治泄痢脓血。

（2）配阳陵泉、解溪　有活血通络的作用，主治下肢麻木。

【刺灸法】直刺0.5~0.9寸；可灸。

18. 丰隆（ST40　络穴）

【取穴方法】仰卧伸下肢，或正坐屈膝。在小腿前外侧，当外踝尖上8寸，条口外，距胫骨前缘二横指（中指）。

【局部解剖】穴下为皮肤、皮下组织、趾长伸肌、小腿骨间膜、胫骨后肌。浅层布有腓肠外侧皮神经；深层有胫前动、静脉的分支或属支和腓深神经的分支。

【主治】下肢酸痛，痿痹，腓肠肌痉挛，痰多，哮喘，支气管炎，支气管哮喘，咳嗽，胸痛，咽喉肿痛，大便难，癫狂，善笑，痫证，神经衰弱，精神分裂症，头痛，头晕，高血压，耳源性眩晕。

【配伍】

（1）配冲阳　有豁痰宁神的作用，主治狂妄行走、登高而歌、弃衣而走。

（2）配肺俞、尺泽　有祛痰镇咳的作用，主治咳嗽、哮喘。

（3）配照海、陶道　有涤痰醒神的作用，主治癫痫。

【刺灸法】直刺0.5~1.2寸；可灸。

19. 解溪（ST41　经穴）

【取穴方法】仰卧伸下肢，或正坐平放足底。在足背与小腿交界处的横纹中央凹陷中，当踇长伸肌腱与趾长伸肌腱之间（图3-16）。

【局部解剖】穴下为皮肤、皮下组织、踇长伸肌腱与趾长伸肌腱之间、距骨。浅层布有足背内侧皮神经及足背皮下静脉；深层有腓深神经和胫前动、静脉。

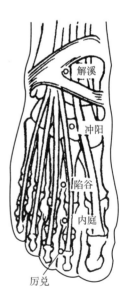

图3-16　解溪穴、
内庭穴位置

【主治】下肢痿痹，足下垂，踝关节及其周围软组织疾患，头面浮肿，面赤目赤，头痛，神经性头痛，眩晕，眉棱骨痛，面神经麻痹，腹胀，便秘，胃热，消化不良，胃炎，肠炎，谵语，癫痫。

【配伍】

（1）配条口、丘墟、太白　有通经活络止痛的作用，主治膝股肿痛、脚转筋。

（2）配血海、商丘　有和胃降逆的作用，主治腹胀。

（3）配商丘、丘墟、昆仑、太溪　有舒筋活络的作用，主治踝部痛。

【刺灸法】直刺0.4~0.6寸；可灸。

20.内庭（ST44　荥穴）

【取穴方法】仰卧或坐位，平放足底。在足背，当2、3趾间，趾蹼缘后方赤白肉际处。

【局部解剖】穴下为皮肤，皮下组织，第2、3趾的趾长、趾短伸肌腱之间，第2、3跖骨头之间。浅层布有足背内侧皮神经的趾背神经和足背静脉网；深层有趾背动、静脉。

【主治】足背肿痛，趾跖关节痛，齿痛，齿龈炎，口歪，喉痹，扁桃体炎，鼻衄，腹痛，腹胀，泄泻，痢疾，热病，急、慢性胃炎，急、慢性肠炎等。

【配伍】

（1）配合谷　有清泻邪热的作用，主治牙龈肿痛。

（2）配上星、太阳、头维　有清利头目的作用，主治头痛、目赤肿痛。

【刺灸法】直刺或斜刺0.3~0.5寸；可灸。

第八节　足太阳膀胱经

【经脉循行】起于目内眦，上额交会于巅顶。巅顶部的支脉，从头顶部到达耳上角。巅顶部直行的经脉，从头顶入里联络于脑，回出来分开下行项后，沿着肩胛部内，挟着脊柱，到达腰部，从脊柱两旁肌肉进入体腔，联络肾，属于膀胱（图3-17）。腰部的支脉，向下通过臀部，进入腘窝中。后项的支脉，通过肩胛骨的内缘直下，经过臀部下行，沿着大腿后侧，与腰部下来的支脉会合于腘窝中，从此向下经过小腿后侧，出于外踝的后面，沿着第5跖骨至小趾外侧端，与足少阴肾经相接。

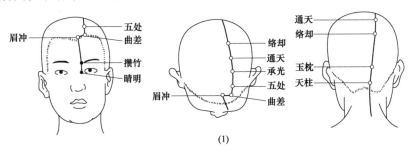

(1)

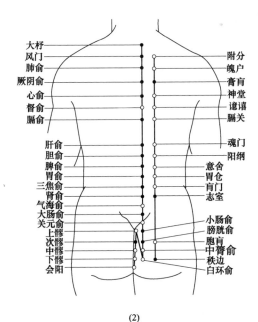

(2)

图3-17 膀胱经部分穴位图

【联系脏腑器官】膀胱、肾、脑。

本经腧穴，起于睛明，止于至阴，左、右各67个穴位。

1.天柱（BL10）

【取穴方法】在后头骨正下方凹处，也就是颈项处有一块突起的肌肉（斜方肌），此肌肉外侧凹处，后发际正中旁开约2cm（1.3寸）即此穴。

【局部解剖】在斜方肌起部，深层为头半棘肌，有枕动、静脉干；布有枕大神经干。

【主治】头痛，项强，鼻塞，癫痫，肩背病，热病。

现代常用来治疗颈椎酸痛、"落枕""五十肩"、高血压、目眩、头痛、眼睛疲劳等。该穴道是治疗头部、颈部、脊柱以及神经类疾病的中医首选穴之一。

【刺灸法】直刺或斜刺0.5~0.8寸，不可向内上方深刺，以免伤及延髓。

2.大杼（BL11　骨会）

【取穴方法】正坐或俯卧。在背部，当第1胸椎棘突下，旁开1.5寸。

【局部解剖】穴下为皮肤、皮下组织、斜方肌、菱形肌、上后锯肌、竖脊肌。浅层布有第1、2胸神经后支的内侧支和伴行的肋间后动、静脉背侧支的内侧皮支；深层有第1、2胸神经后支的肌支和相应的肋间后动、静脉背侧支的分支等。

【主治】咳嗽，喉痹，鼻塞，头痛，目眩，中风，癫痫，肩胛酸痛，颈项强急，颈椎病。

【配伍】

（1）配夹脊、绝骨　有强筋骨、通经络、调气血的作用，主治颈椎病。

（2）配列缺、尺泽　有理肺止咳平喘的作用，主治咳嗽、气喘。

【刺灸法】斜刺0.5~0.8寸；可灸。

3.风门（BL12）

【取穴方法】人体风门穴位于背部，当第2胸椎棘突下，旁开1.5寸。取穴时通常采用正坐或俯卧姿势，风门穴位于背部，从朝向大椎下的第2个凹洼（第2、3胸椎间）的中点，左、右各2cm之处（或以第2胸椎棘突下，旁开1.5寸）。此两处就是"风门穴"。

【局部解剖】有斜方肌，菱形肌，上后锯肌，深层为最长肌；有第2肋间动、静脉后支；布有第2、3胸神经后支的皮支，深层为第3胸神经后支外侧支。

【主治】

（1）防治感冒　风门穴既是感冒的预防穴，也是治疗穴。多灸风门，可以预防感冒。如果觉得项背发冷，似有感冒的征兆时，可即灸风门穴20壮，同时灸身柱穴，就会觉得脊背发暖，感冒可以避过，即使避不过，也可以减轻；如果感冒以后总觉得没有痊愈，迁延时日，则灸风门，即可痊愈。感冒被称为百病之源，容易引起许多疾病，应用风门穴预防和治疗感冒，是重要的保健措施。

（2）呼吸系统疾病　风门穴对于防治小叶性肺炎、肺门淋巴结结核、初期肺浸润、哮喘、支气管炎、胸膜炎、百日咳等，都是重要的穴位。

（3）预防脑出血　灸风门能预防中风。脑出血昏倒时，可在风门穴上放血，会缓和脑部充血或出血，可以急救。

（4）耳鼻喉科疾病　鼻炎、鼻窦炎、咽喉炎、腭扁桃体发炎等。

（5）背部蜂窝织炎　即中医外科的痈疽搭背，灸风门能有预防发痈疽的作用。

（6）其他　肩酸痛、肩背软组织劳损、头痛、颈部痉挛。一般头痛，只灸风门、身柱即可痊愈。

【刺灸法】斜刺0.5~0.8寸；可灸。

4.肺俞（BL13　背俞穴）

【取穴方法】正位或俯卧，在背部，第3胸椎棘突下，旁开1.5寸。

【局部解剖】穴下为皮肤、皮下组织、斜方肌、菱形肌、上后锯肌、竖脊肌。浅层布有第3、4胸神经后支的内侧皮支和伴行的肋间后动、静脉背侧支的内侧皮支；深层有第3、4胸神经后支的肌支和相应的肋间后动、静脉背侧支的分支和属支。

【主治】咳喘，胸满，肺结核，肺炎，喉痹，骨蒸潮热，盗汗吐血，黄疸，躁狂，癫疾，皮肤瘙痒，荨麻疹，腰脊痛。

【配伍】

（1）配中府，为俞募配穴法　有疏风解表、宣肺止咳的作用，主治咳嗽。

（2）配膏肓、三阴交　有补虚损清虚热的作用，主治骨蒸、潮热、盗汗。

（3）配曲池、血海　有祛风邪、和营血、化瘀滞的作用，主治皮肤瘙痒、荨麻疹、湿疹、银屑病。

【刺灸法】斜刺0.5~0.8寸；可灸。

5.心俞（BL15　背俞穴）

【取穴方法】正坐或俯卧位。在背部，当第5胸椎棘突下，旁开1.5寸。

【局部解剖】穴下为皮肤、皮下组织、斜方肌、菱形肌下缘、竖脊肌。浅层布有第5、6胸神经后支的肌支和相应肋间后动、静脉背侧支的分支和属支。

【主治】胸痛引背，心烦，心痛，咳嗽，吐血，健忘，失眠，梦遗，心肌缺血，冠心病，心绞痛，风心病，神经衰弱，肋间神经痛，精神分裂症，癫狂，痫证，癔症。

【配伍】

（1）配巨阙，为俞募配穴法　有行气活血的作用，主治心痛引背、冠心病、心绞痛。

（2）配神门、三阴交　有调心脾、宁心神的作用，主治健忘、失眠、惊悸、梦遗。

（3）配太渊、孔最　有清肺热理肺气的作用，主治咳嗽、咯血。

（4）配膻中、至阳、足三里、三阴交　有通络活血作用，主治心肌缺血。

【刺灸法】斜刺0.5~0.8寸；可灸。

6.膈俞（BL17　血会）

【取穴方法】正坐或俯卧位。在背部，当第7胸椎棘突下，旁开1.5寸。

【局部解剖】穴下为皮肤、皮下组织、斜方肌、背阔肌、竖脊肌。浅层布有第7、8胸神经后支的内侧皮支和伴行的动、静脉；深层有第7、8胸神经后支的肌支和相应肋间后动、静脉背侧支的分支或属支。

【主治】背痛，脊强，胃脘胀痛，呕吐，呃逆，饮食不下，膈肌痉挛，胃炎，肠炎，气喘，咳嗽，吐血，潮热，盗汗，贫血，慢性出血性疾病，荨麻疹，小儿营养不良。

【配伍】

（1）配中脘、内关　宽胸利气的作用，主治胃痛、呃逆、呕吐、肠炎。

（2）配肺俞、膻中　有调理肺气、止咳平喘的作用，主治咳嗽、气喘、肺炎。

（3）配肝俞、脾俞　有健脾统血，和营补血，主治贫血、白细胞及血小板减少。

（4）配曲池、三阴交　有祛风清热，活血止痒的作用，主治荨麻疹、皮肤瘙痒、过敏性紫癜。

【刺灸法】斜刺0.5~0.8寸；可灸。

7.胰俞（背俞穴）

【取穴方法】正坐或俯卧位。第8胸椎棘突下，旁开1.5寸。

【**局部解剖**】穴下为皮肤、皮下组织、斜方肌、背阔肌、下后锯肌、竖脊肌。浅层布有第8、9胸神经的后支的皮支及伴行的动、静脉；深层有第8、9胸神经后支的肌支和相应的肋间后动、静脉的分支或属支。

【**主治**】糖尿病及糖尿病引起的消渴、疲乏无力，胰岛素抵抗等。

【**配伍**】配肺俞、脾俞、肾俞、胰穴、关元俞、阴陵泉、足三里　主治糖尿病及糖尿病引发的并发症。

【**刺灸法**】斜刺0.5~0.8寸；可灸。

8.肝俞(BL18　背俞穴)

【**取穴方法**】正坐或俯卧位。当第9胸椎棘突下，旁开1.5寸。

【**局部解剖**】穴下为皮肤、皮下组织、斜方肌、背阔肌、下后锯肌、竖脊肌。浅层布有第9、10胸神经的后支的皮支及伴行的动、静脉；深层有第9、10胸神经后支的肌支和相应的肋间后动、静脉的分支或属支。

【**主治**】脊背痛，胁痛，肋间神经痛，目赤，目视不明，夜盲，近视，视网膜出血，眩晕，黄疸，吐血，衄血，急、慢性肝炎，胆囊炎，胃炎，胃痉挛，神经衰弱，癫狂，痫病，精神病，月经不调。

【**配伍**】

（1）配期门，为俞募配穴法　有清利肝胆湿热的作用，主治肝炎、胆囊炎、胁痛。

（2）配百会、太冲　有平肝潜阳、清热明目的作用，主治头晕、头痛、眩晕。

（3）配肾俞、太溪　有滋阴养血补肾的作用，主治健忘、失眠。

（4）配大椎、曲池　有清热泻火，安神定志的作用，主治癫痫、精神分裂症。

【**刺灸法**】斜刺0.5~0.8寸；可灸。

9.胆俞(BL19　背俞穴)

【**取穴方法**】正坐或俯卧。在背部，当第10胸椎棘突下，旁开1.5寸。

【**局部解剖**】穴下为皮肤、皮下组织、斜方肌、背阔肌、下后锯肌、竖脊肌。浅层布有第10、11胸神经后支的皮支和伴行的动、静脉；深层有第10、11胸神经后支的肌支和相应的肋间后动、静脉的分支或属支。

【**主治**】胁痛，腋下肿痛，腋窝淋巴结炎，肋间神经痛，口苦，舌干，咽痛，呕吐，饮食不下，黄疸，肺痨，潮热，胆囊炎，胆道蛔虫，急慢性肝炎，胃炎。

【配伍】

（1）配阳陵泉、太冲　有疏肝理气和胃的作用，主治呕吐、胃炎、胆道蛔虫。

（2）配日月，为俞募配穴法　有疏肝利胆、清热除湿的作用，主治黄疸、胆囊炎。

（3）配膏肓、三阴交　有养阴清热健脾的作用，主治咽痛、肺痨、潮热。

【刺灸法】斜刺0.5~0.8寸；可灸。

10.脾俞（BL20　背俞穴）

【取穴方法】俯卧。在背部，当第11胸椎棘突下，旁开1.5寸。

【局部解剖】穴下为皮肤、皮下组织、背阔肌、下后锯肌、竖脊肌。浅层布有第11、12胸神经后支的皮支和伴行的动、静脉；深层有第11、12胸神经后支的肌支和相应肋间、肋下动、静脉的分支或属支。

【主治】背痛，胁痛，黄疸，肝炎，腹胀，呕吐，泄泻，痢疾，完谷不化，水肿，胃溃疡，胃炎，胃下垂，神经性呕吐，贫血，慢性出血性疾病，糖尿病。

【配伍】

（1）配章门，为俞募配穴法　有健脾和胃的作用，主治胃痛、腹胀。

（2）配膈俞、大椎　有扶脾统血、清热止血的作用，主治吐血、便血。

（3）配足三里、三阴交　有清热利湿，健脾养肝的作用，主治黄疸、肝炎。

【刺灸法】直刺0.5~1.8寸；可灸。

11.胃俞（BL21　背俞穴）

【取穴方法】俯卧。在背部当第12胸椎棘突下，旁开1.5寸。

【局部解剖】穴下为皮肤、皮下组织、胸腰筋膜浅层和背阔肌腱膜、竖脊肌。浅层布有第12胸神经和第1腰神经后支的皮支和伴行的动、静脉；深层有第12胸神经和第1腰神经后支的肌支和相应的动、静脉的分支或属支。

【主治】胸胁痛，胃脘痛，反胃，呕吐，肠鸣，完谷不化，噎膈，泄泻，痢疾，胃下垂，胃痉挛，胰腺炎，糖尿病。

【配伍】

（1）配上巨虚、三阴交　有健脾利湿的作用，主治泄泻、痢疾。

（2）配中脘，为俞募配穴法　有理气和胃的作用，主治胃痛、呕吐。

（3）配内关、梁丘　有宽中和胃止痛的作用，主治胃痉挛、胰腺炎。

【刺灸法】直刺0.5~0.8寸；可灸。

12. 肾俞（BL23　背俞穴）

【取穴方法】俯卧。在腰部，当第2腰椎棘突下，旁开1.5寸。

【局部解剖】穴下为皮肤、皮下组织、背阔肌腱膜和胸腰筋膜浅层、竖脊肌。浅层布有第2、3腰神经后支的皮支和伴行的动、静脉；深层有第2、3腰神经后支的肌支和相应腰动、静脉背侧支的分支或属支。

【主治】腰膝酸痛，眼晕，耳鸣，耳聋，遗精，阳痿，遗尿，小便频数，月经不调，白带，小便不利，水肿，咳喘少气，癫疾，肾炎，尿路感染，半身不遂。

【配伍】

（1）配殷门、委中　有行气通经络的作用，主治腰膝酸痛。

（2）配京门，为俞募配穴法　有温补肾阳的作用，主治遗精、阳痿、月经不调。

（3）配听宫，翳风　有益肾气聪耳的作用，主治耳鸣、耳聋。

（4）配关元、三阴交　有壮元阳、助运化、利水湿的作用，主治肾炎、小便不利、水肿。

【刺灸法】直刺0.8~1寸；可灸。

13. 气海俞（BL24）

【取穴方法】俯卧。在腰部，当第3腰椎棘突下，旁开1.5寸。

【局部解剖】穴下为皮肤、皮下组织、背阔肌腱膜和胸腰筋膜浅层、竖脊肌。浅层布有第3、4腰神经后支的皮支和伴行的动脉、静脉；深层有第3、4腰神经后支的肌支和相应腰动脉、腰静脉的分支或属支。

【主治】腰痛，腰腿不利，下肢瘫痪，腰骶神经根炎，痛经，崩漏，功能性子宫出血，痔疮。

【配伍】

（1）配殷门、昆仑　有舒筋通络止痛的作用，主治腰痛、下肢瘫痪。

（2）配承山、三阴交　有理气活血、化瘀消痔的作用，主治痛经、痔疮。

【刺灸法】直刺0.8~1寸；可灸。

14.大肠俞（BL25　背俞穴）

【取穴方法】俯卧。在腰部，当第4腰椎棘突下，旁开1.5寸。

【局部解剖】穴下为皮肤、皮下组织、背阔肌腱膜和胸腰筋膜浅层、竖脊肌。浅层布有第4、5腰神经后支的皮支和伴行的动脉、静脉；深层有第4、5腰神经后支的肌支和有关动脉、静脉的分支或属支。

【主治】腰脊疼痛，骶髂关节炎，坐骨神经痛，腹痛，腹胀，肠鸣，泄泻，便秘，脱肛，痢疾，肠痈，阑尾炎，肠出血，脚气。

【配伍】

（1）配至阳、腰阳关　有强筋骨、利腰膝的作用，主治腰脊骶髂疼痛。

（2）配天枢，为俞募配穴法　有培土健中、消积滞的作用，主治胃肠积滞、肠鸣腹泻。

（3）配上巨虚、承山　有调肠腑清积热的作用，主治便秘。

【刺灸法】直刺0.8~1寸；可灸。

15.关元俞（BL26）

【取穴方法】俯卧。在腰部，当第5腰椎棘突下，旁开1.5寸。

【局部解剖】穴下为皮肤、皮下组织、胸腰筋膜浅层、竖脊肌。浅层布有第5腰神经和第1骶神经后支的皮支和伴行的动脉、静脉；深层有第5腰神经后支的肌支。

【主治】腰痛，泄泻，慢性肠炎，小便不利，遗尿，膀胱炎，消渴，贫血，慢性盆腔炎。

【配伍】

（1）配关元、复溜　有固本培元补肾的作用，主治腰痛、遗尿、贫血。

（2）配中极、水道　有清热除湿、调理下焦的作用，主治小便不利。

【刺灸法】直刺0.8~1寸；可灸。

16. 小肠俞（BL27 背俞穴）

【取穴方法】俯卧。在骶部，当骶正中嵴旁1.5寸，平第1骶后孔。

【局部解剖】穴下为皮肤、皮下组织、臀大肌内侧缘、竖脊肌腱。浅层布有臀中皮神经；深层布有臀下神经的属支和相应脊神经后支的肌支。

【主治】腰腿痛，骶髂关节炎，小腹胀痛，痢疾，泄泻，痔疾，疝气，遗精，遗尿，尿血，小便赤涩，白带，肠炎，盆腔炎，淋病，子宫内膜炎。

【配伍】

（1）配大横、下巨虚 有清热健脾祛湿的作用，主治肠炎、泄泻、痢疾。

（2）配关元 为俞募配穴法。有温阳固肾的作用，主治下元不足、遗精、遗尿。

（3）配归来、地机 有清热利湿的作用，主治白带。

【刺灸法】直刺0.8~1寸；可灸。

17. 膀胱俞（BL28 背俞穴）

【取穴方法】俯卧。在骶部，当骶正中嵴旁1.5寸，平第2骶后孔。

【局部解剖】穴下为皮肤、皮下组织、臀大肌、竖脊肌腱。浅层布有臀中皮神经；深层布有臀下神经的属支和相应脊神经后支的肌支。

【主治】腰脊强痛，坐骨神经痛，膝足寒冷无力，腹痛，泄泻，便秘，小便赤涩，癃闭，遗精，遗尿，女子瘕聚，阴部肿痛、生疮，淋浊，痢疾，糖尿病，子宫内膜炎，膀胱炎，膀胱结石。

【配伍】

（1）配中极，为俞募配穴法 有清热利湿的作用，主治水道不利、癃闭，小便赤涩。

（2）配筋缩、犊鼻 有通经活络、健腰膝的作用，主治腰脊强痛、下肢无力。

（3）配阴廉、血海 有祛风清热、活血止痒的作用，主治阴部瘙痒、淋浊。

【刺灸法】直刺0.8~1寸；可灸。

18. 次髎（BL32）

【取穴方法】俯卧。在骶部，当髂后上棘内下方，适对第2骶后孔处。

【局部解剖】穴下为皮肤、皮下组织、竖脊肌、第2骶后孔。浅层布有臀中皮神经；深层有第2骶神经末梢神经和骶外侧动脉、骶外侧静脉的分支。

【主治】腰痛，腰以下至足不仁，月经不调，赤白带下，痛经，疝气，小便赤淋，尿潴留，睾丸炎，卵巢炎，盆腔炎，子宫内膜炎。

【配伍】

（1）配关元、三阴交　有调理下焦、活血调经的作用，主治月经不调、带下。

（2）配商丘、涌泉　有健脾补肾、暖胞宫的作用，主治痛经、不孕。

【刺灸法】直刺0.8~1寸；可灸。

19.承扶（BL36）

【取穴方法】俯卧。在大腿后面，臀下横纹的中点。

【局部解剖】穴下为皮肤、皮下组织、臀大肌、股二头肌长头及半腱肌。浅层布有股后皮神经及臀下皮神经的分支；深层有股后皮神经本干，坐骨神经及并行的动脉、静脉。

【主治】腰、骶、臀、股部疼痛，背痛，痔疾，下肢瘫痪，坐骨神经痛，小儿麻痹后遗症，尿潴留。

【配伍】

（1）配环跳、悬钟　有舒筋活络止痛的作用，主治坐骨神经痛、下肢瘫痪。

（2）配秩边、承山　有清热通便的作用，主治便秘。

【刺灸法】向上斜刺1.5~2.5寸；可灸。

20.委中（BL40　合穴）

【取穴方法】俯卧。在腘横纹中点，当股二头肌腱与半腱肌肌腱的中间。

【局部解剖】穴下为皮肤、皮下组织、腓肠肌内、外侧头之间。浅层布有股后皮神经和小隐静脉；深层有胫神经，腘动脉、腘静脉和腓肠动脉等。

【主治】腘筋挛急，下肢痿痹，坐骨神经痛，腰痛，髋关节屈伸不利，中风昏迷，中风后遗症，半身不遂，腹痛，吐泻，疟疾，癫疾反折，衄血不止，遗尿，小便难，自汗，盗汗，丹毒，疔疮，肠炎，痔疮，湿疹。

【配伍】

（1）配肾俞、腰阳关　有强腰舒筋、活络止痛的作用，主治腰腿痛、坐骨神经痛。

（2）配曲池、风市　有祛风清热、凉血解毒的作用，主治湿疹、疔疮。

（3）配阳陵泉、悬钟　有补髓强筋、活血通络的作用，主治下肢痿痹。

【刺灸法】直刺0.5~1寸；可灸。

21.秩边（BL54）

【取穴方法】俯卧。在臀部，平第4骶后孔，骶正中嵴旁开3寸。

【局部解剖】穴下为皮肤、皮下组织、臀大肌、臀中肌、臀小肌。浅层布有臀中皮神经和臀下皮神经；深层有臀上动脉、臀下动脉、臀上静脉、臀下静脉和臀上神经、臀下神经。

【主治】腰骶痛，坐骨神经痛，便秘，小便不利，阴痛，下肢痿痹，痔疾，膀胱炎，睾丸炎。

【配伍】

（1）配阳陵泉、委中　有行气活血、舒筋通络的作用，主治下肢痿痹。

（2）配支沟、承山　有疏调三焦肠腑的作用，主治大小便不利。

（3）配曲泉、阴廉　有舒肝胆、清湿热、理下焦的作用，主治阴痛、睾丸炎。

【刺灸法】直刺1.5~2寸；可灸。

22.承山（BL57）

【取穴方法】在小腿后面正中，委中与昆仑之间，当伸直小腿或足跟上提时，腓肠肌肌腹下出现尖角凹陷处。

【局部解剖】穴下为皮肤、皮下组织、腓肠肌、比目鱼肌。浅层布有小隐静脉和腓肠内侧皮神经；深层有胫神经和胫后动脉、胫后静脉。

【主治】转筋，腓肠肌痉挛，坐骨神经痛，下肢瘫痪，腰背痛，腹痛，疝气，便秘，脚气，鼻衄，痔疾，癫疾。

【配伍】

（1）配环跳、阳陵泉　有舒筋活血通络的作用，主治腓肠肌痉挛、下肢痿痹。

（2）配大肠俞、秩边　有理气清热、通调肠腑的作用，主治便秘。

【刺灸法】直刺0.7~1寸；可灸。

23.申脉（BL62　八脉交会穴通阳跷）

【取穴方法】在足外侧部，外踝直下方凹陷中。

【局部解剖】穴下为皮肤、皮下组织、腓骨长肌腱、腓骨短肌腱、距跟外侧韧带。布有小隐静脉，腓肠神经的分支和外踝前动脉、外踝前静脉。

【主治】足胫寒，不能久坐，腰痛，坐骨神经痛，目赤痛，项强，头痛，眩晕，失眠，癫痫，内耳性眩晕，精神分裂症。

【配伍】配阳陵泉、足三里　有舒筋的作用，主治下肢痿痹。

【刺灸法】斜刺0.2~0.3寸；可灸。

第九节　足少阳胆经

【经脉循行】从外眼角开始，向上到头角，再向下到耳后，沿着头项下行至第7颈椎，退回来向前进入缺盆部。耳部的支脉，从耳后入耳中，出耳前，到目外眦后方。外眦部的支脉，从目外眦分出向下到大迎穴附近，和手少阳经相合于面颊部，下行到颈部，与前脉会合于缺盆，进入体腔，贯穿膈肌，联络肝，属胆，沿着胁内，出于少腹两侧腹股沟动脉处，经过外阴部毛际，横入髋部。缺盆直行的经脉，下行腋部，沿着侧胸部，经过胁肋，向下会合前脉于髋部，再向下沿着大腿外侧，膝关节外缘，行腓骨之前，直下腓骨下端浅出外踝前，沿着足背，进入足第4趾外侧到末端。足背部的支脉，从足背上分出，进入大趾之端，返回来贯趾甲，分布在足大趾背上的丛毛部（图3-18）。

【联系脏腑器官】胆、肝、膈、耳、眼、咽喉。

本经腧穴，起于瞳子髎，止于足窍阴，左、右各44个穴位。

【主治概要】本经腧穴主治侧头、目、耳、咽喉病，神志病，热病及经脉循行部位的其他病证。

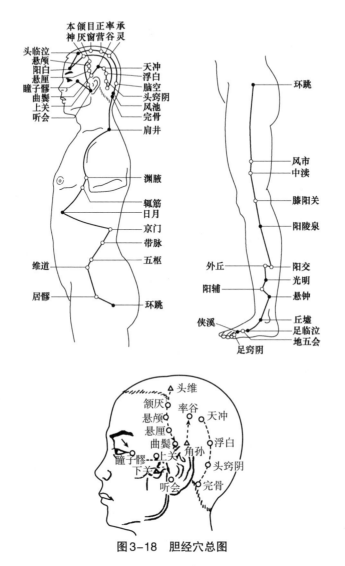

图3-18 胆经穴总图

1.阳白（GB14）

【**取穴方法**】正坐或仰卧。在前额部，当瞳孔直上，眉上1寸。

【**局部解剖**】穴下为皮肤、皮下组织、枕额肌额腹。布有眶上神经外侧支和眶上动脉、眶上静脉外侧支。

【**主治**】头痛，目赤肿痛，目眩，眼睑痉挛，口眼歪斜，颈项强急，眶上神经痛，眼睑下垂，近视，夜盲症，面神经麻痹，呕吐。

【**配伍**】

（1）配太阳、风池、外关 有祛风止痛的作用，主治偏头痛。

（2）配颧髎、颊车、合谷　有祛风活血通络的作用，主治面神经麻痹。

（3）配睛明、太阳　有清热止痛的作用，主治目赤肿痛。

【刺灸法】平刺0.3~0.5寸；可灸。

2.风池（GB20）

【取穴方法】正坐、俯伏或俯卧。在项部，当枕骨之下，与风府相平，胸锁乳突肌与斜方肌上端之间的凹陷处。

【局部解剖】穴下为皮肤、皮下组织、斜方肌和胸锁乳突之间、头夹肌、头半棘肌、头后大直肌与头上斜肌之间。浅层布有枕小神经和枕动脉、枕静脉的分支或属支；深层有枕大神经。

【主治】感冒，高血压，脑动脉硬化，头痛，眩晕，目赤肿痛，电光性眼炎，视神经萎缩，鼻渊，耳鸣，中风，半身不遂，口眼歪斜，颈项强痛，颈肌痉挛，肩关节周围炎，枕大神经痛。

【配伍】

（1）配大椎、后溪　有祛风活络止痛的作用，主治颈项强痛。

（2）配睛明、太阳、太冲　有明目止痛的作用，主治目赤肿痛。

（3）配阳白、颧髎、颊车　有行气活血的作用，主治口眼歪斜。

埋线治疗枕大神经痛时，进针至颅骨，在骨面移动埋线针，有针感，并向顶部疼痛区域放射时推动针芯将线埋入。

【刺灸法】向前额方向斜刺0.5~0.8寸；可灸。

3.肩井（GB21）

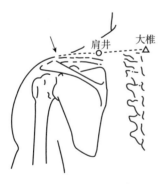

图3-19　肩井穴位置

【取穴方法】正坐、俯伏或俯卧。在肩上，当大椎与肩峰端连线的中点上（图3-19）。

【局部与解剖】穴下为皮肤、皮下组织、斜方肌、肩胛提肌。浅层布有锁骨上神经及颈浅动脉、颈浅静脉的分支或属支；深层有颈横动脉、颈横静脉的分支或属支和肩胛背神经的分支。

【主治】肩背痛，手臂不举，颈项强痛，瘰疬，难产，疝气，高血压，中风，脑血管意外，乳腺炎，乳痈，功能性子宫出血，小儿麻痹后遗症。

【配伍】

（1）配肩髃、天宗　有活血通络止痛的作用，主治肩背痹痛。

（2）配乳根、少泽　有消炎通乳止痛的作用，主治乳汁不足、乳痈。

（3）配合谷、三阴交　有活血利气催胎的作用，主治难产。

【刺灸法】斜刺0.5~0.8寸，深部正当肺尖，慎不可深刺；可灸。

4.带脉（GB26）

【取穴方法】侧卧。在侧腹部，章门下1.8寸，当第11肋骨游离端下方垂线与脐水平线的交点上（图3-20）。

【局部解剖】穴下为皮肤、皮下组织、腹外斜肌、腹内斜肌、腹横肌。浅层布有第9、10、11胸神经前支的外侧皮支和伴行的动脉、静脉；深层有第9、10、11胸神经前支的肌支和相应的动脉、静脉。

【主治】腹痛，月经不调，带下病，子宫内膜炎，附件炎，盆腔炎，腰肋痛，带状疱疹。

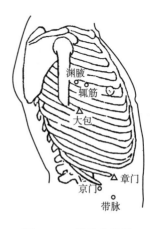

图3-20　带脉穴位置

【配伍】

（1）配白环俞、阴陵泉、三阴交　有健脾渗湿止带的作用，主治带下病。

（2）配中极、地机、三阴交　有行气活血、去瘀止痛的作用，主治痛经、闭经。

（3）配血海、膈俞　有通经活血的作用，主治月经不调。

【刺灸法】直刺1~1.5寸；可灸。

5.环跳（GB30）

【取穴方法】俯卧或侧卧。在股外侧部，侧卧屈股，当股骨大转子最凸点与骶管裂孔连线的外1/3与中1/3交点处（图3-21）。

【局部解剖】穴下为皮肤、皮下组织、臀大肌、坐骨神经、股方肌。浅层

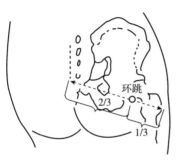

图3-21　环跳穴位置

布有臀上皮神经；深层有坐骨神经，臀下神经，股后皮神经和臀下动脉、臀下静脉等。

【主治】腰髋部疼痛，下肢痿痹，挫闪腰痛，膝踝肿痛，遍身风疹，脚气，半身不遂，坐骨神经痛，髋关节及周围软组织疾病。

【配伍】

（1）配殷门、阳陵泉、委中、昆仑　有疏通经络、活血止痛的作用，主治坐骨神经痛。

（2）配居髎、委中、悬钟　有祛风除湿散寒的作用，主治风寒湿痹证。

（3）配风池、曲池　有祛风活血止痒的作用，主治遍身风疹。

【刺灸法】直刺2~2.5寸；可灸。

6.风市（GB31）

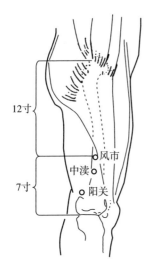

图3-22　风市穴位置

【取穴方法】俯卧或侧卧。在大腿外侧部的中线上，当腘横纹上7寸（图3-22）。或直立垂手时，中指尖处。

【局部解剖】穴下为皮肤、皮下组织、髂胫束、股外侧肌、股中间肌。浅层布有股外侧皮神经；深层有旋股外侧动脉降支的肌支和股神经的肌支。

【主治】下肢痿痹、麻木，半身不遂，遍身瘙痒脚气。中风后遗症，小儿麻痹后遗症，坐骨神经痛，膝关节炎，荨麻疹。

【配伍】

（1）配阳陵泉、悬钟　有舒筋活络止痛的作用，主治下肢痿痹。

（2）配风池、曲池、血海　有活血祛风止痒的作用，主治荨麻疹。

（3）配风市、委中、行间　主治腰疼难动。

（4）配风市、阴市　主治腿脚乏力。

【刺灸法】直刺1~1.5寸；可灸。

7.阳陵泉（GB34　合穴、筋会）

【取穴方法】仰卧或侧卧。在小腿外侧，当腓骨头前下方凹陷处（图3-23）。

【**局部解剖**】穴下为皮肤、皮下组织、腓骨长肌、趾长伸肌。浅层布有腓肠外侧皮神经；深层有胫前返动脉、静脉，膝下外侧动脉、静脉的分支或属支和腓总神经分支。

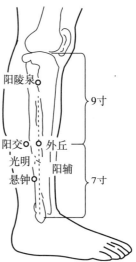

图3-23　阳陵泉穴位置

【**主治**】膝肿痛，下肢痿痹、麻木，坐骨神经痛，膝关节痛，胁肋痛，半身不遂，呕吐，黄疸，脚气，小儿惊风，肝炎，胆囊炎，胆道蛔虫，小儿舞蹈病。

【**配伍**】

（1）配环跳、风市、委中、悬钟　有活血通络，疏调经脉的作用，主治半身不遂、下肢痿痹。

（2）配阴陵泉、中脘　有和胃理气止痛的作用，主治胁肋痛。

（3）配人中、中冲、太冲　有祛风镇静解痉的作用，主治小儿惊风。

【**刺灸法**】直刺或斜向下刺1~1.5寸；可灸。

8.足临泣（GB41　输穴　八脉交会穴通带脉）

【**取穴方法**】仰卧。在足背外侧，当足四趾本节（第4跖趾关节）的后方，小趾伸肌腱的外侧凹陷处。

【**局部解剖**】穴下为皮肤、皮下组织、第4骨间背侧肌和第3骨间足底肌（第4与第5跖骨之间）。布有足背静脉网，足背中间皮神经，第4跖背动脉、静脉和足底外侧神经的分支等。

【**主治**】足跗肿痛，偏头痛，目痛，乳痛，胁肋痛，瘰疬，疟疾，中风偏瘫。

【**配伍**】

（1）配丘墟、解溪、昆仑　有通经活络、消肿止痛的作用，主治足跗肿痛。

（2）配风池、太阳、外关　有祛风活络止痛的作用，主治偏头痛。

（3）配乳根、肩井　有清热解毒、消肿止痛的作用，主治乳痛。

第十节 足太阴脾经

【经脉循行】起于足大趾末端，沿着大趾内侧赤白肉际，上行至内踝前侧，沿胫骨内侧缘上行，经膝关节和大腿的内侧前缘进入腹部，属脾、联络胃，向上穿过膈肌，挟咽两旁，连系舌根，散布舌下（图3-24）。其支脉，再从胃出来，向上通过膈，流注于心中，与手少阴心经相接。

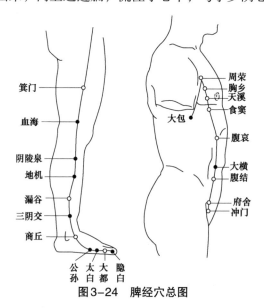

图3-24 脾经穴总图

【联系脏腑器官】脾、胃、心、咽、舌。

本经腧穴，起于隐白，止于大包，左、右各21个穴位。

【主治概要】本经腧穴主治脾胃病，妇科病，前阴病及经脉循行部位的其他病证。

1.公孙（SP4 络穴、八脉交会穴通冲脉）

【取穴方法】仰卧或正坐平放足底。在足内侧缘，当第1跖骨基底的前下方。

【局部解剖】穴下为皮肤、皮下组织、展肌、短屈肌、长屈肌腱。浅层布有隐神经的足内缘支，足背静脉弓的属支；深层有足底内侧动脉、静脉的分支或属支，足底内侧神经的分支。

【主治】足痛，足肿，胃疼，呕吐，饮食不化，食欲不振，消化不良，神经性呕吐，急、慢性胃炎，急、慢性肠炎，腹腔积液（简称腹水），肠鸣腹胀，腹痛，痢疾，泄泻，多饮，水肿，霍乱，肠风下血，烦心失眠，发狂妄言，嗜卧，肥胖症。

【配伍】

（1）配丰隆、中魁、膻中　有健脾化痰的作用，主治呕吐痰涎、眩晕不已。

（2）配解溪、中脘、足三里　有健脾化食、和中消积的作用，主治饮食停滞、胃脘疼痛。

（3）配束骨、八风　有通经活络的作用，主治足趾麻痛。

【刺灸法】直刺0.5~0.8寸；可灸。

2.三阴交（SP6）

【取穴方法】正坐或仰卧。在小腿内侧，当足内踝尖上3寸，胫骨内侧缘后方。

【局部解剖】穴下为皮肤、皮下组织、趾长屈肌、胫骨后肌、长屈肌。浅层布有隐神经的小腿内侧皮支，大隐静脉的属支；深层有胫神经和胫后动脉、胫后静脉。

【主治】足痿痹痛，下肢神经痛或瘫痪，脚气，脾胃虚弱，肠鸣腹胀，饮食不化，月经不调，崩漏，赤白带下，经闭，癥瘕，产后血晕，恶露不行，功能性子宫出血，遗尿，性功能减退，水肿，小便不利，遗尿，失眠，阴挺，梦遗，遗精，阳痿，阴茎痛，难产，疝气，睾丸缩腹，神经性皮炎，湿疹，荨麻疹，高脂血症，高血压，急、慢性肠炎，细菌性痢疾，神经衰弱，小儿舞蹈病。

【配伍】

（1）配天枢、合谷　有清热除湿、健脾和中的作用，主治小儿急性肠炎。

（2）配中脘、内关、足三里　有活血化瘀的作用，主治血栓闭塞性脉管炎。

（3）配阴陵泉、膀胱俞、中极　有渗湿利尿的作用，主治癃闭。

（4）配中极、天枢、行间　有疏肝理气、活血化瘀的作用，主治月经不调，痛经。

（5）配阴陵泉、四白、足三里、脾俞、肝俞、肾俞、光明　有益气健脾生津、滋养肝肾、补肾填精的作用，主治肾水将枯。

（6）配内关、足三里、脾俞　有活血化瘀、降脂祛浊的作用。

【刺灸法】直刺0.5~0.8寸；可灸。

3.阴陵泉（SP9　合穴）

【取穴方法】正坐或仰卧。在小腿内侧，当胫骨内侧踝后下方凹陷处。

【局部解剖】穴下为皮肤、皮下组织、半腱肌腱、腓肠肌内侧头。浅层布有隐神经的小腿内侧皮支，大隐静脉和膝降动脉分支；深层有膝下内侧动脉、静脉。

【主治】膝痛，膝关节及周围软组织疾患，腹胀，暴泄，急、慢性肠炎，细菌性痢疾，腹膜炎，黄疸，水肿，小便不利或失禁，尿潴留，尿失禁，尿路感染，喘逆，妇人阴痛，阴道炎，阴茎痛，遗精，痤疮等。

【配伍】

（1）配三阴交　有温和运脾的作用，主治腹寒。

（2）配水分　有利尿行水消肿的作用，主治水肿。

（3）配三阴交、日月、至阳、胆俞、阳纲　有清热利湿的作用，主治黄疸。

【刺灸法】直刺0.5~0.8寸；可灸。

4.血海（SP10）

【取穴方法】仰卧或正坐屈膝。在大腿内侧，髌底内侧端上2寸（图3-25）。

【局部解剖】穴下为皮肤、皮下组织、股内侧肌。

浅层布有股神经前皮支，大隐静脉的属支；深层有股动脉、股静脉的肌支和股神经的肌支。

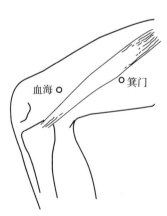

图3-25　血海穴位置

【主治】股内侧痛，下肢内侧及膝关节疼痛，月经不调，闭经，崩漏，痛经，功能性子宫出血，小便淋涩，气逆腹胀，皮肤湿疹，瘾疹，瘙痒，丹毒，神经性皮炎，睾丸炎，贫血。

【配伍】

（1）配带脉　有调经统血的作用，主治月经不调。

（2）配犊鼻、阴陵泉、阳陵泉　有舒筋活络、利关节的作用，主治膝关节疼痛。

（3）配合谷、曲池、三阴交　有疏风清热凉血的作用，主治荨麻疹。

【刺灸法】直刺或向上斜刺进针1~2寸，针尖微微向外；可灸。

5.大横（SP15）

【取穴方法】仰卧。在腹中部，距脐中4寸。

【局部解剖】穴下为皮肤、皮下组织、腹外斜肌、腹内斜肌、腹横肌。浅层布有第9、10、11胸神经前支的外侧皮支和胸腹壁静脉属支；深层有第9、10、11胸神经前支的肌支及伴行的动脉、静脉。

【主治】小腹痛，虚寒，大便秘结，急、慢性肠炎，细菌性痢疾，习惯性便秘，肠麻痹，肠寄生虫病。

【配伍】

（1）配四缝或足三里　有驱虫止痛、通调腑气的作用，主治肠道蛔虫。

（2）配天枢、中脘、关元、足三里、三阴交　有理气止痛、通调腑气的作用，主治腹痛、泄泻。

【刺灸法】直刺或横刺0.8~2寸；可灸。

第十一节　足少阴肾经

【经脉循行】从足小趾开始，斜向足心绕过内踝，进入足跟，向上经过小腿、腘窝内侧，沿股内侧后缘，贯穿脊柱，属于肾脏，联络膀胱。浅出腹前，上行经腹、胸部，终止于锁骨下缘（图3-26）。

肾脏部直行的经脉，从肾通过肝和横膈，进入肺中，沿喉咙挟于舌根部。肺部支脉，从肺部出来，联络心脏，流注于胸中与心包相接。

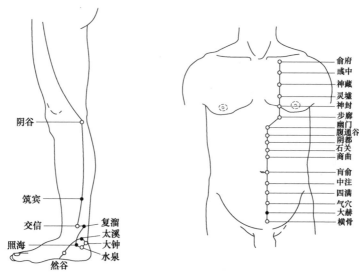

图3-26 肾经经穴总图

【联系脏腑器官】肾，膀胱，肝，肺，心，喉咙，舌。

本经腧穴，起于涌泉，止于俞府，左、右各27个穴位。

【主治概要】本经腧穴主治妇科病，前阴病，肾、肺、咽喉病及经脉循行部位的其他病证。

1.涌泉（KI1 井穴）

【取穴方法】正坐或仰卧。在足底部，卷足时足前部凹陷处，约当足底2、3趾趾缝纹头端与足跟连线的前1/3与后2/3交点上（图3-27）。

【局部解剖】穴下为皮肤、皮下组织、足底腱膜（跖腱膜）、第2趾足底总神经、第2蚓状肌。浅层布有足底内侧神经的分支；深层有第2趾足底总神经和第2趾足底总动脉、静脉。

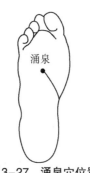

图3-27 涌泉穴位置

【主治】足心热，下肢瘫痪，霍乱转筋，头顶痛，头晕，眼花，失眠，咽喉痛，扁桃体炎，舌干，失音，小儿惊风，昏厥，神经衰弱，三叉神经痛，高血压，癫痫，精神分裂症，癔症，中暑，休克等。

【配伍】

（1）配百会、人中 有苏厥回阳救逆的作用，主治昏厥、癫痫、休克。

（2）配四神聪、神门　有清心安神镇静的作用，主治头晕、失眠、癔症。

【刺灸法】直刺0.5~0.8寸；可灸。

2.然谷（KI2　荥穴）

【取穴方法】正坐或仰卧。在足内侧缘，足舟骨粗隆下方，赤白肉际（图3-28）。

【局部解剖】穴下为皮肤、皮下组织、蹈展肌、趾长屈肌腱。浅层布有隐神经的小腿内侧皮支。足底内侧神经皮支和足背静脉网的属支；深层有足底内侧神经和足底内侧动脉、静脉。

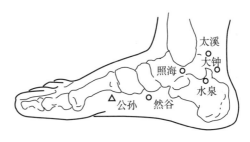

图3-28　然谷穴、太溪穴位置

【主治】足跗痛，下肢痿痹，月经不调，阴挺，阴痒，白浊，遗精，阳痿，小便不利，泄泻，胸胁胀痛，咯血，小儿脐风，口噤不开，消渴，黄疸，咽喉炎，膀胱炎，睾丸炎，不孕症，糖尿病。

【配伍】

（1）配伏兔、足三里　有通络舒筋止痛的作用，主治下肢痿痹、足跗痛。

（2）配血海、三阴交　有祛湿活血止痒的作用，主治阴痒、白浊。

3.太溪（KI3　输穴、原穴）

【取穴方法】坐位平放足底，或仰卧。在足内侧，内踝后方，当内踝尖与跟腱之间的凹陷处。

【局部解剖】穴下为皮肤、皮下组织、胫骨后肌腱、趾长屈肌腱与跟腱、跖肌腱之间、蹈长屈肌。浅层布有隐神经的小腿内侧皮支，大隐静脉的属支；深层有胫神经和胫后动脉、静脉。

【主治】内踝肿痛，足跟痛，下肢厥冷，腰脊痛，头痛目眩，慢性喉炎，咽喉肿痛，齿痛，耳鸣，耳聋，支气管哮喘，咳嗽，气喘，月经不调，失眠，健忘，遗精，阳痿，小便频数，咯血，消渴，肾炎，膀胱炎，神经衰弱，贫血，下肢瘫痪。

【配伍】

（1）配少泽　有滋肾阴、清虚热的作用，主治咽喉炎、齿痛。

（2）配飞扬，为原络配穴法　有滋阴补肾的作用，主治头痛目眩。

（3）配肾俞、志室　有温肾壮阳的作用，主治遗精、阳痿、肾虚腰痛。

【刺灸法】直刺0.5~0.8寸；可灸。

4.照海（KI6　八脉交会穴通阴跷）

【取穴方法】该穴位于人体的足内侧，内踝尖下方凹陷处。

【局部解剖】在踇指外展肌止点；后方有胫动脉、静脉；布有小腿内侧皮神经，深部为胫神经本干。

【主治】咽喉干燥，痫证，失眠，嗜卧，惊恐不宁，目赤肿痛，月经不调，痛经，赤白带下，阴挺，阴痒，疝气，小便频数，不寐，脚气。

【刺灸法】直刺0.5~0.8寸；可灸。

5.复溜（KI7　经穴）

【取穴方法】正坐垂足或仰卧位。在小腿内侧，太溪直上2寸，跟腱的前方。

【局部解剖】穴下为皮肤、皮下组织、趾长屈肌、胫骨后肌。皮肤有隐神经的小腿内侧支分布。

【主治】

（1）泌尿生殖系统疾病。

（2）精神神经系统疾病　小儿麻痹后遗症，脊髓炎。

（3）其他　功能性子宫出血，腹膜炎，痔疮，腰肌劳损。

【刺灸法】直刺0.8~1寸。

6.筑宾（KI9　阴维郄穴）

【取穴方法】正坐或仰卧位。在小腿内侧，当太溪与阴谷的连线上，太溪上5寸，腓肠肌肌腹的内下方。

【局部解剖】穴下为皮肤、皮下组织、小腿三头肌、趾长屈肌。皮肤有隐神经的小腿内侧支分布。在皮下组织内，穴位后外侧，有胫神经在腘窝分出的腓肠内侧皮神经，与小隐静脉伴行于腓肠肌内、外侧头之间；腓肠外侧皮神经，由腓总神经分出，向下走行于小腿后区的外侧。在小腿中部，腓肠内、外侧皮神经合成腓肠神经，伴小隐静脉，继续向下外方走行，至足外侧缘。该穴下的小腿三头肌、趾长屈肌等由胫神经的肌支支配。

【主治】

（1）精神神经系统疾病　精神病、癫痫。

（2）泌尿生殖系统疾病　肾炎，膀胱炎，睾丸炎。

（3）其他　神经性呕吐，小儿胎毒，腓肠肌痉挛。

【刺灸法】直刺0.5~0.8寸。

7.气穴（KI3）

【取穴方法】仰卧位。在横骨上2寸，在下腹部，当脐中下3寸，前正中线旁开0.5寸。

【局部解剖】穴下为皮肤、皮下组织、腹直肌鞘前层、腹直肌、腹横筋膜、腹膜下筋膜。皮肤由第11、12胸神经前支和第1腰神经的前皮支分布。腹腔内相应的器官为大网膜、小肠等。

【主治】

（1）泌尿生殖系统疾病　尿路感染，遗精，阳痿，阴茎痛，肾炎，膀胱麻痹。

（2）妇产科系统疾病　月经不调，不孕症。

（3）其他　腹泻，角膜炎。

【刺灸法】直刺0.8~1.2寸，局部酸胀，针感可放散至小腹。

第十二节　足厥阴肝经

【经脉循行】起于足大趾背上丛毛边际，向上沿足背到内踝前，上沿胫骨内缘，沿膝关节和大腿内侧，进入阴毛中，环绕阴器，到达小腹，挟胃旁，属肝脏，联络胆腑，向上通过横膈，分布于胁肋，沿着喉咙的后面，向上进入鼻咽部，连接于目系，向上出于额前，与督脉会于巅顶（图3-29）。其支脉，从目系下循颊里，环绕唇内。另一支脉从肝分出，通过横膈，向上流注于肺，与手太阴肺经相接。

【联系脏腑器官】肝、胆、胃、肺、膈、眼、头部、咽喉。

本经腧穴，起于大敦，止于期门，左、右各14个穴位。

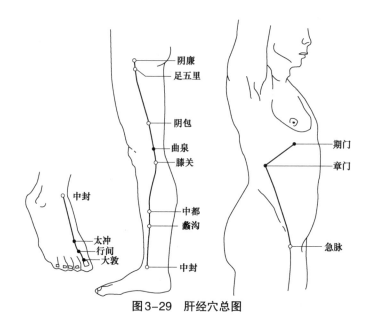

图3-29 肝经穴总图

【主治概要】本经腧穴主治肝病，妇科、前阴病以及经脉循行部位的其他病证。

1.太冲（LR3 输穴、原穴）

【取穴方法】正坐或仰卧。在足背侧，当第1跖骨间隙的后方凹陷处。

【局部解剖】穴下为皮肤、皮下组织、长伸肌腱与趾长伸肌腱之间、短伸肌腱的外侧、第1骨间背侧肌。浅层布有足背静脉网，足背内侧皮神经等；深层有腓深神经和第1趾背动脉、静脉。

【主治】足跗肿，下肢痿痹，头痛，疝气，月经不调，小儿惊风，肋痛，呕逆，目赤肿痛，眩晕，癃闭，癫痫，高血压，尿路感染，乳腺炎，精神分裂症。

【配伍】

（1）配合谷，称为四关穴 有镇静安神，平肝息风的作用，主治头痛、眩晕、小儿惊风、高血压。

（2）配足三里、中封 有舒筋活络的作用，主治行步困难。

（3）配气海、急脉 有疏肝理气的作用，主治疝气。

【刺灸法】直刺0.5~0.8寸；可灸。

2.阴包（LR9）

【取穴方法】在大腿内侧，当股骨内上髁上4寸，股内肌与缝匠肌之间。屈膝正坐或卧位，当股骨内上髁上4寸即曲泉穴上4寸，股内肌与缝匠肌之间处取穴。

【局部解剖】穴下为皮肤、皮下组织、大收肌。皮肤有股内侧皮神经分布。皮肤薄，皮下组织结构疏松。大隐静脉由股骨内侧髁的后方渐行于大腿前内侧。针由皮肤、浅筋膜于大隐静脉外侧，穿深筋膜，于缝匠肌内侧入内收肌。在缝匠肌的深肌，有股动脉、股静脉与隐神经丛股腘管下口入腘窝。缝匠肌由股神经支配，内收肌由闭孔神经支配。

【主治】

（1）泌尿生殖系统疾病　月经不调，盆腔炎，遗尿，小便不利。

（2）其他　腰腿痛，骶髂关节炎，腰肌劳损，腹股沟淋巴结炎。

【刺灸法】直刺1.0~1.5寸。

3.足五里（LR10）

【取穴方法】在大腿内侧，当气冲穴直下3寸，大腿根部，耻骨结节的下方，长收肌的外缘。仰卧位伸足，先取曲骨穴旁开2寸处的气冲穴，再于其直下3寸处取穴。

【局部解剖】穴下为皮肤、皮下组织、长收肌、短收肌。皮肤由髂腹股沟神经和生殖股神经的股支分布。大腿深筋膜又称阔筋膜，是全身最厚而坚韧的筋膜，但在大腿的前内侧比较薄弱，形成隐藏静脉裂孔或称卵圆窝。该部深筋膜有大隐静脉穿过。在窝的外侧缘和下缘形成镰刀形的镰刀缘。覆盖该窝的深筋膜，由于血管神经的穿过而呈筛状，故称为筛状筋膜，其深面由内向外排列有股静脉、股动脉和股神经。

【主治】少腹胀痛，小便不通，阴挺，睾丸肿痛，嗜卧，四肢倦怠，瘰疬，阴囊湿疹，睾丸肿痛，尿潴留，遗尿，股内侧痛，倦怠，胸闷气短。

【刺灸法】直刺0.5~0.8寸。

4.章门（LR13　脾募穴、脏会穴）

【取穴方法】仰卧。在侧腹部，当第11肋游离端的下方。

【局部解剖】穴下为皮肤、皮下组织、腹外斜肌、腹内斜肌、腹横肌。浅层布有第10、11胸神经前支的外侧皮支，胸腹壁浅静脉的属支；深层有第10、11胸神经和肋间后动脉、静脉的分支或属支。

【主治】胁痛，腹胀，肠鸣，泄泻，呕吐，痞块，黄疸，胸膜炎，肋间神经痛，肠炎，胃炎。

【配伍】

（1）配足三里、梁门　有健脾和胃的作用，主治腹胀。

（2）配内关、阳陵泉　有疏肝理气的作用，主治胸胁痛。

（3）配足三里、太白　有健脾和胃止呕的作用，主治呕吐。

【刺灸法】向外斜刺0.5~0.8寸；可灸。

5.期门（LR14　肝募穴）

【取穴方法】仰卧位。在胸部，当乳头直下，第6肋间隙，前正中线旁开4寸。

【局部解剖】穴下为皮肤、皮下组织、胸大肌下缘、腹外斜肌、肋间外肌、肋间内肌。浅层布有第6肋间神经的外侧皮支，胸腹壁静脉的属支；深层有第6肋间神经和第6肋间后动脉、静脉的分支或属支。

【主治】胸胁胀痛，肋间神经痛，胸中热，呕吐，呃逆，泄泻，饥不欲食，咳喘，奔豚，疟疾，肝炎，胆囊炎，胃神经官能症。

【配伍】

（1）配肝俞、膈俞　有舒肝活血化瘀的作用，主治胸胁胀痛。

（2）配内关、足三里　有和胃降逆的作用，主治呃逆。

（3）配阳陵泉、中封　有疏肝利胆的作用，主治黄疸。

【刺灸法】斜刺0.5~0.8寸；可灸。

第十三节　任　脉

【经脉循行】起于小腹内，下出会阴部，向前上行经阴毛部，沿正中线向上到达咽喉部，再上行环绕口唇，经面部进入目眶下（图3-30）。

【联系脏腑器官】女子胞、咽喉、口齿、目。

本经腧穴，起于会阴，止于承浆，一名一穴，共24个穴位。

【主治概要】本经腧穴主治腹、胸颈、头面的局部病证及相应的内脏器官病证有较好的作用，部分腧穴有强壮作用，少数腧穴可治疗神志病。

1.曲骨（RN2）

【取穴方法】仰卧位。在前正中线上，耻骨联合上缘的中点处。

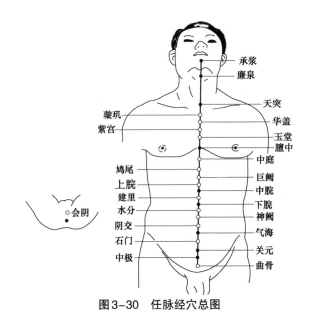

图3-30　任脉经穴总图

【局部解剖】穴下为皮肤、皮下组织、腹白线、腹横筋膜、腹外脂肪、壁腹膜。浅层主要布有髂腹下神经前皮支和腹壁浅静脉的属支；深层主要有髂腹下神经的分支。

【主治】赤白带下，小便淋沥，遗尿，遗精，阳痿，阴囊湿疹，五脏虚弱，虚乏冷极，膀胱炎，产后子宫收缩不全，子宫内膜炎。

【配伍】

（1）配太冲、关元、复溜、三阴交　有养阴清热、行气去湿的作用，主治赤白带下。

（2）配关元、漏谷、行间、五里、涌泉、委中、承扶　有行气通滞、清热利尿的作用，主治小便黄赤、癃闭。

（3）配急脉、归来　有理气缓筋的作用，主治因情绪过分紧张而致阳痿、早泄、遗精。

【刺灸法】直刺0.5~1寸，穴位内为膀胱，故应在排尿后进行埋线，可灸。孕妇禁针。

2.中极（RN3　膀胱募穴）

【取穴方法】仰卧位。在下腹部，前正中线上，当脐中下4寸。

【局部解剖】穴下为皮肤、皮下组织、腹白线、腹横筋膜、腹膜外脂肪、壁腹膜。浅层主要有髂腹下神经的前皮支和腹壁浅动脉、静脉的分支或属支；深层有髂腹下神经的分支。

【主治】癃闭，带下，阳痿，痛经，产后恶露不下，阴挺，疝气偏坠，冷气积聚时上冲心，水肿，尸厥恍惚，肾炎，膀胱炎，盆腔炎，产后子宫神经痛。

【配伍】

（1）配膀胱俞　属俞募配伍法。有调理脏腑气机的作用，主治膀胱气化功能不足引起的小便异常。

（2）配关元、三阴交、阴陵泉、次髎　有化气行水的作用，主治尿潴留、淋证。

（3）配阴交、石门　有活血化瘀的作用，主治闭经、恶露不止。

（4）配中封、脾俞、小肠俞、章门、气海、关元　有调养肝脾、调理冲任的作用，主治白带、白浊、梦遗、滑精。

（5）配三阴交、地机、中极透曲骨　治疗产后及术后尿潴留。

（6）配关元、三阴交　治疗男子性功能障碍。

（7）配三阴交、大赫　治疗原发性不孕。

【刺灸法】直刺1~1.5cm。

3.关元（RN4　小肠募穴）

【取穴方法】仰卧位。在下腹部，前正中线上，当脐中下3寸。

【局部解剖】穴下为皮肤、皮下组织、腹白线、腹横筋膜、腹壁外脂肪、壁腹膜。浅层主要有第12胸神经前支的前皮支和腹壁浅动脉、静脉的分支或属支；深层主要有第12胸神经前支的分支。

【主治】少腹疼痛，肠炎，肠粘连，霍乱吐泻，疝气，遗精，阳痿，早泄，白浊，尿闭，尿频，尿道炎，盆腔炎，黄白带下，痛经；中风脱证，虚劳冷惫，羸瘦无力，眩晕，下消，神经衰弱，小儿单纯性消化不良。

【配伍】

（1）配阴陵泉　有清热利湿的作用，主治气癃溺黄、黄带阴痒。

（2）配太溪　有补益肾气的作用，主治久泄不止、久痢赤白、下腹疼痛。

（3）配涌泉　有补肾气、行水气的作用，主治滑精、腰痛、气淋。

（4）配中极、阴交、石门、期门　有调达肝气的作用，主治胸胁痞满。

4.气海（RN6　肓之原穴）

【取穴方法】仰卧位。在下腹部，前正中线上，当脐下1.5寸。

【局部解剖】穴下为皮肤、皮下组织、腹白线、腹横筋膜、腹膜外脂肪、壁腹膜。浅层主要布有第11胸神经前支的前皮支和脐周静脉网；深层主要有第11胸神经前支的分支。

【主治】下腹疼痛，大便不通，腹泻，痢疾，癃闭，淋证，遗溺，阳痿，遗精，滑精，闭经，崩漏，带下，阴挺，中风脱证，脘腹胀满，气喘，心下痛，脏气虚惫，真气不足，肌体羸瘦，四肢无力，奔豚，疝气，失眠，神经衰弱，肠炎。

【配伍】

（1）配关元、阴陵泉、大敦、行间　有行气通经、清热除湿的作用，主治小便淋漓不尽、少腹胀痛、黄白带下。

（2）配血海　有补气养血、行气活血、通经散瘀的作用，主治小腹痞块、五淋、闭经。

（3）配大肠俞　有行气化浊的作用，主治带下、淋浊。

（4）配大敦、阴谷、太冲、然谷、三阴交、中极　有行气通经、养阴清热的作用，主治痛经、崩漏、血淋。

（5）配三阴交　有养阴填精、培元固肾的作用，主治白浊、遗精、下腹疼痛，月经过少。

【刺灸法】直刺0.8~1.2寸；宜灸。

5.水分（RN9）

【取穴方法】仰卧位。在上腹部，前正中线上，当脐中上1寸。

【局部解剖】穴下为皮肤、皮下组织、腹白线、腹横筋膜、腹膜外脂肪、壁腹膜。浅层主要布有第9胸神经的前皮支及腹壁浅静脉的属支；深层有第9胸神经前支的分支。

【主治】腹坚肿如鼓，绕脐痛冲心，肠鸣，肠胃虚胀，肠炎，胃炎，肠粘连，反胃，泄泻，水肿，小儿陷囟，腰脊强急，泌尿系统炎症。

【配伍】

（1）配天枢、三阴交、足三里　有调和气血、健运脾胃的作用，主治绕脐痛、腹泻、纳呆。

（2）配气海　有行气利水的作用，主治气滞水肿。

（3）配三阴交、脾俞　有健脾利水的作用，主治脾虚水肿。

（4）配阴交、足三里　有健脾和胃、活血祛瘀、益气行水的作用，主治鼓胀。

【刺灸法】直刺0.5~1寸；宜灸。

6.下脘（RN10）

【取穴方法】仰卧位。在上腹部，前正中线上，当脐中上2寸。

【局部解剖】穴下为皮肤、皮下组织、腹白线、腹横筋膜、腹膜外脂肪、壁腹膜。浅层主要布有第9胸神经前支的前皮支及腹壁浅静脉的属支；深层有第9胸神经前支的分支。

【主治】腹坚硬胀，食谷不化，痞块连脐上，呕逆，泄泻，虚肿，日渐消瘦，胃炎，胃溃疡，胃痉挛，胃扩张，肠炎。

【配伍】

（1）配陷谷　有行气和胃的作用，主治肠鸣、食谷不化。

（2）配中脘　有和中健胃、活血化瘀的作用，主治腹坚硬胀、痞块。

（3）配足三里　有行气降气，宽中醒脾的作用。主治食饮不化、消化不良。

【刺灸法】直刺0.8~1.2寸；可灸。

7.中脘（RN12　胃募穴、腑会穴）

【取穴方法】仰卧位。在上腹部，前正中线上，当脐中上4寸。

【局部解剖】穴下为皮肤、皮下组织、腹白线、腹横筋膜、腹膜外脂肪、壁腹膜。浅层主要布有第8胸神经前支的前皮支及腹壁浅静脉的属支；深层有第8胸神经前支的分支。

【主治】胃痛，胃炎，胃溃疡，胃下垂，胃痉挛，胃扩张，腹痛，腹胀，呕吐呃逆，反胃，食谷不化，肠鸣，泄泻，便秘，便血，胁下坚痛，喘息不止，失眠，脏躁，癫痫，尸厥，子宫脱垂，荨麻疹，食物中毒。

【配伍】

（1）配天枢　有和胃降逆、化湿去秽的作用，主治霍乱吐泻。

（2）配气海　有益气摄血的作用，主治便血、呕血、脘腹胀痛。

（3）配足三里　有调和胃气、升提脾气、去湿化浊的作用，主治胃痛、泄泻、黄疸、四肢无力。

（4）配胃俞，属俞募配穴法　有调中和胃、宽中利气的作用，主治胃脘胀痛、食欲不振、呕吐呃逆。

（5）配中脘透上脘、胃俞透脾俞、足三里　主治消化性溃疡，疗效甚佳。

【刺灸法】直刺0.8~1.2寸，透上脘进针3寸，埋入3号线4cm；可灸。

8.鸠尾（RN15 络穴、膏之原穴）

【取穴方法】仰卧位。在上腹部，前正中线上，当胸剑结合部下1寸。

【局部解剖】穴下为皮肤、皮下组织、腹白线、腹横筋膜、腹膜外脂肪、壁腹膜。浅层主要布有第7胸神经前支的前皮支；深层主要有第7胸神经前支的分支。

【主治】胸闷咳嗽，支气管炎，心悸，心烦，心痛，惊狂，癫痫，神经衰弱，癔症，脏躁，胃神经痛，肋间神经痛，呃逆，呕吐，胃炎。

【配伍】

（1）配涌泉 有化痰宁心的作用，主治癫痫、呕吐痰沫。

（2）配中脘、少商 有和胃化积、行气清热的作用，主治食痫、胃脘胀满、不得眠。

（3）配神阙 有补气安神的作用，主治气短、心虚。

【刺灸法】0.3~0.6寸，向下斜刺；可灸。

9.膻中（RN17 心包募穴、气会穴）

【取穴方法】仰卧位。在胸部，当前正中线上，平第4肋间，两乳头连线的中点。

【局部解剖】穴下为皮肤、皮下组织、胸骨体。主要布有第4肋间神经前皮支和胸廓内动脉、静脉的前穿支。

【主治】胸闷，气短，咳喘，支气管哮喘，支气管炎，心胸痛，心绞痛，心悸，心烦，噎膈，食管狭窄，咳唾脓血，肋间神经痛，产妇乳少，乳腺炎。

【配伍】

（1）配华盖 有理气化痰、止咳平喘的作用，主治短气不得息、咳喘。

（2）配厥阴俞 属俞募配穴法，有宽胸利气、宁心安神的作用，主治心痛、失眠、怔忡、喘息。

（3）配大陵、委中、少泽、俞府 有通经活络、清热止痛的作用，主治乳痈、胸痛。

（4）配少泽 有通经活络、益气养血的作用，主治乳少、胸胁闷胀。

（5）配心俞、至阳、内关、足三里 主治心肌缺血。

【刺灸法】平刺1.5~2寸；可灸。

10.天突（RN22）

【取穴方法】仰靠坐位。在颈部，当前正中线，胸骨上窝中央（图3-31）。

【局部解剖】穴下为皮肤，皮下组织，左、右胸锁乳突肌肌腱（两胸骨头）之间，胸骨柄颈静脉切迹上方，左、右胸骨甲状肌，气管前间隙。浅层布有锁骨上内侧神经，皮下组织内有颈阔肌和颈静脉弓；深层有头臂干、左颈总动脉、主动脉弓和头臂静脉等重要结构。

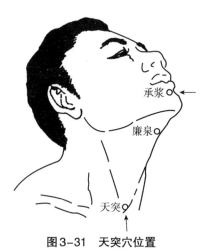

图3-31 天突穴位置

【主治】哮喘，咳嗽，支气管哮喘，支气管炎，喉炎，扁桃体炎，暴喑，咽喉肿痛，瘿气，梅核气，咳唾脓血，心与背相控而痛。

【配伍】

（1）配膻中　有降气平喘的作用，主治哮喘、胸痹。

（2）配璇玑、风府、照海　有行气解表、养阴清热的作用，主治咽喉肿痛。

（3）配灵道、阴谷、复溜、丰隆、然谷　有滋肾降火利咽的作用，主治咽痛久不愈、喑哑、口干。

【刺灸法】先直刺，当针尖超过胸骨柄内缘后，即向下沿胸骨柄后缘、气管前缘缓慢向下刺入0.5~1寸；可灸。

第十四节　督　脉

【经脉循行】起于小腹内，下出于会阴部，向后行于脊柱的内部，上达项后风府，进入脑内，上行巅顶，沿前额下行鼻柱，止于上齿龈（图3-32）。

【联系脏腑器官】肾，心，脑，阴器，咽喉，口唇。

本经腧穴，起于长强，止于龈交，一名一穴，共29个穴位。

【主治概要】本经腧穴主治腰骶、背、头、项局部病证及相应的内脏疾病，神志病。有少数腧穴有泻热作用。

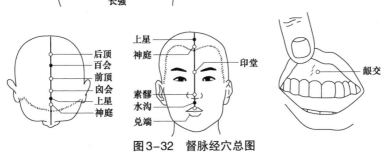

图3-32　督脉经穴总图

1.长强（DU1　络穴）

【取穴方法】跪伏或胸膝位。在尾骨端下，当尾骨端与肛门连线的中点处。

【局部解剖】穴下为皮肤、皮下组织、肛尾韧带。浅层主要布有尾神经的后支；深层有阴部神经的分支，肛神经，阴部内动脉、静脉的分支或属支，肛动脉、肛静脉。

【主治】痔疾，便血，腹泻，大小便难，阴部湿痒，前列腺增生肥大，尾骶骨疼痛，腰神经痛，瘕疝，癫痫，癔症。

【配伍】

（1）配承山　有清热通便、活血化瘀的作用，主治痔疾、便结。

（2）配小肠俞　有行气通腑、分清泌浊的作用，主治大小便难、淋证。

（3）配身柱　有行气通督的作用，主治脊背疼痛。

（4）配百会　有调通督脉、益气升阳的作用，主治脱肛、头晕。

【刺灸法】斜刺，针尖向上与尾骨平行刺入0.5~1寸；不得刺穿直肠，以防感染；不灸。

背部督脉腧穴（图3-33）。

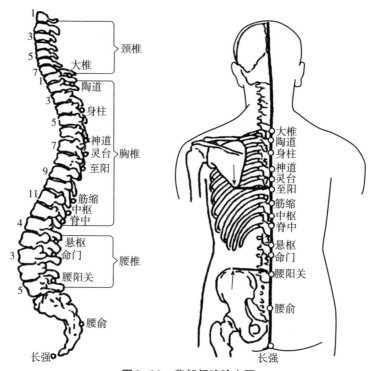

图3-33　背部督脉腧穴图

2.腰阳关（DU3）

【取穴方法】俯卧位。在腰部，当后正中线上，第4腰椎棘突下凹陷中。

【局部解剖】穴下为皮肤、皮下组织、棘上韧带、棘间韧带、弓间韧带。浅层主要布有第4腰神经后支的内侧支和伴行的动、静脉；深层有棘突间的椎外（后）静脉丛，第4腰神经后支的分支和第4腰动脉、静脉背侧支的分支或属支。

【主治】腰骶疼痛，下肢痿痹，月经不调，赤白带下，遗精，阳痿，便血，腰骶神经痛，坐骨神经痛，类风湿关节炎，小儿麻痹，盆腔炎。

【配伍】

（1）配肾俞、次髎、委中　有温经散寒、通经活络的作用，主治寒湿性腰痛、腿痛。

（2）配肾俞、环跳、足三里、委中　有行气止痛、温经散寒的作用，主治坐骨神经痛、下肢痿软无力。

（3）配命门、悬枢　有行气通经、温阳散寒的作用，主治多发性神经炎。

【**刺灸法**】直刺0.5~1寸；可灸。

3.命门（DU4）

【**取穴方法**】俯卧位。在腰部，当后正中线上，第2腰椎棘突下凹陷中。

【**局部解剖**】穴下为皮肤、皮下组织、棘上韧带、棘间韧带、弓间韧带。浅层主要布有第2腰神经后支的内侧支和伴行的动、静脉；深层有棘突间的椎外（后）静脉丛、第1腰神经后支的分支和第1腰动脉、静脉背侧支的分支或属支。

【**主治**】虚损腰痛，肾功能低下，遗尿，尿频，泄泻，遗精，阳痿，前列腺炎，早泄，赤白带下，月经不调，胎屡坠，汗不出，寒热疟疾，小儿癫痫，胃下垂。

【**配伍**】

（1）配肾俞　有调补肾气的作用，主治肾虚溺多、腰酸背痛。

（2）配肾俞、气海、然谷　有补益肾气，固涩精关的作用，主治阳痿、早泄、滑精。

（3）配天枢、气海、关元　有温肾健脾的作用，主治五更泻。

【**刺灸法**】直刺0.5~1寸；可灸。

4.至阳（DU9）

【**取穴方法**】俯伏坐位。在背部，当后正中线上，第7胸椎棘突下凹陷中。

【**局部解剖**】穴下为皮肤、皮下组织、棘上韧带、棘间韧带。浅层主要布有第7胸神经后支的内侧皮支和伴行的动、静脉；深层有棘突间的椎外（后）静脉丛，第7胸神经后支的分支和第7肋间后动脉、静脉背侧支的分支或属支。

【**主治**】胸胁胀痛，肋间神经痛，脊强，腰背疼痛，黄疸，胆囊炎，胆道蛔虫，胃肠炎，各类心脏疾患及额窦炎。

【**配伍**】

（1）配阳陵泉、日月　有疏肝利胆、清热止痛的作用，主治胁肋痛、黄疸、呕吐。

（2）配心俞、内关　有宽胸利气、温阳通络的作用，主治心律不齐、胸闷。

【刺灸法】斜刺0.5~1寸；可灸。

5.**大椎（DU14）**

【取穴方法】俯伏坐位。在后正中线上，第7颈椎棘突下凹陷中。

【局部解剖】穴下为皮肤、皮下组织、棘上韧带、棘间韧带。浅层主要布有第8颈神经后支的内侧支和棘突间皮下静脉丛；深层有棘突间的椎外（后）静脉丛和第8颈神经后支的分支。

【主治】颈项强直，角弓反张，肩颈疼痛，颈肩部肌肉痉挛，颈椎病，落枕，肺胀胁满，咳嗽喘急，感冒，疟疾，风疹，癫狂，黄疸，小儿惊风，小儿麻痹后遗症，小儿舞蹈病。

【配合】

（1）配腰俞　有通督行气、清热截疟的作用，主治疟疾。

（2）配合谷、中冲　有解表泻热的作用，主治伤寒发热、头晕。

（3）配长强　有通调督脉的作用，主治背脊强痛。

【刺灸法】斜刺0.5~1.2寸；可灸。

6.**百会（DU20）**

【取穴方法】正坐位。在头部，当前发际正中直上5寸，或两耳尖连线的中点处。

【局部解剖】穴下为皮肤、皮下组织、帽状腱膜、腱膜下疏松组织。布有枕大神经，额神经的分支和左右颞浅动脉、静脉及枕动脉、静脉吻合网。

【主治】眩晕，健忘，头痛，头胀，高血压，神经性头痛，梅尼埃综合征，内脏下垂，脱肛，角弓反张，泄泻，阴挺，喘息，虚损，癫狂，痫证，癔症，阿尔茨海默病，精神分裂症，脑供血不足，休克，中风后偏瘫、不语。

【配伍】

（1）配脑空、天柱　有疏散风邪的作用，主治头风、眼花。

（2）配胃俞、长强　有通调督脉、益气固脱的作用，主治脱肛、痔漏。

（3）配脾俞　有补脾健胃、温中止泻的作用，主治久泻滑脱下陷。

（4）配水沟　有醒神开窍的作用，主治喜哭不休。

【刺灸法】平刺0.5~0.8寸；可灸。

7.水沟（DU26）

【取穴方法】仰靠坐位。在面部，当人中沟的上1/3与中1/3交点处。

【局部解剖】穴下为皮肤、皮下组织、口轮匝肌。布有眶下神经的分支和上唇动脉、静脉。

【主治】中风，牙关紧闭，面神经麻痹，口眼肌肉痉挛，口歪，唇肿，齿痛，鼻塞，鼻衄，闪挫腰痛，脊膂强痛，昏迷，晕厥，抽搐，消渴，黄疸，遍身水肿，虚脱，休克，癫痫，癔症，精神分裂症，晕车，晕船。

【配伍】

（1）配合谷、内庭、中极、气海 有解暑清热、醒神开窍的作用，主治中暑不省人事。

（2）配中冲、合谷 有醒神开窍的作用，主治中风不省人事。

（3）配委中 有活血祛瘀、行气通经的作用，主治闪挫腰痛。

（4）配内关、阳陵泉、三阴交、太冲 用泻法，治疗癔症性抽搐、癔症性木僵。

【刺灸法】向上斜刺0.3~0.5寸；不灸。

|第四章|
奇　穴

第一节　头、面、颈部

1. 四神聪（EX-HN1）

【取穴方法】正坐位。在头顶部，当百会前后左右各1寸，共4个穴位。

【局部解剖】穴下为皮肤、皮下组织、帽状腱膜、腱膜下疏松结缔组织。布有枕动、静脉，颞浅动、静脉顶支和眶上动、静脉的吻合网，有枕大神经，耳颞神经及眶上神经的分支。

【主治】头痛，眩晕，失眠，健忘，癫狂，痫证，精神分裂症，脑积水，大脑发育不全，休克，神经衰弱，神经性头痛，脑血管意外引起的偏瘫等。

【配伍】

（1）配神门、三阴交　有宁心安神的作用，主治失眠。

（2）配太冲、风池　有通经活络的作用，主治头痛、头晕。

（3）眩晕配穴　以四神聪为主穴，属肝阳上亢者加太冲、合谷；痰浊内阻者加丰隆、内关；气血亏虚肾精不足者加百会、足三里、三阴交；头痛加太阳点刺放血。针刺手法以强刺激为主，出针时开大针孔，使之出血更好，经临床观察，本法对实证眩晕效果较好，对虚证眩晕次之。

【刺灸法】平刺0.5~0.8寸；可灸。

2. 太阳（EX-HN5）

【取穴方法】正坐或侧卧位。在头部，当眉梢与目外眦之间，向后约一横指的凹陷处。

【**局部解剖**】穴下为皮肤、皮下组织、眼轮匝肌、颞筋膜、颞肌。布有颞神经的分支颞面神经，面神经的颞支和颧支，下颌神经的颞神经和颞浅动脉、静脉的分支或属支。

【**主治**】偏正头痛，神经血管性头痛，目赤肿痛，目眩，目涩，口眼歪斜，牙痛，急性结膜炎，眼睑炎，视神经萎缩，视网膜出血，睑腺炎，面神经麻痹，三叉神经痛，高血压等。

【**配伍**】

（1）配太冲、委中、关冲、风池、合谷　有清热解毒、疏风散邪的作用，主治风火赤眼。

（2）配攒竹、肝俞、太冲、光明、肾俞、照海　有滋补肝肾、养肝明目的作用，主治视物易色。

（3）配头维、率谷、风池　有通经活络作用，主治偏头痛。

【**刺灸法**】直刺或斜刺0.3~0.5寸。

3.印堂（EX-HN3）

【**取穴方法**】在前额部，当两眉头间连线与正中线之交点处。

【**功用**】清头明目，通鼻开窍。

【**主治**】头痛，头晕，目赤肿痛，三叉神经痛，鼻炎。

【**刺灸法**】向下平刺0.3~0.5寸，或三棱针放血；可灸。

4.牵正

【**取穴方法**】在面颊部，耳垂前方0.5寸，与耳中点相平处。

【**功用**】祛风清热，通经活络。

【**主治**】面神经麻痹，口疮，下牙痛，腮腺炎等。

【**刺灸法**】直刺0.5~1寸，局部有酸胀的感觉向面部扩散；可灸。

5.鱼腰（EX-HN4）

【**取穴方法**】在额部，瞳孔直上，眉毛中。

【**主治**】目赤肿痛，目翳，近视，眼睑跳动，眼睑下垂，口眼歪斜，眉棱骨痛等。

【**刺灸法**】平刺0.5寸。

6.球后（EX-HN7）

【**取穴方法**】在面部，当眶下缘外1/4与内3/4交界处。

【主治】近视，内斜视，视神经炎，视神经萎缩，青光眼，玻璃体浑浊等。

【刺灸法】左手示指同穴位处同时消毒，固定眼球向下后方进针0.5~0.8寸，埋00号的生物蛋白线0.5cm。

7.止痉1　在睛明和四白穴的连线和承泣穴向鼻方向水平线的交点上。

8.止痉2　在下关穴和听会穴连线的中点。

9.止痉3　在地仓穴与大迎穴连线的中点。

10.止痉4　在丝竹空与太阳穴连线的中点。

11.鼻通

【取穴方法】鼻骨下凹陷中，鼻唇沟上端尽处。

【主治】鼻炎，鼻塞，鼻部疔疮。

【刺灸法】向内上方斜刺0.3~0.6寸，亦可在迎香穴进针，刺向本穴，两侧进针后呈"八"字形。

12.扁桃体

【取穴方法】下颌角内0.5寸。

【主治】扁桃腺炎，咽喉炎。

【刺灸法】向扁桃体进针1~1.5寸。针感酸胀重。

13.上廉泉

【取穴方法】上廉泉穴位于下颌下缘与舌骨体之间凹陷中。

【主治】舌强不语，喑哑，流涎，口疮，咽喉肿痛等。

【刺灸法】向内上方进针0.5~0.8寸。

14.颈百劳（EX-HN15）

【取穴方法】在项部，当大椎直上2寸，后正中线旁开1寸。

【主治】瘰疬、落枕、咳嗽等。

【刺灸法】直刺进针0.8~1寸。

15.腺内穴

【取穴方法】位于喉结与天突连线上1/3处旁开1寸处。

【主治】单纯性甲状腺肿，甲状腺功能亢进，甲状腺功能低下，良性甲状腺瘤，震颤性麻痹。

【刺灸法】平刺0.5~0.8寸；选准埋线进针点，用2号羊肠线2cm长，向人迎穴方向送线。

16.笑散

【别名】散笑。

【取穴方法】迎香穴外，笑纹中间。

【主治】鼻塞，疗疮，颜面神经麻痹，鼻炎。

【刺灸法】进针0.2~0.3寸。

17.安眠穴（EX-HN）

【取穴方法】翳风穴与风池穴连线的中点。

【主治】失眠，头痛，眩晕，心悸，精神病。

【配伍】现代常用于治疗神经衰弱、癔症、精神病等。

（1）配阴门、三阴交　主治失眠。

（2）配四神聪、风池、太阳　主治头痛、眩晕。

【刺灸法】直刺1~1.5寸。

18.血压点

【取穴方法】第6颈椎棘突下旁开1寸。

【主治】高血压、低血压。

【刺灸法】斜刺0.5~0.8寸；可灸。

19.夹承浆

【穴名释义】"夹"，持也。从左、右两方相持。"承"，承受，承接。"浆"，水液，水浆，指口中浆液、唾液。承浆穴位于下唇之凹陷处，承浆因下唇能承接水液，故名。本穴在承浆穴的两边1寸处，故名"夹承浆"。

【取穴方法】夹承浆穴位于承浆穴旁开1寸，当下颌骨颏孔处。

【主治】口眼歪斜，面肌痉挛，三叉神经痛，面肿，齿龈溃烂等。

【刺灸法】从颏孔外上方0.5cm处，向内下颏孔进针0.3寸。

20.星状神经节

【取穴方法】仰卧位。去枕，或在背部垫薄枕，在胸锁关节上方2.5cm中线外侧1.5cm。

【局部解剖】穴下为皮肤、皮下组织和颈阔肌，皮肤有颈丛的颈横皮神经分布，皮下组织内有颈前浅静脉及面神经颈支。星状神经节位于第7颈椎横突的基部。埋线一般选择在第6颈椎横突的基部较为安全。它的前外侧为胸锁乳突肌，内侧为环状软骨，气管和食管，顶部为颈总动脉，深部的内侧为喉返神经，内上方为膈神经，外侧为臂丛神经，深部有颈内动脉和颈内静脉，底部为颈6横突的基部。

星状神经节所支配的组织器官包括脑膜、眼、耳、鼻、咽喉、舌、泪腺、腮腺、舌下腺、肩、上肢、心脏、大血管、气管、支气管、肺、胸壁以及头颈部皮肤等。

【主治】

（1）全身性疾病　自主神经功能紊乱、原发性高血压、原发性低血压、糖尿病、食欲不振、贪食、厌食、肥胖、顽固性失眠、多梦、全身多汗、无汗、不定陈述综合征、慢性疲劳综合征、干燥综合征、神经痛、风湿病及类风湿关节炎等。

（2）头部疾病　紧张性头痛、偏头痛、颞动脉炎、脑供血不足、脑血管痉挛、脑血栓、脑梗死、顽固性眩晕、脱发等。

（3）面部疾病　面肌痉挛、面神经麻痹（面瘫）、三叉神经痛等。

（4）眼部疾病　视网膜血管闭塞、虹膜炎、视网膜色素变性、视神经炎、角膜疱疹、角膜溃疡、青光眼、过敏性结膜炎、眼肌疲劳、眼肌抽搐、飞蚊症。

（5）耳鼻喉科疾病　突发性耳聋、耳鸣、分泌性中耳炎、过敏性鼻炎、急慢性副鼻窦炎、梅尼埃病、扁桃体炎、咽喉感觉异常、嗅觉障碍等。

（6）颈部、肩胛和四肢疾病　颈椎间盘突出、颈椎骨质增生、颈椎病引起的头痛头晕、肩周炎、网球肘、四肢多汗、循环障碍引发的疼痛、伴有肌张力增加的疼痛、术后水肿等。

（7）循环系统疾病　心绞痛、心肌梗死、扩张型心肌病、窦性心动过速等。

（8）呼吸系统疾病　支气管哮喘、慢性支气管炎、肺栓塞、肺水肿等。

（9）口腔科疾病　拔牙后疼痛、口腔炎、舌炎、牙龈炎等。

（10）消化系统疾病　过敏性肠炎、溃疡性结肠炎、胃炎、胃溃疡、便秘、腹泻、腹部胀满等。

（11）泌尿系统疾病　神经性尿频、夜尿、肾盂肾炎等。

（12）男科疾病　前列腺炎、男性性功能低下、阳痿、男性不育等。

（13）妇科疾病　痛经、更年期综合征、急慢性盆腔炎、盆腔积液、子宫内膜炎、子宫切除术后内分泌激素功能紊乱、女性不孕等。

（14）腰部和下肢疾病　腰椎骨质增生、腰椎间盘突出、坐骨神经痛、膝关节痛、下肢麻木、肢端红痛、肢端发绀等。

（15）美容、减肥、亚健康调理、青春痘、黄褐斑等。

【埋线法】患者取仰卧位，使枕部与背部处于同高度，或将一薄枕置于双肩下，使头尽量后仰，以充分暴露颈部，颏部抬向前。口微张以减小颈前肌张力，且易触及第6颈椎横突。操作者应位于患者的阻滞侧，右手持埋线针，进针点为环状软骨水平，中线旁开1.5cm，胸锁关节上约3cm处。左手示指同手术部位同时碘酊酒精消毒，将胸锁乳突肌、颈总动脉、颈内静脉推向外侧，使之与气管、食管分开，然后将针斜面对示指外侧垂直进针，一般刺入深度为2.5~3cm可触及第6颈椎横突，此为穿刺成功的关键。及时退针少许（约0.2cm），观察埋线针尾部无血液溢出，一边推动针芯，同时将针退出。用酒精棉片紧压针孔10分钟，创可贴固定，同时按以上操作进行另一侧埋线。埋线操作完成后，观察患者30分钟，若无不适可让患者离开，若须继续治疗，2个月后再做下一次埋线治疗。埋线一般不出现霍纳综合征，在埋过后的2个月内缓慢调节，效果达到最好程度。埋线主要用于慢性病、亚健康人群以及美容等。

21.结核
【取穴方法】第7颈椎棘突旁开3.5寸处。
【主治】结核病等。
【刺灸法】斜刺进针1寸。

第二节　躯　干　部

1.呃逆
【取穴方法】乳头直下第7、8肋间。
【主治】呃逆，胸膜炎，肋间神经痛。
【刺灸法】进针0.3~0.5寸；可灸。

2.胃上
【取穴方法】下脘穴旁开四横指。
【主治】胃下垂。
【刺灸法】斜刺进针以45°角向脐部斜刺，进针3~4寸。

3.止泻

【取穴方法】关元穴上0.5寸处。

【主治】痢疾，肠炎。

【刺灸法】直刺1~2寸。

4.子宫（EX-CA1）

【取穴方法】仰卧位。在下腹部，当脐中下4寸，中极旁开3寸。

【局部解剖】穴下为皮肤、皮下组织、腹外斜肌腱膜、腹内斜肌、腹横肌、腹横筋膜。浅层主要布有髂腹下神经的外侧皮支和腹壁浅静脉；深层主要有髂腹下神经的分支和腹壁下动脉、静脉的分支或属支。

【主治】子宫脱垂，痛经，崩漏，不孕，月经不调，疝气，腰痛。

【配伍】配足三里　有培补中气，固摄胞宫的作用，主治子宫脱垂。

【刺灸法】直刺0.8~1.2寸；可灸。

5.疝气

【取穴部位】关元穴旁开3.5寸处。

【主治】疝气，睾丸炎，阴囊红肿积水等。

【刺灸法】进针0.5~1.5寸。

6.定喘（EX-B1）

【取穴部位】俯伏或伏卧位。在背部，第7颈椎棘突下，旁开0.5寸。

【局部解剖】穴下为皮肤、皮下组织、斜方肌菱形肌、上后锯肌、颈夹肌、竖脊肌。浅层主要布有第8颈神经后支的内侧皮支；深层有颈横动脉、静脉的分支或属支及第8颈神经，第1胸神经后支的肌支。

【主治】落枕，肩背痛，上肢疼痛不举，哮喘，咳嗽，荨麻疹，慢性支气管炎，支气管哮喘，肺结核，肩背神经痛。

【配伍】

（1）配肺俞、中府　有降气平喘的作用，主治咳嗽。

（2）配列缺、尺泽、合谷、膻中　有宣肺解表、理气化痰、降气平喘的作用，主治哮喘发作期。

【研究进展】哮喘：以定喘、太渊，结合辨证配穴，在肺俞、中府埋线，治疗哮喘196例，较单纯针刺效果好，尤其是风寒型显效高，对肺虚、肾虚型效果较差。

【刺灸法】直刺，或偏向内侧，0.5~1寸；可灸。

7.胃脘下俞（EX–B3）

【取穴方法】在背部，当第8胸椎棘突下，旁开1.5寸。

【主治】腹痛，呕吐，消渴等。

【刺灸法】斜刺进针0.5~0.8寸。

8.痞根（EX–B4）

【取穴方法】在腰部，当第1腰椎棘突下，旁开3.5寸。

【主治】痞块，肾下垂等。

【刺灸法】直刺进针0.8~1寸。

9.夹脊（EX–B2）

【取穴方法】俯伏或伏卧位。在背腰部，当第1胸椎至第5腰椎棘突下两侧，后正中浅旁开0.5寸，一侧17个穴位。

【局部解剖】因各穴位置不同，其肌内、血管、神经也各不相同。一般的层次结构是，皮肤–皮下组织–浅肌层（斜方肌、背阔肌、菱形肌、上后锯肌、下后锯肌）–深层肌（竖脊肌、横突棘肌）。浅层内分别布有第1胸神经至第5腰神经的内侧皮支和伴行的动、静脉；深层布有第1胸神经至第5腰神经后支的肌支，肋间后动脉、肋间后静脉或腰动脉、腰静脉背侧支的分支或属支。

【主治】主治范围较广，其中上胸部穴位治疗心肺部及上肢病证；下胸部的穴位治疗胃肠部病证；腰部的穴位治疗腰、腹及下肢病证。

【临床运用】现代常用于治疗相应内脏的病变，研究认为夹脊穴能调节自主神经的功能，故用夹脊穴治疗与自主神经功能相关的一些病：如血管性头痛、肢端感觉异常、自主神经功能紊乱、脑血管病、红斑性肢痛、高血压等。

【刺灸法】直刺或斜刺0.3~0.5寸，或加梅花针叩刺。

注：华佗夹脊穴从古至今被广泛运用于针灸临床，或针或灸，多获良效。华佗夹脊穴，也称夹脊穴，夹脊穴最早提出明确位置概念的是晋朝葛洪的《肘后备急方》："夹背脊大骨穴中，去脊各一寸。"近代承淡安在《中国针灸学》中首先提出了"华佗夹脊穴"的名称，归入经外奇穴。据1990年国家技术监督局批准的国家标准《经穴部位》，夹脊穴的定位在背腰部，当第1胸椎至第5腰椎棘突下两侧，后正中线上旁开0.5寸，一侧17穴，左、右共34穴。然而在临床运用中，夹脊穴被不断扩充，如夹脊穴当包括

$C_1 \sim S_4$脊旁0.3~1寸范围内的所有穴位，埋线时于脊中线旁开0.3~0.5寸较为安全。

【机制探讨】

（1）从经络理论角度探讨　夹脊穴内临脊里督脉，外临膀胱经。督脉其经脉有与足太阳经同行者及相通者，其经脉深入在脊柱的两旁，与足太阳膀胱经的循行相互贯通。夹脊穴的埋线效应是通过"督脉之别""督脉"和膀胱经得以发挥。督脉为"阳脉之总纲""总督诸阳"，足太阳膀胱经为巨阳，通过督脉之别，与督脉之阳气化生精微，内可以养神，外可以柔筋。且夹脊穴与诸脏腑背俞相邻，五脏六腑之气均有此输转。夹脊穴所在恰是督脉与足太阳膀胱经经气外延覆盖之处，夹脊穴于此联络沟通二脉，具有调控二脉的枢纽作用，埋线夹脊穴时能起到夹督脉之阳，助膀胱之气，调理脏腑，疏通经脉，调节两经的整合作用。

（2）从解剖学角度认识　夹脊穴的穴位解剖可见，每穴附近均有脊神经后支通行，神经纤维所支配的范围覆盖了穴区部位，胸、腰、骶神经的后支呈节段性分布，故华佗夹脊主治按区划分，由于同一节段背俞穴与华佗夹脊穴的神经支来自同一脊神经后支，支配同一节段骨骼肌，因此，埋线应用中，背俞穴与同节段内华佗夹脊主治相近。根据神经解剖学研究，交感神经纤维通过交通支与脊神经联系，并随脊神经分布到周围器官和脏腑，埋线刺入穴位后，引起针感传导反应，通过神经体液调节作用，可影响到交感神经末梢释放的化学介质，从而调整脏腑功能，达到治病的目的。

10.腰眼（EX–B7）

【取穴方法】俯卧位。在腰部，当第4腰椎棘突下，旁开约3.5寸凹陷中。

【局部解剖】穴下为皮肤、皮下组织、胸腰筋膜浅层和背阔肌腱膜、髂肋肌、胸腰筋膜深层、腰方肌。浅层主要布有臀上皮神经和第4腰神经后支的皮支；深层主要布有第4腰神经后支的肌支和第4腰动脉、静脉的分支或属支。

【主治】腰痛，尿频，妇科疾患，虚劳羸瘦，消渴。

【刺灸法】直刺0.5~1寸；可灸。

11.腰奇（EX–B9）

【取穴方法】位于骶部，当尾骨端直上2寸，骶角之间凹陷中。

【主治】癫痫，头痛，失眠，便秘。

【刺灸法】斜刺0.8~1寸；可灸。

12.巨阙俞

【取穴方法】在背部，位于第4、5胸椎棘突之间凹陷中。

【功用】宁心安神，止咳平喘。

【主治】支气管炎，支气管哮喘，肋间神经痛，失眠，心绞痛。

【刺灸法】针尖向上斜刺0.5~1寸，不宜过深，以防刺伤脊髓；可灸。

13.胰穴

【取穴方法】在背部，当第6、7、8胸椎之间旁开1.5寸找敏感点。

【主治】血糖高，胰岛素抵抗，糖尿病，肾上腺皮质功能减退。

【埋线法】透穴，胰俞透胰穴，可埋入2号线4cm。

14.十七椎（EX–B8）

【取穴方法】在腰部，当后正中线上，第5腰椎棘突下。

【主治】腰骶部疼痛，下肢不遂，痛经，瘫闭等。

【刺灸法】直刺0.5~0.8寸。

第三节　上　肢　部

1.肩前

【取穴方法】垂臂，腋前纹端与肩髃穴连线之中点。

【主治】上肢不遂，肩臂痛等。

【埋线法】向肩前方向直刺1~2寸，有酸胀重感时将2cm的线埋入。

2.肩后

【取穴方法】腋后纹上2寸。

【主治】上肢瘫痪，肩关节痛，不能前举。

【刺灸法】向肩前方向针1~2寸有酸胀重感。

3.臂中

【取穴方法】位于掌侧腕横纹与肘横纹连线之中点，两骨之间。

【主治】前臂痛，上肢不遂及痉挛，癔症等。

【刺灸法】对此穴实施灸法时，适宜灸5~7壮，或10~20分钟。

4.抬肩

【取穴方法】肩峰向下1.5寸。

【主治】上肢软弱，无力，发凉，抬臂困难，肘腕活动困难。

【埋线法】穴位刺激结扎：按一般无菌操作，局麻；在穴旁与经络走行呈垂直约1.5cm处，用刀尖刺破皮肤，其切口为3~5mm，用血管钳由切口插入至穴位处进行按摩；取出血管钳后，以大圆缝皮针，带粗羊肠线由切口处刺入，经穴位下方穿过，于穴位对侧1.5cm处穿出皮肤，用手指握住羊肠线两端来回抽动，呈拉锯状进行刺激，然后再由原口刺回，经穴位上方穿过，于原入口出针，结扎羊肠线（避开重要神经、血管）。急证实证扎紧，慢证虚证扎松些。然后剪去线头，将线结送入切口内，切口不缝合。局部消毒包扎。

5.举臂

【取穴方法】抬肩穴下2寸。

【主治】上肢细弱无力（尚能活动，但手握力小）。

【埋线法】参阅抬肩穴条。配外关、合谷等。

6.二白

【取穴方法】在前臂掌侧，腕横纹上4寸，桡侧腕屈肌腱的两侧，一侧2穴。

【主治】胸胁痛，前臂痛，痔疮，脱肛等。

【刺灸法】直刺0.5~1寸。

7.消颤

【取穴方法】位于少海下1.5寸。

【主治】震颤麻痹。

【刺灸法】直刺1~1.5寸；可灸。

8.中泉（EX-UE3）

【取穴方法】在腕背侧横纹中，当指总伸肌腱桡侧的凹陷处。

【主治】咳嗽，气喘，胸闷，胃痛，吐血，腕痛等。

【刺灸法】直刺进针0.3~0.5寸。

9.落枕

【取穴方法】位于手背第2、3掌骨间，掌指关节后约0.5寸处。

【主治】落枕，偏头痛，胃痛，肩臂痛，咽痛等。

【刺灸法】直刺进针0.3~0.5寸。

10.虎边

【取穴方法】三间与合谷穴之间。

【主治】精神病。

【刺灸法】向后溪穴透刺。

11.腰痛点（EX–UE7）

【取穴方法】伏掌。在手背侧，当第2、3掌骨及第4、5掌骨之间，当腕横纹与掌指关节中点处，一侧二穴，左、右共4个穴位。

【局部解剖】一穴：皮肤－皮下组织指伸肌腱和桡侧腕短伸肌腱。另一穴：皮肤－皮下组织－小指伸肌腱与第4指伸肌腱之间。此二穴处布有手静脉网和掌背动脉，有桡神经的浅支和尺神经的手背支。

【主治】手背红肿疼痛，头痛，猝死，痰壅气促，急性腰扭伤，小儿急慢惊风。

【刺灸法】直刺0.3~0.5寸；可灸。

第四节　下　肢　部

1.四强

【取穴方法】位于髌骨上缘中点直上4.5寸处。

【主治】下肢无力，不遂等。

【刺灸法】直刺1~1.2寸，或向上斜刺2寸。

2.鹤顶（EX–LE2）

【取穴方法】在膝上部，髌底的中点上方凹陷处。

【主治】膝部酸痛，下肢不遂等。

【刺灸法】向上斜刺，进针1.5寸。

3.百虫窝（EX–LE3）

【取穴方法】正坐屈膝或仰卧位。在大腿内侧，髌底内侧上3寸，即血海上1寸。

【局部解剖】穴下为皮肤、皮下组织、股内侧肌。浅层布有股神经的前皮支，大隐静脉的属支；深层有肌动、静脉的肌支和股神经的分支。

【主治】皮肤瘙痒，风疹，下部生疮，蛔虫病。

【刺灸法】直刺0.5~1寸；可灸。

4.膝眼(EX–LE5)

【取穴方法】屈膝。在髌韧带两侧凹陷处，在内侧的称内膝眼，在外侧的称外膝眼。

【局部解剖】膝眼之内侧穴，称内膝眼，局部解剖参阅内膝眼。膝眼之外侧穴，即足阳明胃经的犊鼻穴，局部解剖参阅犊鼻穴。

【主治】膝关节酸痛，鹤膝风，腿痛，脚气。

【刺灸法】向膝中斜刺0.5~1寸，进针不可过深防止损伤滑膜囊，或透刺对侧膝眼；可灸。

5.阑尾(EX–LE7)

【取穴方法】正坐或仰卧屈膝。在小腿前侧上部，当犊鼻下5寸，胫骨前缘旁开一横指。

【局部解剖】穴下为皮肤、皮下组织、胫骨前肌、小腿骨间膜、胫骨后肌。浅层布有腓肠外侧皮神经和浅静脉。深层有腓深神经和胫前动、静脉。

【主治】下肢痿痹，胃脘疼痛，纳呆，急、慢性阑尾炎。

【刺灸法】直刺0.5~1寸；可灸。

6.胆囊(EX–LE6)

【取穴方法】在小腿外侧上部，当腓骨小头前下方凹陷处(阳陵泉)直下2寸。

【主治】胆囊炎，胆道蛔虫，耳聋，下肢痿痹等。

【刺灸法】直刺进针0.8~1.5寸。

7.治瘫4

【取穴方法】膝上3寸。

【主治】膝关节炎，下肢麻痹或疼痛，下肢肌无力。

【刺灸法】进针1~2寸。

8.治瘫5

【取穴方法】足三里下2寸。

【主治】对瘫痪所致抬腿困难有效。

【刺灸法】直刺1~2寸。

9. 治瘫6

【取穴方法】美发穴下1~1.5寸。

【主治】足外翻。

【刺灸法】直刺1~2寸。

10. 治瘫7

【取穴方法】太溪上0.5寸。

【主治】足外翻。

【刺灸法】针0.5~1寸。

11. 治瘫8

【别名】剪刀脚刺激点。

【取穴方法】血海内侧旁开1.5寸。

【主治】瘫痪而致的剪刀脚。

【刺灸法】进针1~2寸。

12. 治瘫9

【取穴方法】治瘫八穴上4寸。

【主治】瘫痪而致的剪刀脚。

【刺灸法】进针1~2寸。

13. 迈步

【取穴方法】髀关穴下2.5寸。

【主治】下肢麻痹或疼痛，下肢肌无力等。

【刺灸法】直刺进针1~1.5寸。

14. 阴委1

【取穴方法】股外侧，腘窝横纹头上1寸，股二头肌腱与股侧肌之凹陷中。

【主治】精神病，癫痫。

【刺灸法】进针3寸。

15. 阴委2

【取穴方法】阴委1上1寸。

【主治】重型癫狂，癫痫。

【刺灸法】同阴委1。

16.阴委3

【取穴方法】阴委2上1寸。

【主治】重型精神病。

【刺灸法】同阴委1。

17.直立

【取穴方法】委中穴上4.5寸。

【主治】腿细、无力、发凉，跛行、易摔跤。

【刺灸法】直刺进针1~1.5寸。

18.脑清

【取穴方法】解溪穴上两横指许，胫骨外缘。

【主治】嗜睡，头晕，健忘，小儿麻痹后遗症足下垂。

【刺灸法】直刺0.5~0.8寸。

19.肝炎点

【取穴方法】内踝上1~2寸处。

【主治】慢性肝炎。

【刺灸法】穴位注射。2ml或5ml注射器，4号或5号针头，每穴注射0.2ml药液。药液可用维生素B_1或维生素B_{12}。配合肝俞、肝热穴。

20.纠外翻

【取穴方法】三阴交穴下0.5寸。

【主治】参阅直立穴条。

【刺灸法】直刺0.8~1寸。

21.落地

【取穴方法】腘窝横纹中央直下9.5寸（或小腿下1/3后中点）。

【主治】小儿麻痹后遗症足跟不能落地。下肢疾患，配下髎、风市、迈步、足三里；腰部疾患，配命门、大椎、跳跃、阴亢、血海。

【刺灸法】直刺进针1~1.5寸。

|第五章|
埋线常用董氏奇穴

董氏奇穴取穴少，见效快，治疗范围广，对各种痛证、面瘫、鼻炎、哮喘、胆囊炎、慢性胰腺炎、结肠炎、耳鸣、耳聋、带状疱疹、丹毒、不孕症、妇科病等，均有意想不到的疗效。如重子穴治久年背痛立竿见影，十四经穴无出其右者；又如肾关穴治尿频；木穴治鹅掌风；妇科穴治不孕症；驷马穴治过敏性鼻炎及多种皮肤病；正脊穴及上三黄治各种骨刺；通关、通山、通天配合刺血针法治疗病毒性心肌炎；下三皇治糖尿病；制污穴治久年恶疮不收口；又三穴配足三里治暴聋；侧三里、侧下三里治三叉神经痛均有特效。在患侧四花中穴、四花外穴附近若有瘀络，刺血对缓解肩关节疼痛极有效验。应用董氏奇穴埋线治疗慢性疾病效果会更好，值得大家重视和应用。

第一节 手 掌 部

1.重子穴
【取穴方法】手心向上，在第1掌骨与第2掌骨之间，虎口下约1寸处是穴位。

【局部解剖】有桡骨神经之分布与桡骨动脉，肺分支神经。

【主治】肩背痛（特效）、肺炎（特效）、感冒、咳嗽、气喘（小孩最有效）。

2.重仙穴
【取穴方法】第1、2掌骨夹缝间，离虎口2寸，与手背灵骨穴正对相通。

【局部解剖】有桡神经分布与桡骨动脉，肺分支神经，心细分支神经。

【主治】背痛、肺炎、发热、心悸、膝痛。

【埋线法】1寸，针深0.3~0.5寸。

【运用】重子、重仙两穴同时下针，为治背痛之特效针。

3.上白穴

【取穴部位】在手背面，示指与中指中间之凹陷处，距指骨与掌骨接合处下0.5寸。

【局部解剖】肺与心细分支神经交错。

【主治】眼角发红、坐骨神经痛、胸下（心侧）痛。

【埋线法】1寸，针深0.3~0.5寸。

4.大白穴

【取穴方法】在手背面，拇指与示指叉骨间陷中，即第1、2掌骨中间之凹陷处。拳手取穴（拇指弯曲抵示指第二节握拳），当虎口底外开0.5寸处取之。

【局部解剖】此处为第1手背侧骨间筋，有桡骨动脉、桡骨神经、肺支神经。

【主治】小儿气喘、发高烧（特效）、肺机能不够引起的坐骨神经痛。

【埋线法】0.4~0.6寸深，治坐骨神经痛；用三棱针治小儿气喘、发高烧及急性肺炎（特效）。

【注意】孕妇禁针。

5.灵骨穴

【取穴方法】在手背拇指与示指叉骨间，第1、2掌骨接合处，与重仙穴相通。

【局部解剖】第1手背侧骨间筋，有桡骨动脉，桡骨神经，肺支神经。

【主治】肺机能不够引起的坐骨神经痛、腰痛、脚痛、面神经麻痹、半身不遂、月经不调、闭经、难产、背痛、耳鸣、耳聋、偏头痛、经行腹痛、头晕、脑胀。

【埋线法】用1.5~2寸针，针深可透过重仙穴（过量针）。

【注意】孕妇禁针。

6.手解穴

【取穴方法】手心向上，在第4、5掌骨之间，握拳时小指尖触及掌处是穴。

【主治】主解晕针与下针后引起之麻木感及气血错乱之刺痛。

【埋线法】进针深0.3~0.5寸，停针10~20分钟即解，或以三棱针出血即解。

第二节 两 臂 部

1.其门穴

【取穴方法】在桡骨之外侧，手腕横纹后2寸处。

【局部解剖】此处有拇短伸肌、外展拇长肌、头静脉、桡骨动脉与静脉，后下臂皮下神经、桡骨神经、肺支神经。

【主治】妇科经脉不调、赤白带下、大便脱肛、痔疮痛。

【埋线法】臂侧放，针斜刺约与皮下平行，针入0.2~0.5寸。

2.其角穴

【取穴方法】在桡骨之外侧，手腕横纹后4寸处，即其门穴后2寸处取之。

【局部解剖】同其门穴。

【主治】同其门穴。

【埋线法】同其门穴。

3.其正穴

【取穴方法】在桡骨之外侧，手腕横纹后6寸处，即其角穴后2寸处取之。

【局部解剖】同其门穴。

【主治】同其门穴。

【埋线法】同其门穴。

【运用】其门、其角、其正三穴同用（一用三针）。

4.肠门穴

【取穴方法】在尺骨之内侧，距豌豆骨3寸。

【局部解剖】有尺动脉之背支及尺神经，肝之支神经，肾之副神经。

【主治】肝炎、肠炎、头晕眼花。

【埋线法】针深0.3~0.5寸。

5.肩中穴

【取穴方法】当后臂肱骨之外侧，去肩骨缝2.5寸。手臂下垂，自肩骨向下2.5寸中央是穴。

【局部解剖】此处为三角肌外侧，头静脉后，腋动脉，腋神经，心之分支神经。

【主治】膝盖痛（特效针）、皮肤病（颈项皮肤病有特效）、小儿麻痹、半身不遂、心跳、血管硬化、鼻出血、肩痛。

【埋线法】针深0.5~1寸。

【运用】左肩痛刺右穴；右肩痛刺左穴。

第三节 小 腿 部

1.正筋穴

【取穴方法】在足后跟腱中央上，距足底3.5寸。

【局部解剖】跟腱上外踝后动脉。有脊椎骨总神经，脑之总神经。

【主治】脊椎骨闪痛、腰脊椎痛、颈项筋痛及扭转不灵、脑骨胀大、脑积水。

【埋线法】针深0.5~0.8寸（针透过筋效力尤佳），体壮者可坐姿刺，体弱者应侧卧刺。

2.正士穴

【取穴方法】当足后跟筋之正中央上，正宗穴上2寸处是穴。

【局部解剖】肺之分支神经，脊椎骨总神经。

【主治】肩背痛、腰痛、坐骨神经痛。

【埋线法】针深0.5~1寸。

3.腑肠穴

【取穴方法】当四花下穴直上1.5寸处是穴。

【局部解剖】六腑神经、肺之副神经、肾之副神经、心脏之副神经。

【主治】肠炎、腹胀、胃痛、浮肿、睡中咬牙。

【埋线法】针深0.5~1寸。

【运用】通常与四花下穴配穴，效力迅速，但不单独用针。

4.天皇穴

【取穴方法】屈膝。胫骨内侧踝下缘凹陷处下1寸，即阴陵泉直下1寸处。

【主治】胃酸过多、反胃、糖尿病、肾炎、蛋白尿、泌尿系统诸病。

【埋线法】沿胫骨缘进针1~2.5寸。

【经验】天皇、地皇、人皇为下三皇，天皇配通肾、通背治疗肾虚、肾炎、糖尿病有特效。

5.肾关

【取穴方法】当天皇穴直下1.5寸、胫骨之内侧。

【局部解剖】六腑神经。

【主治】胃酸过多、厌食、眼球歪斜、散光、贫血、癫痫病、神经病、眉酸骨痛、鼻骨痛、头晕。

【埋线法】针深0.5~1寸。

【运用】治胃酸过多、厌食为天皇穴之配针。

6.地皇穴

【取穴方法】当胫骨之内侧后缘，内踝上7寸处是穴。

【局部解剖】肾之神经。

【主治】肾脏炎、四肢浮肿、糖尿病、淋病、阳痿、早泄、遗精、滑精、梦遗、尿蛋白、小便出血、子宫肌瘤、月经不调、肾亏之腰痛。

【埋线法】针与脚成45°角刺入，针深1~1.8寸。

【注意】孕妇禁针。

7.人皇穴

【取穴方法】当胫骨之内侧后缘，内踝上3寸处是穴。

【局部解剖】肾之分支神经。

【主治】淋病、阳痿、早泄、遗精、滑精、腰脊椎骨痛、颈痛、头晕、手麻、糖尿病、蛋白尿、血尿、肾炎、肾亏之腰痛。

【埋线法】针深0.6~1.2寸。

【注意】孕妇禁针。

8.一重穴

【取穴方法】在外踝骨尖上3寸向前横开1寸。

【局部解剖】（肌肉）在腓骨短肌和趾长伸肌分支部。（血管）有胫前动、静脉的分支。（神经）当腓浅神经处（心之分支神经）。

【主治】甲状腺肿大（心脏病引起）、眼球突出、扁桃体炎、口歪眼斜（面神经麻痹）、偏头痛、痞块、肝病、脑瘤、脑膜炎。

【埋线法】进针1~2寸。

【说明】一重穴在悬钟穴向前，即阳明经方向横开1寸处。

9.二重穴

【取穴方法】在一重穴上2寸。

【局部解剖】（肌肉）在腓骨短肌和趾长伸肌分支部。（血管）有胫前动、静脉分支。（神经）当腓浅神经处（心之分支神经）。

【主治】甲状腺肿大（心脏病引起的）、眼球突出、扁桃体炎、口歪眼斜（面神经麻痹）、偏头痛、痞块、肝病、脑瘤、脑膜炎。

【埋线法】进针1~2寸。

10.三重穴

【取穴方法】在二重穴直上2寸。

【局部解剖】（肌肉）在腓骨短肌和趾长伸肌分叉处。（血管）有胫前动、静脉分支。（神经）当腓浅神经处（心之分支神经）。

【主治】甲状腺肿大（心脏病引起）、眼球突出、扁桃体炎、口歪眼斜（面神经麻痹）、偏头痛、痞块、肝病、脑瘤、脑膜炎。

【埋线法】进针1~2寸。

【运用】一重、二重、三重穴同下针（倒马针），为治上述疾病之特效针。

【说明及发挥】三针同下，除上述疾病外，尚可治疗脾发炎、脾大、脾硬化（脾病用针以右侧为主）、乳腺炎、乳痛、乳腺小叶增生、甲状腺肿大等，极效。

本穴有促进脑部血液循环及祛风化痰之功效，治中风后遗症、脑震荡后遗症及脑性麻痹有较好功效。

本穴治疗偏头痛、三叉神经痛、面神经麻痹、睡中咬牙及肩臂手腕痛亦有特效，皆与祛风化痰有关。

第四节 大 腿 部

1.通关穴

【取穴方法】当大腿正中线之股骨上，膝盖横纹上5寸处是穴。

【局部解剖】心之总神经。

【主治】心脏病、心包络（心口）痛、心两侧痛、风湿性心脏病、头晕、眼花、心悸、胃病、四肢痛、脑贫血。

【埋线法】针深0.3~0.5寸。

2.通肾穴

【取穴方法】当膝盖内侧上缘之陷处是穴。

【局部解剖】肾之神经。

【主治】阳痿、早泄、淋病、肾炎、糖尿病、肾亏之头晕腰痛、风湿病、子宫痛、妇科赤白带下。

【埋线法】针深0.3~0.5寸。

3.通胃穴

【取穴方法】膝盖内侧上缘直上2寸，即通肾穴直上2寸处是穴。

【局部解剖】肾之神经。

【主治】同通肾穴，又治背痛。

【埋线法】针深0.5~1寸。

4.通背穴

【取穴方法】在膝盖内侧上缘直上4寸，即通肾穴之上2寸是穴。

【局部解剖】肾之神经。

【主治】同通肾穴，又治背痛。

【埋线法】针深0.5~1寸。

【运用】通肾、通胃、通背三穴可任取二穴（两腿四穴）配针，禁忌三穴同时下针。通肾、通胃、通背三穴可任取一穴为治疗妇人流产之补针，连续治疗半月即无流产之虞。

5.明黄穴

【取穴方法】当大腿内侧之中央点是穴。

【局部解剖】肝之总神经、心之总神经、心脏之动脉、表层属肾之副神经、中层属肝之神经、深层属心之神经。

【主治】肝硬化、肝炎、骨骼胀大、脊椎长芽骨（脊椎骨膜炎）、肝机能不够引起之疲劳、腰酸、眼晕、眼痛、肝痛、消化不良、白细胞增多症（特效）。

【埋线法】针深1.5~2.5寸。

6.天黄穴

【取穴方法】明黄穴上3寸。

【局部解剖】肾之神经，六腑神经，心之分支神经。

【主治】肝脾硬化、肝炎、骨骼胀大、疲劳、腰酸、眼晕、眼痛、消化不良、肝痛、白细胞增多症（特效）。

【埋线法】针深1.5~2.5寸。

7.其黄穴

【取穴方法】当明黄穴直下3寸处是穴。

【局部解剖】胆总神经，心之支神经，肝之分支神经。

【主治】黄疸病及明黄穴主治各证。

【埋线法】针深1.5~2寸。

【运用】天黄、明黄、其黄三穴同时取穴下针主治肝炎、肝硬化、骨骼胀大、肝功能不全引起之各证、脾硬化、舌疮。

8.驷马中穴

【取穴方法】直立，两手下垂，中指尖所至之处向前横开3寸处是穴。

【局部解剖】肺之总神经，肝之分支神经。

【主治】肋痛、背痛、肺功能不全、坐骨神经痛、腰痛、胸部被打击后而引起的胸背痛、鼻炎、耳聋、耳鸣、耳炎、面部神经麻痹、眼发红、哮喘、半身不遂、牛皮癣、皮肤病。

【埋线法】针深0.8~2.5寸。

9.解穴

【取穴方法】在膝盖骨外侧上角直上1寸之间向前横开0.3寸。

【局部解剖】心脏敏感神经及血管。

【主治】针后气血错乱、血不归经、下针处起包、疼痛，或是西医注射后引起的疼痛，跌打损伤，精神刺激而引起的疼痛，疲劳过度的疼痛。

【埋线法】针深0.3~0.5寸。

【运用】下针后将针缓缓转动，病痛解除即取针；留针时间以8分钟为限。如患者晕针不省人事，即将其口张开，以扁针、筷子、汤匙或手指按其舌根，稍用力重压三下，见其欲呕吐时，以凉水洗其头，并以湿毛巾覆盖其头部，令饮凉开水半杯即醒。

10.失音穴

【取穴方法】当膝盖内侧之中央点一穴，其下2寸处一穴，共二穴。

【局部解剖】肾神经、喉之主神经。

【主治】嗓子哑、失音、喉炎。

【埋线法】针深0.3~0.5寸。

第五节 头 面 部

1.正会穴

【取穴方法】正坐。以细绳竖放头顶中行，前垂鼻尖，后垂颈骨正中，另以一绳横放头顶，左右各垂耳尖，此两绳在头顶之交叉点是穴。

【局部解剖】脑之总神经。

【主治】四肢颤抖、各种风证、身体虚弱、小儿惊风、眼斜嘴歪、半身不遂、中风不语。

【埋线法】针深0.1~0.3寸。

2.镇静穴

【取穴方法】当两眉头之间正中之上0.3寸处是穴。

【局部解剖】脑神经。

【主治】神经错乱、四肢发抖、两腿酸软、四肢神经麻痹、失眠、小儿梦惊。

【埋线法】针深0.1~0.2寸，由上往下刺（皮下针）。

【运用】本穴应与正会穴配针，才有疗效。

3.水通穴

【取穴方法】当嘴角之下0.4寸处是穴。

【局部解剖】肾神经。

【**主治**】风湿病、肾机能不够之疲劳、头晕、眼花、肾虚、腰痛、闪腰、岔气。

【**埋线法**】针由内向外斜刺，针深0.1~0.5寸。

4.水金穴

【**取穴方法**】在水通穴向里平开5分处是穴。

【**局部解剖**】肾神经。

【**主治**】同水通穴。

【**埋线法**】针由内向外斜刺，针深0.1~0.5寸。

【**运用**】水通、水金两穴均主治肾病。

5.鼻翼穴

【**取穴方法**】当鼻翼中央上端之沟陷中取之。

【**局部解剖**】肺、肾、脾神经。

【**主治**】眉酸骨痛、头晕眼花、肾亏之各种神经痛、半身不遂、四肢骨痛、面神经麻痹、舌痛、舌硬、舌紧、偏头痛、喉痛。

【**埋线法**】针深0.1~0.2寸。

| 第六章 |
埋线常用靳三针

靳三针是指每次取穴三处的针刺疗法，是应用三个穴位治疗各种疾病，其取穴简捷、主治广泛、组方独特、手法精湛、疗效显著，蕴涵着深刻的理、法、方、针等显著特点。发明人为靳瑞，故称靳三针。临床实践证明应用靳三针穴埋线对于治疗慢性病效果很好，值得大家重视和应用。

一、四神针

【穴组】百会穴前后左右各旁开1.5寸。

【主治】智力低下、痴呆、头痛，头晕。

【埋线法】针尖向外方斜刺0.8~1寸。

二、智三针

【穴组】神庭穴为第一针，左、右两本神穴为第二、三针。

【部位】神庭：在头部，当前发际正中直上0.5寸。本神：在头部，当前发际上0.5寸处的神庭与头维穴连线的内2/3与外1/3的交点处。

【主治】智力低下，精神障碍。

【埋线法】针尖向下进针入皮后翻转针的斜面向下，向上平刺0.8~1寸深。

三、脑三针

【穴组】脑户穴和左、右脑空穴其三穴。

【部位】脑户穴：后头部，当枕外粗隆上凹陷处。脑空穴：脑户穴左、右各旁1.5寸处。

【主治】肢体活动障碍，躯体不平衡，后头痛。

【埋线法】针尖向下沿皮刺0.8~1寸，0号线2cm。

四、舌三针

【穴组】以拇指第1、2指骨间横纹平贴于下颌前缘，拇指尖处为第一针，其左、右各旁1寸处为第二、三针。

【主治】语言障碍、发音不清、哑不能言。流涎、吞咽障碍。

五、颞三针

【穴组】耳尖直上发际上2寸为第一针，在第一针水平向前、后各旁开1寸为第二、三针。

【主治】脑血管意外后遗症，脑外伤所致的半身不遂、口眼㖞斜，脑动脉硬化，耳鸣、耳聋，偏头痛，帕金森病，脑萎缩，阿尔茨海默病。

【埋线法】针尖向下沿皮下平刺1.2~1.5寸。0号线2cm。

六、定神三针

【穴组】印堂上0.5寸为定神第一针，左阳白上0.5寸为定神第二针，右阳白上0.5寸为定神第三针。

【部位】印堂：两眉间中点。阳白：眉上1寸直对瞳孔。

【主治】注意力不集中、斜视、前额头痛、眼球震颤，眩晕，视力下降。

【埋线法】沿皮下，向下直刺0.5~0.8寸，0号线2cm。出针时用棉球压针口，以防出血。

七、晕痛针

【穴组】四神针、印堂、太阳。

【部位】太阳在颞侧，瞳子髎穴外0.5寸凹陷中。

【主治】头晕，头顶痛，偏头痛，前额痛。

【埋线法】直刺0.5~0.8寸，注意针下有硬物感觉时，是针中髎骨切勿再深刺，可将针稍提高0.2寸即可，进针后不提插捻转。用00-0号线。

八、面肌针

【穴组】眼睑痉挛：四白、下眼睑阿是穴。口肌痉挛：地仓、口禾髎、迎香。

【部位】四白：眼正视，瞳孔下约1寸之眶下孔中。下眼睑阿是穴：下眼睑中间之皮下，针尖向鼻方向沿皮下。地仓：口角旁0.4寸。口禾髎：人中穴旁开0.5寸。

【主治】眼肌痉挛、口肌痉挛。

【埋线法】四白：直刺或斜刺0.5~0.8寸。下眼睑阿是穴：向鼻沿皮下平刺0.5寸。地仓、向颊车：平刺0.5~0.8寸。口禾髎：向下关平刺0.8寸。0号胶原蛋白线。

九、叉三针

【穴组】太阳、下关、阿是穴。

【部位】下关：颧骨弓下凹陷中。阿是穴：三叉神经痛的局部。太阳：见晕痛针。

【主治】三叉神经痛。

【埋线法】各穴均直刺0.5~0.8寸，00号胶原蛋白线。

十、面瘫针

【穴组】额睑瘫：阳白、太阳、四白。口面瘫：翳风、迎香、地仓颊车互透人中。

【部位】阳白、太阳、四白、地仓、迎香见晕痛针、面肌针、鼻三针。翳风：在耳垂后凹陷中。人中：人中沟上1/3与下2/3交点。

【主治】面神经麻痹，中风口眼歪斜。

【埋线法】翳风：耳后凹陷中央向前直刺0.8~1寸。人中：向上斜刺0.5寸。余穴均按各埋线针刺，00-0号胶原蛋白线0.5~2cm。

十一、突三针

【穴组】水突、扶突、天突。

【部位】水突：在喉结旁开与胸锁乳突肌前缘之交点。扶突：喉结旁开3寸、胸锁乳突肌的胸骨头和锁骨头之间。天突：在胸骨上的正中。

【主治】甲状腺肿大，甲状腺囊肿。

【埋线法】水突：沿皮向气管斜刺0.5~0.7寸。扶突：沿皮向气管斜刺

0.5~0.7寸。天突：先进刺0.3寸，再将针柄提高向胸骨后斜刺0.3寸。诸突进针后不提插，00号线1~2cm。

十二、眼三针

【穴组】眼Ⅰ、眼Ⅱ、眼Ⅲ。

【部位】眼Ⅰ：睛明穴上0.1寸。眼Ⅱ：瞳孔直下，当眶下缘与眼球之间。眼Ⅲ：目正视，瞳孔直上，当眶上缘与眼球之间。

【主治】视神经萎缩、视网膜炎，黄斑变性，弱视等内眼疾病。

【埋线法】凡刺眼三针均嘱患者闭目，医者以左手轻固定眼球，右手持针，缓慢进针。进针后不作捻转、提插。出针时用干棉球轻压针孔片刻，以防出血。针眼Ⅰ：轻推眼球向外侧固定，缓慢垂直进针1~1.2寸。针眼Ⅱ：轻推眼球向上方固定，紧靠眼眶下缘缓慢进针1~1.2寸。针尖可向上斜进。针眼Ⅲ：轻推眼球向下固定，紧靠眼眶上缘缓慢直刺1~1.2寸。针尖可先向上微斜进，再向后斜进。0000号生物蛋白线0.3cm。

十三、鼻三针

【穴组】迎香、鼻通（上迎香）、印堂或攒竹。

【部位】迎香：在鼻翼外缘中点旁，当鼻唇沟中。攒竹：在面部，当眉头陷中，眶上切迹处，适宜慢性鼻炎。印堂：在额部，当两眉头中间。鼻通：在鼻部，鼻骨下凹陷中，鼻唇沟上端尽处。

【主治】过敏性鼻炎、急性鼻炎、鼻窦炎、鼻衄、嗅觉障碍。

【埋线法】迎香：针尖向鼻翼平刺0.5~0.8寸。鼻通：针尖向下平刺0.5寸深。攒竹、印堂：向下平刺0.3~0.5寸。00号生物蛋白线1cm。

十四、耳三针

【穴组】听宫、听会、完骨。

【部位】听宫：在面部，耳屏的前方，下颌骨髁状突的后方，张口时呈凹陷处。听会：在面部，当耳屏间切迹的前方，下颌骨髁的后缘、张口有凹陷处。完骨：在后头部，当耳后乳突的后下方凹陷处。

【主治】耳聋，耳鸣。

【埋线法】听宫、听会：张口取穴，直刺1~1.5寸深。完骨穴：向前上方直刺1~1.5寸，耳三针针后均不提插，00号线0.5cm。

十五、手三针

【穴组】合谷、曲池、外关。

【部位】合谷：在手背第1、2掌骨之间，平第2掌骨中点陷中。曲池：在肘部，屈肘成直角时，肘横纹头与肱骨外上髁连线的中点。外关：在腕背横纹上2寸，桡骨与尺骨之间。

【主治】上肢瘫痪、麻痹、疼痛、感觉障碍。

【埋线法】合谷、外关：均直刺0.8~1.2寸。曲池：直刺1~1.2寸，2号线1~2cm。

十六、足三针

【穴组】足三里、三阴交、太冲。

【部位】足三里：在小腿前外侧，犊鼻下3寸，距胫骨骨前嵴一横指（中指）。三阴交：在小腿内侧，当足内踝尖上3寸，胫骨内侧缘后方。太冲：在足背侧，当第1、2跖骨间隙凹陷处。

【主治】下肢感觉或运动障碍，下肢瘫痪、疼痛。

【埋线法】足三里、三阴交：直刺1~1.5寸。太冲：直刺0.5~0.8寸。2号线1~2cm。

十七、手智三针

【穴组】内关、神门、劳宫。

【部位】神门：在腕部，腕掌侧横纹尺侧端，尺侧腕屈肌腱桡侧凹陷处。劳宫：在手掌心，当第2、3掌骨之间，握拳屈指时中指尖处。内关：在掌侧，腕横纹上2寸，掌长肌腱与桡侧腕屈肌腱之间。

【主治】弱智儿童多动症，动多静少，癫痫，失眠。

【埋线法】三穴均直刺0.5~0.8分，0号线1~2cm。

十八、足智针

【穴组】涌泉、泉中、泉中内。

【部位】涌泉穴为第一针，趾跖关节横纹至足跟后缘连线中点为第二针（泉中），平第二针向内旁开一指为第三针（泉中内）。

【主治】弱智儿童的自闭，多静少动，哑不能言。

【埋线法】均直针，0.5~0.8寸，0号线1~2cm。

十九、肩三针

【穴组】肩髃穴为第一针，同水平前方2寸为第二针，同水平后方2寸为第三针。

【主治】肩周炎，肩关节炎，上肢瘫痪，肩不能举。

【埋线法】针尖与穴位成90°角，直刺0.8~1寸，2号线2cm。注意不要过深以免刺入胸腔。

二十、膝三针

【穴组】膝眼、梁丘、血海。

【部位】膝眼：屈膝，髌韧带两侧凹陷中。梁丘：屈膝，在髌骨外上方2寸。血海：屈膝，在髌骨内缘上方2寸处，当股四头肌肉侧头的隆起处。

【主治】膝关节肿痛或无力，膝骨质增生。

【埋线法】直刺0.8~1.2寸。2~3号线2cm。膝眼不可进针过深，以防止伤及滑膜囊。

二十一、腰三针

【穴组】肾俞、大肠俞、委中。

【部位】肾俞：在腰部，当第2腰椎棘突下，左、右各旁开1.5寸。大肠俞：在腰部，当第4腰椎棘突下，左、右各旁开1.5寸。委中：在腘窝横纹中点，当股二头肌腱与半腱肌肌腱的中间。

【主治】腰痛，腰椎增生，腰肌劳损，性功能障碍，遗精，阳痿，月经不调。

【埋线法】均直刺1.2~1.5寸。2~3号线2cm（余同膝三针）。

二十二、颈三针

【穴组】天柱、颈百劳、大杼。

【部位】天柱：在颈部，大筋（斜方肌）外缘之后发际凹陷中，约当后发际正中旁开1.3寸。颈百劳：在大椎直上2寸左、右各旁开1寸。大杼：在背部，当第1胸椎棘突下，左、右各旁开1.5寸。

【主治】颈椎病，颈项强痛。

【埋线法】三穴均直针0.8~1寸，0号线1~2cm。不宜过深以免伤及内脏。

二十三、背三针

【穴组】大杼、风门、肺俞。

【部位】大杼：见颈三针。风门：在背部，第2胸椎棘突下，左、右各旁开1.5寸。肺俞：在背部，第3胸椎棘突下，左、右各旁开1.5寸。

【主治】支气管炎，哮喘，背痛。

【埋线法】向脊柱方向斜刺0.5~0.7寸，0~1号线1~2cm。不能深刺，防伤内脏。

二十四、踝三针

【穴组】解溪、太溪、昆仑。

【部位】解溪：在足背与小腿交界处的横纹中央凹陷中，当拇长伸肌腱与趾长伸肌腱之间。太溪：在足内侧，内踝尖与跟腱之间的凹陷处。昆仑：在足部外踝后方，当外踝尖与跟腱之间的凹陷处。

【主治】踝关节肿痛，活动障碍，足跟痛。

【埋线法】均直刺0.8~1寸，0号线0.5cm。

二十五、坐三针

【穴组】坐骨点、委中、昆仑。

【部位】坐骨点：俯卧位，在病者臀沟尽头部，以2、3、4、5指并拢平放，在小指旁与臀沟尽头平高是穴。委中：在腘窝横纹中点。昆仑：见踝三针。

【主治】坐骨神经痛。

【埋线法】坐骨点：直刺进针1.5~2寸，埋入1~4号线2cm。委中、昆仑：直针0.8~1.2寸。用1~4号线2cm。

二十六、痿三针

【穴组】上肢痿：曲池、合谷、尺泽。下肢痿：足三里、三阴交、太溪。

【部位】曲池、合谷：见手三针。尺泽：上肢腕侧，肘横纹桡侧与肱二头肌腱交点处。足三里、三阴交：见足三针。太溪：内踝尖与跟腱连线中点凹陷中。

【主治】痿证（肢体肌肉痿弱，无力，活动障碍）。

【埋线法】诸穴均直刺0.8~1.2寸，用补法，慢入快出，以针下热为准，以中等强度病者要用舒适感觉为度。1~4号线2cm。3次为一个疗程。

二十七、脂三针

【穴组】内关、足三里、三阴交。

【部位】内关：见胃三针。足三里、三阴交：见足三针。

【主治】胆固醇增高，高脂血症、动脉硬化、冠心病、中风后遗症。

【埋线法】内关：直刺0.5~0.8寸。足三里、三阴交：直针1~1.5寸。2号线1~2cm。

二十八、胃三针

【穴组】中脘、内关、足三里。

【部位】中脘：在上腹部，前正中线上，当脐中上4寸。内关：在前臂掌侧，当曲泽与大陵的连线上，腕横纹上2寸，掌长肌腱与桡侧屈腕肌腱之间。

【主治】胃脘痛，胃炎，胃溃疡，消化不良。

【埋线法】中脘、内关：直刺0.5~1寸。足三里：直刺1~1.5寸。2~3号线2cm。

二十九、肠三针

【穴组】天枢、关元、上巨虚。

【部位】天枢：在腹中部，平脐左、右各旁开2寸。关元：在腹部，当脐中下3寸。上巨虚：在小腿前外侧，当膝下6寸，距胫骨前嵴外开一横指（中指）。

【**主治**】腹痛，肠炎，痢疾，便秘。

【**埋线法**】天枢、关元：直刺0.8~1寸。上巨虚：直刺1~1.5寸深。2号线2cm。

三十、胆三针

【**穴组**】日月、期门、阳陵泉。

【**部位**】日月：在上腹部，当乳头直下，与第7肋间隙的交点，任脉旁开4寸。期门：在胸部，当乳头直下，第6肋间隙的交点，任脉旁开4寸。阳陵泉：在小腿外侧，当腓骨头前下方凹陷处。

【**主治**】胆疾病。

【**埋线法**】日月、期门：平刺0.8~1寸（注意不要刺入胸腔）。阳陵泉：直刺1~1.5寸。0~1号线2cm。

三十一、尿三针

【**穴组**】中极、关元、三阴交。

【**部位**】中极：在下腹部任脉上，当脐中下4寸。关元：见肠三针。三阴交：见足三针。

【**主治**】泌尿疾病，腹痛。

【**埋线法**】关元、中极：直刺0.7~1.2寸。三阴交：直刺1~1.5寸。2号线2cm。

三十二、阳三针

【**穴组**】关元、肾俞、气海。

【**部位**】关元：见肠三针。肾俞：见腰三针。气海：在下腹部，当脐中下1.5寸。

【**主治**】阳痿，遗精，不育。

【**埋线法**】关元、气海：直刺0.8~1寸。肾俞：直刺1.2~1.5寸。2号线2cm。

三十三、阴三针

【**穴组**】关元、归来、三阴交。

【部位】关元、三阴交：见肠三针及尿三针。归来：在下腹部，当脐中下4寸，任脉旁开2寸。

【主治】月经不调，不孕，盆腔炎。

【埋线法】关元、归来：直刺0.8~1.2寸。三阴交：直刺1~1.5寸。2号线2cm。

三十四、闭三针

【穴组】十宣、涌泉、人中。

【部位】十宣：在十指尖端。涌泉：在足底正中线前1/3与后2/3之交点处。人中：在鼻的下方，鼻唇沟上1/3与下2/3交点。

【主治】中风，昏迷不醒，休克。

【埋线法】十宣：进针0.2寸，捻针并放血3滴。涌泉：直刺0.8~1寸，强捻针。人中：向上斜刺0.5寸。0号线0.5~1cm。

三十五、脱三针

【穴组】百会、神阙、人中。

【部位】百会：两耳尖直上头部正中。神阙：脐窝中间。人中：见闭三针。

【主治】中风脱证的面色苍白，四肢厥冷，大汗如淋，脉微细迟。

【埋线法】以灸为主，回阳复脉，百会、神阙：用隔盐灸或隔姜灸，艾柱宜稍大。一次灸10壮。人中：向上斜刺0.5~0.8寸，留针，捻针。脱三针以脉复汗止，肢暖，清醒为度，如未清醒半小时后可再针刺。

三十六、脑呆针

【穴组】四神针、人中、涌泉。

【部位】四神针：见晕痛针。人中、涌泉：见闭三针。

【主治】阿尔茨海默病。

【埋线法】四神针：见晕痛针。人中、涌泉：见闭三针。0号线0.5~2cm。

三十七、肥三针

【穴位】中脘、带脉、足三里。

【部位】中脘、足三里：见骨三针。带脉：在胁部，腋中线与脐横线交点处。

【主治】肥胖症，尤以腹部肥大为佳。

【埋线法】足三里：直刺1~1.5寸。带脉：针尖向脐，皮下横刺3~3.5寸。中脘：针尖向关元，沿皮下平刺2~3寸。3号线2~4cm。

三十八、痫三针

【穴组】内关、申脉、照海。

【部位】内关见于手智三针。申脉：在外踝正下方，骨下缘凹陷中。照海：在内踝正下方，骨下缘凹陷中。

【主治】癫痫，足内翻、足外翻。

【埋线法】申脉、照海，直刺0.5~0.8寸，1号线1cm。

三十九、褐三针

【穴组】颧髎、太阳、下关。

【部位】太阳见晕痛针。下关见叉三针。颧髎：童子髎直下，颧骨下缘凹陷中。

【主治】颧髎：针0.5~1寸，针刺方向视褐斑多的部位决定。

【埋线法】0号生物蛋白线1~2cm。

第二篇　穴位疗法技法

|第七章|
穴位埋线疗法

第一节　穴位埋线发展史

1965年6月26日，毛主席发表了"把医疗卫生工作的重点放到农村去"的重要指示，犹如春风吹暖大地，使已处于萌芽状态的"新医疗法"如雨后春笋般茁壮成长。当时，单顺教授（单教授）所在的部队由单教授领队，由2名军医、3名卫生员组成医疗队派往某地工作，引起了当地重视并对当地的医疗现状和亟待解决的医疗问题进行了分析。当地有6万多名小儿麻痹后遗症患者，4.5万多名聋哑患者。解放军的"新医疗法"开展的比较好，所以医疗队被设在交通方便的地方，便于群众看病就医。

当时的"新医疗法"包括针灸、割治、鸡血疗法、穴位埋植疗法等。埋植疗法就是埋线疗法的前身。开始埋植五花八门，有对症埋药片的，依靠药物的缓释及对穴位的刺激治疗疾病。但药片埋藏量大，一次8~10片，虽经高压消毒，但药内的有机成分太多，不好吸收，经常产生无菌性炎症，或局部感染，有的甚至形成溃疡，长期不愈。实际上经临床观察，疗效很不理想。也有人埋植动物组织（如猪、羊、马、鸡的脑垂体、肾上腺及兔脑），这些埋植物不便于取材，同时疗效也不好。也有埋植不锈钢避孕环的，它属金属物，有效和无效最终都要第二次手术取出，给患者带来不必要的痛苦，更不便于普及推广。

单教授所在的部队是从1967年开始使用羊肠线做埋植物的。它是以线代针，效集多法，创造性地使用人体可吸收的载体——羊肠线植入相应穴位，对穴位产生舒缓、柔和、持久的长效针感效应，疏通经络，达到施治的目的。从穴位埋线的全过程来看，它是一个小手术，实际包含了穴位封闭疗法、针刺疗法、刺血疗法、组织疗法等，通过产生物理的刺激反应来调节人体神经、内分泌、免疫系统及脏腑功能，以达阴阳平衡，达到有病治病，无病健身，使人体恢复到自然的原样（无病状态）。

单教授所在的医疗队治疗小儿麻痹后遗症患者4600多例，聋哑患者1000多例，同时也对治疗其他病种进行了探索，如慢性支气管炎、哮喘、胃十二指肠溃疡、溃疡性结肠炎、偏头痛、癫痫、中风后遗症等。1968~1969年曾举办多期新医疗法及穴位埋线学习班，并组建新医疗法门诊部，留下了长期的医疗队。

长期以来，单教授坚持不断总结实践经验，与全国中西医同道共同努力，把穴位埋线疗法扩展到各个系统，治疗病种达140多种，不但治疗常见病、多发病，同时，也解决了一些罕见的临床顽症。多年来，关于穴位埋线疗法的学术论文不断见诸期刊，全国同仁发表论文多达5000余篇。为穴位埋线疗法的普及和推广应用起到了积极作用。2004年，穴位埋线法被列入面向农村和城市社区推广医疗卫生适宜技术"十年百项计划"第五批项目之一，说明埋线疗法引起了足够重视。近年来，全国各地埋线培训班云涌而起，培育了数以万计的穴位埋线疗法医疗工作者。

2001年河北省老科协埋线专业学会成立，2008年在中国传统医学会的支持下成立了全国埋线医学会。2012年世界针联埋线专家委员会成立，这些组织为穴位埋线疗法搭建了展示平台，大家一年一度欢聚一堂，畅谈埋线心得，交流学术经验，传播埋线技术，促使穴位埋线的日臻完善，促成穴位埋线医疗队伍日益壮大。

黄帝心怀慈悲，精研花小钱治大病的医术来造福黎民百姓，《黄帝内经·灵枢·九针十二原》第一篇中就明确"余子万民，养百姓而收其租税；余哀其不给而属有疾病。余欲勿使被毒药，无用砭石，欲以微针通其经脉，调其气血，荣其逆顺出入之会"。

这就是针灸的本源，黄帝发明针灸的目的就是要解决天下苍生"看病难，看病贵"的根本问题，保障百姓"病有所医"。埋线疗法简便，效果灵验，经济实惠，花小钱治大病，实属济世救贫的好疗法。

埋线疗法是针灸学的突破性发展，是针灸学的传承与创新，是中西医结合的结晶，已日渐成为临床医学的一个重要手段，之所以得到人们的推崇信任，得缘于埋线疗法的技术成熟，操作简便安全，疗效显著。得缘于埋线技术既传承了中医精髓，又兼蓄了西医学的创新应用；得缘于埋线技术集绿色、保健、经络诊疗于一体，一法克百病；得缘于埋线疗法疗效好，费用低，济世救贫，在农村和城市社区中凸显独特的医术魅力，必将为人类的健康事业做出更大的贡献。

第二节　治疗原理

1.平衡调节　穴位埋线疗法是将针灸技术和西医学融为一体的治疗方法，本疗法采用的是经络穴位，是以线代针，形成复杂的多种刺激原理，以改变失调的人体内外环境，使机体重新恢复到生理平衡状态，起到防病治病的目的。

穴位是人体经络气血出入之处所，是营卫气血在人体气血循环必经点站，人体一旦发生疾病，与病变有关的经穴就会发生相应的病理反应，穴位刺激疗法是一种调节气血，疏通经络的良好方法。埋线于穴位内，形成针刺（机械刺激）、物理刺激、生物化学刺激等多种刺激效应，长期（根据线的型号、粗细这种刺激过程可长达20天至4个月）这种温柔刺激通过经络的作用，不断沟通和加强机体气血、营卫有序的循行运行，调动机体固有的调节功能，促进五脏精气和有关脏腑器官的功能活动，加强整体联系，维系机体的内外平衡统一，从而达到防病治病，恢复健康的目的。

科学已经表明，生态系统中的任何一种生物，都不是孤立存在的，而是与其他生物之间存在直接或间接的相互依存关系，任何一种生物的减少或灭绝，都会牵一发而动全身，影响整个生态系统的稳定，这是大自然的平衡法则。人和自然一样，需要平衡，失去了平衡就会生病，脑波神经的平衡、内分泌系统的平衡、人体代谢的平衡、表里阴阳的平衡、细胞内（外）环境的平衡（有人提出保护身体首先从保护细胞做起）都是人体健康的重要因素。这些神奇的平衡称之为平衡线，平衡线就是生命线，一旦这个生命线被破坏，身体就必然会出现疾病。在这些平衡中，大脑起到了非常重要的杠杆作用，所以脑波的平衡是统管各系统平衡的"总司令部"。

穴位埋线的治疗原理比较复杂，实际上就是解决机体的平衡问题。根据疾病属性，调节机体阴阳盛衰，使机体转归于平衡，恢复其正常的生理功能，从而达到治愈疾病的目的，如何使人体平衡，那就得调节，参与调节的方式是双向性的、自控性的和整合性的。

2. 双向调节　穴位埋线疗法具有双向调节作用，埋线治疗疾病和临床用药不同，药品绝大部分都是对症治疗，用药不对症就不治病，相反还会起反作用，用药量达不到有效浓度就达不到理想疗效，足量用药治疗固然有效，但药物的安全性又是个问题，而埋线疗法不用服药，不用打针，具有双向调节作用，如血压点穴位埋线既可以治疗高血压，也可以治疗低血压，机体能识别应激，当机体无病时即无应激则埋线不发生反应，当机体有应激病变时，进行埋线治疗即显示疗效；内关穴是治疗心血管系统的要穴，埋线后无论是心动过速或过缓还是心律不齐，都可以得到调整；天枢、上巨虚两穴，埋线后对腹泻和便秘，都可以治愈；三阴交是泌尿系统和妇产科疾病要穴，月经不调，月经过少或闭经，月经过多或崩漏，或妇科不育，选用三阴交，可以说针到病除；足三里是三大免疫要穴之一，对调节人体免疫起关键性作用，无论是免疫功能低下，还是免疫功能紊乱引起的类风湿、癫痫等疾病都有调理作用。关于癫痫发病机制近来研究者认为与免疫因素也有一定的关联，先天或后天的外伤、缺氧、病毒感染等破坏血脑屏障，脑组织抗原进入血液循环可产生抗脑抗体，后者作用于突触，封闭抑制性受体，减少抑制性冲动，亦可促成癫痫性放电。所以在治疗癫痫时应重视调节免疫的穴位，这个调节具有双向性，从而达到调节平衡的作用。

3. 自控调节　同时埋线的调节也是自控性的。血压点治疗高血压，能降低、控制血压，但不是像服降压药那样，服多了就引起低压综合征，埋线降压是自控性的，只降到正常，恢复到生理水平，不会变成低血压。

4. 埋线的整合调节作用　在给患者埋线治疗时，本来是治疗患者身体的某部位疾病，但经过一段时间治疗之后，发现该患者其他不适症状也得以改善。单教授1969年在医疗队，给患者用三阳络穴位埋线治疗耳鸣，结果他37年的偏头痛好了，单教授发现了三阳络可治偏头痛。可单教授查了所有针灸书籍，针灸词典，没有治疗偏头痛的记载。针灸书中、针灸杂志上发表的一些经验穴位，就是这样发现的。在临床治疗小儿麻痹后遗症的过程中，也发现了埋线的整合调节作用，当时就治了右侧下肢，结果左侧上下肢的症状也改善了许多。在埋线治疗一位肥胖10多年伴有高血压病的患者时，在治疗高血压两次后患者体重减了11kg。还有许多肥胖伴有气管炎、糖尿病、胃病的患者在减肥的过程中其他病随之而愈。这就是穴位埋线的调节作用，调节人体的神经失衡、内分泌的失调，调节人体免疫、人体阴阳失衡，它的调节作用是双向性的、自控性的，同时也是整合性的。

第三节　穴位埋线的特点

　　穴位埋线疗法是一种新型穴位刺激疗法，它在治疗性质、操作方法、选配穴位、治疗效果等方面，都具备独立的特点，也具有独特的治疗效果。

　　1.以线代针，刺激持久，祛顽疗痼　针灸、穴位注射都是穴位刺激疗法，通过穴位刺激来疏通经络。穴位埋线是以线代针，利用可被人体吸收的羊肠线或胶原蛋白线、生物蛋白线埋植在穴位内，对经络穴位产生持久的温柔的良性刺激，使人体经络、神经、内分泌、免疫系统得到调整。这些埋植物吸收过程比较缓慢，根据线的种类、粗细，吸收时间一般20天至3个月不等，这个过程人体都在接受治疗，所以对疾病一旦发生疗效，可以说是很持久的。有很多慢性病，经一次或一个疗程治疗可获痊愈，如偏头痛、胃十二指肠溃疡、溃疡性结肠炎、癫痫、颈椎病、腰椎间盘突出、痛经、闭经、不孕等。

　　2.取穴少、透穴多、诊次稀　"善用针者，穴不在多而在精。"2000年6月，全国中西医经验交流会举办。大会上有一位80多岁的老中医讲用穴问题，他说有些人针灸用穴太多，在同一经络上能针20多个穴位，更有甚者多达100多个穴位，他认为没有必要。针灸治病是为通其经络。单教授针灸治病一般就一穴，在有病的经络上选其合穴或会穴，刺一针，施好手法，达到根结相通，经络通了，病就好了。埋线也遵循这个原理，取穴少而精，少则一穴。单教授治疗偏头痛数万例，就只取三阳络（双侧）一次治愈率100%，没有复诊的。有些疑难病症一般每次选穴3~6穴，15天治疗一次，3次一个疗程，大部分病例即可痊愈。

透穴在埋线治疗中，既为了减少取穴，又能使功能相似的穴位共同发挥作用，在穴位埋线操作中应善用透穴。透穴既加强局部的刺激作用，又可一针透双穴，一针透双经，使双穴双经同时发挥作用，其效倍增。

3.注重敏感穴 敏感穴是在经络皮部论的基础上及"体表–内脏反射"学说来选定穴位的。中医学认为，由于人体是一个有机的整体，不仅脏与脏、脏与腑、腑与腑在生理、病理上都有着密切的联系，而且脏腑与皮、肉、脉、筋、骨以及鼻、口、舌、目、耳等机体的各个组织器官也有着不可分割的关系。日本的枝川直义在研究脊髓神经前、后支支配肌与脏器的关系时提出通过治疗肌肉使脏器功能恢复正常的"内脏体壁相关论"。从应激学说的观点论述内脏体壁相关论，认为来自体内、外的刺激首先在丘脑下部产生反应，通过自主神经引起内脏器官、肌肉的应激反应，形成脏器与肌肉之间的恶性循环。所谓的"硬结"则是应激反应的结果。这种滞留在肌肉上的硬结诱发不适，通过埋线治疗后，可以缩小或消失，不适症状也随之改善或消失。而经脉的主治作用是通过埋线对腧穴的刺激作用得以实现的。

4.重视特定穴 在埋线治疗的选配穴上，历来重视特定穴。在特定穴中，五输穴、原穴、络穴、背俞穴、募穴、交会穴为常用穴。这些穴位均是经气汇聚、充盛、脉络相通或脏腑原气流注之地，易于得气，治疗范围广泛，效果显著，体现了穴位的特殊治疗作用。另据有关资料报道，经对500例患者观察，在背俞穴出现敏感反应者占80%，在募穴有反应的占72.4%，其他特定穴出现敏感反应的也有报道。可见，特定穴确为邪气在经脉中聚汇搏结之所，从而在十四经中具有各种特殊治疗作用。

5.用好阿是穴 阿是穴多位于病变的附近，也可以在病变较远部位。

阿是穴是病变局部能产生治疗作用的最佳刺激点。主要治疗经筋病，疼痛科、皮肤科疾病等。

6.绿色医疗安全有效 当今人们非常关注生活环境的自然生态平衡问题，比如呼吸的空气、饮用的水源、食入的五谷杂粮和蔬菜水果等。但有个领域却被很多人忽视，那就是我们身体的内环境。内环境是细胞直接进行新陈代谢的场所，内环境好了可以少生病或者不生病，得病后选择什么疗法也会直接影响治疗效果和预后。

穴位埋线疗法是不吃药、不打针的"绿色疗法"，之所以说是绿色，是因为没有药物的毒副作用，属于微创没有太大的痛苦，做过埋线治疗的人们，都乐于接受这个疗法。

埋线治疗可以调动机体固有的调节功能，对人体进行一次整合，查找一下哪里有病。在临床治疗中，发现一个现象，即在一个经络上做了埋线治疗，过一段时间几个经络上的病都得到改善，甚至痊愈。这个非常常见，这都是由于埋线对人体进行了整合调节，内环境得到了治理的原因。

穴位埋线疗法效果显著、应用范围广，在已发表的5000多篇论文和临床著作中涉及的病种多达200多种，尤其对一些慢性疼痛和一些疑难杂症有明显疗效，而且安全、无副作用。

第四节 配穴方法

在埋线治疗疾病的过程中，常选1~2个主穴，为主要治疗穴位，再适当选几个有治疗作用的穴位，作为配穴，主、配穴之和常在3个或3个以上，以达到防治疾病的目的。这些穴位的选用、配方的组成与疗效有密切关系，选穴、配方是以中医基础理论以及辨证施治原则为指导，结合腧穴功能、特性，做到有主有从，灵活多变，从前后、上下、左右、表里、远近，根据临床疾病的不同，针对病因、症状选用不同的配穴，以期收到较好的疗效。这也充分体现了中医学术在理论上的整体性。

第五节　穴位埋线器材

一、埋线针具

1.单氏系列注线针　20世纪60年代使用的注线针是自制的，相当于现在的16号针，可以配3、4号羊肠线使用，一直沿用至90年代。90年代后由于北京高等中医药培训学校开设埋线班，就委托工厂加工做成埋线工具，以供应学员使用。2000年以后随着医疗市场的发展，委托器材厂家制成一次性使用系列针具，常用的注线针有7号、9号、12号、16号。7号配4/0的线用于面部穴位，一般在美容时使用；9号针配2/0的线，用于头面部、颈部和四肢末梢穴位；12号针最常用，可配1、2、3号线，用于躯干、四肢穴位；16号针配4号线，用于治疗慢性疑难病及减肥时使用（图7-1）。

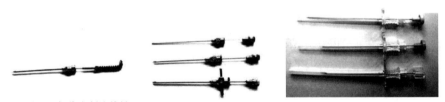

20世纪60年代自制注线针　　20世纪90年代委托加工注线针　　现代一次性使用注线针

图7-1　单氏系列注线针

现在各级医院都使用一次性针具，不仅方便好用，而且可以避免感染，以往输液及注射常会因消毒不规范造成乙型肝炎、丙型肝炎、艾滋病的传染和传播，给患者带来医源性伤害，给医院也造成不良影响。

2.单氏注线针的特点　用不锈钢材料制成类似穿刺针样两侧带柄，长度5.5cm，套管尖端有斜度，尖锐，锋利，针芯尖端呈平面，与套管尖端平齐。为一次性使用埋线针具，每用完毕必须销毁。常用埋线针具有7号、9号、12号、16号。7号用于面部美容、颈部及手足穴位，9号、12号为常规用针，16号对肌肉丰厚的穴位和腰椎病、疼痛性疾病和慢性顽固性疾病应用较多。

3.**穿线针** 一般用大号（兽用）三角缝合针（图7-2），做穿线或穴位结扎时使用。

4.**植线针** 是一种特制的专用于植线时使用的针具，是用不锈钢材料制成的长12~15cm，针尖呈三角形，底部有一缺口，埋线时，将羊肠线挂在缺口（图7-3）。

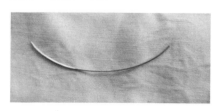

图7-2 三角缝合针

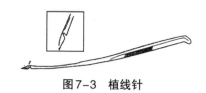

图7-3 植线针

5.**其他器材** 剪刀、血管钳、持针器等。

二、埋植用线

（一）医用羊肠线

为埋植常用的羊肠线（图7-4），4/0号、00号、0号分别用于眼周穴、面部穴、四肢末梢穴。1号线用于头部、面部透穴时使用。2~4号线用于躯干、四肢肌肉丰厚部位深在的穴位。

根据自己习惯，分别采购0.5cm、1.0cm、1.5cm、2.4cm长度，分别存放于五香排毒液内备用，临用前按计划穴位，用多少，取多少，放在无菌盘中使用，剩余的线不能再放回五香排毒液内。

（二）埋线用胶原蛋白线

胶原蛋白线的研发，引起了医学界的广泛关注，产品采用纯天然胶原蛋白精制加工而成（图7-5），按照国际医用胶原蛋白缝合线加工方法生产，经国家药品监督管理局检测，各项指标均超过国家YY 1116-2002检测标准，达到国内外先进水平。

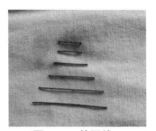

图7-4 羊肠线

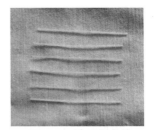

图7-5 胶原蛋白线

1.特点

（1）胶原蛋白线由纯天然胶原蛋白精制加工而成，加酶处理，酶解吸收，具有良好的抗张强度。

（2）纯生物制品，组织相容性好，在人体内无排异性和不良反应。

（3）结构细致精密，线体周围形成抑制细菌生长的环境，有利于伤口愈合。

（4）随体液变软，不损伤人体组织，有效地避免了患者因埋线造成的痛苦和精神负担。

（5）吸收完全，和伤口的愈合期同步吸收，不留瘢痕，适合整形美容。

（6）表面光滑，无毒、无刺激、无抗体反应，可防止炎症、硬结等病变。

（7）在人体内与盐类物质不形成结石，有益于胆道和尿路等疾病。

（8）吸收快，埋线后患者可自由活动，为患者节省大量就诊时间及费用。

（9）易保存，在空气中不分解。

2.组成　胶原蛋白线采用纯胶原蛋白提炼加工而成，型号由粗到细分为2号、1号、1/0、2/0、3/0、4/0、5/0等，型号不同适用埋线部位不同。

1号、1/0、2/0、3/0是最常用型号，分别适用于全身不同部位的穴位；4/0、5/0多用于面部美容。

胶原蛋白线按材质不同分为快吸收型、保护吸收型和特殊型三种。

（1）快吸收型　8~10天开始吸收，完全吸收需30~45天，主要用于整形美容。

（2）保护吸收型　14天开始吸收，完全吸收需45~60天，可广泛用于各科疾病的埋线治疗。

（3）特殊型　有效支撑时间为56~63天，吸收时间120天以上，用于筋膜、骨科埋线。

3.与其他缝线的比较

（1）与羊肠线比较　临床工作中有很多医生会把胶原蛋白线和羊肠线混为一体，但两者有本质的区别。

1）加工方法不同：羊肠线是将羊肠衣进行泡制处理后加工而成，没有改变羊肠的特性，含有大量杂质，存在遗传毒素和致敏因子；胶原蛋白线是将胶原蛋白提取再合成，加工过程中改变了原始肠衣的结构，与羊肠线有本质区别。

2）特性不同：羊肠线的性质是由羊肠决定的，其吸收时间、张力强度、人体组织反应等指标和因素都难以控制，正是因为这些缺陷的存在，羊肠线才被其他新型线取代，胶原蛋白线是以胶原蛋白合成，在吸收时间上可以很好地控制，而且在加工过程中增加了聚合物，张力强度上也大大超过羊肠线，由于线体是提取再合成，可以去除和处理遗传毒素和致敏因子，使用中不会有过敏现象。

（2）与化学合成线的比较　胶原蛋白线作为一种新型的可吸收线，在使用中也有一个价值比，当一个新生事物诞生时往往会有一个接受过程，这个过程也就是在不断的比较中被认可，现有的可吸收线有一个共性——可吸收性，除这一共性外，胶原蛋白线和高分子化学合成线是有本质区别的。

1）材质不同：胶原蛋白线是纯胶原蛋白提炼而成，化学合成线是由不同的化学分子合成。

2）吸收时间不同：蛋白线可根据不同埋线要求来选择吸收时间不同的线，化学合成线有效支撑时间长于伤口愈合时间5~7天。

3）吸收机制不同：胶原蛋白线是酶分解吸收，能根据人体酶的分泌不同来控制支撑时间和吸收期，化学合成线是水解吸收，在空气中或人体内遇水分子分解。

4）保存不同：蛋白线遇酶分解，只要不植入人体可长期保存，不会被分解，化学合成线遇水分子分解，在真空中保存。

注线用的胶原蛋白线应剪成0.5cm、1cm、1.5cm、2cm、3cm、5cm不等，可以存放于五香排毒液中备用。

（三）生物蛋白线

近年来发展起来的医用高分子生物降解材料是一类能够在体内分解的材料，分解产物可以被吸收、代谢，最终排出体外（图7-6）。在应用中，医用高分子生物降解材料的降解速度和可吸收性能够根据不同需要，通过对材料进行化学修饰、使用复合材料和选择降解速度合适的材料，来调节材料的降解速度及其与机体相互作用的方式。目前，生物可降解材料在外科医学方面的应用已经相当成熟，因此选择各种新型材料进行改进，作为微创穴位埋植治疗的材料，可减少患者针刺治疗的痛苦和就诊次数，达到方便、微创、有效和可控的要求，必然带来埋线治疗器具的一次重大革新。

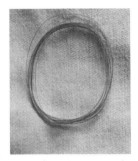

图7-6　生物蛋白线

第六节　操作方法

一、切埋法

先在选定的穴位处用甲紫记号笔做出标记，局部皮肤碘酊消毒，酒精脱碘，局部铺无菌洞巾，用1%利多卡因进行浸润麻醉。用手术尖刀切开穴位处皮肤全层，切口0.5cm，用血管钳分离皮下组织，并继续深探穴位深处并按摩使之产生酸、麻、胀感，然后顺着经络埋入1~2cm长2~4号羊肠线，根据性别、年龄、病情，可埋入2~3根羊肠线于深部肌层内。切口一般不用缝合，创可贴固定，外盖敷料包扎，4天可交换敷料一次，7天愈合。

二、注线法

用一次性无菌注线针,从前端放入一根相适宜的羊肠线(其长短大小应根据患者性别、年龄、病情、穴位、是否透穴等情况选用)。一般不用麻醉,医者左手拇指、示指绷紧局部皮肤,右手持针快速穿过皮肤,缓慢进针,进针时注意避开血管、神经、内部脏器,其进针角度和深度应根据患者胖瘦及埋线部位确定,灵活采用直刺、斜刺或平刺,根据穴位要求适当掌握深度,出现针感后,边推针芯边退针管,将羊肠线顺势埋入穴位深层,注意退针不宜过快,防止将羊肠线带出,羊肠线不能滞留在皮下,防止长时间不吸收。针孔加酒精棉片,创可贴包扎固定。

三、穿线法

穴位处做标记,在穴位两侧3cm处用1%利多卡因做局麻皮丘,用大号三角缝合针从一侧麻醉皮丘处进针,深至穴位深部肌层,从对侧皮丘穿出,注意用血管钳夹住羊肠线,以免出针时带出。然后紧贴皮肤剪断两端线头,以拇指按压穴位处,使两端线头完全埋入皮下组织内,敷盖纱布3~5天。

四、植线法

取一根2~4cm的羊肠线,置于植线针的缺口内,两端用血管钳夹住,医者右手持针,左手持钳,针头缺口向下,以30°角刺入皮肤至皮下后松开血管钳,垂直再继续进针至穴位所需要深度,稍退针并旋转针体,使羊肠线脱离缺口,随后把针退出,用酒精棉球按压针孔片刻,再敷以酒精棉片,创可贴固定。

五、穴位结扎法

1.**选取穴位或治疗点** 一般是麻痹肌群或神经运动点,并在治疗点皮肤上用甲紫记号笔做标记,长度为4~5cm。

2.**消毒** 按手术操作严格消毒所标记部位的皮肤(范围稍广)铺洞巾。

3.**局麻** 用1%利多卡因在切口至出针处做带状皮下麻醉。

4.**切口** 在标记的一侧，用手术刀尖刺破皮肤全层，切口长3~5mm。

5.**按摩刺激** 以血管钳尖端由切口斜插到肌层，在不同方向寻找"敏感点"，而后适当加压按摩，刺激1~2分钟。刺激强度应根据每个患者的反应而定，以患者能耐受为度。

6.**穿线** 用持针器夹住带羊肠线的大号缝皮三角针，由切口穿入，经深部肌层穿过至对侧，针不拔出皮肤，经浅层筋膜层退回原切口进针处退出皮肤，穿线之宽度一般4~5cm较为适宜。

7.**结扎** 用羊肠线两端打外科结，剪去线头，将线结埋入切口深处，切口不需缝合，局部按压不出血后消毒包扎。结扎之松紧可根据部位、患者体质灵活掌握。

具体操作如下（图7-7）。

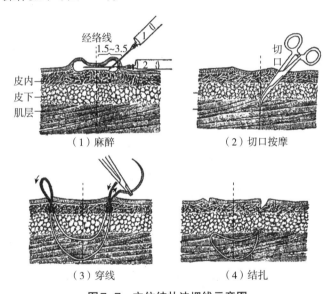

图7-7 穴位结扎法埋线示意图

六、透穴埋线法

穴位埋线常用透穴，有一针透双穴，合用双穴之力同时发挥作用，也有一针透双经者，经气交贯，使阴阳相得，其效必达。如治疗胃病常选用的胃俞透脾俞，中脘透上脘；治疗心脏病的心俞透厥阴俞；治疗慢性支气管炎的肺俞透风门；治疗关节炎的阳陵泉透阴陵泉等。

透穴操作时从穴位的下方或一侧的外方0.5cm处45°斜刺进针，根据患者体质、胖瘦，进针深度灵活掌握，然后平刺透向另一个穴位，若在胸腹透穴，进针后将埋线针翻转，将针的斜面调整到下方，然后再平刺，以防埋线针继续深入伤及内脏器官。

七、八字埋线法

八字埋线法是在治疗消化性溃疡时胃俞透脾俞常用的埋线法，是经典埋线法（图7-8）。是在20世纪60年代时有人发现采用此法疗效格外灵验，以后每次埋线均按此法，形成了经典验方。

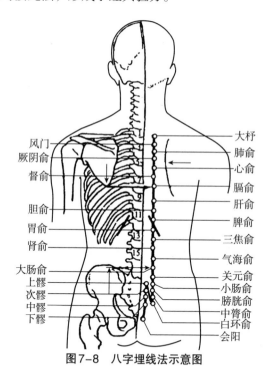

图7-8　八字埋线法示意图

操作方法：从胃俞的外下方0.5cm处进针向头侧透向脾俞，使之形成正"八"字。

八、十字埋线法

十字埋线法用于病变局部，例如皮炎、湿疹、白癜风、局限性硬皮病等。埋线时选两个点，从上到下，从左到右，从病变皮损旁0.5cm处进针，透向对侧，两针埋线后形成"十"字（图7-9）。

九、井字埋线法

井字埋线法用于病变局部，病变范围较大时采用。常用于皮肤病的皮损处，如顽固性湿疹、局限性神经性皮炎、白癜风、局限性硬皮症，也用于面部美容除皱、消除妊娠纹等。

操作方法：上下两针，横着两针，形成"井"字（图7-10）。

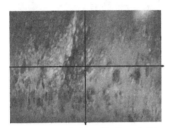 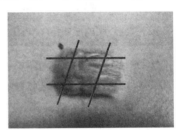

图7-9　十字埋线法示意图　　　　图7-10　井字埋线法示意图

十、双井字埋线法

用于局限性硬皮病病变局部、大面积的瘢痕。在深浅两层埋线，形成叠加的井字，深层用羊肠线，浅层用生物蛋白线，深层埋入肌层，浅层埋在病损层。

十一、网状埋线法

网状埋线法适用于较大面积的皮肤损伤，如面部皱纹、妊娠纹、皮炎、湿疹等。

操作方法：选择皮损处，在皮损周边外侧0.5cm处选择进针点，横、竖各若干针，使其形成网状（图7-11）。

十二、扇形埋线法

扇形埋线法主要用于皮神经卡压综合征，如冈上肌腱炎、臀上皮神经卡压综合征、梨状肌综合征、肩胛肋骨综合征等。

操作方法：进针点选在压痛点的下方0.5cm，从进针点向上方埋一针，向左右上方再各埋一针，使之形成扇形（图7-12）。有些组织部位较深的如臀上皮神经卡压点，还要向下直埋一针，以解决主要痛点，向上扇形进针三处解神经皮支分布区的疼痛。

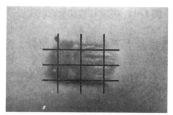

图7-11　网状埋线法示意图

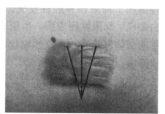

图7-12　扇形埋线法示意图

十三、围刺埋线法

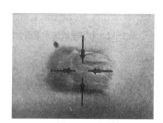

图7-13　围刺埋线法示意图

针灸有个围刺法，在病变范围较大时，从四周向病变中心围刺，此法亦适用于埋线。如局限性的白癜风，大面积的神经性皮炎、顽固性湿疹等。

操作方法：从四周病损外侧0.5cm处各选一个进针点，向病变中央进针埋线（图7-13）。

十四、督脉通贯埋线法

督脉通贯埋线法是由单教授发表于2007年10月的重庆埋线经验交流会，主要用于治疗脑病，如癫痫、帕金森病、小儿脑瘫、脑卒中、阿尔茨海默病、精神分裂症、抑郁症等。

操作方法：在从颈部至骶尾的督脉线上选7个进针点，颈6点透风府、身柱透大椎，至阳透神道，脊中透筋缩、命门透悬枢、腰阳关透命门、骶3透骶1，必要时加腰奇、长强，选用12号7cm长一次性使用埋线针，从前端放入4~5cm长度的2号羊肠线，45度斜刺进针至棘突上方从深层肌间平刺透穴（图7-14）。

十五、任脉通贯埋线法

1.穴位组合 玉堂透华盖、中庭透膻中、上脘透鸠尾、下脘透中脘、关元透气海、关元透中极。

2.操作方法 选用7cm长12号一次性使用埋线针，从前端放入4cm长度的2号羊肠线，45度斜刺进针，进针至合适深度后翻转埋线针，将针的斜面调整到下方，平刺透穴（图7-15）。

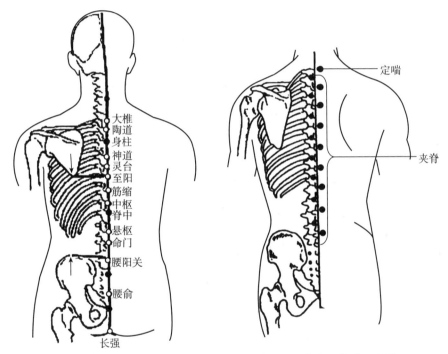

图7-14 督脉通贯进针点   图7-15 盘龙埋线法示意图

任脉通贯在临床根据不同疾病，也可以分段使用，肺科疾病、心脏病用胸段，胃肠病用上腹段，泌尿系统疾病、妇科疾病用下腹段。

十六、盘龙埋线法

1.适应证 强直性脊柱炎、退变性脊柱炎、脊神经后支痛、颈肩痛、腰背痛。

2.操作方法 患者取俯卧位，胸、腹垫枕，充分暴露腰背部皮肤，在病变部位夹脊穴采用自上而下，左右交替，用甲紫记号笔做出标记，根据患者性别、年龄、病种及耐受程度选用一次性9~12号埋线针，用0号、1号或2号羊肠线，每段2cm，碘酊、酒精消毒，在标记处垂直进针深度为3.5~4cm，可直达骨质（上、下关节突），推动针芯，将羊肠线埋入穴位内，酒精棉片压迫片刻，以防出血，创可贴固定3~4天。

十七、迷走神经刺激埋线法

1.适应证 难治性癫痫。

2.操作方法 ①患者采取仰卧位，头转向健侧；②乳突前缘和外耳道下方为穿刺点，用12号一次性埋线针，3号2cm的线段，与皮肤垂直刺入，进针约1.5cm，可触及乳突；③稍退针，针斜面转向乳突，沿乳突后缘继续进针约3cm，使针尖达颈静脉孔下方，将羊肠线埋入；④酒精棉片按压片刻，无出血，创可贴固定3天。

迷走神经埋线刺激术治疗难治性癫痫，是一种不开刀的刺激疗法，对药物不能控制的难治性癫痫起到了积极的治疗作用。

通过埋线刺激迷走神经，可使癫痫发作次数减少，对部分患者甚至可以完全控制，这为部分难治性癫痫开辟了新的治疗途径。

近些年统计，经埋线迷走神经刺激术治疗的19例病例，其中完全终止发作的10例，占52.6%，发作减少50%以上6例，占31.5%，无效3例，占16%，以15岁以下患者效果更好。

3.禁忌证 ①进行性神经系统疾病；②精神疾病；③心律不齐者；④消化性溃疡或全身症状不佳者。

4.并发症 可能发生的并发症有：声音嘶哑、咳嗽、咽部疼痛、呼吸困难、感觉异常等。

5.注意事项 严格无菌操作防止感染，进针要慢，防止血管、神经损伤。

十八、星状神经节埋线法

1883年，Liverpool和Alexander在结扎椎动脉治疗癌症时，误伤了交感神经，却得到了明显的治疗效果。此后许多年中一直采用外科手术切断颈部交感神经。1920年开始推广非手术经皮的星状神经节阻滞疗法。以后的几十年中对星状神经的研究不断深入，星状神经节阻滞已成为一种治疗疾病适应证广泛、治疗效果确切的治疗方法。目前星状神经节阻滞已成为治疗疼痛应用最多的一种治疗方法。单教授从20世纪80年代开始开展星状神经节阻滞术治疗各系统疾病，90年代初期开展星状神经节埋线，取得疗效后于2000年开始广泛在全国埋线界推广。

星状神经节是一种能够自动调节人体器官功能的神经。机体的呼吸、脉搏、血压、体温、出汗、排尿、排便等，都由自主神经控制。人在睡眠时呼吸不会停止，心脏也照样跳动，维持生命的活动，这一切都归功于自主神经的作用。假如，这个自主神经系统功能失调，将会发生各种疾病。单教授从医60年，在临床遇到过很多难治的疾病，自从掌握了星状神经节阻滞技术后，针对这些疾病的治疗就变得容易得多了。有时候还会出现不可思议的效果，而且没有副作用。有研究发现采用星状神经节阻滞治疗达60次、80次，甚至100多次，都不会对人体产生任何不利影响，即使对有些疾病没有治疗作用，但也不会使病情恶化或产生其他不利影响。

星状神经节埋线是一种遵循人体的自然疗法，它从治疗施术后在2个月的时间内对人体的中枢神经系统、自主神经系统、内分泌系统、免疫系统、循环系统进行双向性、自控性、整合性的调节，使人体达到生理自然的健康状态，星状神经节施术后，最先出现的是血液循环的改善，在其支配区域（头、颈、胸、背、上肢）可使血行通畅，改善缺氧，进而缓解肌肉痉挛，阻断疼痛。意义更大的是，通过下丘脑机制对机体的自主神经系统、内分泌系统和免疫系统功能的调节作用，有助于维持机体内外环境的稳定。"星状神经节施术治疗是百病克星"其实这话一点都不为过，单教授在临床对数万例患者的治疗中验证了这句话。

应用解剖：星状神经节也称颈胸神经节，由颈下神经节与T$_1$（部分为T$_1$、T$_2$等）神经节合并而成，呈梭形或星状（图7-16）。一般认为星状神经节位于第7颈椎横突的基部，它的前外侧为胸锁乳突肌，内侧为环状软骨、气管和食管，顶部为颈总动脉，深部的内侧为喉返神经，内上方为膈神经，外侧为臂丛神经，深部有颈内动脉和颈内静脉，底部为第7颈椎横突的基部，下方为胸膜腔，左侧为1cm，右侧为零距离。星状神经节支配的组织器官包括脑膜、眼、耳、咽喉、舌、泪腺、腮腺、舌下腺、肩、上肢、心脏、大血管、气管、支气管、肺、胸壁，以及头颈部皮肤等。心脏的交感神经支配为双侧，主要受颈中神经节支配，星状神经节的传出纤维主要止于窦房结及心房。

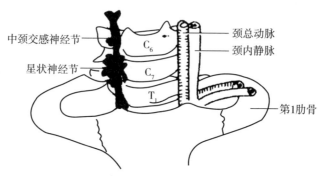

中颈交感神经节
星状神经节
C₆
C₇
T₁
颈总动脉
颈内静脉
第1肋骨

图7-16 星状神经节解剖

1.操作方法

（1）星状神经节前入路阻滞法　①体位：常取仰卧位，使枕部与背部处于同一高度或将一薄枕置于双肩下，使头尽量后仰，以充分暴露颈部。面向上方，颏部抬向前。口微张开以减小颈前肌张力且易触及第6颈椎横突。②定位及穿刺方法（图7-17）：操作者应位于患者的阻滞侧，右手持穿刺针，进针点为环状软骨水平，中线旁开约1.5cm，胸锁关节上约2.5cm处，左手示指同手术部位同时碘酊酒精消毒，将胸锁乳突肌、颈总动脉、颈内静脉推向外侧，使之与气管、食管分开，然后于针斜面对示指外侧，垂直进针，一般刺入深度为2.5~3cm可触及横突，此为穿刺成功的关键，即时退针少许（约0.2cm），回抽无血，将6~10ml药液注入。当进针3cm，仍未触及横突，此时不宜再继续进针，可退出少许，药液浸润在局部即可，更不能反复进针寻找横突以免损伤血管。交感神经为自主神经，没有疼痛及异感，进针过程中，不要问患者有没有什么感觉，患者说话会造成环状软骨运动，影响操作，回抽无血及脑脊液后给药（1%利多卡因6~10ml）。若穿刺偏内侧（靠近椎体）时，易阻滞喉返神经；偏外侧时，远离横突基底部，易刺伤血管或致臂丛神经阻滞。一般隔日一次，两侧交替。本法的优点是穿刺部位标志清楚，操作容易，患者痛苦少，刺伤椎动脉、损伤胸膜，以及发生臂丛神经阻滞并发症的概率较低，对头面部发挥作用快。注入的药物浓度和剂量应视治疗需要而定。一般可注入0.5%~1%利多卡因或0.25%~0.375%布比卡因7~10ml。如欲同时阻滞颈上、中部交感神经和第1~4胸椎旁交感神经，可注入1%利多卡因20ml或0.5%利多卡因30ml，药液沿筋膜间隙扩散，阻滞整个颈部和上胸部交感神经。阻滞成功的标志为注药侧出现霍纳综合征，表现为瞳孔缩小，眼睑下垂，眼球内陷，结膜充血，局部温暖感。

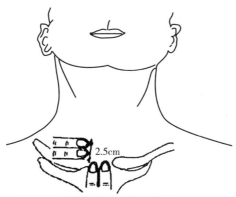

图7-17　星状神经节阻滞操作：穿刺点设定

（2）星状神经节埋线　同星状神经节阻滞，选择用12号一次性埋线针穿入2号羊肠线1cm，进针至第6颈椎横突后，观察穿刺针无血液从尾部溢出，一边推动针芯，同时将针退出。用酒精棉片紧压针孔10分钟，创可贴固定，同时按以上操作进行另一侧埋线。

完成埋线操作后，嘱患者留观30分钟。若无不适可让患者离开，若须要继续治疗，2个月后再进行下一次埋线治疗。埋线不出现霍纳综合征，在以后的2个月内它将缓慢调节，效果达到最好程度。埋线治疗主要用于某些慢性病、亚健康人群及美容治疗，治疗急性病最好用星状神经节阻滞。

星状神经节埋线的注意事项及禁忌证也同星状神经节阻滞。

2.适应证　目前认为星状神经节阻滞有周围作用和中枢作用。其周围作用为阻滞其局部的自主神经节前或节后纤维，使其所支配组织血流量显著增加。其中枢作用为通过改善下丘脑的血液循环，调理下丘脑的功能，维护内环境稳定，而使机体的自主神经功能、内分泌功能和免疫功能保持正常。

（1）头部疾病　包括偏头痛、丛集性头痛、紧张性头痛、颞动脉炎性头痛、脑血管痉挛、脑血栓及脑梗死、脱毛症等。对血管性头痛的治疗，主要是改善血管痉挛或扩张引起的血管异常活动。

（2）面部疾病　周围性面瘫、非典型面部疼痛、咀嚼肌综合征、颞颌关节紊乱、末梢性面神经麻痹、三叉神经痛。

（3）眼部疾病　包括视网膜血管阻塞、视网膜色素变性、视神经炎及角膜溃疡、葡萄膜炎、白内障、飞蚊症、视觉疲劳、屈光异常等。

（4）耳鼻喉科疾病　包括突发性耳聋、突发性耳鸣、梅尼埃病、良性发作性眩晕、分泌性中耳炎、过敏性鼻炎、慢性副鼻窦炎、急性副鼻窦炎、嗅觉障碍、扁桃体炎、咽喉部感觉异常等。

（5）口腔疾病　拔牙后疼痛、舌痛、口内炎、舌炎、口唇炎、口内黏膜干燥等。

（6）上肢微循环障碍疾病　如雷诺现象、急性动脉闭塞症、颈肩臂综合征、外伤性颈部综合征、胸廓出口综合征、肩周炎、术后浮肿、网球肘、腱鞘炎、颈椎病、关节炎、手掌多汗症、冻伤、冻疮、甲周炎、甲纵裂、体气等。

（7）心脏疾病　常用于心绞痛、心肌梗死，扩张型心肌病以及窦性心动过速，心脏神经官能症的治疗。

（8）呼吸系统疾病　常用于支气管哮喘、慢性支气管炎、肺栓塞以及肺水肿的治疗。

（9）消化系统疾病　过敏性结肠炎、溃疡性结肠炎、胃炎、胃溃疡、克罗恩病、消化性溃疡、便秘、腹泻、痔疮。

（10）妇产科疾病　月经病、经前期综合征、更年期综合征、子宫切除后自主神经功能紊乱、不孕等。

（11）泌尿生殖系统疾病　神经性尿频、夜尿多、尿失禁、肾盂肾炎、IgA肾病、游走肾、前列腺炎、不育。

（12）腰及下肢疾病　腰痛、膝关节痛、足癣、肢端红痛、肢端青紫、鸡眼、冻伤及冻疮。

（13）全身性疾病　自主神经功能紊乱、原发性高血压、原发性低血压、甲状腺功能亢进、甲状腺功能低下、厌食、过食，体位性血压异常、失眠、全身多汗、眩晕、全身性白癜、皮肤瘙痒、脂溢性皮炎、脑卒中后疼痛、多发性硬化、重症肌无力、带状疱疹、单纯疱疹、传染性单核细胞增多症、慢性疲劳综合征、反射性交感神经萎缩症、幻肢痛、糖尿病。

3.禁忌证 凝血时间延长、有出血倾向或正在施行抗凝治疗者，高度恐惧、小儿及精神异常不能合作者，局部炎症、肿瘤、气管造口者，强力咳嗽者。

4.并发症 喉返神经阻滞发生率较高，约占星状神经节阻滞的20%，应向患者交代清楚，一旦发生，不宜进食进水。臂丛神经阻滞，针尖偏向外侧或过深刺入椎间隙，可能出现上肢运动麻痹，其发生率约占4%。膈神经阻滞应避免同时行双侧星状神经节阻滞，以防双侧膈神经同时阻滞，造成呼吸功能障碍。气胸于C_7水平阻滞，针尖偏向尾侧时可能刺破胸膜顶而产生气胸。硬膜外阻滞穿刺针误入颈部脊神经在硬膜套袖内时可发生。蛛网膜下隙阻滞，后入路、外前入路穿刺时容易发生，而前入路不易发生。感染发生率极低。局部硬结因多次治疗，局部出血或损伤所致，故以预防为主。

【星状神经节阻滞或埋线治疗具有特效的病例】

1.梅尼埃病 2000年，一位38岁的女性梅尼埃病患者，经3年治疗无效，因病无法上班，其主要症状为每天早上可以进早餐，上午10点后开始头晕，站立不稳（曾在一次打开水时晕倒，被烫伤），频繁呕吐，中午、晚上都不能进食，夜里躺下，好像大地、房子都在晃动，直到后半夜稍有改善。发病以来听力也下降了。接诊该患者后，给予星状神经节阻滞一次，患者所有的症状明显好转，之后连续星状神经节阻滞4次。至今已20多年，该患者未再发病。

梅尼埃病系确切病因不明。星状神经节阻滞后，可使局部血管扩张，可极大程度地改善代谢，可消除相关症状，一般需治疗4~8次。在后来的20年内治疗的320例病例都治疗痊愈，未见复发。

2.习惯性感冒 有些患者，一年当中有7~10次感冒，甚至更严重，这些患者很少到医院就诊，自去药店购药。轻度感冒3~5日就可痊愈。但严重的感冒如治疗不当，会引起如支气管炎、肺炎、中耳炎等并发症，甚至还会引起严重的脑炎。经常感冒的人说明机体的免疫功能低下，经常服药又会伤害五脏六腑。现在全世界都在研究感冒的预防问题，有些流感病毒已经研制出了疫苗，但病毒种类很多，某一种疫苗对其他的感冒可能完全无效，目前这种疫苗还不能说是很完美的预防方法。这类人群在施行10次以上的星状神经节阻滞或埋线一次，就可增加他们自身的免疫功能，使其不易患感冒或感冒后的后遗症较轻。这是由于反复星状神经节阻滞或星状神经节埋线后免疫系统得到了强化。

3.**慢性咽炎**　慢性咽炎的患者，咽腔充血，淋巴滤泡增生，产生咽部异物感，总感咽部有东西，好像贴个树叶一样，常给患者带来不适。严重时医生很可能会给你使用抗生素，长期反复服用抗生素，会影响人体免疫力，产生耐药性。慢性咽炎的患者，施行星状神经节阻滞或埋线后会有立竿见影的效果。因为星状神经节施术后，局部血管扩张，血液循环改善，可以消除局部的炎性物质，使疾病很快康复。

4.**晕车、晕船**　2004年4月，埋线学习班上有一位女士，想体验一下星状神经节阻滞的作用，当日单教授就给她左侧星状神经节埋线，隔日又给她埋线于右侧。十多天后来电话，她说自己患有严重的晕动病多年，但经星状神经节埋线治疗后，严重的晕动病痊愈了。晕动病的发病机制尚未完全明了，主要与前庭功能有关。前庭器的内耳膜迷路的椭圆囊和球囊的囊斑感受上下左右的直线运动，三个半规管内毛细胞感受旋转运动。当囊斑或毛细胞受到一定的不正常运动刺激所引起的神经冲动时，依次由前庭神经传至前庭神经核，再传至小脑和下丘脑，因而引起一系列以眩晕为主要症状的临床表现。后经这位女士介绍又来了几位严重的晕动病患者，经星状神经节埋线治疗后均已痊愈。

5.**紧张性头痛**　当今社会节奏快、压力大，很容易发生紧张性头痛。此类头痛发作时肌肉处于痉挛状态，有一种紧束感，少则数日，长则连续数月之久，多与过分疲劳或与工作、精神压力大有关。

曾有位紧张性头痛患者，两次星状神经节阻滞，一次星状神经节埋线治疗后，病情得到彻底缓解。

6.**甲状腺功能亢进**　患者，26岁，自由职业者。近半年来，吃得多、消瘦，体重减了近20斤，特别爱出汗，眼睛也胀，当地几家医院都诊断为甲状腺功能亢进，但治疗效果不佳。2004年6月来诊时，见患者眼突，甲状腺显性肿大，甲状腺激素检查T_4增高。采取星状神经节埋线治疗，1个月复诊时，临床症状消失，血清甲状腺激素T_3、T_4下降。继续星状神经节埋线做巩固治疗，观察近10年，病情无复发。

采取星状神经节埋线治疗甲状腺功能亢进76例，治愈75例，1例因甲状腺纤维化治疗无效。

甲状腺功能亢进简称"甲亢"，是由于甲状腺合成释放过多的甲状腺激素，造成机体代谢亢进和交感神经兴奋，引起心悸、出汗、进食和便次增多以及体重减少的病证。多数患者还常常伴有突眼、眼睑水肿、视力减退等症状。目前甲亢治疗有三种方法，抗甲状腺药物治疗、放射碘治疗和手术治疗。

抗甲状腺药物治疗适应范围广，无论是大人还是小孩，男性还是女性，轻症或者重症，首次发病还是甲亢复发，孕妇或哺乳女性都可以用药物治疗。抗甲状腺药物有两种——咪唑类和硫氧嘧啶类，代表药物为甲巯咪唑。这些治疗都以甲状腺为治疗对象，过度治疗之后，其结果又往往引起甲状腺激素分泌不足，形成甲状腺功能减退。星状神经节阻滞或埋线治疗后，可直接对下丘脑发挥作用，故可对本病从根本上加以治疗，这种治疗是平衡调节，不会带来任何副作用，在治疗过程中首先是易出汗可立即消失，甲状腺肿大、身体消瘦一般在1个月内改善，突眼最难办，一般也会在2个月左右不知不觉中恢复正常。

7.甲状腺功能减退　患者，女，38岁，某医院医师。在2003年10月患甲亢接受了甲状腺部分切除术。术后身体逐渐的胖起来了，还特别怕冷，去医院检查又患甲状腺功能减退，现在服甲状腺激素优甲乐治疗。单教授给她做了3~4次星状神经节阻滞，2天后又做了双侧星状神经节埋线，之后慢慢地停服一切药物，现已有10年多了，身体健康。

8.脑血栓形成　患者，男，67岁。早上起床时突感肢体"不听使唤"，救护车送至医院时病情突然加重，失语，右侧肢体完全瘫痪，继而进入昏迷状态，大小便失禁，CT检查诊断为脑梗死。接诊患者后给予两侧星状神经节阻滞，经治疗，患者夜里清醒，大小便可以自控，第二天上午和下午各做一次星状神经节阻滞，第三天进行双侧星状神经节埋线，配穴选用哑门透风府、大椎、患侧腰段夹脊穴通贯、条口透承山、健侧合谷、双侧血压点、曲池、足三里埋线。于当日下午3点，患者就可自行站立，次日开始行走，5天以后症状基本消失。

星状神经节阻滞后，所支配神经区域的血管痉挛解除，大量毛细血管舒张改善了微循环，据报道，星状神经节施行阻滞后，颈总动脉的血流量会增加1.8倍。同时病变部位的脑组织因栓塞阻塞引起痉挛的血管舒张，血供改善，所以脑梗死以及瘫痪肢体的症状便会很快消失，无后遗症，如果能在脑缺血阶段施行星状神经节的治疗术，完全有可能预防脑梗的发生。对于脑梗患者最好在24小时内施治，48小时也应为有效治疗时机，超过72小时，就只有按中风后遗症来治了，因为栓塞时间长了栓塞部位的脑细胞会坏死液化，发生不可逆的改变。

9.阿尔茨海默病 患者，女，56岁。患阿尔茨海默病，曾经走失过两次。接诊时，患者认知能力明显下降，不认识人民币，不认识自己的儿女。CT检查报告：脑萎缩、腔隙性脑梗死。

治疗：①星状神经节埋线；②头部督脉、膀胱经三线通贯埋线。15天后复诊时，以上症状有很大程度的改善，又进行胸腰段督脉通贯，足三里、脑清穴埋线，治疗后病情稳定。

人的大脑以重量而言，只占人体的2%，但它消耗的能量却占全身消耗能量的18%，这些能量由血液运送，所以脑部血液循环不良时，能量供应会受到影响，脑的功能就降低。影响脑部血液循环的因素很多，但非常重要的部位就是脑部的微循环，当这个结构发生异常时，脑的循环血量就会受到影响，而脑部血管硬化，梗死是最严重的问题。星状神经节疗法，对改善脑部的微循环肯定能够提供很多帮助。医者都知道，人脑有血脑屏障，好像是闸门，很多药物入脑是很困难的，但星状神经节施术治疗后，脑的血液供应提高很多倍，血供改善了，能量的供应就充足了，可以有效地减缓脑的功能退变。

10.脱毛症

病例1：患者，男，17岁。一天早上起床，发现枕头上有很多头发，照镜子发现头发、眉毛全脱落了，接着又发现腋毛、阴毛也脱光了。在以后的4个多月内多处就医，口服与外用多种药物均无明显疗效。后有人推荐到单教授门诊治疗，行星状神经节阻滞穴位埋线治疗，当进行了八次星状神经节阻滞治疗后，患者家属发现患者满头都长出了新发，完成十次星状神经节阻滞及埋了两次线之后全身毛发都长出来了。

病例2：患者，男，56岁，脱发已有5年之久，当时单教授在北京一家医院应诊，检查时发现患者头部有5~6处，2~4cm大小的脱发区域、脱发部位皮肤光亮，脱发后精神压力很大，经常失眠。采用星状神经节阻滞穴位注射及埋线，20天后治愈。

对于脱毛症的患者，有人认为与精神紧张有关，也有人认为是神经紊乱引起，还有人认为与末稍循环不良有关。

星状神经节阻滞疗法可以对自主神经系统、血液循环以及内分泌、免疫系统发生作用，使其功能改善，所以星状神经节阻滞对脱毛症非常有效。

11.面神经麻痹 患者，女，18岁。1999年夏天，午睡后，起床洗脸时发现口歪眼斜，随后去医院诊治，治了2~3年不见好转。2002年单教授在北京接诊该患者时其右眼仍不能闭合，额纹消失，患侧口角下垂。治疗：星状神经节阻滞4次，症状改善，穴位埋线后让其观察半个月，复诊时没有任何不适。

此病多与茎乳孔内面神经受到不良刺激引起血管痉挛而造成面神经供血障碍有关，也有认为与精神因素或交感神经受到刺激有关。星状神经节阻滞后，可使局部血管扩张，降低神经兴奋性，消除不良刺激，可使病情很快好转，有些中枢性面瘫的，只要治疗及时，一针即可康复。

12.心脏神经官能症 患者，女，40岁。自述：自幼体弱多病，曾被家人扔掉几次。20岁时甚至被判定，还有3年的寿命。后靠自己的坚强毅力念完了大学，但仍常年发病，因大夫说自己没有几年的活命，一气之下把所有的病例及检查都全部烧掉，再也不想看病了。但疾病又常常困扰着她，疾病一旦发作极度乏力，全身瘫软不能动弹，说话的力气也没有，脉搏44~55次/分，有时很害怕，有濒临死亡的感觉，经医师诊断心脏功能低下，全靠服地高辛来维持生命。2008年11月单教授接诊时已服地高辛5年，诊治过程中没有发现心脏功能衰竭的症状和体征，故诊断为心脏神经官能症，给予星状神经节阻滞治疗，同时在心俞、至阳、膻中、内关、足三里、三阴交做埋线治疗，并强调停服地高辛。第二次复诊时患者脉搏70次/分，非常高兴，自我感觉很好，对治疗很有信心。经10次星状神经节阻滞，2次埋线治疗后，患者脉搏72次/分，无其他不适症状。随访5年，该患者并未再次发病。

心脏神经官能症是神经官能症的一种特殊类型，主要由于中枢神经功能失调，进而影响自主神经功能，造成心血管功能异常，星状神经节阻滞既能调节自主神经功能，又能调节中枢神经系统功能，所以患者很快便康复。

13.扩张型心肌病　患者，男，50岁。2008年11月6日单教授接诊了这个患者，患者自带X光片示心影横径23cm，心电图高电压、ST段异常，右心房肥大，不能运动，不能上楼梯，步行也常气喘，听诊时心尖部全程收缩期杂音，曾发生三次心功能衰竭。接受星状神经节阻滞治疗，第二次复诊就感觉精神好多了，走路气喘减轻了，星状神经节阻滞治疗4次后也能上楼梯了，20次星状神经节阻滞治疗后复查X光，心脏缩小了10cm，临床症状基本好转，星状神经节、心俞、至阳、膻中、中脘透上脘、内关、三阴交穴埋线后出院，3个月回访，患者恢复正常。

扩张型心肌病，原因不明，心脏常增大，心脏扩张以双侧心室最明显。扩张较轻者，心室壁稍增厚，病变发展，扩张加重，心室壁相对变薄，心律失常。由于心肌纤维化，心肌收缩无力，射血分数下降，半月瓣口可能出现功能狭窄，左、右心室扩张，可致房室瓣口相对关闭不全，血流反复冲击致房室瓣膜轻度增厚，心肌病变可扩及心内膜，以及心内局部压力的升高、局部供血不足，可致心内膜斑状纤维性增厚，约60%的病例有附壁血栓形成。冠状动脉正常，或有与患者年龄相适应的动脉硬化性病变，光学显微镜下可见程度不等的心肌细胞肥大，排列不等，胞核增大，半数病例有灶性纤维化，电镜下可见肥大的心肌细胞核增大，线粒体数目增多，核糖蛋白、糖原颗粒和肌原纤维增多，提示心肌细胞合成代谢旺盛。扩张型心肌病心腔明显扩张，而心室壁增厚不明显，心室壁软弱，收缩无力，射血分数下降，搏出量减少，心腔内残余血量增多，心室舒张末期压力增高，肺血回流受阻，则肺瘀血，左心衰竭。本病约1/3的患者先有左心衰竭，有的起始即为全心衰竭。扩大的心腔中，有附壁血栓形成，因而动脉栓塞常见，由于心肌纤维化可累及起搏及传导系统，易引起心律失常，临床没有特效疗法。星状神经节阻滞配合诸穴埋线，能调整心脏的自主神经功能，改善心肌血供，使之恢复至健康水平。

14.冠心病 患者，女，43岁。2003年4月因一次劳累后出现胸闷、心前区疼痛，面色苍白，出冷汗。以后每次爬楼梯时出现心慌、胸闷症状，检查心电图呈心肌缺血性改变。

2003年6月8日，行星状神经节埋线配心俞透厥阴俞、至阳、内关、膻中、足三里穴位埋线。7天后症状逐渐消失，2个月后复查心电图恢复正常。

星状神经节及穴位埋线治疗能使血管扩张，改善心脏血液供应，缓解心脏缺血缺氧状态。

15.支气管哮喘 患者，男，56岁。患支气管哮喘8年，发病时先是鼻痒、流清涕、打喷嚏，继而出现哮鸣音，喘息明显，严重时端坐呼吸，不能平卧，在美国各种疗法不见好转，去台湾看名中医，尝试了中药效果不佳。2004年接诊该患者给予星状神经节阻滞，隔日一次，共做4次，症状完全消失，星状神经节、定喘、肺俞透风门、膻中、中府透云门、足三里、丰隆埋线治疗一次，在随后的3个月内均未发病。

支气管哮喘（bronchial asthma）是由多种细胞特别是肥大细胞、嗜酸性粒细胞和T淋巴细胞参与的慢性气道炎症，在易感者中此种炎症可引起反复发作的喘息，气促、胸闷和（或）咳嗽等症状，多在夜间和（或）凌晨发生，气道对多种刺激因子反应性增高。星状神经节阻滞后可改善支气管病变部位的血液循环，使支气管黏膜细胞的水肿、炎症消失，同时有可能使支气管黏膜细胞上的肥大细胞、嗜酸性粒细胞和T淋巴细胞膜的稳定性增强，使症状得到改善。

16.更年期综合征 无论男性女性到了50~60岁都会发生更年期综合征，不过男性要比女性晚几年，一般女性50岁左右发病，男性在55~60岁之间发病。

人的生长发育停止后，便开始了退变过程，激素分泌也会减少，男性和女性都是靠性激素来维持其特征，性激素水平下降自主神经功能紊乱，常见有失眠、心悸、多虑、情绪不稳定、潮热、易出汗、乏力、易激动等，男性可伴阳痿。

星状神经节埋线是治疗更年期综合征的最有效的治疗方法，交感神经受到抑制后消除紧张情绪，有助于失眠、心悸、易激动的改善，自汗会消失，末梢血液循环得到改善。

更年期综合征是个退变过程，会持续很长时间，所以应持续治疗一段时间，最好根据发生的症状，适当加些配穴埋线效果会更好。

17.失眠 患者，男，60岁。有一个朋友向他借钱，他很热情帮忙，找了好几个要好的朋友才凑了5万元给他，但这个人是个骗子，借钱后逃跑了，周围受害的人有30多个，许某承受不了这5万元的压力和精神的创伤，从此，昼夜不眠，服安眠药也未见好转。接诊患者后给予星状神经节阻滞治疗，症状明显好转。

失眠的原因很多，表现也各不相同，星状神经节阻滞治疗是非常有效的。很多失眠患者经过星状神经节阻滞治疗，睡眠明显好转并且停服了安眠药，有些失眠可能会很顽固，需要20次星状神经节阻滞治疗才能最终根除。

18.身体一侧出汗一侧不出汗 患者，女，43岁。4年来身体右侧经常自汗不止，而左侧从不出汗，无其他不适，口服药物（具体不详）治疗未见好转。2008年接诊该患者，经星状神经节阻滞治疗4次，症状全消。

此病例应该为严重的自主神经功能失调所致，按理这么严重的病例星状神经节阻滞少说也要20次才能够痊愈，4次症状就消除了，而且后期一直没有反复，是有点不可思议。

19.过敏性鼻炎 患者，男，21岁。鼻痒、打喷嚏、流清涕2年，遇到冷空气或感冒时更加严重，诊断为过敏性鼻炎。经星状神经节阻滞治疗，6次痊愈。

过敏性鼻炎多为花粉过敏，接触这种物质后，产生抗原抗体反应，使鼻黏膜水肿，引起各种症状，临床解决这个问题常服用抗组胺类药物，而星状神经节阻滞治疗后很快消除症状，而且会从根本上改善免疫，以后再接触这种过敏物质，就不会再发病了。

20.多汗 患者，男，34岁。近年来一年四季全身不断地出汗，甲状腺正常。2004年6月，星状神经节阻滞6次痊愈，观察2年无复发。

无原因的全身出汗，排除甲亢、更年期综合征，主要是由自主神经功能紊乱引起，而星状神经节阻滞是最好的疗法，直接对自主神经产生调节作用，疗效一般都很持久。

21.不孕症 不孕症是许多疾病所共有的一种症状，是严重影响男女双方身心健康的社会问题，其中男方因素占8%~22%，女性因素的占5%~37%，双方因素的占21%~38%。

女性不孕的主要原因有：①排卵障碍；②卵子与精子结合障碍；③受精卵种植障碍；④免疫因素导致的不孕。男性不育的主要原因有：①阳痿；②精液数量少；③精子活动率低下或畸形精子数增多。

星状神经节埋线可以调节自主神经系统，使男、女双方解除思想压力，改善免疫系统的功能，消除女性阴道内的抗精子抗体，调节生殖系统功能，消除生殖系统炎症等。

星状神经节阻滞或埋线近几年治疗不孕的病例有30多例，曾有一例44岁妇女治疗后怀孕并生产一女孩。

22.抑郁症　患者，男，19岁。头晕，注意力不集中，训练有气无力，消极悲观，有时甚至呈木僵状态。曾在郑州某驻军医院医治3个月效果不明显，出院在家休息，后经单教授的学生介绍，2次星状神经节埋线治疗痊愈。

23.皮肤瘙痒症　皮肤瘙痒症原因很多，如糖尿病、甲亢、更年期综合征等。其中最常见的为老年人，因为老年人皮肤出现退化，皮脂腺分泌功能减退，皮肤会过于干燥，特别冬季温度低时末梢供血障碍，更易发病。

这些原因引起的皮肤瘙痒，都可以用星状神经节埋线的方法解决，埋线后自主神经系统得到调节，末梢循环得到改善，皮肤修复好了，瘙痒自然而愈。

24.过敏性紫癜　患者，女，36岁。患过敏性紫癜，已住院2个多月，一个疗程治完后回到小区暂住。晚上出外散步见小区外边有一门诊，过来咨询。单教授告诉她可以试治一次，经同意就给施行了星状神经节阻滞治疗，一针下去第二天早上起床发现这一侧肢体的紫癜完全消失了，非常兴奋，马上预约了6次治疗，治完全身皮疹全消了，由于住院还要做下一个疗程的治疗，就又去医院了，医生查房时大吃一惊，治疗2个多月皮疹没有消，回去几天怎么会一下子消失了呢，患者告诉了实情，他的主治医师当天查完房，就到单教授这里请教治疗方法。在听单教授讲解后，他对埋线产生了浓厚兴趣，多次参加相关培训班。

过敏性紫癜是一种免疫性血管性疾病，由于免疫复合物沉积于毛细血管壁所致，星状神经节阻滞或埋线后，可使整体免疫改善，全身末梢循环血量增加，局部代谢改善，从而病因与现症都得到改善，是治本的良策。

25.黄褐斑 患者，女，41岁。2001年11月因患疲劳综合征，给予星状神经节阻滞治疗。前边治疗了两次，在做第三次治疗时，发现满脸的黄褐斑明显减退，这也是新发现，从那以后单教授就开始治疗黄褐斑，效果很明显。2004年单教授在北京应诊时，北京电影学院、八一电影制片厂的演员都去找单教授治疗。还有位护士小张，面部有黄褐斑，要求治疗，单教授当时做了一试验，只给她进行了一侧星状神经节阻滞，结果治疗侧面部黄褐斑一下子消了，没治疗的那侧面部的黄褐斑依旧，对比非常明显。

西医一般认为黄褐斑与内分泌有关，中医认为肾阴不足或肝气郁结也会引起黄褐斑。星状神经节埋线或再加肝俞、太阳、四白、三阴交、太冲、足三里穴位埋线，疗效不但快捷而且持久。

26.癫痫 患者，女，21岁。患癫痫16年，发作都在夜间，多次到大医院看过专家，服用抗癫痫药，但一直不能控制症状。于2011年在网上查到单教授的信息，接受埋线治疗。常规埋线治疗，半个月埋线1次，治疗3次，发作由原来的每月发作十数次，减少到3~4次，像她这样难治类型要增加一次督脉通贯埋线，结果发病每月减少到1~2次，患者治疗决心很大，坚决在这里埋线治疗。1年多的时间里16次埋线，但还不能终止发作。于2012年6月单教授又给做了迷走神经刺激埋线治疗，治疗后有一段时间没有发病，但患者出现了恐惧症状，后来又发病。于2012年10月做了星状神经节埋线治疗，1年多没有发病，恐惧症也消失了。

目前，治疗癫痫的新方法越来越多，如外科手术、X刀、γ刀、迷走神经刺激手术等，但很多专家认为：最令人伤脑筋的是"定位"的金标准，至今没有产生，没有任何一台仪器可担此"重任"，若不能准确找到"放电"的脑细胞，手术疗效必然大打折扣，而且手术治疗花费巨大。

用星状神经节阻滞及埋线治疗的病例还有：脑血管痉挛、白内障、飞蚊症、咽异物症、面部浮肿、多汗、冻疮、心肌缺血、心动过速、心动过缓、经前期综合征、神经性尿频、尿失禁、遗尿、肢端青紫、脂膜炎、自主神经紊乱、原发性低血压、体位性低血压、抑郁症、脂溢性皮炎、重症肌无力、慢性疲劳综合征、青年痤疮及痤疮后色素沉着、化妆品过敏、季节性过敏性皮炎、功能性高热、功能性低热、顽固性呃逆、舌咽神经痛、颈性眩晕、突发性耳聋、耳鸣等。

邓芳、张勇军、卫法泉在2010年《中国疼痛医学杂志》16卷5期的星状神经节阻滞作用的临床研究进展中称"以往认为星状神经节阻滞治疗其支配区域的疾病，但现在人们了解到星状神经节阻滞对神经痛的疗效显著，其治疗范围遍及全身"。星状神经节的解剖学研究发现，星状神经节投射的节前纤维为同侧，但节后纤维不仅投射到同侧，也向对侧组织投射。颈部交感神经节之间，有复杂的神经纤维联系，星状神经节也有感觉神经纤维投射进来。星状神经节阻滞可影响体内神经肽等神经传导物质的释放，不仅交感神经节及节前、节后纤维被阻滞，而且终止于星状神经节的感觉神经也可被阻滞。通过阻滞星状神经节，解除神经的过度紧张及功能亢进状态，使头、颈、上肢、心脏等血管扩张，明显改善心、脑血流量，增强机体的抗病及抗炎能力，调节内分泌系统，使全身自主神经系统功能稳定。

随着对星状神经节的深入研究，星状神经节的更多作用机制会被阐述，更多更新的临床效果有待验证，星状神经节阻滞及埋线将成为一种更有效、更重要的治疗方法。

附：五香排毒液的配制与应用

一、药理作用

（一）麝香

1.处方用名　麝香、寸香、元寸、当门子。

毛壳麝香（整香），呈囊状球形。直径3~7cm，厚2~4cm。手捏有弹性。毛壳麝香一般为30g左右，其麝香仁量为49%~65%，新鲜时呈褐色膏状，干后为棕色细粉末，其中呈酱色颗粒者俗称"当门子"。以身干、饱满、皮薄，有弹性感，气香浓烈者佳。

麝香仁（散香），野生麝香仁质柔而松，油润光亮，多呈酱褐色块状颗粒，微具弹性，断面棕黄色；粉末状者多呈棕黄色或紫褐色，并杂有少量银皮和细毛；气香烈。家麝香呈颗粒短条形或块状，紫黑色或深棕色，显油性，微有光泽，并杂有银皮及细毛，质硬脆，气香烈，味微辣，苦带咸。以当门子多，油润光亮，香气浓烈者佳。

2.化学成分　主含麝香酮，少量降麝香酮，又含11种雄甾烷衍生物，如5α-雄甾烷-3，17-二酮、5β-雄甾烷-3，17-二酮等，还含胆甾醇、麝吡啶、胆甾烷醇、蛋白质、脂肪、氨基酸、卵磷脂、尿素、无机盐（铵酸、钙酸）等。

3.药理研究

（1）对中枢神经系统的影响　麝香对中枢神经系统的作用为双向性，小剂量兴奋，大剂量抑制。

（2）强心作用　麝香能使动物心脏收缩振幅增加，心肌功能亢进，但对心率一般没有影响。

（3）抗炎作用　麝香及精提物对炎症各期均有作用，但以对初期、中期炎症最为明显。

（4）兴奋子宫作用　5%麝香乙醇浸出液对大鼠、豚鼠及兔已孕和未孕离体子宫及对兔在体子宫有明显的兴奋作用。

4.性味归经　辛、温，归心、脾经。

5.临床应用

（1）本品辛香走窜通经之性甚烈，具有较强的开窍通闭的作用，故为神昏痉厥、中风痰厥、惊痫闭证、醒神回苏的要药。

（2）本品能行血分之滞，有活血散结、消肿止痛、解毒之效。

（3）麝香能活血散结，开经络之壅滞以止痛。

（4）本品具有催下胎的作用。

现代研究报道，本品可用于血管性头痛、儿童智力不全、尿潴留、慢性前列腺炎、痛经、慢性肝炎及早期肝硬化、白癜风等。

6.使用注意事项　孕妇禁用。

（二）檀香

1.处方用名　檀香、白檀香、白檀木。

2.药材特征　木质致密而坚实，具异香，燃烧时更为浓烈，味微苦。黄檀香色深，味较浓；白檀香质坚，色稍淡。以色黄，质坚而致密，油性大，香味浓者为佳。

3.化学成分　含挥发油（白檀油）、檀香色素及去氧檀香色素。

4.性味归经　辛、温，归脾、胃、肺经。

5.功能主治　理气调中、散寒止痛。主治胸腹疼痛、心绞痛等。

6.临床研究

（1）用于寒凝而致胸腹疼痛。

（2）用于胸痹胸痛、气短等。

（三）木香

1.处方用名　木香、广木香、云木香、川木香等。

2.药材特征　质坚硬，黄棕色、暗棕色或白色，形成环层状，味苦，以色白、质坚实、香浓者为佳。

3.化学成分　含挥发油、木香内酯、木香酸和木香醇等。还有云木香碱。

4.药物研究

（1）对呼吸系统的作用　挥发油及总生物碱能对抗组织胺与乙酰胆碱对支气管的致痉作用，并且扩张支气管平滑肌的作用与罂粟碱相似。

（2）对肠道的作用　云木香成分对肠道运动的影响类似罂粟碱，有直接松弛的作用。

（3）对心血管的作用　云木香挥发油的各内酯部分能有不同程度的抑制心脏的作用，对心血管有明显的扩张作用。

（4）抗菌作用　挥发油1∶3000浓度有抑制链球菌、金黄色及白色葡萄球菌的生长，对大肠埃希菌与白喉杆菌的作用微弱。总生物碱无抗菌作用。

5.性味归经　辛、苦、温。归脾、肾、大肠、胆经。

6.功效主治　行气、调中、止痛。

7.临床应用

（1）用于脾胃气滞、脘腹胀痛、肠鸣泄泻等。

（2）用于肠胃气滞、腹痛下痢、里急后重等。

（3）用于湿热郁结肝胆，胁肋胀痛或绞痛、呕吐酸苦，或黄疸寒热。

（4）用于脾胃气虚、腹胀喜按，食少便溏或呕吐腹泻。

（四）沉香

1.处方用名　沉香、沉香屑、沉香片。

（1）进口沉香　表面褐色，常有黑色与黄色交叉的纹理，平滑光滑，质坚实、沉重，能沉于水，有特殊香气，味苦，燃烧时有油渗出，香气浓烈。

（2）国产沉香　又名：海南沉香。褐色，含有树脂部分和黄色木部相间，形成斑纹。质较轻，棕色，大多不能沉水。有特殊香气，味苦。燃烧时有油渗出，发浓烟，香气浓烈。

2.化学成分　沉香内含挥发油等。

3.药理研究

（1）解痉作用　对抗组胺、乙酰胆碱引起的痉挛性收缩有解痉作用，对痉挛的平滑肌有解痉作用。

（2）中枢抑制作用　对电休克引起的痉挛亦有抑制作用。

（3）其他　其发挥油尚有麻醉、止痛、肌松、镇静、止喘等作用。

4.性味归经　辛、苦、温。归脾、胃、肾经。

5.功能主治　行气止痛、降逆和中、温肾纳气等。

6.临床应用

（1）用于寒凝气滞、胸腹胀满、攻冲作痛等。

（2）用于胃寒气逆呕吐、呃逆经久不愈等。

（3）用于下元虚冷、肾不纳气之虚喘及痰饮咳喘。

7.现代研究报道　对胃病、痛证、老年肠梗阻、新生儿便秘、股骨头缺血坏死，临床有较好疗效。

（五）降香

1.处方用名　降香、紫降香、降真香。

2.药材特征　质重而坚，入水下降，富油性，气香味淡稍苦，焚烧香气浓郁。以红褐色，结实，烧之有浓郁香气，表面无黄白色外皮者佳。

3.化学成分　主要含挥发油和黄酮类化合物。

4.药理研究

（1）抗血凝作用　降香的桂皮酰酚、异黄烷类等对前列腺素（PG）生物合成有显著的抑制作用。

（2）抑制中枢作用　降香提取物可提高疼痛阈值，延缓惊厥发生，延长睡眠，表现出有镇静、镇痛、抗惊厥作用。

（3）其他　降香的山油柑碱有抗癌作用，显著增加冠脉血流量，减慢心率，增加心跳振幅等。

5.**性味归经** 辛、温，归心、肝经。

6.**功能主治** 活血散瘀、止血定痛。

7.**临床应用** 用于气滞血瘀所致的胸胁作痛，及温通行滞、散瘀止血定痛等。并对冠心病、心绞痛有一定功效。

二、处方

麝香3g，檀香3g，木香6g，降香6g，沉香3g。

三、配制

（1）将麝香用塑料袋装好并密封，经环氧乙烷灭菌（切记不能高压蒸汽灭菌，麝香极易挥发）。环氧乙烷为烷基化气体消毒剂。用1%~5%环氧乙烷溶液，作用数小时可杀灭各种微生物。麝香消毒时用塑料袋消毒法，用药剂量为1.5ml，在室温＞15℃，作用时间16~24小时（消毒时麝香塑料袋包装即可）。

（2）将已灭菌的麝香粉末置于100ml玻璃瓶内，加无水乙醇100ml浸泡7天提纯。

（3）将檀香3g、木香6g、降香6g、沉香3g，用清水洗净，置于500ml大口径杯子内，高压灭菌（注意不能加盖）。待冷却后加400ml无水乙醇浸泡7天。

（4）用无菌漏斗及高密度滤纸过滤麝香浸出液，接着过滤檀香等浸液。

（5）将过滤所得混合液加入无水乙醇至1000ml密封备用。

四、临床应用

将广口密封玻璃瓶洗净，高压灭菌，待冷却后将五香排毒液倒入10~20ml，根据工作量和使用情况可分别将00号、1~4号羊肠线或胶原蛋白线泡入其内，3天后便可以埋线使用。一般2个月更换一次五香排毒液，并将瓶子重新高压消毒。

注：五香排毒液不可经高压灭菌，它有很强的抑菌作用，只要按照规范灭菌操作，可长期使用。

五、五香排毒液的作用

（1）保存羊肠线的作用。将羊肠线打开放入五香排毒液内可长期使用，避免了一次1包线用不完无法处理。

（2）增强经络穴位走窜通经的作用。感应强，作用时间长，提高疗效，普通羊肠线以往埋线有效率一般在71%~80%之间，药线有效率可达94%。

（3）舒筋活血、行气止痛的作用。治疗实践中发现对血管性头痛，颈、肩、腰、腿痛、痛经患者有很好疗效。

（4）理气调中、祛瘀散结的作用。对甲状腺肿大、乳腺增生、前列腺增生等有很好治疗作用。

（5）扩张血管、改善循环，增加冠脉血流量，对心肌缺血及冠心病引起的心绞痛有明显改善作用。

（6）抗菌消炎，预防感染的作用。麝香提取物对各期炎症都有治疗作用。

（7）消肿、止痛、解毒作用。

（8）抗过敏作用。

|第八章|
穴位注射疗法

穴位注射疗法始于20世纪50年代，是针刺穴位和注射药物相结合的一种疗法。它是根据所患疾病，按照穴位的治疗原理和药物的药理性能，辨证论治，选用恰当的穴位，再结合药物的性能、特点选用恰当的药物，根据疾病之"虚"或"实"，将药物快速或缓慢地注入穴位，以充分发挥腧穴和药物对疾病的双重治疗作用，从而调整和改善机体的功能状态，促进恢复机体的正常功能。

穴位注射对经络系统有作用，同时，穴位和药物刺激神经系统与神经体液作用发挥其治疗功能。穴位注射后，药物较长时间滞留穴位内，使局部产生酸、麻、胀、重等反应，并通过神经传至大脑的特定部位的感应点而产生感应，有些药物的延续刺激可长达数日（如神经生长因子），使穴位的刺激不断强化，最后引起大脑感应点区域的抑制，从而达到防治各种疾病的目的。

第一节 常用药物

一、局部麻醉药

1.盐酸利多卡因注射液 作用特点：局部麻醉效力比普鲁卡因大，无局部刺激性；弥散快，穿透力强；起效快，时效比普鲁卡因长，为1~2小时。溶液稳定，耐高压消毒。

吸收后对中枢神经系统抑制明显，并有明显的抗心律失常作用。静脉全麻作用比普鲁卡因强，但消除慢，易积蓄，引起的惊厥较严重，故临床上用量应严格控制。对普鲁卡因过敏者可用此药。

用途、用法和用量（表8-1）：有"全能局麻药"之称，适用于各种局部麻醉；也用于抗心律失常（见抗心律失常药）。

表8-1 利多卡因的用途、用法和用量

用法	浓度（％）	一次最大量（mg）	维持时间（h）	潜伏期（min）
局部浸润	0.25~0.5	500	1.5~2	1
神经阻滞	1~2	400	2~2.5	5
脊髓麻醉	2~5	40~80	1.5	1~3
硬膜外麻醉	1.5~2	400	1.5~2	8~12
表面麻醉	2~4	200	0.25~1	5

不良反应和注意事项：0.5%利多卡因溶液的毒性与普鲁卡因相似，1%利多卡因溶液的毒性比普鲁卡因大40%，2%利多卡因溶液的毒性则比普鲁卡因大1倍。浓度越高或过量会发生严重的毒性反应。

肝功能不全的患者慎用。过敏反应极少。

制剂：针剂（2%利多卡因5ml）。

2.布比卡因注射液 作用特点：局麻强度为利多卡因的4倍，弥散力与利多卡因相近。时效可达3~6小时，为较新的长效、强效局麻药。其盐酸盐水溶性稳定，耐高压消毒。对感觉神经局麻作用强，对运动神经相对较弱，故可出现感觉-运动分离现象。对组织穿透力强，故不适应表面麻醉。不易透过胎盘。

用途、用法和用量：是常用的局麻药之一，适用于浸润麻醉和各种阻滞麻醉及分娩的镇痛。

使用浓度：浸润麻醉为0.125%~0.25%；神经阻滞为0.25%~0.5%；骶管阻滞为0.25%~0.5%，一次最大剂量10~15mg。

不良反应和注意事项：毒性与利多卡因相似，但对心脏毒性更为突出且复苏困难。用量过大或误入血管可产生严重的毒性反应。

制剂：针剂0.5%布比卡因5ml；0.75%布比卡因5ml。

二、肾上腺皮质激素类

常用的肾上腺素是糖皮质激素，如曲安奈德、地塞米松、泼尼松龙等。糖皮质激素局部注射的主要作用是抗炎，其次是抗过敏及免疫抑制，此外，还有人认为它尚有松解粘连的作用。其机制为：①减少炎性介质形成，抑制组织炎症反应，减少炎性渗出；②稳定溶酶体膜，减少水解酶释放；③降低细胞膜及毛细血管壁的通透性，减少组织水肿及细胞坏死；④抑制增生性炎症反应，抑制和破坏结缔组织及毛细血管的增生，可预防或减轻粘连与瘢痕形成。目前临床上局部注射激素的用途较广。例如：①局部注射治疗血管瘤、睑板腺囊肿、鞘膜积液、瘢痕组织增生、亚急性甲状腺炎、甲状腺囊肿等；②骶管内硬膜外注射治疗腰椎间盘突出症、神经根管卡压综合征、慢性腰腿痛；③关节腔内注射治疗类风湿关节炎、骨性关节炎；④压痛点注射治疗各种扭伤、肱骨外上髁炎；⑤结膜下或球后注射治疗结膜炎、角膜炎、葡萄膜炎、视神经炎。

（一）临床应用的不良反应

因激素引发的不良反应屡有报道，长期应用可致下列不良反应及并发症。

（1）皮质醇增多症　即库欣综合征，曾有报道：70例慢性痛证，应用泼尼松50mg，地塞米松10mg，加0.5%利多卡因，维生素B_{12}，维生素B_6硬膜外腔注射，每周一次，3次为一个疗程，结果其中60%的患者在1~2个疗程出现不同程度的失眠、欣快、激动、无力、食欲亢进、痤疮、满月脸、肥胖、皮肤紫纹、多汗、皮疹等反应，甚至有应用康宁克通一次（40mg）即出现闭经之病例。

（2）引发或加重糖尿病　长期大剂量使用可引起类固醇性糖尿病。即使小剂量应用也能加重原糖尿病或使隐性糖尿病变为显性糖尿病。

（3）骨质疏松或肌肉萎缩　由于激素抑制成骨细胞活性，刺激破骨细胞的功能，抑制肠道钙的吸收，促进肾脏排钙，而致骨质疏松和血钙降低，诱发抽搐。上述不良反应，老人尤甚。有报道对48例股骨头无菌性坏死的病因分析，其中21例有长期应用激素史。同时，激素可抑制蛋白质合成并促进其分解，引起负氮平衡而使肌肉萎缩和骨形成障碍。

（4）医源性下丘脑–垂体前叶抑制　有临床观察报告，即使小剂量，单次硬膜外注射激素，也会对下丘脑-垂体-肾上腺皮质系统产生抑制作用。注药后24小时至3周血浆皮质醇、促肾上腺皮质激素均有显著降低，最低水平在注药后1周。

（5）加重感染　激素可使机体防御功能降低，致原有感染病灶扩散使已趋于稳定的（静止）的化脓性结核病灶恶化。曾有一例关节腔内注射泼尼松龙而引起感染致残的病例报道。

（6）诱发和加重消化性溃疡　甚至发生并发症，如消化道出血、穿孔。

（7）诱发精神症状　如失眠、欣快、激动、幻觉、精神紊乱等。

（8）眼并发症　有统计报告眼压增高率可达40%，进而引发青光眼、失明。

（9）致畸　有人称可的松为"弱致畸药"，观察428例妊娠一期接受激素治疗之胎儿，其中11例先天性畸形，1例先天性肾上腺皮质萎缩，2例肾上腺功能不全和12例早产。另有案例报道，注射部位出现皮下组织萎缩。

因此在应用激素时，决不可顾此失彼，只见其作用，而忽视其不良反应，这些不良反应会给患者及其家属带来终生的损害，造成棘手的医疗纠纷，社会影响极大，教训极深，应引以为戒，避免发生。

（二）临床应用的原则

（1）绝对不用或常规使用都不是科学的态度。

（2）提倡因病情（期）而异，合理科学用药。

（3）急性痛及慢性痛证之暴发痛，采用大剂量单次冲击疗法，单次给药。

（4）对于慢性痛证在开始1~2个疗程时，按一般剂量短期给药。

（5）倡导单品种用药，不宜联合用药，禁止重叠用药。

（6）严格掌握用药剂量、用药次数和用药间隔。

（7）依不同给药途径和药物特性选择剂型。

（三）合理配伍用药

（1）避免重叠用药，提倡合理安全用药。

提倡单一用药。重叠用药不但不提高疗效，反而增加发生不良反应的概率。在保证疗效的前提下，用药越简化越好。

（2）推荐在相同疗效情况下，选用国产药，便宜药，以减少开支。

（四）倡导科学用药

因人因病情（期）而异，辨证施治（用药）。

（1）老年人忌大剂量、长期用药。

（2）同一患者，在急性期（炎症水肿严重时）建议用强效激素，如倍他米松、曲安奈德或利美达松。病情稳定后则改用短效药，代谢快，减少积蓄作用，病情好转巩固治疗期则应停止应用激素。

（3）慢性疼痛较轻及骨性关节炎，可临时单次使用，后续治疗只用活血止痛类及骨代谢类药物。

综上所述，激素虽因具有抗炎和缓解疼痛的作用而被广泛应用于痛证治疗，但不应列为常规药物，应合理科学应用和作为辅助用药，扬其长避其短，以达到既提高疗效又安全的目的。

（五）常用药物

1. 地塞米松注射液　本品为含氟的糖皮质激素药。注射液规格多为1ml（2mg）或1ml（5mg）两种。其抗炎、抗过敏均较氢化可的松强。其最大特点为起效快，刺激性小，较少产生疼痛。可作为关节内、腱鞘内或局部注射使用。

2. 曲安奈德　本品为混悬液。规格：5ml（50mg）；1ml（40mg）。其抗炎、抗过敏作用强且持久，1~2日内达到最大效果，持续作用时间长达2周以上。可用于关节腔滑膜囊、骶管内硬膜外间隙及周围组织内。一次用量视病情需要为10~40mg。

3. 复方倍他米松注射液　本品为混悬液，每支1ml内含二丙酸倍他米松5mg及倍他米松磷酸钠2mg。本品适用于对糖皮质激素敏感的急性和慢性病，如类风湿关节炎、骨性关节炎、滑囊炎、强直性脊柱炎、颈椎病、腰椎间盘突出症、脊神经根炎、鞘膜炎、囊肿、筋膜炎等。

注射治疗应靶位（病变部位、痛点、关节腔内）给药，如硬膜外间隙、椎间孔神经根、侧隐窝、骶管内、关节腔内及某些病变的局部等。

本品为长效激素药，一次用药在病变组织长达20天后仍有微量检出，所以用药以每次间隔2周为宜，对老年骨性关节炎，限一个月内用药一次，一年不超过3次。注意事项、不良反应应详细阅读说明书。

三、活血镇痛类及中草药类

1.当归注射液　本品系由中草药当归经提取制成的灭菌水溶液。规格：10%（1毫升/安瓿），5%（2毫升/安瓿）。本品具有活血止痛、补血调经、润燥滑肠的功效。注射疗法常用于治疗腰腿痛、小儿麻痹后遗症、慢性盆腔炎、痛经、过敏性鼻炎等病证。穴位注射时，每穴0.5ml，儿童、老人及体弱者采用低浓度注射液。

2.骨肽注射剂　本品含有多种氨基酸、肽类物质、多种与骨代谢有关的生长因子以及钙、磷、铁、锌、铜、锰等元素。对多种骨损伤疾病及退行性骨性关节炎均有显著疗效。

（1）作用机制　本品含多肽类代谢因子，具有调节骨代谢，刺激骨细胞增殖，促进新骨形成，促进骨钙沉积，防止骨质疏松，同时具有抗炎、镇痛作用。临床用于骨折患者，可促进骨痂血管形成，改善局部血液循环，促进骨生长细胞活性和数量增加，有明显的促进骨折愈合作用。

（2）临床应用评价

1）用于增生性骨性关节炎（OA）：调节骨代谢，抗炎和镇痛作用。对骨代谢紊乱及骨退行性疾病，本品作用确切，疗效显著，耐受性好，安全性高，一次2~4ml，用于痛点及关节周围穴位注射，每周2次，10次为一个疗程。

2）颈椎病：是由于骨代谢失调引起的退行性骨病，目前没有特效治疗药物。应用本品治疗各型颈椎病均有良好的疗效，在应用本品治疗各类型颈椎病113例患者中，神经根型有效率达到90.4%，混合型为82.7%，交感型为70.3%。椎动脉型为90%。单教授应用本品治疗各型颈椎病960例，总有效率达86%。可作为目前治疗颈椎病的首选药物。

3）骨折、骨不连、佝偻病：国内10家大医院对1117例外伤性骨折（年龄18~60岁）治疗。包括新鲜骨折740例，陈旧性骨折377例。应用本品对比治疗，结果显示有显著疗效，能促进骨痂生长，加速骨折愈合，临床治疗时间比临床标准愈合时间提前1/3以上。治疗骨不连也有明显疗效。

4）应用本品治疗骨质疏松61例（年龄50~76岁），治疗2个月后，显效率（疼痛症状消失，骨密度上升$0.05mg/cm^3$）为56.8%，有改善36.3%，无效6.9%。本品可刺激成骨细胞增生，调节钙、磷代谢，增加骨钙沉积，对治疗更年期骨质疏松也是较理想的药物，一次2~4ml，每周2次穴位注射，10~20次为一个疗程。

5）风湿性关节炎、类风湿关节炎：本品具有抗炎、抗风湿、镇痛作用，关节周围痛点或穴位注射，每次2~4ml，每日一次。

6）股骨头缺血性坏死：具有较好的治疗作用，用粉针剂，一侧每次用2支，可配伍维生素D_2果糖酸钙、山莨菪碱注射液（654-2）、当归注射液、脉络宁注射液、利多卡因等局部痛点注射，每周2次，2个月为一个疗程。

本品耐受性好，安全性高，个别患者偶见发热，一般为一过性，停药后即自行消失，过敏性体质者慎用。

3.山莨菪碱注射液　本品现已由人工合成。规格：1ml（5mg）。本品为M胆碱受体阻断剂，具有扩张血管，解除平滑肌痉挛及镇痛作用。主要用于抢救感染性中毒性休克、有机磷农药中毒、血管疾病、神经痛、眩晕及眼底视网膜疾患和突发性耳聋等。注射疗法也用于局部注射治疗鞘膜积液、肝硬化腹水、斑秃等病证，并获得了较好的临床效果。治疗剂量则根据不同的疾病与病情决定。

4.硝酸一叶萩碱注射液　本品为一叶萩植物叶子中提取的一种生物碱，为其硝酸盐的灭菌水溶液，每毫升含4mg一叶萩碱硝酸盐。本品为中枢神经兴奋药，主要用于脊髓神经系统，能刺激反射活动，增加肌肉紧张度。本品作用与士的宁相似，但毒性较低，体内代谢快，无积蓄作用。注射疗法用于面神经麻痹、脊髓灰质炎后遗症，并对嗜睡、直立性低血压以及眩晕、耳聋、耳鸣等也有一定疗效。规格分1ml（4mg）、2ml（8mg）两种。其中1ml（4mg）主要治疗面神经麻痹。面部穴位注射时，个别患者可能出现局部肿胀，一般停药2~5天后自愈。注射时药物不能误入血管内。

5.复方麝香注射液　本品的成分有人工麝香、郁金、广藿香、石菖蒲、冰片、薄荷脑，辅料为聚山梨酯80。本品为无色澄明液体。规格：每支2ml。本品具有祛痰开窍，醒脑安神的功效。用于痰热内闭所致的中风昏迷。穴位注射时，一次2~4ml，隔日一次，10次为一个疗程。

禁忌：孕妇、新生儿、婴幼儿禁用，对本品过敏者禁用，支气管哮喘者慎用。

6.脉络宁注射液　本品的成分有牛膝、玄参、石斛、金银花。辅料为聚山梨酯80。本品为黄棕色至红棕色的澄明液体。规格：每支10ml。本品具有清热养阴、活血化瘀的功效，用于血栓闭塞性脉管炎，闭塞性动脉硬化，脑血栓形成及后遗症等。注射疗法用于穴位注射及局部注射，每次用量5~10ml。

7.雪莲注射液　本品由雪莲100g，制成1000ml灭菌水溶液，每1ml相当于生药0.1g。具有除湿散寒的功效。注射疗法主要用于类风湿关节炎、腰腿痛等疾病。穴位注射时，每穴注射0.5~1ml。

8.鱼腥草注射液　本品是由鱼腥草提取物制成的灭菌水溶液。每毫升相当于生药2g，pH为5.0~6.0。本品具有清热解毒、抗菌消炎等功效。注射治疗常用于上呼吸道感染（上感）、支气管炎、肺炎、附件炎等疾病的治疗。穴位注射时，每穴0.5~1.0ml。

9.复方丹参注射液　本品为棕色澄清水溶液。规格：2ml。每毫升内含生药丹参、降香各1g。本品具有理气开窍，活血化瘀的功效。注射疗法用于治疗冠心病、心绞痛、心肌梗死、房室传导阻滞等。亦可用于治疗颈椎病。穴位注射时，每次每穴注射0.5~1.0ml，1日一次，10次为一疗程。

10.穿心莲注射液　本品为穿心莲经提取制成的灭菌水溶液。规格为2ml。本品具有清热解毒、抗菌消炎的功效。注射疗法常用于上感、细菌性痢疾、尿路感染等疾病的治疗。穴位注射时每次每穴注射0.5~1.0ml，每日或隔日一次，每日总量不超过4ml。

11.黄芪注射液　本品为中草药黄芪经提取制成的灭菌水溶液。规格：2ml、10ml两种。本品具有补气、固脱、生肌的功效。注射疗法常用于治疗病毒性心肌炎、冠心病、心功能不全、消化性溃疡、病毒性肝炎、慢性支气管炎、支气管哮喘、慢性肾炎等。穴位注射时，每次每穴注射1.0~2.0ml。

四、维生素类

1.维生素B$_1$注射液　规格：2ml∶100mg。

本品可维持心脏、神经及消化系统的功能，促进碳水化合物在体内的代谢。临床上用于维生素B$_1$缺乏症的预防，并用于多发性神经炎，末梢神经炎、中枢神经系统损伤、营养不良、慢性乙醇中毒、慢性腹泻以及维生素缺乏引起的胃肠道张力不足、消化不良等。

注射疗法时，多采用穴位注射或与其他药物配伍局部注射治疗多发性神经炎，末梢神经炎，中枢神经系统损伤等病证。

穴位注射时，每次每穴注射0.5ml，局部注射时每次1~2ml。

2.维生素B₆注射液　规格：2ml：0.1g。

本品有促进氨基酸的吸收和蛋白质的合成作用。临床用于维生素缺乏症，防治异烟肼引起的神经兴奋和周围神经炎及妊娠、放射病，还可用于女用避孕药、抗癌药、麻醉药所致的恶心及呕吐；治疗维生素B₆遗传缺陷等疾病。

穴位注射治疗用于各种神经炎、妊娠呕吐等病证。穴位注射时，每2次每穴注射20~100mg，可与维生素B₁注射液合用。

3.维生素B₁₂注射液　规格：1ml：0.25mg。1ml：0.5mg。1ml：1mg。

本品参与核酸、胆碱、蛋氨酸的合成及脂肪与糖的代谢。对骨髓造血功能（幼细胞的成熟）、肝脏功能和神经系统髓鞘的完整有一定的作用。临床主要用于治疗维生素B₁₂缺乏所致的各种巨幼细胞贫血、神经系统疾病、肝炎、白细胞减少症等。局部或穴位注射用于治疗各种神经炎、神经萎缩、胃十二指肠溃疡、神经性头痛和帕金森病等。

具体用量视疾病及病情决定。本品可能引起过敏反应，甚至出现过敏性休克，故应引起高度警惕，切不可滥用。

4.甲钴胺注射液　规格：1ml：0.5mg。

作用与用途：本品为一种内源性的辅酶B₁₂，作用与维生素B₁₂相似，可改善神经组织的传递性，可促进巨幼红细胞的分裂、成熟及抑制神经组织的异常兴奋传导。用于维生素B₁₂缺乏所致的巨幼细胞贫血、周围神经炎，如糖尿病神经障碍、多发性神经炎。

注射疗法时用量：穴位注射时，每次0.5mg，每周3次。

5.维生素D₂果糖酸钙注射液　本品为维生素D₂和胶性钙混合的一种乳白色的无菌乳浊液。

规格：本品每1ml内含维生素D₂ 0.125mg，胶性钙0.5mg。作用及用途：能促进肠内钙、磷吸收，维持血中钙、磷的平衡，促进钙在骨骼中的沉着。用于防治佝偻病、婴儿手足抽搐症。

穴位注射时，每次1~2ml，股骨头缺血性坏死若为双侧一次可用4ml。
注意：用前摇匀，如有水、油分层现象不可用。

五、酶制剂与其他

1.玻璃酸酶 规格：本品为冻干粉针剂，每安瓿1500U。

作用与用途：本品能暂时降低细胞间质的黏性，从而使局部的渗出液或漏出液利于扩散和吸收，能促进注射药物弥散，预防注射用混悬剂激素局限性炎症。玻璃酸酶参与合成关节软骨，具有抗炎与免疫调节作用。

注射疗法治疗时，常与阻滞液配伍应用。每次1支。

2.玻璃酸钠 阿尔治（Artz）（日本产）；海尔根（Hyalgan）（意大利产）；欣维可（Synvisc）（加拿大产）；施沛特（Sofast）（中国产）。

作用机制：玻璃酸钠是人体组织细胞外基质中的生理活性物质，它具有高度的弹性、可塑性、渗透性以及良好的生物相容性。它是关节滑液的主要成分，也是关节软骨的成分之一，具有营养、保护关节软骨的作用。关节腔内注射玻璃酸钠能使局部积蓄的渗出液和血液扩散，减轻局部组织张力和疼痛，并有利于消肿，明显改善滑液组织的炎症反应，增强关节液的黏稠性和滑润功能，保护关节软骨，促进关节软骨的愈合和再生，缓解疼痛，改善关节活动度。玻璃酸钠在关节腔内的主要生理功能可概括为：①滑润关节、减轻摩擦；②抑制炎症、减少渗出；③保护软骨、促进修复；④缓解疼痛、改善功能。

临床应用与评价：玻璃酸钠主要用于治疗创伤和退行性骨性关节炎及肩周炎，也可辅助治疗类风湿关节炎（RA）。

（1）治疗膝、髋的骨性关节炎 国内有40多篇论文报道468例应用阿尔治临床治疗骨性关节炎观察中，平均有效率73%，而对照组为34%，以每周用药25mg，连续用药5周疗效最佳。不良反应为注射部位一过性疼痛，发生率为1%。报道称，其疗效与病情、年龄、体重及病程有关。病情重、关节腔大量积液及显著肥胖、年龄在60岁以上者疗效较差。

国外应用海尔根治疗110例，随访1年，总有效率为77%，认为海尔根不仅能改善临床症状，而且对骨性关节炎患者有长期作用。

国产玻璃酸钠（施沛特）经国内4家三甲医院对220例膝关节治疗结果显示，总有效率为74.1%。随访1年，复发率为14%。与阿尔治对照比较，疗效无明显差异。

（2）肩痛综合征　综合国内外临床资料，玻璃酸钠治疗肩痛综合征有效率为61%~72.4%，平均68%。

（3）类风湿关节炎（RA）　国内治疗280例，有效率为89%，国外报道59例，每周注射一次，连用5次，6周后有效率达91.6%。

玻璃酸钠通过对关节组织的保护、滑润、镇痛、稳定等作用改善骨关节内环境，可作为慢性治疗药。尤其是对类风湿关节炎，玻璃酸钠仅作为辅助用药，不能终止非甾体抗炎镇痛药及抗风湿药物的治疗。

不良反应：个别患者出现局部疼痛、皮疹、瘙痒等过敏反应，一般2~3天可自行消失，若症状未见缓解，应停药和进行必要的对症处理。

3.神经生长因子　可促进神经细胞生长和分化成熟，促进损伤的神经纤维再生和神经元突起再生，提高神经细胞的代谢水平，促进损伤的神经细胞功能的恢复。

本品适用于脑血管疾病后遗症，脑外伤和脊神经损伤后的神经修复，外伤或骨折后的神经修复，大脑发育不全、脑瘫、脑萎缩、老年性痴呆、癫痫、视神经疾病、听神经疾病、面神经麻痹、神经衰弱、神经性头痛及颈椎病、腰椎间盘突出的神经压迫、神经炎症的治疗。

穴位注射时，每次1~2支，隔日一次，10次为一个疗程。治疗帕金森病时，神经节苷脂介导神经生长因子为治疗帕金森的特效疗法，穴位注射同上。每周可做一次骶管内硬膜外间隙注射治疗。可与弥可保1支、胞磷胆碱1支、林可霉素1ml、地塞米松5mg、利多卡因3ml、生理盐水加至50ml，缓慢推注。

4.神经节苷脂注射液

（1）神经苷脂　糖基部分含有唾液酸的鞘糖脂，常称为神经节苷脂。

（2）成分　唾液酸、寡糖链等。

（3）作用　神经节苷脂对神经的再生有促进作用。神经生长因子和神经节苷脂是神经再生的必需物质，神经节苷脂介导神经生长因子数十倍增强其活性，形成新的丰富的神经网络，修复并促进脑神经再次发育。

（4）用法与用量　穴位注射时，常与神经生长因子合用，每次1支，隔日一次，10次为一个疗程。

5.神经妥乐平注射液 规格：3ml∶3.6神经妥乐平单位。

（1）成分 是将牛痘免疫病毒疫苗接种到家兔的皮肤组织，从其炎症性组织中提纯精制而成的一种非蛋白小分子生物活性物质。

（2）药理作用

1）神经修复、神经营养作用：神经妥乐平可以修复神经触突传导功能，赋活钠钾ATP酶活性，保护缺氧状态的神经元，促进神经树突的形成，改善病损神经传导速度，促进网格细胞的增殖。

2）镇痛作用：神经妥乐平在中枢神经系统通过调节5-羟色胺能系统（5-HT）及肾上腺素系统（受体）的功能，激活下行性抑制系统。在外围抑制激肽酶活动而减少激肽酶释放，缓解化学性刺激，减少局部软组织及神经根的水肿，达到镇痛的效果。其镇痛的作用不被纳洛酮所抑制，也不影响前列腺素的合成。

3）改善冷感、知觉的作用：神经妥乐平可抑制下丘脑腹内侧核神经元的放电作用，调节自主神经功能，改善末梢循环。

4）免疫调节：神经妥乐平通过对免疫器官结构的修复直到调节免疫功能的作用。对因神经系统病变或损伤而产生的神经源性疼痛疾病，如颈椎病、腰椎间盘突出症、腰椎管狭窄、带状疱疹后神经痛、糖尿病神经病变等都取得了良好的临床疗效。对皮炎、荨麻疹、过敏性鼻炎等，也有很好疗效。

（3）用法与用量

1）可结合镇痛液进行硬膜外、椎间孔、骶管内等部位注射。一次3.6~7.2神经妥乐平单位。

2）带状疱疹后神经痛：7.2个单位加入250ml生理盐水静脉滴注，连续用药14天。

（4）片剂 口服治疗如疼痛、麻木者连续服。

六、抗感染类

林可霉素注射液 规格：1ml∶0.3g、2ml∶0.6g。

作用与用途：抗菌谱与红霉素相似，对金黄色葡萄球菌、表面葡萄球菌、肺炎链球菌、溶血性链球菌、草绿色链球菌均有很强的抗菌活性，各类厌氧菌亦对其敏感，对肺炎支原体的作用不如红霉素；多数革兰阴性菌对其耐药，但白喉棒状杆菌、破伤风芽孢梭菌、穿透芽孢梭菌对其敏感。用于呼吸道感染、骨髓炎、败血症、关节和软组织感染等。穴位注射时，每次取0.3~0.6g，注射于数穴，每日或隔日一次。也可做病灶周围或病灶内直接注射。

七、硬化剂

1.鱼肝油酸钠注射液

（1）成分　本品为鱼肝油中各种脂肪酸钠盐的灭菌水溶液。

（2）规格　1ml：0.05g；2ml：0.1g。

（3）适应证　用于血管瘤、静脉曲张、内痔；也用于妇科、外科等创面渗血和出血。

（4）不良反应　注射区疼痛、肿胀不适。

（5）禁忌证　未进行该项实验且无可靠参考文献。

（6）注意事项　本品遇冷有固体析出，微热即溶解。

2.消痔灵注射液

（1）成分　本品由明矾、五倍子等提有效成分，配制而成。

（2）规格　10ml：0.4g。

（3）作用与用途　本品是目前最常用的硬化剂，具有收敛、抑菌等作用。能使动脉内血栓形成加快，组织产生纤维化，并形成硬化、萎缩。

本品用于治疗内痔、腋臭、耳郭假性囊肿、小儿直肠脱垂、海绵状血管瘤等。

3.无水乙醇

（1）性质　纯度高达99.5%~99.9%，易挥发，易燃，易爆。

（2）作用与用途　无水乙醇与组织中的细胞结合，使细胞发生沉淀和脱水，结果使组织变性并硬化。

注射疗法时：用纯乙醇注射治疗三叉神经痛、枕神经痛等。较大剂量和较高浓度注入任何组织后，都可以发生组织硬化，甚至坏死现象，硬化与坏死程度与注射的乙醇浓度和剂量成正比。临床在使用时，可根据不同疾病的需要配制成不同浓度的溶液。

4.碘酊

（1）规格　碘酊是外科常用的皮肤消毒剂，常用浓度为2%。

（2）作用与用途　本品注入组织后，刺激组织产生无菌性炎症，继而纤维增生，局部组织硬化。注射治疗时，采用不同浓度的碘酊，局部注射治疗各种囊肿、淋巴肉瘤、寻常疣等疾病。

（3）禁忌证　对本品过敏者禁用。

5.阿霉素　是细胞毒性很强的治疗恶性肿瘤的化疗药，当它注射于神经末梢时，可借逆轴浆运转方式快速上达到并破坏感觉神经元胞体，使其功能永久性丧失。梁景文等用1%阿霉素0.2~0.3ml注入8例三叉神经痛患者的患支神经末梢，取得了良好效果。单教授运用本法治疗680例患者，均一次治愈，仅1例一年后复发，也证实疗法的治疗作用。

6.复方奎宁注射液　原为退热、抗疟药。有人引用作硬化剂。治疗时，采用局部注射治疗内痔、疣、慢性鼻炎、睾丸鞘膜积液等病证。临床使用必须掌握好剂量，不宜过大，否则，容易引起组织广泛性坏死。

八、其他类

1.盐酸异丙嗪注射液

（1）规格　1ml：25mg；2ml：50mg。

（2）作用与用途　是一种较常用的抗组胺类药物。具有阻断平滑肌、毛细血管内皮细胞、神经等组织上的H_1受体，而与组胺起竞争性拮抗作用，并兼有中枢安定的功效。临床用于治疗过敏性疾病、镇静、催眠、人工冬眠、咳嗽等病证。注射疗法做局部注射治疗肛周尖锐湿疣、肛门瘙痒、痔疮、神经性皮炎、寻常疣等病证，效果满意。

（3）用法与用量　根据病情和用法，每次25~50mg。

2.马来酸氯苯那敏注射液（扑尔敏注射液）

（1）规格　1ml：10mg；2ml：20mg。

（2）作用与用途　本品为较强的H_1受体拮抗剂之一，镇静作用较弱，不良反应亦较小。临床主要用于治疗各种过敏性疾病、虫咬、药物过敏反应等。

（3）用法与用量　穴位注射时，每次10~20mg。

3.卡介苗注射液

（1）规格　1ml。

（2）作用与用途　本品为灭活卡介苗注射液。本品具有抗原性，有增强人体免疫功能的作用。临床主要用于结核病的防治；亦可作为免疫增强剂，用于恶性肿瘤的辅助治疗；还可用于防治感冒、支气管哮喘和支气管炎。

（3）用法与用量　穴位注射第1~3次，每次注入0.1ml，第4~10次，每次注入0.2ml。

4.硫酸镁注射液

（1）规格　10ml：2.5g。

（2）作用与用途　本品中的镁离子能抑制中枢神经系统活动、舒张血管平滑肌和心肌，注射用药能引起血压下降和心率减慢。临床主要用于治疗高血压脑病及妊高征。穴位注射主要用于治疗梨状肌综合征。

（3）用法与用量　穴位注射时，常规用硫酸镁葡萄糖10ml（含硫酸镁1.0g和葡萄糖0.5g），病程长者加盐酸呋喃硫胺20mg（溶于10ml注射用水中），每日或隔日注射一次，5次为一个疗程。因镁离子经肾脏排泄，肾功能不全者，可引起中毒，故应慎用。

5.氯化钠注射液

（1）规格　100ml：0.9g。

（2）作用与用途　本品为等渗电解质溶液。注射疗法时可作为溶剂缓释液。

6.灭菌注射用水

（1）规格　5ml。

（2）作用与用途　常作为稀释药液的溶剂。对穴位有较强的刺激作用，但一般不单独使用。

7.盐酸肾上腺素注射液

（1）规格　1ml：1mg。

（2）作用与用途　本品具有兴奋心肌、增强心肌收缩力、提高心率、扩张冠状动脉、增加心排出量、加快传导、升高血压的功效。临床上用于过敏性休克及其他过敏反应、支气管哮喘、心脏病心搏骤停的急救等。

注射疗法用于穴位注射治疗支气管哮喘急性发作及荨麻疹等。

（3）用法与用量　穴位注射时，每次0.2ml。

8.聚肌胞注射液

（1）规格　2ml：2mg。

（2）作用与用途　为人工合成的高效的干扰素诱导剂。本品有广谱的抗病毒作用及免疫抑制作用，并有刺激吞噬作用，增强抗体形成，对免疫系统起调节作用。临床主要用于治疗带状疱疹、单纯疱疹、乙型脑炎、乙型肝炎、喉乳头状瘤和复发性口疮等病证。

（3）用法与用量　穴位注射时，每次注射2~4ml，隔日一次，10次为一个疗程。带状疱疹注射时，在其病灶间隙和两端皮下注射，与1mg的维生素B_{12}混合使用。

9.核酪注射液

（1）规格　2ml。内含核酸水解物、酪蛋白水解物、多种氨基酸及无机盐类等。

（2）作用与用途　具有增强机体抗病能力的功效。临床用于治疗慢性支气管炎，支气管哮喘。

（3）用法与用量　穴位注射时，一次2~4ml，隔日一次，可与二羟丙茶碱注射液混合使用。

10.注射用抗乙肝免疫核糖核酸

（1）规格　1mg（冻干粉针）。

（2）作用与用途　本品为乙肝疫苗作抗原免疫动物的淋巴组织，以化学方法提取而成的生物制剂。本品可全面提高受体的免疫功能，有一定免疫潜能。本品在体内可诱生出高活性内源性干扰素，抗乙肝核糖核酸可抑制乙肝病毒前S蛋白的转录，从而阻止（或解离）乙肝病毒与肝细胞的吸附。本品用于治疗乙肝、乙肝病毒携带者、肝硬化、肝大、肝损伤、急慢性肝炎、迁延性肝炎、肝癌等。

（3）用法与用量　第一个月，每次3支，每周3次；第二个月起，每次2支，每周3次，总量70支为一个疗程。可与1mg的维生素B_{12}混合使用。

11.干扰素

（1）作用与用途　干扰素是一类糖蛋白，它具有高度的种属特性，干扰素具有抗病毒、抑制细胞增殖、调节免疫及抗肿瘤作用。主要用于治疗晚期毛细胞白血病、肾癌、黑色素瘤、卡波西肉瘤、慢性粒细胞白血病和中度恶性非霍奇金淋巴瘤，其他曾用于骨肉瘤、乳腺癌、多发性骨髓瘤、头部癌症和膀胱癌等。也适用于急、慢性丙型病毒性肝炎，慢性活动性乙型肝炎。

（2）用法与用量　肌内注射或皮下注射，用量（300~500）万单位/次，隔日一次，疗程4~6个月；必要时可延长至9~12个月。注射疗法时，配合其他药做穴位注射。

（3）不良反应　主要有发热、疲乏、肌痛、头痛等流感样症状，其次是轻度骨髓抑制，一般对肝功能无影响，少数有氨基转移酶、血肌酐升高。

（4）注意事项　特别是对抗生素过敏者，应慎用。用药过程中如发生过敏反应则应立即停用，并予以相应治疗。肝肾功能不全、心肺功能不全者慎用。

12.苯酚溶液　常用别名：石炭酸。

周幸来在《中西医临床注射疗法》一书中介绍了苯酚的临床应用：本品是常用的消毒剂。注射疗法引申用于局部注射治疗前列腺增生、皮质腺囊肿、体气、胼胝、鸡眼等疾病。并均收到良好的疗效。使用本品最大优点，注射时无痛苦；其缺点是坏死组织脱落时，可能引起较大的出血危险。高浓度的本品不宜在表浅层皮肤及黏膜做大剂量、大面积的注射，以防皮肤、黏膜发生大片坏死。

李跃华利用微量苯酚穴位注射，治疗慢性鼻炎、慢性咽炎、慢性化脓性咽喉炎、乳腺小叶增生等病证取得疗效，而且这个疗法传到欧洲，在临床实践中均获得好评。

用于穴位注射用的微量苯酚配方：取苯酚在常温下的饱和溶液1ml，加入生理盐水100ml中，再加入2%利多卡因注射液5ml，即得浓度在万分之6.4的苯酚溶液，备用。

第二节　疼痛阻滞液配方

1.颈椎间孔阻滞液配方　复方倍他米松注射液1ml、玻璃酸酶1500U、骨肽粉针剂10mg、神经妥乐平注射液3.6Neurotropin单位、甲钴胺注射液1支、利多卡因注射液1~2ml。

2.腰椎间孔阻滞液配方　复方倍他米松注射液1ml或曲安耐德注射液（意大利）40mg、骨肽10~20mg、玻璃酸酶1500U、维生素B_6注射液100mg、维生素B_{12}注射液1mg、神经妥乐平注射液7.2Neurotropin单位、野木瓜注射液4ml、利多卡因注射液5ml，必要时可加入注射用赖氨匹林0.9g。

3.骶管内硬膜外间隙阻滞液配方　复方倍他米松注射液1ml、玻璃酸酶1500U、胞磷胆碱注射液0.5g、林可霉素注射液0.6g、维生素B_6注射液200mg、维生素B_{12}注射液1mg、神经妥乐平注射液7.2Neurotropin单位、利多卡因注射液5ml、必要时可加生理盐水至40ml。

4.周围阻滞液配方　曲安奈德10~40mg、玻璃酸酶1500U、当归注射液2ml、野木瓜注射液2ml、伊痛舒注射液2ml、维生素B_1注射液100mg、维生素B_6注射液100mg、维生素B_{12}注射液1mg、利多卡因5ml。

5.关节腔注射配方　复方倍他米松注射液1ml、玻璃酸酶1500U、维生素B_{12}注射液1mg、利多卡因注射液3ml。

第三节　注射疗法的注意事项

（1）解剖定位要准确。

（2）一定要按照操作规范操作，有难度的治疗，操作前重温操作程序，不要凭印象，凭感觉。

（3）严格无菌观念。注射局部无皮损、外伤；清洁局部；严格碘酊酒精消毒；严格检查注射液出厂日期、有无破损及渗出；使用一次性注射用具，使用前一定要检查有无破损、漏气等；不使用过期药品。

（4）麻醉药配比浓度要掌握好。麻醉药剂量：利多卡因用量一般不大于100mg，配比浓度要小于0.5%，防止麻药过量，引起麻药的毒性反应。

（5）掌握好进针角度和深度，仔细体会手感，注意进针层次。

（6）注射药液前一定要回抽，观察确无回血、回液、回气再缓慢给药，防止将药液注入血管内、硬膜下隙、内脏间隙等。万一少量进入血管，出现麻药中毒反应，应立即注射1支地西泮，以抵消毒素，稳定患者情绪，并采取对症处理措施。注射完毕，用无菌棉签压迫止血，并用创可贴保护创口，观察30分钟无任何不适后方可离去。

（7）激素类药物不要反复使用，特别是长效混悬剂激素要间隔7天以上，治疗过程中不能超过3次，对高血压、高血糖患者以及孕、产哺乳期妇女应慎用。

|第九章|
拔罐与艾灸敷药一体疗法

拔罐疗法历史悠久，西汉时期帛书《五十二病方》中就有关于"角法"的记载，角法就类似于后世的火罐疗法。而国外古希腊、古罗马时代也曾经盛行拔罐疗法。拔罐是一种物理疗法，而且还是物理疗法中最优秀的疗法之一。

拔罐通过物理的刺激和负压作用，人为地造成毛细血管破裂瘀血，调动人体干细胞修复功能及坏死血细胞吸收功能，促进血液循环，激发精气，调理气血，达到提高和调节人体免疫力的作用。

拔罐产生的真空负压有一种较强的吸拔之力，其吸拔力作用在经络穴位上，可将毛孔吸开并使皮肤充血，使体内的病理产物从皮肤毛孔吸出体外，从而使经络得以疏通，使脏腑功能得以调整，达到防病治病的目的。

一、罐的种类

罐的种类很多，古代常用的有竹罐、陶罐，近代的有玻璃罐、抽气罐、多功能罐等。

多功能罐是一种功能较多的拔罐，可使拔罐、艾灸、药熏同步进行，不用火、不用电，有特制的拔罐器，负压自行调节，以个体感觉舒适为度。

多功能罐有以几大特点：①拔罐不用火、不用电、避免烧伤、烫伤的危险；②操作简便，只要双手能触及的身体部位，都可以自己操作；③罐有多种型号，可根据不同部位自行调节；④优质材料精制而成，抗摔压、耐腐蚀，对人体无害，使用寿命长；⑤罐分三室，拔罐、药熏、艾灸可同时进行；⑥负压、热度可自行调节。

二、适应证

拔罐疗法具有活血化瘀、温经散寒、疏通经络等作用，临床应用比较广泛，一般适用于风湿痹痛，各种神经麻痹，以及一些急慢性痛证，如头痛、腰背痛、腹痛、痛经等，还适用于感冒、咳嗽、哮喘、胃脘痛、消化不良、眩晕等脏腑功能紊乱的病证。

三、禁忌证

（1）有出血倾向或损伤后出血不止的患者不宜使用拔罐疗法，如血友病、紫癜、白血病等。

（2）皮肤严重过敏者或有皮肤损伤及皮肤传染性疾病的患者不宜拔罐。

（3）恶性皮肤肿瘤、外伤骨折、静脉曲张者以及体表大血管处、皮肤丧失弹性者局部不宜拔罐。

（4）妊娠期妇女的腹部、腰骶部及乳房部不宜拔罐，其他部位拔罐时也应轻柔。

（5）五官部位、前后二阴部及心前区心尖冲动处不宜拔罐。

（6）重症心脏病、心力衰竭、呼吸衰竭及严重水肿的患者不宜拔罐。

（7）醉酒、过饥、过饱、过渴、过劳者慎用拔罐。

四、注意事项

（1）拔罐时室温应保持温暖，避开风口，防止患者受凉。患者体位应舒适，留罐时宜安静，防罐脱落。

（2）拔罐时选择肌肉丰满、富有弹性、没有毛发、非关节凸凹的部位进行。

（3）根据不同部位，选择不同口径的火罐。

（4）操作动作要迅速而轻巧，要做到稳、准、轻、快。

（5）起罐时轻压活塞，使罐轻松自行脱落。

（6）留罐时间以10~15分钟为宜，负压量宜适中。

（7）初次治疗的患者、年老体弱者、儿童及精神紧张者宜用小罐，负压量宜小，同时宜选择卧位。如有晕罐，应及时去罐，使患者平卧，注意保暖，服些温开水或糖水，可迅速缓解。重者可针刺水沟、内关、足三里及对症处理。

（8）拔罐可使局部出现小水疱、出血点、瘀血现象或局部出现瘙痒，均属正常的治疗反应。

（9）拔罐间隔以一周一次为宜。

|第十章|
穴位贴敷疗法

人类从远古起，在长期的生产与生活中发明和积累了利用膏药、药膏类贴敷疗法治疗各科疾病的大量经验。其中系统记载最多的为《普济方》一书，书中仅膏药药方就载有二百余个。

《理瀹骈文》一书为膏药专著，亦载有主附方二百余个。

穴位贴敷疗法，是在中医学经络学说指导下，在辨证论治的基础上，将药物贴敷在体表的特定穴位上以治疗疾病的一种治疗方法。

在临床上贴敷外治治疗范围广泛，利用药刺激穴位，并使药物经由皮肤直接进入血液循环，不产生胃肠反应，可迅速发挥治疗作用。此方法简单，使用方便，患者无痛苦，因而临床应用极为广泛。

一、穴位贴的种类

（一）散剂

散剂是将一种药物或多种药物粉碎成细粉，均匀混合而成的干燥粉末。临用时用水、酒或醋等调和制作成药饼，大小2cm为宜，用胶布或伤湿止痛膏贴敷在已选好的穴位上，定期换药，也可以将药粉末撒布在黑膏药中间贴敷于穴位。其特点是制备简单，稳定性好，容易吸收，便于保存。

（二）糊剂

糊剂是以水、醋、酒、鸡蛋清等作为黏合剂，把药料的细粉制成稠糊状，涂于穴位上，外敷以纱布胶布固定。醋能软坚散结，祛瘀止痛，酒能活血化瘀，祛风除湿，宜通经络。醋和酒外用可使人体血管扩张，皮肤充血，改善微循环，有利于药物的吸收。其特点是作用缓和，可使药效慢慢释放，达到在体内徐徐吸收的目的。

（三）膏剂

在常温下为固体、半固体或半流体制品。穴位贴所用的膏剂有硬膏和软膏两种，分述如下。

1.硬膏 是传统的制膏方法，在常温下为固体或半固体，应用时加热，使膏药微溶，然后贴于穴位上。其制法是将药用植物油炸枯后去渣，过滤，即为药油。将药油重置锅内，文火慢熬，至滴水成珠时加入广丹和精制细粉类贵重药，要不停搅拌，使其均匀，待烟尽将其倒入盛有水的铜盆中，随即搓拉并在水中浸泡2~7天以去火毒。临用时隔水加热溶化，摊于纸背或专用膏药布背上即得。使用时用微火烤化后，贴敷于穴位上。硬膏的制作过程复杂，但用法简单，保存方便，一般用于痛证和慢性病的治疗。

膏药的特点如下。

（1）疗效显著，收效迅速　膏药施于局部，组织内的膏药浓度显著高于血液浓度，故发挥作用充分，局部疗效显著优于内治法，而且药效发挥迅速，尤其是适宜不便服药的患者。

（2）适应证广，给药简便　膏药对内、外、妇、儿、骨伤、疼痛、五官等科疾病都有较好疗效，只要熟悉膏药的功能、适应证，便可用于治疗各种疾病。

（3）使用安全，无毒副作用　膏药的外贴是对患者局部，穴位施药的一种方法，在局部形成较高的药物浓度，而血液中浓度甚微，从而避免了药物对肝脏及其他器官的毒副作用，因此是安全可靠的。

（4）使用方便，宜于推广　膏药使用时，只要微火加温，即可贴敷患处，达到治疗疾病的目的，过程简单，易于推广。

【膏药的制作工艺（硬膏熬制法）】

第一步　备料

（1）植物油　基本材料需要质量较好的植物油，一般用香油最好，其次是葵花籽油。油与黄丹的比例一般为2∶1左右，即200g油，100g黄丹，俗称"一丹二油"，油量应以炼好的熟油为准。

（2）黄丹　选用特级黄丹，放入锅内，文火炒至深红色为度，然后用80~100目箩过筛，除去杂质。丹必须随炒随用，不可炒后放置过久，放久遇潮易凝结成块。如丹受潮含水，则入油后聚成颗粒或小块，沉于底层，不易与油结合，故丹用前须炒，丹与油的比例传统是一丹二油，但具体应用时可根据季节、丹的质量与炼油的火候老与嫩而定，一般而言，夏季应多些，冬季可酌减；若丹的质量好，用量可减，否则可适当增加些。

（3）药物　按处方药物用量，精确地称取各药，根据药的质地，分别将根、茎、皮、子等质硬者为一类；将花、叶等质软者归为一类；再将矿物和树脂类及易挥发者如自然铜、乳香、没药、松脂、冰片等另用研盂研细备用。

第二步　浸泡

将需用油炸的根、茎、子等质地坚硬的投入油中浸泡，一般以浸透为度。浸泡的时间应根据季节灵活掌握，一般冬七日、春秋五日、夏三日。

第三步　炸料提取

把香油倒入锅内文火加热，油温达40~80℃时，把需炸的药根据质地硬软，依次将质地坚硬的根、茎、子类先炸，质地松软的花、叶、草、皮类药物应在其他药物炸至枯黄时再下锅，宜用文火，并不停地搅拌，使药物受热均匀，充分炸透，以更好地提取有效成分。当油温升至200~250℃时，药色外部呈深褐色，内部焦黄色，未炭化时，即用漏勺将药捞出，将药油继续煎熬约10分钟，以促使香油和药物产生的氧化物蒸发，使药油内杂质减少到最低限度，以提高膏药的质量。

第四步　滤渣

药物炸枯后，将锅端下，以铜丝箩（或网）过滤，将药油倾入另一容器中，然后称准油量。

第五步　熬油

熬油是熬制膏药的关键，将药油倒入锅中，加火继续熬炼，并不停地搅拌，熬至油温升至320℃为止。此时容易起火，要迅速端锅离火。根据传统经验，判断熬油火候的方法如下。

一看油烟：开始当浅青色，逐渐变为浓黑色，继而又变为浓白色，以其白色浓烟为标准。

二看油花：一般情况下，沸腾开始时，油花在锅壁四周，后向中央集聚，油花在锅中央为准。

三看滴水成珠：待油熬至油花由锅四周向中央集聚和起白烟时，用木条蘸药油少许滴于温水中，待油散后又集聚成珠，用手捏之，以不黏手为宜，色黑亮为准，如黏手拉丝，则表示偏嫩，也可将油滴在桑皮纸上，以不跑油（不向外浸润）为度。注意，撩油时宜浅不宜深，切勿触及锅底，以防起火。火候是熬膏药的最重要一环，要精心操作并不停地搅拌，以免油在高温时发生燃烧，如果锅内着火立即用铁锅盖将火扑灭。

第六步 下丹

将炼好的药油远离稍凉，在不低于250℃时加入黄丹。下丹分火上下丹和离火下丹两种方式，夏季熬膏以老为宜，可采取火上下丹，冬季熬膏以嫩为佳，离火下丹为好。

下丹必须两人同时操作，一人手持药箩将炒好的轧细的丹徐徐均匀地筛入锅中，与油化合，下丹切记过快，以防油外溢起火。另一人手持柳木棒（或槐木），沿顺时针方向搅，使丹油化合，防止窝烟。下丹人应均匀、迅速，搅拌者应敏捷、快速。下丹后再上火熬珠，视油由红色变为黑色时，改用小文火。待锅内白烟逐渐增多，搅拌得要快且稳，待白烟由大变小时，再改武火，待白烟将尽，青烟将起时，再改用文火，此时将树脂类药物如血竭、琥珀、乳香、没药等药末投入锅内，搅匀。

丹油比例没有统一标准，用丹少者为油的38%，最多60%。而主张夏季宜多，冬季宜少。总之，丹油比例（0.3~0.5）∶1比较合适。

第七步 出膏

此时，用木棒蘸取少许滴入冷水中，待成片，以手捞起，捏之硬软适中，无油腻感时，并有膏药的香味放出时，表示膏药已成。此时要做老嫩试验，以少量冷水撒入膏药中激之，并搅动3~5分钟除青烟。

检查膏药老嫩的方法：取少量油膏滴入冷水中，待稍冷用手捞起，如软而黏手，拉丝柔软无力则太嫩，应再熬再试。

如拉丝粗细不均或脆断，像豆腐渣似的表示已过火，需加入炼油再熬再试。如用手扯丝细长并有韧性，扯之不黏手而有力，色黑润有光泽表示已成。

第八步 去火毒

所谓"火毒"，是指油脂在空气中氧的作用下产生的醛、酮、二氧化碳共同生成的一种特殊的臭味，是一种对皮肤有刺激的物质，接触人体会使皮肤起红斑，引起瘙痒、发疮、溃疡，故必须除去。

方法：将凝结形成的膏药放于冷水中浸泡5~7日，每日换水2次，隔日拔1次，称"去火毒"。浸泡时间长短，也应该视膏的性能而定，一般用于治疗虚寒病的温热性膏药不宜久泡，用于治疗炎症的寒凉性膏药宜久泡。

第九步 摊膏

摊膏前先将已去火毒的药膏置于锅内，隔水加热溶化，并使水汽去尽，当温度降至70~80℃时，将树脂类及其他细粉加入搅匀，温度40℃时，再加香窜药及珍贵细料搅拌均匀成膏。摊涂时膏药裱褙，右手用小木棍挑起一定量的膏药置于膏药裱褙的中央向四周摊涂，布的四周留1cm的空隙。膏药的厚度视病情的浅深而定，病浅者宜薄，病深者宜厚。膏药表面盖一层薄膜，然后密封，这样便可长期保存。

第十步 贮藏

膏药合成后，应密封保存。用薄膜封好，置于阴凉处即可。膏药在高温下熬制化合而成，故性质较稳定，传统认为，严格按操作工艺熬制的膏药可存放30年，仍可保持其疗效。

第十一步 使用

膏药的正确使用，是保证疗效和延长使用期限，降低医疗费用的关键。必须注意以下几点。

（1）贴敷前先将局部用毛巾蘸温水略敷，使局部湿润，擦洗干净。

（2）揭去膏药的薄膜，剪去四角，用微火加温软化，贴敷患部。夏季5天换一次，春秋7天换一次，冬季10天换一次。贴3天可以取下重新加热把药搅匀再贴。

第十二步 选取穴位及人体部位

头部：太阳。

面神经麻痹：太阳、阳白、颊车、颧髎、地仓、乳突孔。

支气管炎：定喘、肺俞、膻中。

胃病：胃俞、脾俞、中脘。

肝病：肝俞、肝区阿是穴。

肾病：双侧肾俞。

糖尿病：胰俞、肾俞。

高血压：血压点、涌泉穴。

阳痿：神厥、关元。

颈椎病：大椎。

肩周炎：肩胛提肌、喙突、大小结节、阿是穴。

腰椎间盘突出症：突出部位椎间孔。

腰 3 横突综合征：腰 3 横突压痛点。

梨状肌综合征：压痛点阿是穴。

股骨头缺血坏死：股前后压痛部位。

骨性关节炎：髌上压痛点、内外侧副韧带、内外膝疾。

乳腺增生：患处阿是穴。

痔疮：神阙。

2.软膏 亦称油膏，制作方法种类繁多，主要有热法、冷法两种。

（1）热法 取适量基质（主要以植物油、蜂蜡、醋或酒为基质）加热溶化，加入已备好的药物细粉（如药内有麝香、冰片一类有强烈挥发性药物，待微凉后下），搅拌均匀即得。用时将软膏贴敷在穴位上，定时换药。

（2）冷法 取适量基质，置乳钵内，另取细药粉，直接加入基质内，研磨均匀即得，摊敷穴位，定时更换。

（四）丸剂

一般剂型较小，有毒、贵重或有局限性，多由药末拌和适当黏糊剂制成，便于使用。

二、适应证

1.止痛 穴位贴药后，通过药物渗透刺激穴位，能疏通经络，调和气血，以达"通则不痛"的治疗目的。适用于头痛、颈椎病、腰椎间盘突出症、风湿性关节痛等疾病。

自制的活骨膏，治疗股骨头缺血性坏死、肩周炎、骨性关节炎都有疗效。

2.祛痰止咳 通过穴位贴敷一定药物后，可以温通阳气，宣肺化痰，使脏腑功能协调，以达祛湿化痰、止咳的目的。临床应用自制定喘膏，对支气管哮喘，急、慢性支气管炎，上呼吸道感染引起的咳嗽都有很好疗效。

3.解表退热 穴位贴药后，刺激穴位，通过经络作用，可以宣通肺气，调和营卫，使入侵人体的风寒湿热之邪由汗腺排出，以达解表退热的功效。适用于感冒等的清凉膏（出自于《理瀹骈文》），主治内外热证。又去温膏（出自于《医学全书》）用生姜、葱白、牛胶、麝香同制成膏。

4.和胃降逆 在穴位贴敷一定的药物，可使胃肠功能旺盛、协调，常用于呕吐、腹痛、呃逆等。

穴位贴敷临床上应用广泛，各科均能适用，临床部分将具体讲解。

三、注意事项

（1）贴药前，必须选准穴位，酒精消毒液清洗消毒局部，然后敷药，敷药后注意固定，以防药物流失。

（2）久病体弱者以及有严重心脏病、肝肾功能不全者，使用药量不宜过大，敷药时间不宜过久（特别是有毒性的药物和峻猛利水药）。

（3）应用过程中，如出现皮肤过敏（如瘙痒潮红、出现小水疱等），应即停用。

（4）外敷时注意调节干湿度，过湿药物容易外溢流失，若药变干应及时更换。

（5）熬制的穴位贴，视其性质、季节，3~5天换一贴，也可停1~2天再贴。

第三篇　临床治验

|第十一章|
呼吸系统疾病

第一节　习惯性感冒

【概述】

感冒由病毒引起的呼吸道感染的传染性疾病。俗称伤风，病情重者为重伤风。若同时在某一地区发病众多，且症状相似，则称为流行性感冒。

【临床表现】

起病较急，局部症状有打喷嚏、鼻塞、流涕，咽部干痒、疼痛，声音嘶哑或咳嗽，一般症状较轻，病程在1周左右，有自愈倾向。严重者或有并发症者可有发热且病程延长，应及时对症治疗。

【治疗】

1.埋线疗法

主穴：大椎、肺俞透风门、外关。

配穴：头痛加太阳、合谷。

鼻塞加印堂、迎香。咳嗽加天突、尺泽。发热加曲池、合谷。

2.注射疗法

主穴：大椎、肺俞。

配穴：发热加曲池。

咳嗽加定喘、丰隆。

药物：普通感冒取鱼腥草注射液2ml。发热加赖氨酸阿司匹林0.9g。咳嗽加喘定注射液2ml。

【经验辑要】

除一般治疗外，穴位疗法治疗很有作用，不但对现症有治疗作用，特别是对今后的预防感冒的作用更好，因埋线可调节免疫，增强抗体。穴位注射疗法起效迅速，疗效巩固。

上法治疗感冒326例，经一次治疗，痊愈284例，显效31例，有效9例，总有效率为99.4%。

第二节　慢性支气管炎

【概述】

慢性支气管炎（简称慢支）是一种严重危害人类健康的疾病。临床上以咳嗽、咳痰或伴有喘息及反复发作的慢性炎症，即所谓"咳""痰""喘""炎"为特征。根据我国20世纪70年代的普查资料，患病率为3.82%，50岁以上者达15%以上。故积极防治本病十分重要。慢性支气管炎的病因极为复杂，主要与大气污染、吸烟、感染、过敏及气候变化等有关，但迄今为止，尚有许多因素还不清楚。

从20世纪60年代起，埋线逐渐成为治疗慢性支气管炎的主力军。通过长期大量的观察，发现无论是急性发作期的寒证、热证，还是慢性迁延期肺虚咳痰、脾虚痰滞和肾虚喘促以及慢性缓解期，埋线治疗都有一定疗效。

针刺研究发现，针灸能提高巨噬细胞的吞噬能力和淋巴细胞的转化率，升高血红蛋白的比例和血管皮质醇含量，降低血中嗜酸性粒细胞的数量，使抗体的细胞免疫和体液免疫功能都得到改善，增强患者的防御能力。而埋线疗法刺激持久，长期的刺激作用使疗效更加巩固。

【临床表现】

慢性支气管炎的主要临床症状为咳嗽、咳痰及反复呼吸道感染。

（1）长期、反复、逐渐加重的咳嗽是本病的突出表现。轻者仅在冬、春季节发病，尤以清晨起床前后最明显，白天咳嗽较少。夏、秋季节，咳嗽减轻或消失。重症患者则四季均咳，冬、春加剧，日夜咳嗽，早晚尤为剧烈。

（2）一般痰呈白色黏液泡沫状，晨起较多，常因黏稠而不易咯出。在感染或受寒后症状迅速加剧，痰量增多，黏度增加，或呈黄色脓性痰或伴有喘息。偶因剧咳而痰中带血。

（3）当合并呼吸道感染时，由于细支气管黏膜充血水肿，痰液阻塞及支气管管腔狭窄，可以产生气喘（喘息）症状。患者咽喉部在呼吸时发生喘鸣音，肺部听诊可有哮鸣音。

（4）反复感染：寒冷季节或气温骤变时，容易发生反复的呼吸道感染。此时患者气喘加重，痰量明显增多且呈脓性，伴有全身乏力、畏寒、发热等。肺部出现湿性啰音，查血白细胞计数增加等。

本病早期多无特殊体征，在多数患者的肺底部可以听到少许湿性或干性啰音，有时在咳嗽或咳痰后可暂时消失。喘息性慢支发作时，可听到广泛的哮鸣音，喘息缓解后又消失。长期发作的病例可发现有肺气肿的征象，严重病例可合并肺心病。

【治疗】

1.埋线疗法

一组穴：定喘、膻中、尺泽、足三里。

二组穴：肺俞透风门、肾俞、曲池、重子透重仙。

操作：用注线法，用12~16号一次性埋线针2~4号羊肠线，定喘穴向下直刺进针1寸、埋入药线1cm，背部穴从穴位下方0.5cm斜刺进针，进针后针的斜面翻转向下，继续进针1cm向前平刺透穴。其他穴位常规操作，15天埋线一次，2次为一个疗程，以后每年秋季、初冬再如上治疗一个疗程，连续3年，以巩固疗效。

2.注射疗法

对急性发作者且病情较重者可进行一次穴位注射治疗，可收到意想不到的效果。

取穴：定喘、天突、肺俞、膻中。

药物：复方倍他米松注射液1ml、二羟丙茶碱注射液2~3ml、核酪4ml、玻璃酸酶1500U，利多卡因3ml。注射进针，得气后每穴给药1.5ml。

3.拔罐灸疗

主穴：肺俞、膏肓、膻中。

配穴：气海、膈俞、脾俞、肾俞、丰隆。

操作：隔日一次，穴位交替，3次为一个疗程。

4.贴敷疗法

取穴：定喘、肺俞、心俞、膈俞、膻中、丰隆。

药物：白芥子21g，延胡索21g，细辛12g，甘遂12g，洋金花40g，生姜汁适量。

操作：将上药研制成细粉末，用生姜汁调成糊状，大小2cm×2cm，置于4cm×4cm的伤湿止痛膏上，贴敷于穴位上。小儿贴4小时，成人贴6小时，7天贴一次，3次为一个疗程。对初期发作症状较轻者，有明显疗效，小儿效果更明显。

【典型病例】

病例1：患者，男，58岁。咳嗽、咳痰6年，每年冬季加重，咳白色泡沫痰，量中等，每次发作均用抗生素、氨茶碱、中成药之类治疗，只能减轻症状，近一周又急性发作。接诊患者后，查体：体温36.8℃，两肺可闻及少许干啰音，心脏听诊无异常。诊断：单纯性慢性支气管炎，采用以上穴位组埋线治疗，半个月复诊时，咳嗽减轻，痰量减少，两肺呼吸音清晰。第二次埋线治疗2周后复诊，查无阳性体征。随访3年无复发。

病例2：患者，女，66岁。咳喘，气短13年。每年冬天加重，咳黏液泡沫痰，严重时夜间不能平卧入睡，多年来治疗无效。听诊两肺布满哮鸣音，胸部X线片诊断为慢性支气管炎合并肺气肿。诊断为喘息型慢性支气管炎合并肺气肿。取双定喘、膻中、尺泽、足三里埋线。第二次复诊时述咳嗽、咳痰减轻，另外一般状况改善。第三次复诊时早晚偶尔咳嗽，基本无痰，2个月随访，以上症状痊愈。

【经验辑要】

疗效评价标准为痊愈：经3年以上观察，咳嗽、咳痰症状未复发，肺部无干湿啰音，停服对症药物，能从事正常劳动。显效：咳嗽、咳痰减轻，发作次数减少，偶有发作，对症药物治疗有效。无效：原来症状无改善。

共治疗1600例，其中痊愈961例（60%），显效457例（28.6%），无效182例（11.4%）总有效率为88.6%。

第三节 支气管哮喘

【概述】

哮喘是由嗜酸性粒细胞、肥大细胞和T淋巴细胞等多种炎症细胞参与的气道慢性炎症。这种炎症使易感患者对各种激发因子具有气道高反应性，并引起气道缩窄。临床以反复发作性的喘息、呼气性呼吸困难、胸闷或咳嗽，且多在夜间和（或）清晨发作为特征。据统计，本病全球约有1.6亿患者，我国患病率为1%~4%。儿童发病率高于成人，发达国家高于发展中国家，城市高于乡村。本病属中医学"哮证"范畴。本病病位在肺，但与脾、肾关系密切。主要病理改变是宿痰内伏于肺，或因屡感风寒、寒邪深入于肺；或因过食生冷，寒饮内停，凝成寒痰；或因嗜食酸咸肥甘太过，助热生痰；或病后伤阴及素体阳盛者，痰热胶固。这些均可使宿痰内伏于膈上，遇因而发。本病诱因较复杂，外邪、饮食、劳倦、情志等皆有影响。当诱因触发伏痰，痰随气升，气因痰阻，阻塞气道，通畅不利，便成呼吸气促、喉中哮鸣之声。

西医学认为本病的病因不十分清楚。其主要发病与下列因素有关。

1.遗传因素 哮喘患者亲属患病率高于群体患病率，并且亲缘关系越近，患病率越高；患者病情越严重，其亲属患病率也越高。研究表明存在着与气道高反应性和特异性反应相关的基因。

2.环境因素 包括各种如尘螨、花粉、真菌、动物毛屑、氨气等特异或非特异性吸入物；细菌、病毒、寄生虫等感染；如鱼、虾、蟹、牛奶等食物；如普萘洛尔、阿司匹林等药物；以及气候变化、运动等都可激发哮喘发作。总之，当环境中种种刺激因子作用于遗传易感个体，引起炎症细胞、细胞因子以及炎症介质相互作用，便产生气道炎症，加之神经调节失衡，而共同导致气道高反应。当再次受到某些环境因子激发，即可发生哮喘。

本病呈发作性伴有哮鸣音的呼气性呼吸困难或发作性胸闷和咳嗽，严重者被迫采取坐位或呈端坐呼吸，干咳或咳大量白色泡沫痰，甚则发绀。

症状可持续数分钟、数小时至数天，严重发作可并发气胸、纵隔气肿、肺不张；长期反复发作和感染可并发慢性支气管炎、支气管扩张、间质性肺炎、肺纤维化和肺源性心脏病。

【临床表现】

与哮喘相关的症状有咳嗽、喘息、呼吸困难、胸闷、咳痰等。典型的表现是发作性伴有哮鸣音的呼气性呼吸困难。严重者可被迫采取坐位或呈端坐呼吸，干咳或咳大量白色泡沫痰，甚至出现发绀等。哮喘症状可在数分钟内发作，持续数小时至数天，用支气管扩张药或自行缓解。早期或轻症的患者多数以发作性咳嗽和胸闷为主要表现。这些表现缺乏特征性。哮喘的发病有以下特征。

1.发作性　当遇到诱发因素时呈发作或加重。

2.时间节律性　常在夜间及凌晨发作或加重。

3.季节性　常在秋、冬季发作或加重。

4.可逆性　平喘药通常能够缓解症状，可有明显的缓解期。认识这些特征，有利于哮喘的诊断与鉴别。

【治疗】

1.埋线疗法

一组穴：星状神经节、定喘、天突、肾俞、膻中、曲池、丰隆。

二组穴：肺俞透厥阴俞、膏肓、中府透云门、血海、足三里。

操作：用注线法，按常规操作。肺俞进针后从皮下组织透向厥阴俞，中府透向云门。注入2号肠线4cm，膻中从穴位下方向上斜刺1.5cm，定喘、丰隆、足三里注入4号线1cm。

2.贴敷疗法

定喘膏：麻黄1000g，桂枝500g，白芥子120g，白芨120g，洋金花1000g，附子120g，干姜2000g，牙皂60g，杏仁60g，甘草90g，丁香120g，肉桂60g，自然铜60g，广丹5000g，香油10kg。

配制方法：先将洋金花、丁香、肉桂、自然铜四味共研细末后下。其余10味置于锅内油中炸枯去渣，将药渣捞出，油用20层纱布过滤，再将药油置于锅内，文火慢熬，虽加搅拌，到烟尽，滴水成珠后下入广丹（广丹应均匀撒布，不能一次全部倒入）及时搅拌，最后下入制备的四味药物细粉，待烟尽为止。将所得之膏倒入冷水中冷却，再捞出，用手反复揉拉，以去火毒待用。

将药摊在已备好的布上，大号30g，小号18g。

适应证：支气管炎、支气管哮喘。小儿效果极佳。

使用方法：将药膏贴于胸前（膻中穴）及后背（胸椎1~4）之间，每贴5~7天更换一次。

疗效：急性一般1贴见效，2~3贴即愈。慢性连用10贴可有明显效果。穴位注射及拔罐灸参照慢性支气管炎一节。

【典型病例】

病例1：患者，男，66岁。发作性鼻痒、流涕、咳喘13年，发作与季节有关，多在春、夏季发病。与地域有关，在北方发病频繁，到南方一般不发病。发作严重时呼吸困难，口唇青紫，不能平卧，每次发作2~10日不等。接诊患者后，给予穴位埋线治疗。第一次取星状神经节、定喘、膻中、曲池、丰隆穴，采用16号一次性埋线针，4号药线，10天后复诊。复诊时症状改善，精神也有很大程度好转，第二次取肺俞透厥阴俞、膏肓、中府透云门、血海、足三里埋线，1个月后复诊症状均消失，随访6个月无复发。

病例2：患者，男，56岁。患支气管哮喘8年，发病时先是鼻痒、流清涕、打喷嚏，继而出现哮鸣音，喘不过气来，严重时不能平卧，坐起会好受点，各种疗法都用过，不见效果，尝试了中药也不见效。2004年，首次治疗进行了星状神经节阻滞，隔日1次，共治疗4次，症状完全消失。3天后做穴位埋线治疗，第1次取穴星状神经节、定喘、肺俞透风门、膻中、丰隆穴位埋线。7天后又取中府透云门、重子透重仙、足三里、脾俞、肾俞穴埋线。观察3个月一直没有发病。

【经验辑要】

哮喘发病多因肺不能布散津液，脾不能运输精微，肾不能蒸化水液，以致津液凝聚成痰，伏藏于肺而致。"久病入络"，肺络受阻，气机不畅，是其发病的基本环节，复加气候变化，外感邪气，饮食不当，情志失调，劳倦太过等因素而诱发，证属本虚标实，治宜标本兼顾，取肺气所注之俞肺俞益肺之气阴，扶正固本，使肺宣降有权。云门为手太阴肺经之穴，一穴相配固表以养肺，膻中为气之所会，降气平喘，肾俞、丰隆、足三里配伍以补元阳，益肺、脾、肾三脏之气，截断伏痰之源，以治其本，诸穴相配故获良效。

支气管哮喘是由多种细胞特别是肥大细胞、嗜酸性粒细胞和T淋巴细胞参与的慢性气道炎症，在易感者中此类炎症可引起反复发作的喘息、气促、胸闷和（或）咳嗽等症状，多在夜间或凌晨发生。气道对多种刺激因子反应性增高。星状神经节阻滞后可改善支气管病变部位的血液循环，使支气管黏膜细胞的水肿、炎症消失，同时有可能使支气管黏膜上的肥大细胞、嗜酸性粒细胞和T淋巴细胞膜的稳定性增强，使症状得以改善。这种治疗又能调节免疫，激发自身的抗病优势来抵御疾病的侵害，避免以后再发病。这种治疗不只是对症治疗，同时也治疗了病因。

哮喘为呼吸道过敏，气道炎症性疾病，选取星状神经节、定喘为平喘之要穴，肺俞为肺脏精气输注之处，可统治呼吸道内伤外感诸疾，选肾俞、以补肾纳气，丰隆、足三里可调节免疫和胃祛痰，膻中有宣肺平喘的疗效，应用埋线疗法施术后先期的强刺激以泄实，后期药线的缓慢吸收，刺激温和持久以补虚。刚柔相济、疗效持久，愈后很少复发。

第四节　支气管扩张

【概述】

支气管扩张是由于慢性炎症损坏了支气管管壁，致使管腔持久的扩大和变形。好发部位，一般肺下叶多于上叶，肺左下叶多于肺右下叶。

【临床表现】

起病缓慢，病程长。本病多继发于儿童时的支气管肺炎，有反复呼吸道感染史。患者有慢性咳嗽，咳大量脓痰，反复咯血。在病变部位，可闻及固定而持久的局限性湿啰音，常见杵状指（趾），疾病晚期可有肺气肿体征。胸部X线特征为病变部位有多个不规则的环形透亮阴影或沿支气管的蜂窝状、卷发棒状阴影。

【治疗】

1.埋线疗法

一组穴：定喘、天突、膏肓、云门、丰隆。

二组穴：肺俞、肾俞、尺泽、足三里。

埋线治疗支气管扩张伴咯血462例，其中治愈404例，显效38例，有效9例，无效11例，总有效率97.6%。

2.注射疗法

取穴：定喘、孔最、肺俞、丰隆。

一组药：复方倍他米松注射液1mg，核酪注射液4ml，阿托品0.5mg，利多卡因2ml，玻璃酸酶1500U。

二组药：核酪注射液4ml，阿托品0.5mg，利多卡因2ml。

操作：第一次穴注用"一组药"，以后穴注用"二组药"，隔日穴位注射一次，10次为一个疗程。

3.贴敷疗法

取穴：定喘、肺俞、膻中、涌泉。

药物：肉桂、硫黄各20g，冰片10g，研末备用。

操作：临用时以大蒜头一枚去皮，捣成泥状，调上药粉适量，制成直径2cm×2cm的药饼，用4cm×4cm的伤湿止痛膏固定，每日换药1次，咯血停止后，停止治疗。部分患者敷药后，局部灼痛、充血、起疱，一般不须特殊处理。水疱较大者，可用注射针抽出液体，外涂甲紫以防感染。

4.拔罐灸疗

主穴：肺俞、脾俞、膏肓、气海、足三里。

配穴：膻中、风门、肝俞、肾俞、丰隆。

操作：蒜泥敷灸。取新鲜独头蒜1头，硫黄末6g，肉桂末3g，冰片3g。把大蒜去皮洗净，捣烂成泥状，加入上药末调匀，灸治时取蒜药泥10g，分别敷于涌泉穴，胶布固定（为防止起疱，可先在穴位处涂擦少许石蜡油）。隔日灸一次，每次灸3~4小时，3次为一个疗程。

瓜蒌1枚，川贝母50g，元胡（煅）10g，牙皂15个，青黛10g，蜂蜜100g。先将瓜蒌（连、子、皮）捣溶，将余4味碾为细末。蜂蜜放入锅内加热，炼去浮沫，入上五味药，调和成膏备用。治疗时取药膏约3g压成饼状，放穴位处，上加拔罐灸疗。

【经验辑要】

埋线及综合治疗支气管扩张近期有一定疗效，症状会有不同程度的减轻；但本病多因时日已久迁延不愈，发病因素复杂及支气管多有纤维化损害，所以应反复治疗几个疗程，以使疗效持久。支气管扩张应综合治疗，以巩固疗效。

|第十二章|
循环系统疾病

第一节 高血压病

【概述】

高血压病根据起病缓急和病情进展情况，临床上可分为缓进型高血压病和急进性高血压病两种。缓进型高血压病比较多见，约占发病率的95%，起病隐匿，病情发展缓慢，病程长达10~20年或更长，早期常无任何症状，偶尔查体时发现血压升高，个别患者可因突然发生脑出血，而被发现高血压。高血压往往是收缩压和舒张压均升高，起初血压波动较大，易在精神紧张、情绪波动或劳累后增高，去除诱因或休息后血压能降至正常。随着病情发展，血压经休息也不能转为正常，需要服降压药治疗。收缩压明显升高，常提示动脉硬化。

【临床表现】

早期高血压病患者可出现头痛、头晕、耳鸣、心悸、眼花、注意力不集中、记忆力减退、手脚麻木、疲乏无力、易烦躁等症状，这些症状多为高级神经功能失调所致，其轻重与血压增高程度可不一致。

后期血压常持续在较高水平，并伴有脑、心、肾等靶器官受损的表现。这些器官受损可以是高血压直接损害造成的，也可以是间接地通过加速动脉粥样硬化性疾病产生而造成的。这些靶器官受损的早期可无症状，最后导致功能障碍，甚至发生衰竭。如高血压引起脑损害后，可引起短暂性脑血管痉挛，使头痛、头晕加重，甚至出现一过性失明、半侧肢体活动障碍等，持续数分钟或数小时可以恢复，也可发生脑出血。对心脏的损害先是心脏扩大，后发生左心衰竭，可出现胸闷、气短、咳嗽等症状。当肾脏受损害后，可见夜间尿量增多或小便次数增加，严重时发生肾功能衰竭，可有少尿、无尿、食欲不振、恶心等症状。

【治疗】

1.埋线疗法

一组穴：血压点、肾俞、足三里、合谷。

二组穴：心俞、曲池、内关、太冲。

操作：用注线法，血压点、心俞、肾俞、内关、太冲埋入4号肠线1cm，曲池、足三里埋入4号肠线1.5cm，心俞向脊柱方向斜刺，其他穴位直刺。

2.注射疗法

主穴：曲池。

配穴

一组穴：风池、神门、三阴交。

二组穴：安眠、足三里、肾关。

药物：复方丹参注射液。

操作：主穴每次必取，配穴二组轮流交替使用。按穴位注射常规操作，穴位皮肤常规消毒，用5ml一次性注射器，5号针头，抽取上述药液2ml，快速入皮刺入皮下，继续缓慢进针，至针感出现，回抽无回血，每穴注射0.5ml，隔日一次，10次为一个疗程。

主治与疗效：本法用于原发性高血压，单教授用本法治疗原发性高血压36例，均取得满意疗效。

3.贴敷疗法

栀子双仁膏（方剂来源：《中国膏敷疗法》，后简称《膏敷疗法》）。

适应证：原发性高血压。

药物：栀子6g，桃仁、杏仁各12g。

制作方法：上述药共研细末备用。

配制方法：取上药1/3，用1：1的甘油和水调成糊状，睡前用温水泡脚后擦干，将制成2cm×2cm的药饼，敷于双足涌泉穴上，上盖塑料纸胶布固定，每晚一次，6次为一个疗程，并辅以穴位隔药按摩2~3次，效果更好。

【典型病例】

病例1：患者，男，28岁。2个月前突感头晕、头痛、失眠、全身发胀，到医院就诊时测血压158/105mmHg，诊断为高血压病。来诊时测血压195/120mmHg，且症状较前加重，根据患者较年轻起病急，发展快，病情严重，诊断为急进型高血压病，在综合治疗的基础上，进行了埋线治疗。按上述穴位治疗6次，4个月后复诊时血压128/95mmHg，其他症状好转，随访2年未复发。

病例2：患者，女，58岁。有高血压病史6年，血压波动在160~180/95~110mmHg之间，平时无自觉症状。患者于20天前突感眩晕、失眠、心悸、疲乏无力，到医院就诊，测血压240/120mmHg，随后住院治疗。住院17天血压仍不能控制，经介绍用穴位埋线治疗。第一次取一组穴埋线，15天后复诊时血压132/90mmHg，继续下一组穴位埋线治疗，1个月后血压下降至126/84mmHg，其他症状消失。观察1年无复发。

【经验辑要】

埋线组治疗高血压病320例，结果显效167例，有效126例，无效27例，总有效率91.56%。中医认为本病多属肝肾阴虚，肝阳偏盛，阴阳两虚。西医则认为本病属于中枢神经系统及内分泌体液调节功能紊乱所致的全身性慢性血管性疾病，易造成心、脑、肾等脏器的损害，穴位埋线疗法是将羊肠线埋在穴位里，以起到长时间刺激穴位的目的，通过穴位刺激，使阴阳平衡，中枢神经系统和内分泌体液调节紊乱得以恢复，周身动脉血管痉挛得以解除，则血压自然恢复正常。选择用血压点、心俞来疏通经脉，从而使血压平稳。经临床观察，穴位埋线治疗高血压病以轻度患者效果较好，尤以舒张压偏高者效果较好。一般不用服其他降压药物即可治愈，中、重度高血压患者应结合药物治疗方可控制血压。

高血压病是导致心、脑、肾三个脏器发病的重要因素，高血压的防治是降低三脏器导致的冠心病、脑血管病和肾功能改变等疾病发生风险的关键。药物虽能有效控制。但很多人医从性低。服药不按医嘱使高血压的防治面临重重困难。穴位埋线疗法对高血压病有着独特的治疗意义，对不愿口服药物的患者增加了治疗选择，而且能有效控制各种类型高血压，对那些舒张压长期偏高、用药降压效果欠佳的患者，配上埋线能使血压恢复正常，临床值得推广应用。

高血压分原发性高血压和继发性高血压，原发性高血压病一般有家族史，同时也是一种生活方式病，继发性高血压与肥胖、糖尿病、高血脂、肾病、颈椎病等疾病有关，这些病也都属生活方式病，所以告别不健康的生活方式，对高血压病患者尤其重要。埋线治疗高血压病疗效甚佳，首先血压点，在C_6旁2寸处，属C_6脊神经节段，科学证明，C_6神经节段与高血压关系密切，所以血压点为降压要穴，曲池、足三里、太冲有平肝息风的作用，对阴虚阳亢引起的高血压病有治疗作用。

第二节 低 血 压

【概述】

低血压是体循环动脉压低于正常的总称，一般来说按常规测量法，测得成人肱动脉血压低于90/60mmHg时，可称为低血压。低血压大致可分为病理性低血压和生理性低血压两种。原发性低血压的发病机制迄今未明。低血压据统计发病率为4%左右，老年人群中可高达10%。

1.体质性低血压 一般认为与遗传和体质瘦弱有关，多见于20~50岁的妇女和老年人，轻者可无任何症状，重者可出现精神疲惫、头晕、头痛甚至昏厥。夏季气温较高时更明显。

2.体位性低血压 是患者从卧位到坐位或直立位时，或长时间站立出现血压突然下降超过20mmHg，并伴有明显症状，这些症状包括头晕、视力模糊、乏力、恶心、认知功能障碍、心悸、颈背部疼痛。体位性低血压与多种疾病有关，如多系统萎缩、糖尿病、帕金森病、多发性硬化病、更年期综合征、血液透析术后、手术后遗症、麻醉，服用降压药、利尿药、催眠药、抗精神抑郁药等，或久病卧床、体质虚弱的老年人。

3.继发性低血压 由某些疾病或药物引起的低血压，如脊髓空洞症，风湿性心脏病，慢性营养不良，服用降压药、抗抑郁药和血液透析的患者。

【临床症状】

病情轻微者可有头晕、头痛、食欲不振、疲劳、脸色苍白、消化不良、晕车、晕船等。严重者出现直立性眩晕、四肢冷、心悸、呼吸困难、共济失调、发音含糊甚至昏厥，需长期卧床。这些症状主要因血压下降，导致血液循环缓慢，远端毛细血管缺血，以致影响组织细胞氧气和营养的供应，二氧化碳及代谢废物的排泄。尤其影响了大脑和心脏的血液供应。长期如此使机体功能大大下降，视力、听力下降，诱发或加重阿尔茨海默病，头晕、昏厥、跌倒、骨折发生率大大增加。乏力、精神疲惫、心情压抑、抑郁等情况经常发生，影响了患者的生活质量。低血压可能导致脑梗死和心脏梗死。直立性低血压病情严重后，患者可出现每当变换体位时血压迅速下降，发生晕厥，以致被迫卧床不起，另外诱发脑梗死、心肌缺血，给患者以及其家庭和社会带来沉重负担。

通常中医将低血压分为3种证型。

1.气虚血亏证 病机为思虑过度、劳伤心脾、气血生化之源不足或久病失血之后，耗伤气血以致气血两虚，脑失营养所致。患者表现有每遇劳累即发作，面色苍白，唇甲不华，心悸失眠或多睡，神疲懒言，倦怠食少，舌淡，脉细弱。

2.肾精不足证 病机为脑为髓之海，肾主藏精生髓，若先天不足之人则肾之精气不充，或年老体衰精气日亏，致使肾精亏耗，不能生髓以致髓海空虚而发生低血压。患者表现有头晕耳鸣、精神萎靡、健忘少寐、腰酸。

3.痰浊中阻证 病机为饮食伤胃，劳倦伤脾，脾胃受损，健运失司，以致水谷不能生精微，反聚湿生痰，痰浊中阻，清阳不升，浊阴不降而致眩晕。患者表现有头重如裹，胸脘痞闷，恶心欲呕，少食多睡，舌苔白腻。

中医治疗以补益气血，升举清阳，补元益脑为主。不仅能改善低血压状态，并且可以调节机体的免疫功能，从根本上改善机体的虚损状态，从而使血压恢复正常，眩晕不作。对低血压要临床辨证施治。

【治疗】

1.埋线疗法

主穴：脾俞、肝俞、肾俞、关元、足三里。

配穴：中气不足加气海、内关；肾精亏损加三阴交；脾虚加阴陵泉、丰隆；肝肾阴亏加太冲、风池。

操作：用12号一次性埋线针，2号药线，辨证取穴，交替应用，15天埋线一次。

2.注射疗法

取穴：心俞、肝俞、脾俞、足三里、三阴交。

药物：黄芪注射液10ml。

操作：交替取穴，每次5穴，注射常规操作，进针得气后，每穴注入2ml，隔日一次，10次为一个疗程。

【经验辑要】

穴位埋线、穴位注射治疗低血压有一定疗效，血压上升比较稳定，且无升压药物的毒副作用。用星状神经节阻滞或埋线治疗技术，效果会很好，且持久不复发。

第三节 心肌缺血

【概述】

心肌缺血又称缺血性心脏病，是指由于冠状循环改变引起的冠状血流和心肌需求之间不平衡而导致的心肌损害。本病的发生，关键是粥样硬化使冠状动脉狭窄、闭塞影响冠状循环血流，导致心肌缺血、缺氧，从而引起心绞痛、心肌梗死、心律失常、心力衰竭、猝死和心脏扩大等临床症状。一般多发生于40岁以上，男性多于女性。本病属中医学"胸痹心痛"的范畴。心电图呈缺血性改变。

【临床表现】

不同人的心绞痛发作表现不一，多数人形容其为胸部"压迫感""闷胀感""憋闷感"，部分患者感觉不适向双侧肩部、背部、颈部、咽喉部放射，休息或者含服硝酸甘油可缓解。

心绞痛是心肌缺血的主要临床症状，根据心绞痛发作时的部位、性质、诱因、持续时间、缓解方式等特点和伴随症状及体征便可鉴别心绞痛和心肌梗死，可以说，典型的症状和体征对心肌缺血心绞痛和心肌梗死的诊断至关重要。

心电图是心肌缺血诊断中最早、最常用和最基本的诊断方法，心电图使用方便，易于普及，当患者病情变化时便可及时捕捉其变化情况，并能连续动态观察和进行各种负荷试验，以提高其诊断敏感性。无论是心绞痛或心肌梗死，都有其典型的心电图变化。

【治疗】

埋线治疗

一组穴：心俞、内关。

二组穴：厥阴俞、膻中。

配穴：神门、间使、足三里。

操作：背俞穴进针后斜向脊柱椎体深刺，埋入3号药线2cm。膻中平刺，将线平行埋在筋膜下。内关、神门、间使、足三里埋入3号药线1cm。

【经验辑要】

埋线治疗286例，显效263例，有效23例，总有效率100%。厥阴俞、心俞为足太阳膀胱经穴，分别位于第4、5胸椎下两旁各开1.5寸处，厥阴俞内应心包络，兼通肝经之气，厥阴俞治气逆呕吐，心痛郁结，胸中烦闷，此二穴极为重要。冠状动脉供血不足，心电图呈现ST段、T波异常，经埋线心俞、厥阴俞发现，埋线后患者的胸痛、胸部压迫明显减轻，心电图显示心肌活动有所增强。ST段异常者中有56%患者的症状得到明显改善，并使心绞痛次数明显减少。埋线不仅能有效地消除患者的症状，而且能影响血流动力学参数及改善心脏活动性质，使心肌张力降低，抑制心肌肥大的发展，调节心脏功能紊乱，影响心肌形态学的改变。

第四节 冠 心 病

【概述】

冠心病即冠状动脉粥样硬化性心脏病，是指冠状动脉粥样硬化使血管腔阻塞，导致心肌缺血、缺氧引起的心脏病，它和冠状动脉功能性改变（痉挛）一起，统称冠心病，亦称缺血性心脏病。临床以胸骨上、中段及胸骨后疼痛，胸闷、头晕，甚则晕厥为特征。本病多发生于40岁以后，男性多于女性，脑力劳动者为多。在我国，冠心病死亡患者占心脏病死亡人数的10%~20%，占住院心脏病患者的26.80%。

本病属中医学"胸痹""心痛""真心痛"等范畴。中医学认为本病发病与年老体虚、肾气不足、嗜食膏粱厚味、损伤脾胃、七情内伤、气血瘀滞等因素有关。

心阳不振，鼓动乏力，血运不畅，则心脉瘀滞；寒邪乘袭，凝滞于胸，胸阳失展，则心脉痹阻；脾肾阳虚，湿聚成痰，痰阻气机，也可致心脉不通。心脉瘀滞，不通则痛，轻则胸前憋闷，心前区疼痛；重则气机逆乱，阳衰气脱，而有心胸痛如刀绞，呼吸急促等危症。故本病以心虚为主，与肾、肝、脾有关。

西医学根据冠状动脉病变的部位、范围、血管阻塞程度和心肌供血不足的发展速度、范围和程度的不同，而将其分为不同类型，本节主要介绍心绞痛和心肌梗死。

心绞痛是指冠状动脉供血不足，心肌急剧、暂时的缺血与缺氧所引起的临床综合征。本病以劳累、情绪激动、饱食、受寒、阴雨天气、急性循环衰竭等为常见诱因。亦可由主动脉瓣狭窄或关闭不全、梅毒性主动脉炎、原发性肥厚性心肌病、风湿性冠状动脉炎等引起。

心绞痛临床表现为阵发性的前胸压榨性疼痛，主要位于胸骨后部，可放射至心前区和左上肢，常发生于劳动或情绪激动时，持续数分钟，休息或服用硝酸酯类药物可缓解。发作时常见心率增快、血压升高、表情焦虑、出汗等。

心肌梗死是心肌缺血坏死，其基本病因是冠状动脉粥样硬化，造成管腔严重狭窄和心肌供血不足，而侧支循环未充分建立。在此基础上，一旦血供进一步急剧减少，使心肌严重缺血达1小时以上，即可发生心肌梗死。常见发病因素和诱发因素：①管腔内血栓形成、粥样斑块破溃或其下发生出血及痉挛，使冠状动脉完全闭塞。②休克、脱水、出血、外科手术或严重心律失常，致心排出量骤减。③重体力活动、情绪激动或血压剧升，致左心负荷明显增加。④饱餐后特别是进食大量脂肪后。餐后血脂增高，血黏稠度增加，局部血流缓慢。⑤早晨6~12时。上午冠状动脉张力高，机体应激性增强，使冠状动脉痉挛。⑥用力大便时，心脏负荷增加。以上各因素加之高血脂、动脉硬化、血黏度增高、血流缓慢等病理基础便导致血管痉挛，引起一次性或持续性的心肌缺血、缺氧。轻者发生心绞痛，重者冠状动脉闭塞，导致心肌缺血、坏死，形成心肌梗死。

【临床表现】

本病的临床表现与梗死的大小、部位、侧支循环密切相关。50%~82.2%的患者在发病前数日有乏力、胸部不适、活动时心悸、气急，心绞痛发作较以往频繁、性质较剧、持续较久、硝酸甘油疗效差,诱发因素不明显。疼痛时伴有恶心、呕吐、大汗和心动过速,或伴有心功能不全、严重心律失常、血压大幅波动等。

【治疗】

1.埋线疗法

主穴:心俞透厥阴俞、至阳、膻中、内关、足三里。

配穴:高血压配血压点、曲池。

操作:心俞透厥阴俞,至阳、膻中,埋入3号线4cm,内关埋入1cm的3号线,足三里埋入3号线1.5cm。

2.注射疗法

方1

取穴:心俞,厥阴俞,膈俞,胸4、5夹脊,内关,足三里。

药物:复方丹参注射液2ml。

操作:按穴位注射操作常规进行,穴位处皮肤消毒后,用5ml注射器,5号注射针头,快速入皮,进针得气抽吸无回血后,每穴注0.5ml,每日一次,10次为一个疗程。

方2

取穴:心俞、至阳。

药物:消旋山莨菪碱注射液1ml,利多卡因2ml。

操作:常规操作,每穴注入1ml,每日注射一次,10次为一个疗程。

主治与疗效:方1为冠心病的常规治疗,方2对冠心病合并心绞痛患者较好。

3.拔罐灸疗

取穴:心俞、至阳、膻中。

操作:取川芎3g,冰片1g,硝酸甘油1片,共研细末,加适量生姜汁调和,制成1cm大药饼,贴敷于穴位上,用瓶口贴固定,外加拔罐灸疗。火罐20分钟拔除,药贴每日换一次,5次为一个疗程。

4.贴敷疗法

冠心病膏贴(方剂来源:《膏敷疗法》)。

适应证:冠状动脉粥样硬化性心脏病。

药物:丹参、三七、檀香各12g,广郁金、莪术各9g,乳香、没药、血竭、桃仁、红花、王不留行各6g,冰片2g。

配制方法：共研细末，和入溶解的膏药肉500g内，拌匀。用膏药布摊成4cm×4cm的膏药，贴左心俞和心前区（相当于乳根穴的位置），1周换药一次。

按语：一般贴3~4张，症状逐渐好转。

【典型病例】

患者，女。患冠心病4年，常感胸闷、气短，不能快速行走，不能爬楼梯，每上一层都要休息片刻，遇有情绪激动或劳累后左胸前区疼痛，常服异山梨酯、硝苯地平、丹参滴丸缓解症状。2004年10月埋线治疗一次，2个月复诊时已症状全消，一口气上4楼也无不适，又按照上穴位组埋线一次，2年无复发。

【经验辑要】

共观察病例163例，其中有效率为86%，心电图改善有效率为73%。中医学认为，心肾阳虚为本病之本，气滞、血瘀、痰浊为本病之标。治疗应以温阳补虚为主，化痰行气活血为辅，心俞透厥阴俞，使心经之气汇聚，阳病治阴，阳病行阴，以温阳补虚通调经气，至阳、膻中以益气解郁宽胸。内关属厥阴心包经，心包与心同一体，其气相通，有缓急止痛，降逆止呕，调补阴阳气血，疏通经脉的作用。研究发现内关对治疗心律失常、心动过速、心动过缓、心律不齐、冠心病、心绞痛均有一定效果。诸穴配伍可改善冠脉血流量，解除血管痉挛，增加心脏的供血、供氧，增加心肌收缩力，对治疗冠心病有很好疗效。

第五节 心律失常

【概述】

心律失常是指心脏冲动的频率、节律、起源部位、传导速度与激动次序的异常。按其发生原理，将其分为快速型心律失常与缓慢型心律失常。可见于多种器质性心脏病及一些功能性疾病。心律失常的临床表现多种多样，可表现为窦性心动过速、窦性心动过缓、窦性心律不齐、期前收缩、期外收缩、阵发性心动过速、室性阵发性心动过速、心房颤动与扑动、房室传导阻滞等多种情况。

本病属中医学"惊悸"范畴。中医学认为本病或由平素心气怯弱或心虚胆怯之人，突受惊吓，则心无所依，神无所归，而成心悸；或因久病心血不足，阴血亏损，以致心失所养，神不能藏，故神不安而志不宁；或因痰热内蕴，每加郁怒，胃失和降，痰火互结，上扰心神，遂成心悸；亦可因久患痹证，心脉阻遏，气滞血瘀，而成怔忡。心悸日久损及心阳，可致出现衰竭危候。

西医学认为，心律失常的原因很多，主要有以下因素。

（1）各种器质性心脏病，如心力衰竭、风湿性心脏病等。

（2）房室旁道传导引起的预激综合征。

（3）内分泌代谢疾病，如甲状腺功能亢进等。

（4）电解质紊乱，如低钾血症、高钙血症等。

（5）药物毒性作用，如洋地黄中毒。

（6）外科手术和诊断性损伤、急性感染、急性颅内病变等。

在以上各种致病因素的影响下，心搏的起源和冲动发生异常，两者既可单独存在，也可互相并存，使心脏收缩的频率、节律单一或共同异常，因而发生心律失常。

【临床表现】

本病临床表现为心率的过快、过慢、不规则或（及）期前收缩、扑动、颤动、停搏和相应的综合征表现。但有些心律失常另有特殊表现：如室上性心动过速可出现心悸、晕厥和心力衰竭；室性心动过速可出现低血压、晕厥、呼吸困难、心绞痛和少尿；房颤可出现晕厥、心力衰竭；室扑和室颤可迅速出现阿斯综合征；房室传导阻滞可出现头晕、乏力、晕厥、抽搐及心功能不全等。

【治疗】

1.埋线疗法

主穴：星状神经节、心俞透厥阴俞、内关。

配穴：心神不宁加神门、阳陵泉；气血不足加足三里、脾俞；气滞血瘀加膈俞、血海；心肾阳虚加命门、肾俞；气阴两虚加阴郄、三阴交；气虚痰阻加阴陵泉、丰隆。

操作：实证用12号埋线针，3号药线；虚证用9号针，0号线，1个月埋线一次。

2. 注射疗法

取穴：心俞、至阳、内关、郄门。

药物：丹参注射液。

操作：选上述穴2~3个，按穴位注射操作常规进行。用5ml注射器，5号针头，抽取上药液后，进针至得气时，每穴注入药液0.5~1ml，隔日一次，10次为一个疗程。

3. 拔罐灸疗

取穴：心俞、厥阴俞、膻中、气海、关元。

操作：每次选3~5穴，每次15~20分钟，每周2次。

【典型病例】

患者，男，63岁。心悸，胸闷，头晕，全身无力13年，当地医院诊疗无明显疗效。听诊心律不齐，常有间歇。触诊脉搏有漏脉。心电图诊断室性期前收缩。埋线治疗：取穴星状神经节、心俞透厥阴俞、脾俞、膻中、内关、气海、三阴交。2个月后复诊时，症状明显好转。

【经验辑要】

埋线治疗原理为双向调节作用，所以治疗心律失常有较好疗效。不仅对因自主神经功能紊乱所致者有很好的调节作用，对于某些器质性心律失常，埋线也常有不同程度的疗效。

第六节 雷 诺 病

【概述】

雷诺病是指在寒冷刺激影响下，血管运动神经系统过度兴奋时，双侧手指（趾）动脉痉挛引起的血管功能性疾病。

【病因】

1. 寒冷刺激 怕冷是患者普遍的主诉，因该病对寒冷极为敏感，所以在寒冷地区发病率比较高。在患病初期，雷诺现象多发生在寒冷季节，晚期患者由于动脉痉挛的临界温度上升，所以在夏季天气变化时也可发生皮肤颜色的变化。

2.神经兴奋 1862年，雷诺认为本病是交感神经兴奋所致的中枢神经功能紊乱，交感神经兴奋也是小动脉对寒冷刺激敏感的重要条件。

3.其他 如内分泌紊乱、血液的黏滞性增高和遗传等因素都可能与本病有关。

【临床表现】

主要的临床表现是当寒冷刺激或精神紧张时手指皮肤出现苍白-发绀-潮红-正常的间歇性皮色变化。这种雷诺现象是当手指呈苍白和发绀时，手指末端可伴有麻木、刺痛、发凉和感觉迟钝。即刻给予保暖后，皮肤颜色即变成潮红色，皮温即上升，此时可有烧灼样胀痛，至皮色正常而随之上述症状消失。但也有不少患者可无上述典型症状。80%的患者为女性，多为左右双手对称，有时也可在下肢或四肢末梢。疼痛范围一般与神经支配无关。触诊时患病部位的皮肤发凉，皮肤温度为15~20℃。着凉或寒冷刺激可诱发疼痛发作。与血栓闭塞性脉管炎鉴别有时较困难，雷诺病多发在上肢，其皮色变化特点：①先从一个手指开始，其顺序多是第4、第5、第3、第2手指，手指皮肤颜色变化只在病情严重者才出现；②从手指末节开始，逐渐向全指和手掌扩展，但很少超过腕骨区；③一般呈对称性，极个别患者耳和唇在指动脉痉挛同时出现发绀症状；④数年后手指皮肤可发生硬化症，亦可继发小的浅表性溃疡或坏疽，伴有剧烈静止性疼痛；⑤指甲生长缓慢、粗糙和发生嵌甲症；⑥患者易于兴奋和情绪激动，有多疑、郁闷或悲伤、失眠多梦等神经官能症表现。

【诊断】

（1）指（趾）皮肤在发作时呈苍白-发绀-潮红-正常的间歇性变化。

（2）好发于20~40岁女性，约占患者人数的80%，多伴有神经官能症。

（3）一般为两手受累，呈对称性，有时也在下肢或四肢全部发生。

（4）发作时皮肤的血液循环不良，着凉和寒冷刺激可诱发疼痛发作。

（5）雷诺病多发生于上肢，虽有时与血栓闭塞性脉管炎鉴别较困难，但本病特点是随着发作，疼痛和循环障碍越来越增强。

排除和雷诺病类似的其他疾病。

【检查及试验】

根据雷诺病的皮色变化，诊断此病比较容易。但在气候温暖时，特别是初期患者，临床表现不典型的皮色变化，难以确诊时，应做辅助检查和诱发试验。常用方法如下。

1.局部降温试验 在室温20℃时，先测手指皮温，再将双手浸入4℃水中2分钟。然后再测手指皮温变化，若皮温恢复时间超过30分钟则为阳性，此法为冷水试验的改进。

2.冷却箱试验 以风速15m/s（以冷却箱风扇），冷却水液使箱内温度保持在3℃左右，将手伸入箱内15分钟，通过玻璃窗观察皮色变化，手指呈现苍白和发绀的阳性率为60%。

3.握拳试验 两手紧握1.5分钟，然后上肢屈肘平腰松开双手，可诱发手部皮色变化，并延长皮色由苍白恢复到正常的时间。

4.动脉造影 显示管腔细小，动脉呈蛇形弯曲，尤以掌指动脉为明显。晚期为动脉内膜粗糙，管腔狭窄或阻塞。一般不出现在掌弓动脉近侧。

本病属中医学"痹证""寒厥""厥逆"范畴。中医学认为本病缘由气血不足，脾肾阳虚，四肢失养，复感寒邪，使得阳气受阻，不能达于四肢末梢所致。阳气阻遏，失于温煦，则肢端寒冷；气机不畅，营血失荣，则肤色苍白，甚则麻木不仁；经络痹阻，郁而化热，则肢端红热作痛。久病不愈反复发作，血瘀肉腐，则可导致肢端破溃糜烂等变证。

【治疗】

1.埋线疗法

主穴：星状神经节、肾俞、合谷、血海。

配穴：寒邪阻滞加大椎、外关；脾胃阳虚加脾俞、关元；血瘀郁热加曲池、丰隆。

操作：星状神经节按星状神经节埋线技术规范操作，其他穴位每次选6穴，根据病情、体质、年龄选择9~12号一次性埋线针，0~3号药线，常规操作，15天埋线一次，3次为一个疗程。

2.注射疗法

取穴：上肢取曲池、外关；下肢取三阴交、行间。

药物：脉络宁注射液10ml。

操作：按穴位注射常规操作，进针得气后，注入1~1.5ml药液，隔日一次，10次为一个疗程。

【典型病例】

患者，女，30岁。1983年冬季始，经常于天气变化时皮肤苍白，特别怕冷，以第2~5指明显，2年后足趾也出现以上改变，并出现疼痛及感觉异常，经揉擦及运动后可缓解，发病4年后出现手指端皮肤增厚，感觉迟钝，当地医院诊断为"雷诺病"。经埋线治疗4次痊愈。

【经验辑要】

埋线治疗本病有一定效果，特别是星状神经节埋线，具有缓解指（趾）端毛细血管痉挛的作用，可明显改善全身血液循环，减少发作次数和发作程度，并能有效预防溃疡等并发症的发生。

在治疗本病的同时，需注意积极防护，注意防寒保暖，禁止抽烟，可少量饮酒，避免劳累。

共治疗4例，均获痊愈。

第七节　多发性大动脉炎

【概述】

多发性大动脉炎又称无脉症，是指主动脉及其分支的慢性、进行性非特异性炎症。临床以病变远端动脉搏动减弱或消失、血压降低或测不出为主要特征。本病好发于女性，发病年龄在30岁以下者占发病人数的85%以上。本病在临床上分为头臂动脉型（上肢无脉症）、胸腹主动脉型（下肢无脉症）、肾动脉型和混合型四种，本节主要讨论前两型。

本病属中医学"伏脉""脉不通"范畴。中医学认为本病与血脉瘀阻、心气不足有关。风寒湿热之邪客于血脉，滞留不散，久则为瘀，脉道闭塞不通；心气心阳不足，鼓脉无力，血行不畅，气滞血瘀，也可致血脉瘀阻为患。其病变部位在脉，脉道闭塞不畅是最基本的病理变化，其与心、肺、肾等脏器的功能衰弱密切相关。

本病的病因尚不明确，多认为是一种与免疫复合物沉着有关的自身免疫性疾病。病理变化主要是闭塞性炎症，使血管腔变窄，继发血栓形成后闭塞血管而导致本病的发生。

本病起病缓慢，初起为动脉炎活动期，可有发热、全身不适、食欲不振、盗汗等症状。头臂动脉型（上肢无脉症）主要表现为患肢无力、麻木，遇寒冷、活动后间歇性肢体疼痛，患侧桡动脉搏动减弱或消失，患肢血压下降或测不出；胸腹主动脉型（下肢无脉症）则以下肢麻木、发冷、乏力和间歇性跛行，下肢脉搏减弱或消失，血压降低，上肢血压可升高等为主要临床表现。

【临床表现】

头晕、疲乏无力、四肢麻木、酸痛、间歇性跛行，患肢脉搏伏而不见，可有低热、体重减轻、耳鸣、盗汗等。

【治疗】

1.埋线疗法

一组穴：星状神经节、脾俞、太渊、内关、三阴交、太冲。

二组穴：肝俞、肾俞、气海、曲泽、血海。

操作：星状神经节阻滞时，隔日一次，左右交替，共20次，埋线时按埋线常规操作，一般用12号一次性埋线针，2号药制羊肠线，2次为一个疗程，可不间断连续3个疗程。

2.注射疗法

取穴：心俞、肝俞、曲池、足三里、三阴交。

药物：脉络宁注射液10ml。

操作：交替取穴，隔日一次，每穴注射2ml，10次为一个疗程。

【经验辑要】

本病病程长，发展缓慢，症状较重者，需住院综合治疗。埋线、穴位注射可辅助治疗。症状较轻者埋线治疗有一定效果，该病难度较大，需耐心坚持治疗。

第八节　病毒性心肌炎

【概述】

病毒性心肌炎是由病毒感染导致的心肌炎性病变。各种病毒均可致病，主要有柯萨奇病毒A和B，Echo病毒，脊髓灰质炎病毒，流感病毒等。最常见为柯萨奇病毒B。临床表现取决于病变的广泛程度和部位，重者可出现猝死、休克、心力衰竭，很轻者无症状，临床表现以轻症多见。

本病属中医学"心悸""怔忡"等范畴。中医学认为本病多因心脏质禀虚弱，复感风寒暑热之邪，邪盛正虚；或迁延日久而失治，以致热毒客于心脏，逐渐而致痰瘀阻滞，逆乱心脉，心悸不宁而为病。

【临床表现】

发病前1~4周有上呼吸道感染或肠道病毒感染病史，临床表现有下述心肌损害症状者应考虑有心肌炎。

（1）全身明显乏力，心前区不适发闷、隐痛或绞痛，心悸、气急、恶心、呕吐，甚至发生心衰、休克、抽搐或猝死。

（2）血压下降、脉压小、交替脉、脉搏过快、心浊音界扩大，第一心音减弱，出现奔马律，伴有心包摩擦音、期前收缩等。

（3）心电图异常。

（4）心肌酶学改变。

【治疗】

1.埋线疗法

一组穴：星状神经节、心俞透厥阴俞、膻中、内关、三阴交。

二组穴：脾俞、至阳、神门、足三里。

操作：星状神经节埋线按星状神经节埋线法规范操作，其他穴位常规操作，用12号一次性埋线针，2号药线，15天埋线一次，2次为一个疗程。

2.注射疗法

取穴：胸4~5夹脊、心俞、厥阴俞、内关。

药物：生脉注射液2ml，丹参注射液2ml。

操作：按穴位注射操作常规操作，用5ml注射器取上述药液混合均匀，每次选4穴，每穴注入1ml，穴位左右交替，隔日一次，10次一个疗程。

【典型病例】

患者，女，46岁。4年前一次感冒痊愈后，陆续出现全身酸软无力、心悸、胸闷、呼吸困难等症状，到医院检查，诊断为病毒性心肌炎。4年来不断诊治，一直没有好转。后接受星状神经节及穴位埋线后，症状改善，第二次埋线后3个月回访，一切症状消失，心电图正常。

【经验辑要】

星状神经节及穴位埋线可改善心功能、调整心律、减轻心悸，调节免疫，增强体质，轻者一个疗程即可痊愈。部分病例起病隐匿，发作即出现心衰，或病情进展中出现心衰，则须临床综合治疗。星状神经节阻滞对该病有特效，6~10次可获良效。

第九节　慢性淋巴细胞白血病

【概述】

慢性淋巴细胞白血病多发生在40~70岁之间，在我国发病率较低，仅占白血病的1.1%，男性略多于女性，约为2：1，本病发展十分缓慢，往往无自觉症状，常在体检或检查其他疾病时发现。本病有一定的家族性。本病属中医学"温病""血证""虚劳"等范畴。

【临床表现】

初期可无任何症状，或有疲劳无力、盗汗等，随着病情发展，出现贫血、淋巴结肿大、肝大、脾大、饮食减退、消瘦、低热等。稳定型慢性淋巴细胞白血病白细胞总数及淋巴细胞分类计数增加，淋巴结肿大，肝大、脾大而无症状，骨髓虽有浸润，但无贫血与血小板减少，一般情况良好。进展型则有体重下降、发热、肝脾淋巴结肿大且有压迫症状，伴贫血及出血，白细胞总数迅速增加，少数患者在1~20年可以发生急变。晚期因免疫功能减退易发生感染。周围血象淋巴细胞百分比≥50%，以成熟小淋巴细胞为主，骨髓增生明显。本病的白血病细胞为免疫无能的淋巴细胞，故常伴低丙种球蛋白血症。

【治疗】

埋线疗法

一组穴：大椎、肝俞、肾俞、脐上及脐左右各旁开1.5寸、关元透气海、曲池、足三里、筑宾。

二组穴：胃俞透脾俞、膈俞、上三黄（双侧六穴）、三阴交。

操作：用12号埋线针，3号线，透穴用1号胶原蛋白线4cm，其他穴位1~2cm，15天埋线一次，2次为一个疗程，间隔2个月再做一个疗程，连续3个疗程。

【典型病例】

患者，男，74岁。近几年下肢疲困，走路无力，夜间盗汗。近2年皮肤瘙痒，以面部、胸部为甚，无其他不适。2012年8月体检时发现淋巴细胞异常增高（67.9%），由于没有其他症状，未及时复查。2012年10月31

日复查血常规示：淋巴细胞74.9%，白细胞11.72 × 10⁹/L，血液科医生建议进一步观察病情发展。后来，单教授接诊了该患者，以调内分泌及免疫系统为主，临时组合了2组穴位，给予埋线治疗，2012年11月1日取一组穴埋线，15天后取二组穴位继续治疗，约2个月治疗后复诊，查血常规淋巴细胞62%，疲劳改善，走路有力，按上穴位组再做埋线治疗一个疗程，2013年1月20日复诊，复查血常规淋巴细胞降至48%，白细胞总数为7.78 × 10⁹/L，无其他不适。

【经验辑要】

慢性淋巴细胞白血病，由于早期没有症状，目前尚缺乏有效的治疗办法，西医学不主张过早治疗，而到症状明显时，再进行化疗或放疗，化疗和放疗原发病可能会得到控制，暂缓发展，但患者体质随放化疗影响而下降。

埋线治疗本病首选大椎，大椎是非常重要的一个穴位，古人称它为"诸阳之会"。刺激大椎可提高人体的免疫力，刺激抗体的产生，可抑制肿瘤的生长。肾藏精，肝藏血，精血是我们生命中最根本的东西，所以取肝俞、肾俞，以补益肝肾。关元即人体之丹田，是人体真气，元气生发的部位，关元和气海是姐妹穴，共同保卫着我们的生殖系统，对机体消瘦，四肢乏力特别有效，加配曲池、足三里等穴以调节免疫、补血，上三黄为董氏奇穴，对白细胞计数异常有特效（无论是增高还是降低），淋巴细胞白血病是较为常见的疑难病，目前尚缺乏更为有效的治疗方法，埋线治疗仅此1例，但取得了一定疗效，为今后治疗此病又拓宽了视野。

|第十三章|
消化系统疾病

第一节 慢性胃炎

【概述】

慢性胃炎是指因各种原因所致的胃黏膜炎性病变。急性期多由化学性、物理性刺激、细菌及其毒素等引起。大量饮酒、暴饮暴食及摄入过烫或过于粗糙的食物也可刺激或损伤胃黏膜而引起炎症。慢性期属于胃黏膜的非特异性慢性炎症，多由急性期延误治疗转变而成。长期饮食不洁、不节制饮食或服用对胃有刺激性药物、食物等，也可诱发成慢性胃炎，同时也与精神、情绪，细菌及其毒素、营养不良等因素有关。中医学称慢性胃炎为"胃脘痛""伤食""胃痛""心痛"等，多由饮食不节或感受寒、湿、暑邪而阻于中焦，伤至脾胃，导致脾胃功能失调，也因嗜食辛辣生冷、酗酒或忧思恼怒气机不畅等所致。

【临床表现】

患者常可感到上腹部疼痛饱胀，进食后疼痛加重，并有食欲减退、恶心、嗳气、呕吐或有烧灼感、吐酸水，进食油腻食物时诸症加重。随病程迁延，患者还有精神不振、工作效率降低，身体衰弱、上腹部及剑突下常有轻微的压痛。本病进展缓慢，常反复发作，中年以上好发病，并有随年龄增长而发病率增加的倾向。部分患者可无任何症状，多数患者可有不同程度的消化不良的症状，体征不明显。各型胃炎其表现不尽相同。

【治疗】

1.埋线疗法

一组穴：中脘透上脘、脾俞透胃俞、内关、足三里。

二组穴：胆俞、梁丘、阳陵泉、太冲。

操作：注线法，3号线，两组交替应用，半个月一组。

2.注射疗法

取穴：脾俞、胃俞、中脘、内关、足三里。

药物：维生素 B_1 100mg，山莨菪碱5mg，利多卡因2ml。

操作：每次4~5穴，上腹部穴位宜斜刺，得气后每穴注射1~2ml，隔日一次，10次为一个疗程。

3.拔罐灸疗

取穴：中脘、天枢、气海、梁丘、足三里。

药物：吴茱萸、丁香各50g，小茴香75g，肉桂、生硫黄各30g，山栀子20g，胡椒5g，荜茇26g，共研细末，备用。

操作：取上药粉25g，加适量生姜汁调成糊状，敷于4~5个穴位，加拔罐灸疗。

【典型病例】

患者，男，61岁。主诉胃痛4年，因胭窝疼痛经常服止痛药，引起上腹不适，食欲减退、嗳气、恶心，胃镜检查确诊为药物性胃炎。上两组穴埋线治疗，15天埋一次，2次为一个疗程，经2次治疗痊愈，随访2年未复发。

【经验辑要】

中医学认为慢性胃炎多为外邪、饮食、情志伤胃，导致脾胃虚弱，胃失和降。选用胃俞、脾俞、中脘为治疗慢性胃炎的主要穴位。胃俞、脾俞两者相配可补脾和胃，中脘为胃之募穴，可疏通胃气，与胃俞俞募相配以治胃腑之疾。穴位埋线是集多种方法、多种效应于一体，弥补了传统针灸法治疗慢性病针刺时间短、疗效不佳、易复发及就诊次数多等缺点。本病为肝强脾弱，肝胆之气横逆犯胃，上脘属于任脉，可和胃降浊；胃俞、中脘是胃的俞募穴，配合胃经合穴足三里可疏通胃气，导滞止痛；内关为八脉交会穴，能宽胸解郁，善治胸胃疼痛；胆俞为胆的背俞穴，阳陵泉为胆经合穴，太冲为肝经原穴，肝与胆相表里，可疏肝郁气，适用于肝气上逆的胃痛。

2008—2009年单教授共治疗慢性胃炎420例，痊愈384例，占91.4%；显效32例，占7.6%；无效4例占1%，总有效率为99%。

第二节 消化性溃疡

【概述】

消化性溃疡是一种常见的慢性全身性疾病，分为胃溃疡和十二指肠溃疡。之所以称之为消化性溃疡，是因为既往认为胃溃疡和十二指肠溃疡是由于胃酸和胃蛋白酶对黏膜自身消化所形成的。事实上胃酸和胃蛋白酶只是溃疡形成的主要原因之一，还有其他原因可以形成溃疡。由于胃溃疡和十二指肠溃疡的病因和临床症状有许多相似之处，医生有时难以区分是胃溃疡还是十二指肠溃疡，因此往往诊断为消化性溃疡，或胃十二指肠溃疡。如果能明确溃疡在胃或十二指肠，那就可直接诊断为胃溃疡或十二指肠溃疡。

溃疡病属于中医学的"胃脘痛""肝胃气痛""心痛""吞酸"等范畴。民间多称为"心口痛""胃气痛""胃痛""饥饱痨"等。

【临床表现】

上腹节律性疼痛，多呈周期性发作，与进食有关，胃溃疡多在食后半小时至1小时内发作；十二指肠溃疡多在食后2~3小时发作，饭后或服碱性药物可使疼痛得到缓解，并有嗳气、吐酸、胃烧灼、便秘等症状，可并发出血、穿孔、幽门梗阻等。X线及胃镜检查可确诊。

【治疗】

1.埋线疗法

取穴：胃俞透脾俞、中脘透上脘、足三里。

操作：用注线法，胃俞透脾俞，采用八字埋线法，中脘透上脘埋入4号肠线4cm，足三里埋入4号肠线1.5cm，一般一次即可，如仍需治疗，可在4个月以后进行。埋线后服呋喃唑酮片15天。每次0.1g，一日3次。

2.注射疗法

取穴：胸8~12夹脊、肝俞、脾俞、胃俞、中脘、足三里。

药物：黄芪注射液、维生素B类注射液各2ml。

操作：用5ml注射器，抽取上药物混合均匀，每次选4穴，每穴注射1ml，隔日一次，10次为一个疗程。

3.拔罐灸疗

取穴：脾俞、胃俞、中脘。

药物：川椒15g，附片10g，檀香10g，苍术20g。共研为末备用。

操作：取上药粉加适量生姜汁调成糊状，制成5角硬币大小的药饼敷于穴位，加拔罐灸疗，每次20分钟。

4.贴敷疗法

球部溃疡膏（方剂来源：《膏敷疗法》）。

药物：金不换、丹参各30g，黄芪、炮附子、肉桂、细辛、陈皮、香附、枳壳、红花、元参、丁香各15g，冰片10g。

配制方法：上药共研细末，混合均匀备用。

使用方法：治疗前取以上药粉，加食醋调成糊状，摊在30cm×30cm的纱布上，放热水袋上暖热，趁热贴敷在胃脘部，外用绷带固定，其上加热水袋热敷40分钟，每日一次，15天为一个疗程。

临床疗效：共治疗60例，显效40例，有效15例，无效5例，总有效率91.7%。

【典型病例】

患者，男，57岁。上腹部发作性疼痛3年，伴泛酸及上腹灼热感，多在饭后1小时左右发作，进食及服药后缓解。在当地医院钡餐透视检查，诊断为胃溃疡。按以上穴位组合埋线后3个月复诊，患者自述埋线半个月症状逐渐减轻，2个月后一切恢复正常。经X线钡餐复查，黏膜溃疡修复痊愈。

【经验辑要】

胃十二指肠溃疡属于中医的"胃痛"范畴。中脘为腑会和胃募，脾俞和胃俞分别为脾和胃的背俞穴，六腑病证多取募穴治疗，背俞穴可以治疗与其相应的脏腑病证，俞募配穴效果更好，两穴可以相互诊察病证，作为协助诊断的一种方法，所谓"审募而察俞，察俞而诊募"。上脘为任脉、足阳明、手太阳之会，主治胃脘疼痛。通过埋线持久刺激足三里、中脘、上脘、胃俞、脾俞等穴位来疏通脉络，调节气血运行，增强机体免疫力，促进机体白细胞的吞噬力，促进机体裂解素的分泌。消化性溃疡与情绪紧张、饮食不节有关，近年来研究与幽门螺杆菌关系密切。埋线治疗消化溃疡，背俞穴的八字进针法，实属经验之法，以从阳治阴，中脘为胃之募穴，可从阴治阳，足三里为胃经合穴以和胃健脾，同时加服呋喃唑酮以消灭幽门螺杆菌,所以疗效得以持久。

消化性溃疡为器质性慢性病变,临床反复发作,药物很难治疗痊愈,有的患者甚至终身带病。埋线治疗消化性溃疡问世较早,20世纪60年代就已经很有影响。

第三节 胃 下 垂

【概述】

胃下垂是指胃的位置低于正常,胃小弯在髂嵴连线以下,胃张力低弱,蠕动慢,十二指肠球部向左偏移的一种内脏下垂病。多由腹部紧张度发生变化,腹壁脂肪缺乏和肌肉松弛、腹压减低所致。属中医学"胃脘痛""腹胀""嗳气"等范畴,脾胃虚弱、中气下陷,内脏肌肉升举无力为本病主要原因。

【临床表现】

轻度下垂者一般无症状,下垂明显者有上腹不适,饱胀,饭后明显,伴恶心、嗳气、厌食、便秘等,有时腹部有深部隐痛感,常于餐后、站立和劳累后加重。长期胃下垂者常有消瘦、乏力、站立性昏厥、低血压、心悸、失眠、头痛等症状。上腹压痛不固定,可随体位改变,某些患者触诊时可听到脐下振水声,也有少数下垂明显者同时有肝、右肾及结肠下垂征象,胃呈极低张的鱼钩状,即为胃下垂所见的无张力型胃。

本病症状的轻重与胃下垂程度有关。表现为消瘦、胃脘部凹陷、腹部凸出、食纳减少,食后胸脘胀闷不适,有时有腹部下坠感,腹部或腰部疼痛,食后及站立时加重,并有乏力、心悸、嗳气、恶心、呕吐等症状。X线胃肠钡餐立位透视可确诊。

【治疗】

1.埋线疗法

取穴:关元透气海、胃俞透脾俞、提胃(中脘穴旁开4寸)、胃上(下脘穴旁开3寸)、中脘透上脘。

操作:用注线法,脾俞透胃俞、中脘透上脘均从穴位下方0.5cm处斜刺进针,进针到一定深度后调整针刺斜面向下,平刺透穴,埋入4号肠线4cm,胃上穴向神阙方向横刺,埋入4号线4cm,足三里直刺埋入4号线

1.5cm，30天一次，3次为一个疗程。

2 注射疗法

取穴：胃俞、中脘、提胃、足三里。

药物：黄芪注射液、维生素B₁注射液各2ml。

操作：每次选4穴，穴位交替使用，每穴注射1ml，每日一次，10次为一个疗程。

3.贴敷疗法

黄芪升陷膏（方剂来源：《膏敷疗法》）。

取穴：百会、鸠尾、脾俞、胃俞。

药物：黄芪24g，升麻18g，附子20g，五倍子18g，蓖麻仁30g。

配制方法：将前4味药共研细末，过120目筛，以蓖麻仁捣烂和之，另加少量芝麻油调成糊状备用。

使用方法：取上述药10g，敷于穴位，纱布覆盖，胶布固定，每日换药一次，10次为一个疗程。

【典型病例】

病例1：患者，男，32岁。胃脘隐痛6年，伴食欲缺乏，X线钡餐检查胃下垂9cm，诊断为胃下垂，长期服用补中益气丸无明显效果。经埋线10天后症状明显减轻，2个疗程后临床症状消失，X线钡餐检查示胃已回升至正常位置。随访3年无复发。

病例2：患者，男，22岁。3个月来，饭后腹胀隐痛、嗳气、恶心，逐渐消瘦、乏力。胃钡餐透视下垂9cm，用上述穴位埋线2次，临床症状消失，随访3年未复发。

【经验辑要】

胃下垂属中医学的脾胃虚弱，中气下陷证。穴位埋线疗法中，埋线针刺入为物理性刺激，埋入肠线作为一种异性蛋白，具有持久的化学刺激功能。提胃、胃上二穴为升胃经验穴，中脘乃胃经募穴，为治疗胃下垂之主穴，合胃之俞穴胃俞，胃之合穴足三里，元气之穴气海，共以调理阴阳，培补元气，健脾养胃，升举中气，促进胃韧带功能恢复，改善胃的排空及消化功能。

第四节　慢性胆囊炎

【概述】

慢性胆囊炎系胆囊慢性病变，大多数合并胆囊结石，少数为非胆石性慢性胆囊炎。本病大多为慢性起病，亦可由急性胆囊炎反复发作而来。临床上可无特殊症状。

西医学认为本病多发生在胆石症的基础上，且常为急性胆囊炎的后遗症。其病因主要是细菌感染和胆固醇代谢异常。

1.感染性胆囊炎　是最常见的一种。胆囊病变较轻者，仅有胆囊壁增厚，重者胆囊壁可以显著肥厚、萎缩、囊腔缩小以致功能丧失。

2.梗阻性胆囊炎　当胆囊管阻塞（结石等）时，胆汁潴留，胆色素被吸收，引起胆汁成分改变，刺激胆囊发生炎症。

3.代谢性胆囊炎　由于胆固醇的代谢发生紊乱，而致胆固醇沉积于胆囊的内壁上，引起慢性炎症。

【临床表现】

可有轻重不一的食后上腹饱胀，上腹或右上腹不适，持续性钝痛，或右肩胛区胀痛，进油腻食物后加重，同时伴消化不良、嗳气、恶心、反酸等症，若同时有胆结石存在或慢性胆囊炎急性发作则常有绞痛。胆囊部位可有轻微压痛。

【治疗】

1.埋线疗法

取穴：胆俞透肝俞（右）、阿是穴、膈俞、期门、胆囊穴（右）、足三里、阳陵泉。

操作：用注线法，埋入3号肠线2cm，透穴用3~4cm长线。1个月一次，3次为一个疗程。

2.注射疗法

取穴：胆俞、支沟、胆囊穴。

药物：山莨菪碱注射液5mg，利多卡因3ml。

操作：按穴位注射操作常规操作，取以上穴位3~4个，进针至得气，每穴注射1ml，隔日一次，10次为一个疗程。

【典型病例】

病例1：患者，男，48岁。右上腹慢性疼痛不适4年余，疼痛常放射至右背部，进食高脂肪餐后疼痛加重。胆囊压痛阳性。经B超检查确诊为慢性胆囊炎。在上述穴位埋线一次后，症状明显减轻，第二次埋线，半年后随访，症状全部消失。

病例2：患者，女，53岁。慢性胆囊炎3年，3天前生气后引起右上腹疼痛加重，伴恶心、呕吐，不思饮食，叩诊右胁胀痛，沉闷不适。查体：右上腹压痛，可触及增大的胆囊，墨菲征阳性，舌质暗红，苔黄厚，脉沉弦。B超：胆囊2~3cm，囊内模糊。中医辨证：属肝气郁滞兼肝胆湿热型，经埋线一次，1个月后症状、体征消失，B超检查正常，临床治愈。随访2年未复发。

【经验辑要】

中医认为胆是清净之腑，受五脏之精合于肝，肝之余气而成胆汁，胆兼备藏泄两种功能，以通降下行为顺，胆囊炎多由情志忧郁，饮食不节，过食油腻，或蛔虫上扰，使肝络不畅，胆失通利，胃失和降，久病入络成瘀，瘀阻胆腑，胆汁疏泄不利而成。治疗以疏肝利胆，和中降逆，理气化瘀为主。阳陵泉穴为足少阳胆经合穴，具有疏肝利胆作用，能增加胆囊运动和排泄，有和中降逆作用，能收缩胆总管，解除胆道口括约肌痉挛，膈俞为血之会穴，具有理气化瘀作用，促进肝胆血液循环。通过肠线在穴内的持久刺激，产生恒定治疗作用。临床观察结果表明，埋线疗法具有简便易行、见效快、作用持久、治愈率高等特点，具有临床推广价值。

第五节　膈肌痉挛

【概述】

膈肌痉挛中医称之为呃逆，是气逆上冲，喉间呃呃连声，声短而频，令人不能自主为特征的病证。本病有持续发作或偶然发作，有单纯性的呃逆，亦有在其他疾病中出现的呃逆。西医学认为它是由于某种刺激引起膈神经过度兴奋所致。膈肌痉挛，仅是一个症状，是因膈神经受到刺激所致膈肌不自主的痉挛性收缩。常见于受寒、过食或继发于消化系统疾病、心脏及脑血管病、手术后等，多见于癔症。呃逆可以在多种疾病中出现，一般分为急性与慢性两类。呃声不断、多而短促、声音响亮的呃逆，很快会自行消失，但也有连续数小时、数星期或更长时间迁延难愈的。中医认为它常常是饮食不节，过食生冷或寒凉物导致寒结胃中，以及恼怒抑郁，情志失和，以致肝气犯胃引起。也有少数是胃中阴液损伤，或脾胃气败所造成。主要病机是胃气上逆，多由受寒、食滞、恼怒引起，虚证多因脾肾阳虚或胃阴不足所致。

【治疗】

1.埋线疗法

取穴：膈俞、膻中、内关、阳陵泉、中脘透上脘、足三里。

操作：注线法，用12号针，3号线，透穴用4cm，其他穴位用1~2cm，一般一次即愈。

2.贴敷疗法

吴茱萸膏（方剂来源：《膏敷疗法》）。

适应证：呃逆。

配制方法：取吴茱萸20g，研细末，加香油适量，调成糊状备用。

使用方法：清洁两脚心，将膏敷双侧于涌泉穴上纱布覆盖，胶布固定，每日换药一次。

临床疗效：报道治疗27例，痊愈25例，显效2例，总有效率100%。

【典型病例】

病例1：患者，女，46岁。患者呃逆发作4年，时轻时重，3个月前呃逆大发作，饮食不进，入睡困难，当地治疗无效，于2个月前来北京某院针灸科治疗，仍无效。当时单教授在北京中医药大学讲课。接诊了患者。患者呃声尖细，频作不止，纳差、脘胁胀满，神疲气短。查体时发现背部埋有150多根皮肤针，约她针拔除3日后来诊。取颈4夹脊，膈俞、膻中、内关、足三里穴位埋线，呃逆当即中止，随访4日无反复。

病例2：患者，女，18岁。初诊时间：2007年4月2日，主诉：喉中呃声持续20多天。现病史：患者因吃冰棍出现呃逆。日夜不停，饮食困难，食入即吐，夜不能寐。曾饮热开水，内服地西泮、甲氧氯普胺等药物均效果不佳。因为病所苦，心胸烦闷，情志不畅。查体：神志清楚，胸腹未见异常；舌苔薄白，脉弦细。诊断：呃逆，肝气犯胃。治疗：疏肝理气，和胃降逆。按上述方法治疗取膈俞，然后取中脘、内关、足三里、膻中穴埋线。二诊时自诉症状基本消失，又依前法再埋线一次后痊愈，观察10个月未复发。

【经验辑要】

颈4夹脊为膈神经的发源地，有治疗呃逆之功效，内关为手厥阴心包经的络穴，联络上、中、下三焦，又为八脉交会穴之一，可调整三焦平衡和胃肠功能；足三里为足阳明胃经的合穴，又是四总穴之一，是主治脾之腑病及同胃有关的脏腑器官病变的俞穴；中脘为任脉经穴，胃之募穴，腑之会穴，有调生降，和胃气，理中焦之功；膈俞为八会穴之一，在第7胸椎下两旁各一寸五分处，内应横膈膜，有宽胸利膈，和胃降逆之功；诸穴合用可以改善、调整脾胃功能，使脾胃功能协调，具有疏肝和胃，舒膈降逆的作用。膻中为八会穴之一，属气会穴，位于胸部正中，深部临近膈肌，具有调理气机之功，治疗各种因气机不利、气逆等证。而胶原蛋白线作为一种温和有效的非特异性生物化学刺激，通过经络调动机体固有的调节机能，使横逆之气得以安顺，阻塞之气机得以通畅，膈俞与膻中相配可行气活血，宽胸利膈，从而达到治疗目的。本法疗效可靠，易于推广。同时应注意在治疗期间，应禁食生冷、辛辣刺激食物，注意情志调节。功能性呃逆一般一次就能治愈，器质性呃逆需多次埋线治疗才能控制。若呃逆见于危重病后期，多显示预后不良，应慎用本法治疗。

第六节　溃疡性结肠炎

【概述】

溃疡性结肠炎（又称慢性非特异性溃疡性结肠炎）是一种原因不明的慢性结肠炎症，主要发生在结肠黏膜层的炎症性病变，以溃疡糜烂为主，多累及远端结肠、直肠，亦可遍及全部结肠。临床常为慢性持续，反复发作，也可急剧起病而呈暴发性。腹泻为其常见症状，多呈血性黏液便，并有程度不同的腹痛、里急后重。本病可发生于各年龄组，但以20~40岁为多见，男女发病率无明显差异。

【临床表现】

1.腹泻 多为黏液血便、水样便、黏液便、稀便，尤其是血性黏液便几乎成本病所有活动期患者的必有症状，也常常是轻型患者的唯一表现。轻者每日排便2~3次，重者每1~2小时排便一次。

2.肠出血 是溃疡性结肠炎最初的主要症状之一，多数情况下血混于粪便中，便秘时可附着于粪便外面。

3.腹痛 轻型和缓解期病例可无此症状，慢性反复发作的患者常有腹痛，尤其是疾病发展超过直肠时更多见。腹痛多为轻度到中度痉挛性痛，多在左下腹，多数情况下是阵发性、短暂、轻微的腹痛，有腹痛-便意-排便后减轻的规律。直肠受累严重者有里急后重的症状。

4.食欲不振与恶心呕吐 为中度或严重结肠炎的症状。

5.腹部体征 轻者除下腹有压痛外，多无其他体征。重型病例可有腹胀、腹部压痛、反跳痛及肌紧张。部分患者于左下腹可扪及腊肠状条索样块状物，为结肠增厚或痉挛所致。

6.全身表现 轻者不明显，重者可有发热、心率增快、衰弱、消瘦、贫血、失水、电解质平衡失调和营养障碍等表现。

【治疗】

1.埋线疗法

一组穴：脾俞、大肠俞、天枢、足三里。

二组穴：关元透气海、上巨虚、三阴交。

操作：注线法，局部常规消毒后，用12号埋线针，3号药线2cm，透穴用4cm，15天埋线一次，2次为一个疗程，一般一个疗程即愈。

2.注射疗法

取穴：脾俞、大肠俞、天枢、上巨虚。

药物：黄芪注射液4ml，维生素B_1注射液100mg，利多卡因2ml。

操作：选取4~6穴，每穴注射1~2ml，隔日一次，7次为一个疗程。

3.拔罐灸疗

取穴：脾俞、大肠俞、天枢、足三里。

操作：穴位放上生姜片，上加拔罐灸疗。

【典型病例】

病例1：患者，女，40岁。主诉慢性腹泻5年余，大便稀溏，日行3~4次，严重时6~7次，左下腹疼痛，身困乏力，头晕耳鸣，诊断为溃疡性结肠炎，用上法埋线2次，诸症消失，1年后随访腹泻痊愈。

病例2：患者，男，39岁，腹泻，黏液血性便。腹痛14年，伴消瘦、乏力等。经肠镜检查确诊为溃疡性结肠炎。经以上2组穴位埋线一个疗程痊愈，随访3年未复发。

【经验辑要】

大肠俞、天枢、足三里三穴能健脾和胃，补益强壮，统治一切胃肠瘦弱虚损之疾、三穴相配不但功专力宏，还可减轻患者在埋线后出现穴位局部组织损伤造成的无菌性炎症反应和异体蛋白线埋植造成的变态反应，埋线初期刺激强而短暂，后期刺激柔和而持久，可达60天或更长时间，使患病部位在较长时间里依靠这种良性刺激不断得到调整和修复。实验研究也证实，穴位埋线疗法具有短期速效和长期续效两种作用方式，一部分经脊髓后角上传大脑皮层，通过体液调节来调整脏器功能，促进机体新陈代谢，提高免疫力。慢性溃疡性结肠炎在人群中发病率较高，是临床上比较棘手的病种之一，采用中西医药物治疗，虽有疗效但不持久且宜复发，埋线疗法见效快，疗效持久，不易复发，是当前推广有效的治疗方法之一。

溃疡性结肠炎的病因较为复杂，但多数学者认为与变态反应、精神因素和自身免疫因素有关，同时又是一种非特异性炎性疾病，埋线治疗以调节神经改善自身免疫力为主，故选择大肠俞，以通肠利腑，足三里、三阴交以强身壮体，改善免疫力，健脾和中，取腹三针、天枢止泻，局部取穴以健脾和胃行气和血，有利于消除局部炎症，解痉止泻。

共治疗病例268例，痊愈253例（94.4%），显效11例（4.1%），总有效率98.5%。

第七节 便 秘

【概述】

便秘，从西医学角度来看，它不是一种具体的疾病，而是多种疾病的一个症状。便秘在程度上有轻有重，在时间上可以是暂时的，也可以是长久的。由于引起便秘的原因很多，也很复杂，因此，一旦发生便秘，尤其是比较严重的、持续时间较长的便秘，这样的患者应及时检查，查找引起便秘的原因，以免延误原发病的诊治，并能及时、正确、有效地解决便秘的痛苦，切勿滥用泻药。

便秘也可由肛周疾病如痔、瘘、结肠癌、直肠疝等引起。某些铁、铝、钙制剂也可引起便秘。由于习惯性便秘患者往往长期服用泻剂，也可导致肠功能紊乱。

【治疗】

1.埋线疗法

一组穴：大肠俞、天枢、支沟、下巨虚。

二组穴：归来、曲池、上巨虚、关元透气海。

配穴：热结加合谷；气滞加中脘、行间；久病体弱寒秘者加脾俞、胃俞；气虚加灸神阙。

操作：注线法，常规消毒后，用12号针，从前端放入2号羊肠线1.5cm，刺入穴位，得气后，边推针芯，边退针管，将羊肠线注入穴位，埋线2次为一个疗程。

2.注射疗法

取穴：大肠俞、天枢、支沟、上巨虚。

药物：复方当归注射液4ml。

操作：皮肤常规消毒，用5ml注射器连接5号针头，抽取上注射液，进针待有针感出现，每穴注射1ml，隔日一次。

3.贴敷疗法

便通膏（方剂来源：《膏敷疗法》）。

药物：大黄、厚朴、枳实各10g，火麻仁15g，芒硝、番泻叶各5g。

配制方法：将上药研细末，加透皮剂调和成膏备用。

使用方法：清洁脐部，将药敷于脐部，外用麝香壮骨膏固定，每天换药一次，换药前用温水湿敷片刻，然后揭去药膏。

按语：此通便膏为缓下之剂，药虽峻猛，但经皮给药用药剂量小，作用缓慢，药效持久。适用于便秘患者。

【典型病例】

病例1：患者，女，50岁。患习惯性便秘3年，近1个月症状加重，经检查排除肠道器质性病变。症见大便干结如栗，5天解大便一次，临而用力努挣，挣则汗出气短，面色苍白，神疲气怯，舌淡，苔薄白，脉弱，服果导片、番泻叶等不见好转，据主症辨为脾虚气弱证，取穴大肠俞、天枢、上巨虚、支沟穴位埋线；另加脾俞、胃俞，两天后症状明显减轻，1个疗程后，症状消失，随访半年无复发。

病例2：患者，女，48岁。患排便困难已有8年，4~5日解大便一次，每次虽长时间用力，仍不易解出，伴有腹胀、肛裂，每次排便疼痛难忍，并造成心理负担，每次一有便意又怕疼痛，不敢排便，常年服中药、偏方，只能缓解一时，经肠道钡透，肠镜检查：未发现器质性病变，诊断为习惯性便秘，按上述穴位组埋线2次，大便已能正常解出，随访3年未复发。

【经验辑要】

中医认为该病多为气血阴津亏虚，气虚则大肠传导无力，血虚津少则不能润泽大肠，肠道干枯便行艰涩；或因素体阳虚阴寒内生，留于肠胃凝滞固结致阳气不通，津液不行肠道难以传输而为便秘。合穴足三里、上巨虚、下巨虚具有疏通腑气，健脾和胃之功。归来、天枢宣通三焦气机，通泻大肠腑气，气海、关元助阳逐寒温煦下焦以散凝结。埋线治疗便秘顾本求源，治愈率高，复发率低，费用低廉，弥补了药物对症治疗痊愈率低、剂量大和依赖性强的不足。便秘的病位主要在大肠，但与脾胃及肾脏的关系甚为密切，其发病原因，有燥热内结，津液不足；情志失和，气机郁滞；以及劳倦饮食内伤，身体虚弱，阳气不足，阴血亏虚。其病机是大肠失于濡润，传导功能失调，故取大肠募穴天枢与大肠俞，配大肠下合穴上巨虚，以疏通腑气，腑气通则传导功能自可复常。曲池、合谷泻大肠腑气以泄其热，取腑会中脘通降腑气，肝郁气滞，泻行间以疏肝气，补脾俞胃俞，扶助中气，脾胃气旺自能生气化血。诸穴配合使大肠传导功能正常便秘得以治愈。

第八节 胆 结 石

【概述】

胆结石是指发生在胆道系统内（肝内胆管、总肝管、胆管、胆总管）的结石，引起胆道系统梗阻或感染症状。结石性质可分为胆固醇性、胆色素性和混合性三类，以后者居多，发病率以中年人最高。

本病属中医学"胁痛"范畴。中医学认为本病是由于脾胃虚弱，酿生痰湿，壅阻气机，瘀血内停，郁而化热，煎熬胆汁，以致痰浊、瘀血互结而成结石。一般认为与情志失调、饮食不节、外邪内侵、中焦湿热、虫积以及瘀血阻滞等因素有关，多因情绪波动、寒温不适、饮食不节（过食油腻）而诱发。其病位在胆，亦与肝脾有关，临床以实证多见。

西医学对本病的病因和发病机制尚未完全明了，一般认为主要因素如下。

1.胆汁本身理化性质的改变　如胆汁中胆固醇含量相对或绝对升高；或胆盐与磷脂含量降低，或两方面都存在时，胆固醇因饱和而析出结晶。

2.胆固醇沉积　胆汁中的炎性渗出物、脱落的上皮细胞、坏死组织、细菌集团、蛔虫卵等可成为胆石的核心，使胆固醇沉积，而网罗更多的胆固醇结晶。

3.其他因素　如胆囊运动障碍、雌激素作用、感染等，使胆汁在胆囊中淤积。总而言之，结石的形成是以胆固醇自身饱和、结晶析出和沉淀作为基础，而胆道淤滞、胆道排空障碍则为沉淀物提供了聚集成长为结石的机会。

【临床表现】

发作时多呈典型的胆绞痛，为上腹部和右上腹阵发性痉挛性疼痛，持续性加重。可向右肩背部放射，多在饱餐、过劳或剧烈运动后出现。急性发作时除有疼痛外还可伴有恶心、呕吐，平时常伴有消化不良。胆囊结石也可终生无症状，但胆囊颈部结石易引起急性梗阻性胆囊炎。胆总管结石约75%的人可出现黄疸。常见并发症为胆总管炎、胆囊穿孔、胆管出血、急性胰腺炎和肝脓肿。B超和腹部平片均为诊断本病的可靠手段。

【治疗】

1.埋线疗法

取穴：胆俞透肝俞、日月透期门、阿是穴、胆囊穴、膈俞、支沟、三阴交。

操作：用12号一次性埋线针，透穴用，4cm长度的2号线，其他穴位用1.5cm的3号线，阿是穴从胆疼痛反射区进针，斜刺至腹外斜肌下，得气后埋入3号线4cm。日月、期门、胆囊穴取右侧，余穴取双侧。2个月埋线一次，3次为一个疗程。

2.注射疗法

取穴：日月、支沟、胆囊穴、相应节段夹脊穴。

药物：山莨菪碱注射液5mg，利多卡因4ml。

操作：取夹脊穴时应选在背侧痛点相平位置，针刺宜深刺至针抵椎板附近，待有明显针感后注入药液2ml。其他穴每穴1ml。

3.贴敷疗法

肝胆排石膏（方剂来源：《膏敷疗法》）。

适应证：胆石症，包括胆道术后再生结石，残留结石，肝内、外胆管结石，胆囊结石（以泥沙样结石为主）。

药物：南星、附子、香附各10g，当归、肉桂、丁香、乳香、没药、大黄各20g，灵脂、木香、陈皮、地龙各30g，防风、荆芥各40g，广丹1000g，香油1000g。

配制方法：上药遵古法炮制成膏。

使用方法：外敷排石膏药不分年龄大小以用两贴为最好，即肝胆区前后各1贴，贴3天取下，洗澡后，再把膏药烤化后对折几下以使未发挥的药物调和到外面，再贴敷在肝胆疼痛区域，每周更换1贴。

临床疗效：据报道，共治疗638例各类型胆石症患者，总有效率93%。

【典型病例】

患者，女，48岁。上腹部隐痛，胀痛6年，近2年多次出现发作性上腹绞痛，难于忍受，右上腹肋下沿腹直肌旁压痛明显，彩超检查发现胆囊内有多发性结石，诊断胆石症。埋线治疗，取阿是穴从压痛点进针，向上斜刺至腹外斜下埋入3号药线4cm，其他穴位常规操作依法埋入3号药线，3天后症状明显好转，进食高脂肪无疼痛发作，1个月后复查彩超未检出胆囊内有结石。

【经验辑要】

埋线治疗胆石症效果良好，可长期有效缓解疼痛，并可治愈疾病。埋入3号线对穴位刺激可达2个月以上，有利于肝、胆、胃、肠调节，缓解痉挛，利胆排石，解除疼痛，达到治愈疾病之目的。

第九节　慢性病毒性肝炎

【概述】

病毒性肝炎是由多种肝炎病毒引起的传染病，具有传染性强、传播途径复杂、流行面广泛、发病率较高等特点。临床上主要表现为乏力、食欲减退、恶心呕吐、肝大及肝功能损害。部分患者可有黄疸和发热，隐性感染较常见。病毒性肝炎分甲型、乙型、丙型、丁型、戊型五种。

1. 甲型病毒性肝炎　是由甲型肝炎病毒（HAV）引起的急性肝脏炎症，主要经粪-口途径传播，好发于儿童及青少年，主要表现为食欲减退、恶心呕吐、乏力、肝大及肝功能异常，病初常有发热，临床经过常呈自限性，绝大多数患者在数周内可恢复正常。甲型肝炎的流行与经济状况、居住条件、卫生水平、饮食习惯等有关。遭受自然灾害的地区及喜食生食或半熟食的地区易发生甲型肝炎的流行。我国甲型肝炎的流行率在45%~90%，发病以学龄前儿童及青壮年为主。

2. 乙型病毒性肝炎　是由乙型肝炎病毒（HBV）引起，以乏力、食欲减退、恶心、呕吐、厌油、肝大及肝功能异常为主要临床表现。部分病例有发热和黄疸；少数病例病程迁延转为慢性，或发展为肝硬化甚至肝癌；重者病情进展迅速可发展为重型肝炎；另一些感染者则成为无症状的病毒携带者。乙肝呈世界性分布，无一定的流行周期和明显的季节性。乙肝的感染率、发病率和HBsAg阳性率均显示男性高于女性，而抗-HBs阳性率则呈现女性高于男性。我国乙肝感染率、发病率和HBsAg阳性的年龄分布表现出两个高峰，第一个高峰在10岁以前，第二个高峰在30~40岁，40岁以后HBsAg阳性率随年龄增长而下降，抗-HBs阳性率随年龄增长而上升。而且有明显的家庭聚集现象，尤其伴HBsAg阳性者，家庭聚集性明显增高。近年来由于乙肝疫苗在婴幼儿广泛应用，有效地预防了儿童HBsAg携带状态。

3. 丙型病毒性肝炎　是由丙型肝炎病毒（HCV）感染所引起的，主要经血源性传播。临床表现有发热、消化道症状及肝功能异常等。多数病例呈亚临床型，慢性化程度较为严重，也可出现暴发性肝衰竭。多见于与其他病毒合并感染者。呈世界性分布，但不平衡。丙型病毒性肝炎的传染源是患者和无症状病毒携带者，携带HCV的供全血与供血浆人员是主要的传染源。

4. 丁型病毒性肝炎　是由丁型肝炎病毒（HDV）引起的急性和慢性肝脏炎症病变。HDV是一种缺陷病毒，只能存在于HDV感染的人及某些嗜肝DNA病毒表面抗原阳性的动物中，极少有单独HDV感染。丁型肝炎的临床表现在一定程度上取决于原有病毒感染的状态。

5. 戊型病毒性肝炎　是一种自限性传染病，由戊型肝炎病毒（HEV）

引起，其传播方式、临床表现和预后均与甲型肝炎类似，小儿戊型肝炎的发病率低，孕妇患戊型肝炎病死率高为本型肝炎的特点。本病的传染源主要是潜伏末期和急性早期的患者，此期间内传染性最高，重症或暴发型患者虽排毒量大，但若较早被隔离、监护，危害并不大。亚临床型患者和隐性感染者粪便中也可有HEV随之排出，此类人数量不少，又难于限制其活动，为主要传染源。HEV感染人体后，有一较短的病毒血症期以及随胆汁经肠道排出体外的时期，故本病的传播途径主要为粪–口途径，也可经输血途径传播。

【临床表现】

慢性肝炎分为慢性迁延性肝炎（CPH）和慢性活动性肝炎（CAH）两型，是根据国内大多医院未广泛开展肝穿刺病理检查的情况下，做出的临床分型。

1.慢性迁延性肝炎　急性肝炎患者迁延不愈，病程超过半年，有乏力、食欲不振、肝区隐痛、腹胀等症状，肝功能轻度异常或反复波动。以上情况可持续数月至数年。

2.慢性活动性肝炎　症状和体征持续1年以上，除有乏力、食欲不振、腹胀、肝区痛等常见症状外，还可出现肝外多脏器损害的症状，如关节炎、肾炎、结肠炎、甲状腺炎、心肌炎、胸膜炎及眼–口干燥综合征等。其中以关节炎和慢性肾炎多见。多肝大、脾大，常有压痛和质地改变，肝功能持续异常，或有明显波动，部分患者有皮肤黝黑、进行性脾大、蜘蛛痣、肝掌等表现。由于慢性活动性肝炎的临床与肝脏病理变化的严重程度不一定呈平行关系，有时肝脏病变很显著而临床症状和肝功能改变并不明显，此种情况在输血后丙型肝炎较常见，而丁型肝炎引起的慢性活动性肝炎患者，其临床症状往往较典型和严重。

【治疗】

1.埋线疗法

一组穴：胆俞透肝俞、中脘透上脘、日月透期门、肝炎点。

二组穴：胃俞透脾俞、章门、足三里、三阴交。

操作：注线法，用12号一次性埋线针，2号药线，透穴用4cm，其他穴位用1.5cm，日月透期门、章门选右侧，其他穴位选双侧，15天埋线一次，2次为一个疗程，间隔1个月连续3个疗程。

2.注射疗法

取穴：肝俞、脾俞、足三里、肝炎点。

药物：抗乙肝核糖核酸总量7盒，维生素B_{12}每次1mg，干扰素300万U。

操作：第1个月每周注射3次，每次抗乙肝核糖核酸3支，维生素B_{12} 1mg。第2个月份每周注射2次，每次抗乙肝核糖核酸2支，维生素B_{12} 1mg，干扰素每次300万U，把7盒药用完为止。

3.贴敷疗法

福贴膏(方剂来源:《膏敷疗法》)。

适应证：慢性病毒性乙型肝炎。

药物：牡蛎、茵陈、枳壳各30g，三棱、莪术、鳖甲、桃仁、穿山甲、虎杖、连翘、白花蛇舌草各15g，桃叶12g，柴胡、蜂房、黄芩各10g，甘草6g。

配制方法：上述药共研细末备用。

使用方法：选乳头下5cm处，局部清洁消毒，取上药30g，用蜂蜜调成膏糊状外敷，用纱布与塑料薄膜覆盖，胶布固定，每周换药1贴，连续治疗2~3个月。

【典型病例】

患者，女，36岁。在医院确诊乙型肝炎已6年。患者乏力，食欲不振，右上腹隐痛和慢性腹泻，时有晕眩。服用中药治疗，症状不减。经上穴位组埋线，治疗2次，以上症状改善,1个月后又治一个疗程，全部症状消失，随访1年未见复发。

【经验辑要】

病毒性肝炎是由多种肝炎病毒引起的传染病，与个人体质、个体免疫有关。埋线等综合治疗病毒性肝炎，主要是通过调节脏腑功能，提高机体免疫和增强体质，所以临床症状很快得到改善。

对慢性活动性病毒性肝炎，配合穴位注射，可有效抑制细胞中病毒的复制，提高巨噬细胞的吞噬活性和增强淋巴细胞对靶细胞的特异性细胞毒性作用，对治疗慢性活动性乙肝、丙肝都有很好作用。

第十节 脱 肛

【概述】

直肠、肛管在排大便后向下脱出于肛门之外，称为直肠脱垂，俗称脱肛。肛管直肠脱垂（脱肛），是指肛管、直肠黏膜、直肠全层和部分乙状结肠向下移位的一种疾病。脱垂的原因多由于肛提肌和盆底肌薄弱或肛门括约肌松弛。各种年龄的人均可发病，多发生于5岁以下的小儿（儿童时期盆腔内支持组织发育不全）和老年人（年老体弱），也见于多次分娩的妇女（肌肉张力减小，骨盆肌肉松弛）。本病的诱因为长期腹泻、便秘、前列腺肥大、膀胱结石、慢性咳嗽等导致持续性腹压增加的疾病。在中医学中又称脱肛痔、截肠。

【临床表现】

1.脱出 这是肛门直肠脱垂的主要症状，早期排便时直肠黏膜脱出，便后自行返纳；随着病情的发展，身体抵抗力逐渐减弱，日久失治，直肠全层或部分乙状结肠突出，甚至咳嗽、负重、行路、下蹲时也会脱出，而且不易复位，需要用手推回或卧床休息后，方能复位。

2.出血 一般无出血症状，偶尔大便干燥时，擦伤黏膜有滴血，粪便带血或手纸拭擦时有血，但出血量较少。

3.潮湿 部分患者由于肛门括约肌松弛，收缩无力，常有黏液自肛内溢出，以致有潮湿感。或因其脱出，没有及时复位，直肠黏膜充血、水肿或糜烂，黏液刺激肛周皮肤而引起瘙痒。

4.坠胀 由于黏膜下脱，引起直肠或结肠套叠，压迫肛门部，产生坠胀，有的还感觉股部和腰骶部坠胀。

5.嵌顿 大便时，肛门直肠脱出未能及时复位，时间稍长，局部静脉回流受阻，因而发炎肿胀，并导致嵌顿。这时，黏膜由红色逐渐变成暗红色，甚至出现表浅黏膜糜烂坏死或脱垂肠段因肛门括约肌收缩而绞窄坏死。患者症状亦随之由局部反应发展到全身，出现体温上升，食欲减退，小便困难，大便秘结，疼痛坠胀加剧，坐卧不安，甚者发生肠梗阻。

【治疗】

埋线疗法

主穴：承山、大肠俞、长强、百会、升提穴 [此穴位于头顶正中，前发际正中10cm（5寸），后发际直上16cm（8寸）处，双耳尖2cm（1寸）处]。

配穴：肾虚型配关元、肾俞；脾虚型配足三里、脾俞。

操作：注线法。百会、升提穴用00号线，9号埋线针，缓慢进针，得气后埋线。承山用平补平泻法，大肠俞、长强用补法。15天一次，3次为一个疗程，疗程间隔30天，2个疗程后观察疗效。最长4个疗程。

【典型病例】

患者，男，50岁。自幼患痢疾，未及时就诊，迁延日久不愈而致脱肛，至今已43年。数十年来，每次大便时肛门即脱出，长度约3.5cm，便后不能自行收回。需以手托之方能还纳。每日大便2~3次，便后下坠感十分突出。虽经中西医多方治疗，效果不佳。查体：患者形体消瘦，舌苔薄白，脉象细弱偶有间歇。诊为"脱肛"（中气下陷型）。取大肠俞、百会、关元、足三里、长强埋线，针感上抵腰部。埋线治疗3次，脱出物回纳1/2；共治5次痊愈。

【经验辑要】

小儿脏腑娇嫩，形气未充；有因先天肾气不足，固摄无权而发；有因后天调护失当，感受寒湿，泄痢过度，脾气下陷所致。治疗当以补肾固脱，升阳举陷为法，百会为督脉与三阳经之交会穴。可升举阳气以固脱；肛门为大肠之连属部分，埋线大肠俞、长强可增强肛门固摄之力。肾虚者加关元、肾俞、补益肾气；脾虚者加脾俞、足三里，益气升清，标本兼治，而收全功，实为治疗此顽疾之良法，长强穴系督脉、胃经和胆经之会穴，督脉之别络，埋入药线长期刺激可培补下焦，补益中气，增强肛周肌肉收缩力，承山偏于治疗肛门疾病，可促进直肠括约肌的提升功能，两穴配伍可取得较好疗效，升提穴是补益要穴，有提升中气的作用，使肛门括约肌的功能恢复正常。长强为督脉之别络，位近肛门，局部取穴可增强肛门约束力；百会位于巅顶，为督脉与足太阳经之交会穴，气属阳，流于督，埋线能使阳气旺盛，有升阳举陷之功。取足太阳之承山穴清泻肛肠湿热、消肿止痛。

第十一节 急性胰腺炎

【概述】

胰腺炎分为急性和慢性两大类。急性胰腺炎是胰酶在胰腺内被激活后引起胰腺组织自身消化的化学性炎症，以突然发作的持续上腹部剧痛，伴有发热、恶心、呕吐为主要临床表现。慢性胰腺炎是指胰实质的反复性或持续性炎症，患者可有腹痛、腹部包块、黄疸、脂肪泻、糖尿病等表现。本病好发于老年人，以40~60岁为多，男女之比为2.7：1。

本病属中医学"结胸""脘腹痛"范畴。中医学认为胰腺与肝胆脾的关系非常密切。当肝、胆、脾发生病变时，可导致本病的发生。其常见病因为暴饮暴食，过食肥腻及长期大量饮酒，致湿热、食滞中阻，猝伤脾胃，肝胆疏泄失常；或郁怒伤肝，横逆犯脾，肝胃失降失常而致病；蛔虫扰及肝胆，亦每为本病诱发因素。若湿热积滞互结，气机壅滞，瘀热互结，胰腺肿大，在上腹部可触及包块；若热毒炽盛，损伤血络，邪陷正虚，伤阴损阳，则可发生虚脱。本病初病者属热证、实证，病久反复发作，则可转为虚证、寒证。

西医学认为引起急性胰腺炎的因素较多，主要因素如下。

1.胆道疾病 常伴有胆道系统疾病包括胆石症、胆道感染或胆道蛔虫等。由于胆管和胰管共同开口于十二指肠壶腹部，如壶腹部发生阻塞，胆汁反流至胰管内激活胰酶原而引起急性炎症。

2.胰管阻塞 胰管结石或蛔虫、胰管狭窄、肿瘤等引起胰管阻塞，使胰液和消化酶渗入间质，引起急性胰腺炎。

3.暴饮暴食 促使大量胰液分泌，或大量饮酒使Oddi括约肌痉挛，胰液排出受阻。

4.手术与创伤 腹腔手术，特别是胰胆或胃手术，腹部钝挫伤，损伤胰腺组织导致胰腺炎。

5.内分泌与代谢障碍 如甲状旁腺肿瘤，可增加胰液分泌和促进胰蛋白酶激活。

6.其他 感染、药物等。

这些病因可分别或同时引起胰腺分泌过度旺盛、胰液排泄障碍、胰腺血液循环紊乱与生理性胰蛋白酶抑制物质减少，而导致胰腺自身消化。慢性胰腺炎的起因与地区关系较大。如西方国家主要是嗜酒，而我国则以胆道疾病的长期存在为主要原因。另外，急性胰腺炎、胰腺外伤、代谢障碍、免疫疾病、重度营养不良等也可发生慢性胰腺炎。

急性胰腺炎常在饱餐和饮酒后突然起病，以腹部为首发症状，呈持续性钝痛、刀割样痛或绞痛，阵发性加剧，不能为一般解痉药缓解，进食后加剧。同时伴恶心、呕吐，吐出食物和胆汁，多数有发热，并有不同程度的电解质紊乱，血液淀粉酶升高。出血性坏死性胰腺炎可并发消化道出血、败血症、真菌感染和多器官功能衰竭。慢性胰腺炎除上腹或左右腹部疼痛外，还有胰腺功能不全的症状，如腹胀、食欲减退、恶心、嗳气、腹泻甚至脂肪泻，但其症状繁多而无特异性。典型者可出现五联征，即上腹疼痛、胰腺钙化、胰腺假性囊肿、糖尿病及脂肪泻。

【临床表现】

腹痛是常见症状，多位于中上腹或左上腹，可向腰背及两季肋部放射，饮酒和进食可诱发加重；平卧时加重，前倾或屈腹时缓解；饭后腹胀、嗳气，不能耐受油腻食物，可有脂肪泻、消瘦乏力，糖耐量试验异常，可并发糖尿病。可呈营养不良或有肝脏肿大。B超可发现胰腺外形不规则，回声不均，钙化，胰管扩张，结石和假性囊肿。

【治疗】

埋线疗法

一组穴：胰俞透胰穴、梁门、日月、阳陵泉。

二组穴：胆俞透肝俞、脾俞、大横透天枢、下巨虚。

操作：用12号一次性埋线针，透穴用2号4cm长药线，其余穴位用12号针3号1~2cm药线。15天埋线一次，2次为一个疗程，可继续治疗3个疗程。

【经验辑要】

埋线治疗以病程短，无并发症者疗效较好，病程长，胰腺广泛纤维化及钙化者，并发症多者，疗效差或者无效。

第十二节 痔 疮

【概述】

人体直肠末端黏膜下和肛管皮肤下静脉丛发生扩张和扭曲所形成的柔软静脉团，称为痔，又名痔疮、痔核、痔病、痔疾等。在中医学中，对痔的含义论述较多，痔疮是人类特有的常见病、多发病。

西医所指痔疮包括内痔、外痔、混合痔，是肛门直肠底部及肛门黏膜的静脉丛发生曲张而形成的一个或多个柔软的静脉团的慢性疾病。通常当排便时持续用力，造成此处静脉内压力反复升高，静脉就会肿大。如果患有痔疮，肛门内肿大扭曲的静脉壁就会变得很薄，因此排便时极易破裂。内痔是长在肛门管起始处的痔，如果膨胀的静脉位于更下方，几乎是在肛管口上，这种曲张的静脉就叫外痔。外痔有时会脱出或突现于肛管口外，但这种情形只有在排便时才会发生，排便后它又会缩回原来的位置。无论内痔还是外痔，都可能发生血栓。在发生血栓时，痔中的血液凝结成块，从而引起疼痛。

【临床表现】

痔疮最主要的症状是便血和内痔脱出，大便时反复多次的出血，会使体内丢失大量的铁，引起缺血性贫血，因痔疮失血而导致的缺铁性贫血，一般发展缓慢，早期可以没有症状或症状轻微，贫血较重或进展较快时，则会出现面色苍白、倦怠乏力、食欲不振、心悸、心率加快和体力活动后气促、浮肿等，一些患者可出现神经系统症状如易激动、兴奋、烦躁等，有人认为是细胞内含铁酶缺乏所致。以上这些症状均可通过纠正贫血、治疗痔疮后消失。因此若发现患有痔疮，应尽早治疗，以免出现上述症状，使治疗复杂化。

痔疮的另一个主要症状是内痔脱出。脱出于肛门外的内痔，受到括约肌的夹持，静脉回流受阻，而动脉血仍不断输入使痔核体积增大，直到动脉血管被压闭，血栓形成，出现痔核变硬、疼痛，难以送回肛门内，称"绞窄性内痔"。但临床所见外痔，形成血栓的更多见，故多伴有疼痛。当痔核脱出不能送回时，亦称为"嵌顿痔"。

【治疗】

1.埋线疗法

取穴：大肠俞透气海俞、承山。

操作：用16号注线针，4号药线4cm，于所选用腧穴用甲紫做标记，常规消毒，再在所选穴位以1%利多卡因局麻，将置有羊肠线的注线针刺入气海俞1~1.5寸，而后向大肠俞透刺，使局部产生酸、麻、胀感。边行针边让患者做提肛动作30~40次，然后再边推针芯边退针，将羊肠线埋入穴位内。在治疗期间患者忌食辛辣、刺激性食物，保持大便通畅，每日大便后用温盐水坐浴10~15分钟，早晚各做提肛动作50次。

2.贴敷疗法

九华膏（方剂来源：《膏敷疗法》）。

适应证：用于内、外痔发炎及内痔术后。

药物：滑石600g，月石90g，龙骨120g，川贝18g，朱砂18g。

配制方法：上药共研细末，放凡士林油中调匀便成软膏，冬季可适当加入香油。

使用方法：将此药摊涂于纱布之上，外敷患处。

注意事项：如外痔合并肛门湿疹勿用。

按语：此膏有良好的解毒消肿、清热软坚之功效。

【典型病例】

患者，男，39岁。主诉：近日每天大便时肛门疼痛，大便带有鲜血，并感觉肛门有东西脱垂出来，有时血呈点滴而下，吃辛辣食物后更加明显。检查：肛门处肿痛，肛门周围皮肤有轻微湿疹。大便时肛门疼痛，大便时有鲜血，肛门指诊可触及痔结节。诊断：混合痔。埋线大肠俞透气海俞、承山15天后症状消失，配合每日大便后用温盐水坐浴10~15分钟，早晚各做提肛动作50次。随访1年无复发。

【经验辑要】

痔疮是由于胃肠湿热郁结、过食辛辣，或产后便秘等因素致大肠经络气血郁滞不通，直肠下端黏膜下和肛管皮肤下痔静脉扩大和曲张形成静脉团而成，穴位埋线疗法是根据中医脏腑经络学说，以气海俞透大肠俞，其目的在于疏通大肠经络气血，埋植羊肠线能对穴位产生柔和而持久的刺激，起到通经络、和气血、平衡阴阳的作用，并能增强机体的自身免疫力，从而达到消炎祛痔止痛之功效。

|第十四章|
泌尿生殖系统疾病

第一节 慢性肾炎

【概述】

慢性肾小球肾炎又称慢性肾炎，可发生在不同年龄，以青、中年最多，男性的发病率较女性为高，本病病期冗长。临床表现颇多变异，典型者有血尿、蛋白尿、管型尿、浮肿、高血压等表现。轻者只有少量蛋白尿或镜下血尿，重者可出现贫血、严重高血压，并发展为慢性肾功能衰竭。

病因和发病机制：小儿从急性肾炎发展到慢性者罕见，但少部分急性肾炎成年患者因反应性差，或在急性期未经适当治疗，或因慢性感染病灶存在，以致变态反应继续影响肾脏，使病程继续发展，终而演变为慢性肾炎。此组患者经临床及病理证实者仅占慢性肾炎发病率的10%~30%。多数慢性肾炎患者常无急性肾炎史，发病时抗链球菌溶血素"O"以及其他链球菌抗体测定值并不升高，其发病年龄、起病方式以及病理变化均与链球菌感染后肾炎不同，因此认为二者并非同一原因引起。

目前对于原因未明的慢性肾炎，一般都认为仍系变态反应所致。肾脏活组织免疫荧光检查也可显示免疫球蛋白复合体存在，说明慢性肾炎基本发病原理与急性者相似，然而病情持续不愈的原因尚不清楚，可能与自体免疫因素有关。

【临床表现】

由于肾脏病变的性质、程度、范围和病程阶段的不同，慢性肾炎的临床表现可有以下各种不同类型。

1.**隐匿型（无症状型）** 患者无自觉症状或仅感乏力、腰酸、疲劳或感冒后轻度浮肿，尿液检查一般可分为以下三种情况。

（1）只有少量蛋白质、红细胞、管型。

（2）经常有蛋白尿（++~+++），（但24小时尿蛋白定量一般较肾病型低，不超过3g，常在1~2g）迁延不愈，红细胞间歇或少量出现，此又称迁延性蛋白尿。

（3）以红细胞为主，常在上呼吸道炎症后尿中出现红细胞增多，在发作过后，尿液变化又可转为第一种情况。但当反复多次发作后，往往与迁延性蛋白尿同时并存。

无症状型肾炎的病程可长达2~30年不等，也有经治疗后痊愈，但有部分患者可在一次较重的上呼吸道炎症或其他感染后诱发类似急性肾炎的症状，经适当治疗后可再缓解为无症状型，亦有在发作后转化成为慢性肾炎的其他类型者。

2.**肾病型（肾病期）** 一般起病较缓，偶于晚间发现下肢稍肿，清晨可见下眼睑水肿，但无其他症状。尿液检查有大量蛋白（24小时尿蛋白定量常在3.5g以上）、颗粒管型、上皮细胞和少量红、白细胞。血压及肾功能试验可正常或有轻度不正常。

当病情逐渐加重时，尿量减少，水肿延及全身，有时尚可有胸腔积液（胸水）及腹腔积液（腹水）出现，患者常有畏寒感。且由于低蛋白血症易得各种感染，最常见的是鼻咽部感染及腹膜炎，感染常使病情加重及复发。患者病情时愈时发可持续数月或数年。部分病例可以痊愈，但多数则渐趋恶化进入混合型或逐渐进入肾功能衰竭阶段。

3.**高血压型** 本型的主要临床表现为高血压，水肿不明显，病程长，起病缓，常先有尿的变化（不同程度的蛋白质、管型及红细胞、白细胞等），然后出现高血压。患者常诉头痛、头晕、视物模糊、鼻衄等，有时可并发心力衰竭、脑溢血、心肌梗死。当血压明显增高与严重贫血并见时，往往表示患者肾功能减退，可能已转入尿毒症期。

4.**混合型** 患者既有肾病型的水肿又有血浆蛋白降低、胆固醇升高及较多的蛋白尿，同时有高血压及肾功能不全现象。

5.**肾功能减退型（尿毒症期）** 所有慢性肾炎患者无论有无水肿或高血压，如未能彻底治愈，则在病情发展过程中都会发生不同程度的肾功能减退，在部分患者中，肾功能减退可日趋严重，最后进入尿毒症期。绝大多数尿毒症是由肾病型或高血压型演变而来，但少数隐匿型患者也可经过一段较长的时间后，出现肾功能减退而发生尿毒症。

【治疗】

埋线疗法

一组穴：肝俞，肾俞，志室，太溪，水分。

二组穴：脾俞，上脘透鸠尾，气海，三阴交。

配穴：阳虚加大椎、命门、关元透中极，阴虚加膈俞、足三里；血压偏高加曲池，太冲；肾功能不全加T_5~T_7夹脊。

操作：主穴酌取3~4穴，二组穴位轮流选用。配穴据证而取。用12号针，2号线。15天一次，一个月后再继续埋线一个疗程。

【典型病例】

患者，女，53岁。一次感冒后出现眼睑浮肿、腰酸，没有太在意，还正常工作。半年后眼睑水肿仍不见好转，特别在清晨更明显，腰酸加重，并经常有疲劳感。接诊患者后查尿常规，发现有尿蛋白（＋），少量红细胞及管型，诊断慢性隐匿型肾炎；推荐服中药治疗。服中药后胃满腹胀，舌苔黄而厚，不思饮食，不愿再服，于是进行穴位埋线治疗。第1组穴埋线后，15天复诊时症状大减，饮食、精神都有所好转。继续第2组穴埋线治疗，1个月后痊愈。

【经验辑要】

肾的一个功能是主水液代谢，故肾俞配脾俞、阴陵泉、关元、水分等穴对肾炎所致的水肿有利水消肿作用。三阴交为足三阴经交会穴，主运化包括运化水湿，肾主水，肝主宗筋，与肾皆归下焦，与人体液代谢有密切关系，故治泌尿方面疾病。凡多尿、少尿、尿潴留、尿失禁、夜尿增多、遗尿、尿意频数、血尿、小便刺痛、小便淋沥等，配中极、关元，有满意疗效。

第二节 尿 失 禁

【概述】

尿失禁是指由于脑、脊髓或周围神经病变引起膀胱贮尿功能障碍而造成的不自主的排尿状态，多见于脑血管病、脑炎、脑外伤、癫痫病发作、脊髓病变等。本病相当于中医学的"小便频数""尿频"范畴，又称"失溲"。中医学认为小便不禁而自出，一般多与脾、肾、膀胱三脏有关。脾气虚弱，肾气亏损，或膀胱气化失司，均可致膀胱开合失常而致本病的发生。

西医学认为，尿道括约肌平时呈收缩状态，维持一定的尿道压力，以阻止膀胱内尿液滴出。排尿时通过逼尿肌的松弛，在协调共济功能的作用下完成排尿动作。一旦因器质性或功能性疾病如尿道上裂、膀胱外翻、输尿管口异位、尿道阻力降低、括约肌松弛或损伤等影响正常排尿时，即可导致尿不自主排出。临床尤多见于肥胖中年经产绝经的妇女，因尿道及盆底肌肉松弛或萎缩，进而支持不足而出现尿失禁。

【临床表现】

尿失禁根据临床症状可分为充溢性尿失禁、无阻力性尿失禁、反射性尿失禁、急迫性尿失禁及压力性尿失禁5类。充溢性尿失禁是由于下尿路有严重的机械性（如前列腺增生）或功能性梗阻引起尿潴留，当膀胱内压上升到一定程度并超过尿道阻力时，尿液不断地自尿道中滴出。这类患者的膀胱呈膨胀状态。无阻力性尿失禁是由于尿道阻力完全丧失，膀胱内不能储存尿液，患者在站立时尿液全部由尿道流出。反射性尿失禁是由完全的上运动精神元病变引起，排尿依靠脊髓反射，患者不由自主地间歇排尿（间歇性尿失禁），排尿没有感觉。急迫性尿失禁可由部分上运动神经元病变或急性膀胱炎等强烈的局部刺激引起，患者有十分严重的尿频、尿急症状。由于强烈的逼尿肌无抑制性收缩而发生的尿失禁。压力性尿失禁是当腹压增加时（如咳嗽、打喷嚏、上楼梯或跑步时）即有尿液自尿道流出。引起这类尿失禁的病因很复杂，需要做详细检查。

【治疗】

1. 埋线疗法

一组穴：星状神经节、膀胱俞、关元透中极、三阴交。

二组穴：肾俞、气海、阴陵泉、腰3夹脊。

操作：注线法，星状神经节埋线，按星状神经节操作规范操作；用12号埋线针，透穴用长4cm的2号线，其他穴位用长1~2cm的3号线，15天埋线一次，2次为一个疗程。

2.注射疗法

取穴：膀胱俞、八髎、下三皇、关元、三阴交。

药物：黄芪注射液6~8ml。

操作：按穴位注射常规操作，得气后注入上药1.5~2ml，隔日一次，10次一个疗程。

【典型病例】

患者，女，46岁。小便失禁3年，小便频数，稍有尿意便来不及如厕，平时咳嗽、喷嚏、体力劳动过重或精神紧张时会有小便自行流出，经常尿湿衣裤，患者为此感到非常苦恼，服用大量中药、西药治疗未见好转。接诊患者后，查尿常规（－），膀胱B超示：膀胱无肿瘤、结石。患者无外伤史、手术史。诊断为尿失禁，中医辨证脾肾亏虚型。治拟健脾益肾，通利小便，调理膀胱气机。埋线取穴：中极、关元、气海、阴陵泉、三阴交。治疗每次间隔15~20日。连续3次痊愈，随访2年未发。

【经验辑要】

埋线对治疗本病有较好疗效，尤其是压力性尿失禁和功能性尿失禁，埋线后可有明显增强膀胱约束能力，控制与减少症状发生的作用。对于中枢性尿失禁者，可采用星状神经节埋线，对大脑皮质产生持续性的兴奋作用及自主神经调节作用。本病以虚证多见，故病程较长。临证时，一般以温补摄提为主，多选取背俞穴与补益健脾的穴位，多种方法交替或配合使用，可保持对穴位的敏感性，提高临床疗效。

本病易影响患者心理健康，造成精神抑郁，加重病情。因此应保持精神乐观，增强治疗疾病的信心。应避免过度劳累，尽量减少增加腹压的动作和活动。另外饮食应合理，少食寒冷性食品及有刺激性的食物。养成定时排便的习惯，并可自行按摩腹部，促进排尿功能恢复。

第三节 尿 潴 留

【概述】

尿潴留是指尿液充满膀胱而不能排出的病证。临床以小便不通、小腹胀满而痛为主要表现，按其致病原因可分为机械性（器质性）和动力性（功能性）两类。可急性发作，亦可缓慢进展。男性多见于中老年有前列腺增生肥大者，女性则多见于分娩之后。

本病属于中医学"癃闭"的范畴，尤其与"闭"证相合。中医学认为其病位在膀胱，而与肾和三焦的气化功能关系密切。三焦为水液升降出入之道路，如三焦之气化功能失常，则水液通行不畅，而发生小便癃闭。三焦的气化又与肺、脾、肝、肾息息相关。肺为水之上源，主肃降，通调水道，使水液下输膀胱，若肺失其职，则水道通调不利，水液不能下输膀胱。中焦之气不化责之于脾，脾主中州，运化水湿，若脾气虚弱，为湿所困，则清阳不升，浊阴难降，小便也因之不利。下焦之气不化当责之于肝、肾两脏，肝主疏泄，肾主化液。若肝气郁结，失于疏泄，则气机不畅；肾阴亏虚，则无以化生水液，输于膀胱，肾阳不足，则命门火衰，不能温煦膀胱，使膀胱气化无权，癃闭自然形成。

西医学认为引起尿潴留主要有以下因素。

1.机械性梗阻 可分为上尿路梗阻和下尿路梗阻。而以下尿路梗阻常见，如前列腺增生、前列腺癌，膀胱结石、膀胱憩室、膀胱颈挛缩、膀胱输尿管反流，尿道结石、异物、肿瘤、憩室等疾病是下尿道梗阻的常见病因。邻近器官的病变如直肠癌等也可引起尿潴留。

2.神经源性尿潴留 上运动神经元病变如脑血管疾病、帕金森病、脑肿瘤、多发性硬化病、阿尔茨海默病等，患者排尿的感觉消失，不能自行控制排尿；下运动神经元病变如糖尿病、脊髓结核等反射被阻断，膀胱的充盈感消失，导致逼尿肌过度伸张，肌无力，存有大量的残余尿；病变影响至膀胱的运动与感觉神经，阻断排尿中枢的反射弧也可引起急性尿潴留，如手术麻醉后膀胱的过度膨胀、会阴部手术、疼痛、炎症等所致的括约肌痉挛等。

3.药物因素 如中枢神经抑制剂、抗胆碱能药物最易造成本病。抗高血压药物、抗心律不齐药物、钙通道阻断剂、抗组胺药及某些抗抑郁药也可引起尿潴留。

4.精神因素 多见于女性，原因大多不明，常于情绪波动或精神受刺激后突然发生尿潴留。总之，正常排尿需靠膀胱的逼尿肌收缩，膀胱与尿道通畅无阻及支配神经的功能正常，若其中任何一个环节出错，就将导致尿潴留的发生。

【临床表现】

排尿困难，排尿困难的程度可由尿流缓慢无力、尿线变细、尿线中断、尿滴沥发展至尿潴留。体检常见尿潴留患者下腹部耻骨上区可扪到胀满的膀胱，膀胱张力过大时，扪之可类似肿瘤。腹部B超及CT均可协助诊断。

【治疗】

1.埋线疗法

一组穴：膀胱俞、关元透曲骨、足三里、三阴交。

二组穴：肾俞、次髎、长强、阴陵泉。

操作：每次取1组穴，用12号注线针透穴用2号药线，其他穴位用3号线，2次为一个疗程，2个月后再做一个疗程。

2.注射疗法

星状神经节阻滞，隔日一次，10次为一个疗程。

3.拔罐灸疗

取穴：膀胱俞、中极、三阴交。

配穴：肾俞，命门。

【典型病例】

病例1：患者，男，72岁。肛门胀，小便不利5年。近两年尿线很细，时有中断，曾3次出现尿潴留，到医院导尿解除。来诊时处于缓解期，查体腹部无异常，肛门指诊发现双侧前列腺体增大且较硬，诊断：前列腺增生，机械性尿潴留。按上穴位组埋线治疗2次，临床症状改善，2年无复发。

病例2：患者，男，76岁。因前列腺增生术后排尿困难，时有尿潴留，经常置导尿管。接诊患者后行埋线治疗，首选星状神经节阻滞术加上两组穴位埋线，很快治愈。

【经验辑要】

中极为膀胱经募穴，专治脬不得尿。关元为三焦之气所生之处，能培补肾本，补益元气，助膀胱气化，专治脬闭塞，小便不通。取穴膀胱俞、足三里、三阴交，通过补气活血，分利湿热，通调下焦气机，决渎水道，则尿潴留自解。长强乃督脉之经穴，主治癃闭，有补肾助阴之功效，对梗阻性尿潴留有很好疗效。神经源性尿潴留应首选星状神经节调节，星状神经节阻滞疗法可通过解除自主神经调节功能，以解除膀胱运动及感觉神经紊乱，使之建立起排尿中枢反射弧，解除局部炎性反应和括约肌痉挛。

第四节　前列腺增生

【概述】

前列腺肥大增生亦称前列腺良性肥大或前列腺增生症，主要特征是尿潴留和排尿困难，为常见的男性老年病之一，多发生在50~70岁之间，近年由于我国平均寿命延长，本病的发病率亦随之增加。

本病属于中医"癃闭"的范畴。认为本病因于肾元亏虚，中气不足，津液耗损，浊阴不降，致小便排出困难，也可因肝郁气滞、湿热下注、尿道阻塞等原因，使水道阻塞，排尿不畅，甚至形成尿闭之变。

本病的病因目前尚不清楚，近年来发现其发病与雄激素的代谢异常有着密切的关系。实验表明，睾丸间质产生的双氢睾酮可以诱发前列腺增生，临床也发现，前列腺增生组织中也含有较多的双氢睾酮。有研究指出，本病的发生可能与前列腺组织内酶系统代谢异常，使前列腺组织内的双氢睾酮降解速度减慢有关。

【临床表现】

主要为排尿异常。症状可分为梗阻和刺激两类。梗阻症状为排尿踌躇、间断、终末滴沥、尿线细而无力、排尿不尽等。刺激症状为尿频、夜尿多、尿急、尿痛。症状可因寒冷、饮酒及应用抗胆碱药、精神病药物等加重。长期梗阻可导致乏力、嗜睡、恶心、呕吐等尿毒症症状。

【治疗】

1.埋线疗法

一组穴：次髎、关元透中极、长强、三阴交。

二组穴：肾俞、气海、阴陵泉、血海。

操作：关元透中极埋线时令患者排空小便，操作时以左手提起腹肌从关元穴进针透向中极，用12号注射针，2号药线，其他穴位常规操作。15天埋线一次，2次为一个疗程。

2.注射疗法

药物：复方倍他米松注射液1ml，头孢曲松0.5g，弥可保注射液1ml，2%利多卡因注射液3ml。

操作：治疗前先让患者用1∶5000高锰酸钾溶液坐浴并擦洗干净，取膝胸位，进针点定位在肛门下方1cm处，并做标记，肛周碘酊酒精消毒，用5ml注射器，抽取上药混匀，换7号8cm长穿刺针头，在左手示指插入肛门导引下，从标记处向头侧直刺入皮，并向一侧15°缓慢进针，时刻注意进针角度，不可误入直肠内。继续进针达前列腺体内，回抽无回血，将上药的半量注入腺体内。退针至皮下，再同上操作进针至另一侧腺体内，将药液注入。退针后酒精棉片按压片刻，观察无出血，外敷创可贴保护。

疗效观察：注射治疗前列腺增生，疗效立竿见影，第二天排尿困难消失，诸症减轻。

3.贴敷疗法

前列腺肥大敷用膏方：白胡椒、细辛各15g，研粉每次取药3g敷于肚脐处，外用麝香风湿膏盖上，3日换一次，10次为一个疗程，后停2天继续一个疗程，本方对前列腺肥大、小便淋漓难解而无湿热者，有较好的疗效。

【典型病例】

患者，男，56岁。肛门坠胀，腰膝酸软，排尿无力，余沥不尽4年，此前诊断前列腺增生，住院微波治疗4个疗程症状不减，后接受埋线治疗。上两组穴位埋线后，诸症减轻，排尿顺利，观察半年无复发。

【经验辑要】

埋线治疗前列腺增生有肯定的疗效，局部取穴可改善病变部位血液循环，消除局部炎症，利湿化浊，可明显改善排尿不畅及尿道刺激症状。不仅可见肥大的前列腺体积及质地变化，对前列腺的功能性调节更加显著。患者多诉周身轻松舒展，心境平静，说明对内分泌功能紊乱和性激素的调节无疑是有益的。加之辨证配穴，对预后也起到长久的治疗效果。治疗期间应嘱患者不食用刺激性食物。

第五节 阳　痿

【概述】

　　阳痿是指男性在性生活时，阴茎不能勃起或勃起不坚或坚而不久，不能完成正常性生活，或阴茎根本无法插入阴道内进行性交。阳痿又称"阳事不举"，是最常见的男子性功能障碍性疾病。偶尔1~2次性交失败，不能认为就是患了阳痿。只有在性交失败率超过25%时才能诊断为阳痿。国内有关调查表明，在成年男性中约有10%的人发生阳痿。阳痿的发生率随年龄的增长而上升。男性在50岁以后，不少人会阳痿，到了65~70岁时阳痿的发生进入高峰。但也因人而异，并非绝对。中医学认为，阳痿多由肾阳亏虚，命门火衰或惊恐伤肾，或湿热下注引起。

　　阳痿多数属功能性，少数属器质性。其常见的原因有以下几方面。

　　1.精神神经因素　如幼年时期性心理受到创伤，或新婚缺乏性知识，有紧张和焦虑的心理，或夫妻感情不和，家庭关系不融洽；或不良习惯，如自慰过度，使阴茎的敏感度降低。精神紧张，思想负担过重等可导致阳痿；脑力或体力消耗过度，或不良精神刺激，如过度抑郁、悲伤、恐惧等，或恣情纵欲，性生活过度等均可引起大脑皮层功能紊乱而出现阳痿。

　　2.神经系统病变　下丘脑–垂体肿瘤或其他部位肿瘤；大脑局部性损害，如局限性癫痫、脑炎、脑出血压迫等；脊髓损伤、脊髓肿瘤、慢性酒精中毒、多发性硬化症、盆腔手术损伤周围自主神经等可发生阳痿。

　　3.内分泌因素　如糖尿病、垂体功能不全、睾丸损伤或功能低下、甲状腺功能减退或亢进、肾上腺功能不足等均可发生阳痿。

　　4.泌尿生殖器官病变　如前列腺炎、前列腺增生、附睾炎、精索静脉曲张等常可导致阳痿。部分中老年患者就是由于前列腺炎和前列腺增生而引起阳痿。

　　5.药物影响　临床上很多药物对性功能有抑制作用，如利血平、胍乙啶、地高辛、地西泮、呋塞米、甲氧氯普胺等均可引起阳痿。

【临床表现】

　　（1）阴茎不能完全勃起或勃起不坚，以至于不能圆满进行正常的性生活。

（2）年轻人由于与性伙伴情感交流不充分或性行为习惯不统一，而出现焦虑和烦躁并伴有阳痿。

（3）偶有发生阳痿，在下一次性生活时完全正常，可能是一时紧张或劳累所致，不属于病态。

（4）阳痿虽频繁发生，但于清晨或自慰时阴茎可以勃起并可维持一段时间，多是由心理因素引起。

（5）阳痿持续存在并不断进展，多为器质性病变所引起。

【治疗】

1.埋线疗法

一组穴：星状神经节，关元透阳痿1穴、2穴，曲骨透阳痿3穴，肾俞、三阴交。

二组穴：阳痿4穴、5穴，命门，次髎，长强，足三里。

注："阳痿"穴（由五穴组成，神阙至曲骨穴作一联线，上1/3、中1/3、下1/3各一穴，中1/3旁开1寸各一穴）。

2.贴敷疗法

淫羊藿膏（方剂来源：《膏敷疗法》）。

适应证：阳痿。

药物：淫羊藿、蛇床子、皂荚、马钱子、肉苁蓉、黑附子、丁香各100g。

配制方法：取上药物水煎2次，再浓缩成膏，阴凉干燥，研为细末，过100目筛，贮瓶备用。

使用方法：取药末1.5g，用白酒调成膏糊状，敷于命门穴处，外用伤湿膏贴敷，每日换药一次，15天为一个疗程。治疗期间禁房事、烟酒，并注意调摄精神。

临床疗效：据报道，共治疗80例，痊愈50例，好转30例，总有效率100%。

【典型病例】

患者，男，26岁。已婚3年无子，阴茎不能勃起2年余，无性高潮，不能完成正常性生活。常伴头晕、耳鸣、腰酸无力、精神萎靡、记忆力减退。经多方中西医治疗无效。2008年10月接诊了该患者，取星状神经节及上二组穴埋线治疗1个月左右症状改善，可行房事，伴随症状全部消失。

2009年11月生子，至今无反复。

【经验辑要】

星状神经节埋线可调节中枢及自主神经系统，调节内分泌功能，解除思想压力，改善生殖系统功能，加上二组穴位，改善体质，补肾壮阳，可取得事半功倍的效果。

共治疗病例48例，痊愈43例，有效4例，总有效率97.9%。

第六节　男性不育症

【概述】

凡婚后同居3年以上未采避孕措施，女性生殖功能正常而未能怀孕者称为不育。男性不育症是精子的产生、成熟、运输或射精能力缺陷等因素所引起的女方不能生育的总称，并非一种独立的疾病，是由几种疾病引起的一种症状。据统计，不育占已婚夫妇总数的15%，而男性不育占不育症的22%。

中医称本病为"无嗣"或"断绪"，认为肾气的盛衰决定生育能力的强弱，肾所藏之精，在不育病证中占有极重要的地位。《养生四要》说："凡丈夫无子者有二病焉，一曰禀赋不足，二曰色欲太过，所以阳道痿弱精所衰冷。"指出先天肾气不足，后天色欲太过以及夫妻生活不协调，是造成本病的重要原因，病关乎先天，联及后天，波及冲、任、督、带等有关经脉。西医认为男性不育多因先天性异常，如性腺发育不全和生殖细胞成熟障碍，遗传性疾病，免疫功能障碍精子抗体形成，内分泌紊乱、生殖器官炎症、精索静脉曲张、输精管阻塞、外生殖器畸形以及性功能障碍等因素。其中大多数患者系精子生成障碍，这些患者虽能产生一定数量的精子，但其数量不足（每毫升小于2000万），精子质量差，活力低，或液化不能并有畸形精子出现。

【治疗】

1.埋线疗法

一组穴：星状神经节、肾俞、关元透中极。

二组穴：次髎、气冲、三阴交。

配穴：阳痿配足三里、太溪；不射精加阳陵泉、太冲；精子异常加命门、足三里、太溪、太冲。

操作：星状神经节按其规范进行操作，其他穴位常规操作，用12号针，3号药线，2次一个疗程。

2.注射疗法

取穴：关元、气海、肾俞。

药物：硝酸士的宁2ml，注射用水8ml。

操作：选择穴位并用甲紫记号笔做标记，常规消毒，用10ml注射器，配7号针头，抽取上药混合，进行穴位注射，每穴2ml，隔日注射一次。

注：注射后6小时内行房事。

【典型病例】

患者，男，27岁。婚后4年未育。患者自婚后即感勃起困难，或举而不坚，接触极易射精，很少有性高潮。并伴腰膝酸软，神情倦怠，夜尿多，曾服中西药治疗2年无效。1998年4月，星状神经节及上穴位埋线2次，性欲有所增强，可同房约3分钟，但仍不够坚。让患者休息1个月进行第二个疗程治疗后，症状改善，1999年6月生育一女孩，以后夫妻生活正常，观察4年无复发。

【经验辑要】

男性不育症是以精子的异常为主的病变，星状神经节治疗对精液量少、精子活动异常及死精的疗效都非常好，星状神经节治男性不育的治疗原理在于调节内分泌激素，调节免疫和自主神经的兴奋性，通过神经-体液调节途径，促使下丘脑-垂体-性腺和肾上腺皮质功能的恢复。加上其他穴位埋线，能强肾补精，增进身体综合指数，使人减轻压力，精力充沛。另外，在生活指导上，应告诉患者，应选择好受孕时机，提高受精率。患者还应戒烟限酒，以减少对性功能及生育能力的影响。

第七节　男性更年期综合征

【概述】

男性更年期综合征常见于55~65岁，其临床特点为心烦、易躁、易怒、头晕、头痛、失眠、健忘、心悸、性欲减退等，其病因多为肝肾亏虚，睾丸萎缩，内分泌失调或因社会环境及精神情志影响有关。本病属中医学"不寐""健忘""肝郁"等病范畴。

【治疗】

1.埋线疗法

取穴：肾俞、三阴交、肝俞、内关、中极、神门、足三里。

操作：用12号针，3号药线，2个月埋线一次，3次为一个疗程。

2.注射疗法

星状神经节阻滞。

【典型病例】

患者，男，60岁。4年来头晕、失眠、心悸出汗、性欲减退，曾多次按心脏病就诊治疗无效，检查无病理性体征，心电图正常，诊断为男性更年期综合征，经埋线治疗痊愈。

【经验辑要】

西医学认为，本病与男性激素水平降低有一定关系，男性进入更年期后，首先睾丸组织发生退行性改变，进而相继出现垂体、肾上腺功能低下。因此取肾俞、三阴交、中极为主，配以肝俞、内关、神门、足三里等穴，以补肾为主兼调五脏。另外，患者还应提高心理素质，加强体育锻炼，和谐家庭、社会关系，以助健康。星状神经节阻滞对本病有肯定疗效，值得推荐。

第八节　男性乳腺肿大

【概述】

本病发生于男性各年龄组，其临床特点以乳晕下稍微隆起甚或如成年女性大小，有时有结节，伴有局部胀痛、压痛或触痛，乳晕色素加深，甚至溢乳等为主症的一种疾病。

西医学认为，男性乳房肿大与激素代谢有关，慢性肝炎，特别是肝硬化时，肝脏降解不足，灭雌能力减弱，血中的雌性激素增多，特别是17-B雌二醇及雌酮增多，在肝硬化患者中睾酮生成与代谢降解均降低，为此下丘脑–垂体轴被抑制，从而导致乳房发育肿大。

中医学认为，其病因肝气郁结，肾脏亏损，其病机为肝病气郁或肾精气不足，水不涵木以致气滞疾凝，结于乳络所致，本病属于中医学"乳病"范畴。

【治疗】

1.埋线疗法

取穴：肝俞透胆俞、肾俞、乳根透乳中、膻中、气海、太溪。

操作：用12号针，3号药线，透穴用4cm长线，其他穴位1~2cm，1个月埋线一次，3次为一个疗程。

2.贴敷疗法

结乳膏（方剂来源：《膏敷疗法》）。

适应证：用于乳痈肿痛，瘰疬结块，以及乳岩等证。

药物：韭菜叶113g，铜绿113g，没药113g，乳香113g，信石68g，麝香14g，香油7500g，铅丹2800g。

配制方法：先将油熬至滴水成珠，加铅丹搅成膏油，即倾入冷水中，以去火毒。另将铜绿、血竭、乳香、没药、信石分别轧为细粉。将麝香置于乳钵内研细，同铜绿等细末混合均匀，取膏油溶化，兑入韭菜汁，微炼，晾温，加入细料药末，搅匀即成。

使用方法：将膏药摊在纸背上，用时温热化开，贴于患处。

注意事项：皮肤已破者禁贴。

【典型病例】

患者，男，56岁。一日突然发现一侧乳房肿大，到医院就诊，诊断为局部炎症，给予口服消炎药（具体不详），局部敷消炎镇痛膏，治疗月余不见好转，而且有发展趋势。接诊患者后，首先检查了睾丸，可见一侧睾丸萎缩，而且有触痛，同时发现胸部及手掌有蜘蛛痣，随开单化验，经检验确诊为肝病。口服葡醛内酯，联苯双酯，云芝肝泰。埋线按上穴位组3次治疗痊愈。

【经验辑要】

乳根透乳中可畅通乳房气血，使肿块得以消除，取肝经穴位可泻肝经之火，诸穴配伍可调补气血，使气血充足，身体得以康健。本病系由肝郁或睾丸病变引起，配合原发病的治疗，以加速本病痊愈。

|第十五章|
神经系统疾病

第一节　特发性面神经麻痹

【概述】

特发性面神经麻痹是指茎乳孔内急性非化脓性炎症，亦称周围性面神经麻痹、贝尔麻痹。临床表现为面部病侧肌肉运动障碍，发生口眼歪斜等。本病可发生于任何年龄，而以20~40岁最为多见，男性多于女性，冬、春季好发。本病属中医学"口僻""面瘫""歪嘴风"等病范畴。中医学认为本病多由正气不足，络脉空虚，风寒之邪乘虚侵袭，以致阳明、太阳经脉经气阻滞，气血运行不畅，经筋受病而致口眼歪斜；也可因素体阳盛，或胆、胃二经积热，风热之邪侵袭，易于郁而化热，热邪浸淫影响气血运行，致使筋脉肌肉弛纵不收而致本病发生。

西医学对本病的病因尚未明了。致病或诱发因素可能如下。

1.面部受凉、病毒感染和自主神经不稳等　导致营养面神经的血管发生痉挛，神经缺血水肿。

2.局部炎症　如风湿性面神经炎，茎乳孔内的骨膜炎产生面神经肿胀、受压、血液循环障碍而致面神经炎。以上因素导致茎乳孔内和面神经水肿，而引起不同程度的髓鞘脱失或轴突变性。

【临床表现】

本病急性发病前，多有受凉史，特别是狭窄缝隙的冷风是本病的常见诱因。首发症状为病侧耳后，乳突区域疼痛，程度轻，多能忍受，持续几日。病后1~2日内即出现病变侧的面部表情肌麻痹，逐渐加重，甚至全瘫。

多数患者在清晨洗漱时发现一侧面肌动作不灵，口角漏水，当表情肌瘫痪明显时，额纹消失，睑裂变大，患侧鼻唇沟变浅而平，患侧口角低垂。让患者做表情动作时，患侧不能抬额、皱眉，眼睑闭合无力或闭合不全，被称为兔眼。由于眼睑闭合无力，常使睫毛外露，称为睫毛征阳性。闭目时眼球转向上、外方露出角膜下方的巩膜，由于眼睑闭合不全并发暴露性角膜炎。不能做鼓腮、噘嘴动作，示齿时口角歪向健侧，口形的外观左右不对称，呈火箭状。鼓腮时患侧漏气，进食时患侧口角漏水。食物常滞留于齿颊之间，由于下睑松弛，泪点外转，泪液不能正常引流而外溢。

【治疗】

1.埋线疗法

取穴：翳风、牵正透颊车、四白透止痉1、太阳透止痉4、下关透止痉2、曲池、合谷、足三里。急性加星状神经节。

操作：翳风、四白、太阳、下关取患侧，曲池、合谷、足三里取双侧，面部用9号针，0号胶原蛋白线，其他穴位用12号针3号药线，穴位一次做完，若没有完全治愈，2个月后再治一次。一般1~2次治愈。

2.注射疗法

取穴：翳风、迎香、面神经主干（在颞颌关节下0.5cm，这里是面神经分支的地方），太阳、颊车、合谷。

药物：神经生长因子20mg（或神经妥乐平3.6Neurotropin单位）、维生素B_{12} 1mg、利多卡因1ml，用0.9%氯化钠注射液稀释至5ml。

操作：隔日一次，10次为一个疗程，刺入穴位得气后每穴注入药液1ml。

3.贴敷疗法

（1）芥末

操作：用市售芥末粉50g，加温水调成糊状，敷于患侧面部，男性敷6小时，儿童和女性敷5小时。在敷药同时将同侧颊黏膜用三棱针划破，以渗血为度。

（2）面瘫膏

方剂来源：《膏敷疗法》。

适应证：面神经麻痹。

药物：天南星50g，马钱子100g，松香450g，蜂蜡135g，花生油150g。

配制方法：把前两味药泡在花生油内，冬十日、秋七日、春五日、夏三日，置锅内慢火熬至药枯去渣，药油熬成，再下松香、蜂蜡溶化，搅匀收膏，去火毒，分摊于红布上，折叠备用。

使用方法：将药膏用吹风机加热烘软，揭开，贴于翳风、下关、颊车、地仓穴区域。每隔5~7天换药一次。

注意事项：孕妇禁贴。

【典型病例】

病例1：患者，女，18岁。一天中午午休后起床洗脸时突然发现右侧口眼歪斜，立即到当地医院就诊。检查时患者右侧额纹消失，右眼不能闭合，右侧鼻唇沟变浅，示齿时口角歪斜，鼓腮吹口哨时右侧口角漏气。治疗选择贴敷法，方法是选择用超市售卖的芥末粉用温水调成糊状，在贴敷前先在患侧颊黏膜用三棱针平行划6下，以渗血为度，然后将芥末糊贴敷于患侧，面积涉及整个一侧面部的病变部位。一般根据年龄、性别敷4~6小时，外加塑料薄膜保护。到时除去敷药后若发现起泡，应加以保护，不须特殊处理。敷药后次日症状全无。但为了巩固疗效，又进行穴位注射5次，观察3年无复发。

病例2：患者，女，32岁。左侧口眼歪斜4年，经历了牵正膏贴敷，中西医多方治疗无效。就诊时眼仍不能闭合，示齿、鼓腮漏气。经穴位埋线2次痊愈。

【经验辑要】

本病急性期偏重于治疗神经，采用神经营养复活剂，注射在翳风（它的深部为茎乳孔，是面神经的主干通过的部位）和面神经分支处（颞颌关节下0.5cm），配合星状神经节的治疗，以解除局部肌肉血管的痉挛，改善微循环，消除炎症，恢复神经功能，达到治疗面神经炎和面肌麻痹萎缩。到了半年以后的晚期，恢复期已过，肌肉已经麻痹萎缩，神经已丧失作用，这时治疗以肌肉为主，神经为辅，所以治疗采用面部的多穴并用，而且以透穴为主，以高强度、大跨度、强刺激以提高神经的兴奋性，提高肌张力的作用，恢复神经和肌肉的功能，达到治愈疾病的目的。

本病早期有较高的自愈倾向，配合有效治疗不难达到治愈目的，但晚期治愈的可能性很小。所以平时睡觉时应防寒避风，病变时早诊早治，不可误了康复的好时机。

共治疗病例761例，治愈641例，有效118例，无效2例，总有效率99.7%。

第二节 面肌痉挛

【概述】

面肌痉挛为一种面部表情肌阵发性不规律的痉挛性疾病，为仅限于一侧面部的不自主阵挛性抽搐，通常发生在一侧的某个表情肌或某组肌纤维束。常在中年以后发病，女性多于男性。西医学认为炎症、神经压迫、神经损伤可能为本病主要发病原因。本病属中医学"眼睑眴动"范畴。中医学认为本病因外感风寒、风热，邪气滞留经络而致经气运行不畅；或因素体脾胃虚弱及因病致虚，脾胃运化功能失常，气血亏虚，肌肉失养；或因年老久病体弱，肾精不足，阴液亏耗，阴虚阳亢，风阳上扰所致。其病位在面部经筋，与肝、脾、肾有关，病性或虚或实，或虚实夹杂。

本病发展缓慢。开始表现为眼轮匝肌轻微地跳动，以极缓慢的速度扩散至半侧面部，呈发作性不规则的痉挛。每次抽搐持续数秒至数分钟，程度不等，不能自行控制。精神紧张、情绪激动、过度疲劳、睡眠不足时可诱发或加剧。入睡时停止，多为一侧。神经系统检查无阳性体征发现。

【临床表现】

（1）中年以上发病，男、女均可发病，但临床所见女性多于男性。

（2）多为一侧面部不自主抽动，早期以眼睑跳动为主，以后逐渐累及面颊及整个半侧面部肌肉，甚至累及颈阔肌。

（3）发作时眼裂变小，嘴面歪斜，睡眠中消失。

（4）每次抽搐持续数秒至数分钟，程度不等，精神紧张、情绪激动、过度疲劳、睡眠不足时可诱发或加剧。

【治疗】

1.埋线疗法

一组穴：翳风、下关透止痉2、太阳透止痉4、后溪。

二组穴：四白透止痉1、大迎透止痉3、足三里、外关。

操作：足三里取两侧穴位，其他穴位均取患侧。

先选定穴位，并做好标记，局部用碘酊和75%乙醇消毒，用1%利多卡因0.5ml做局部麻醉。采用注线法，面部用12号一次性注线针，1号胶原蛋白线，四肢用16号一次性注线针，4号羊肠线。根据选择穴位或透穴的需要，羊肠线长度以1~2cm为宜。

2.局部注射

部位：茎乳突孔处的面神经干。

药物：地西泮注射液0.8~1ml。

操作：按神经阻滞常规操作进行。定位在乳突尖下方1.5cm处。常规消毒皮肤，用7号4cm长针头，刺入皮肤后，针斜面调整对着乳突内侧面，向稍上方、中线推进，针尖滑过乳突，再进针1cm，进入乳突孔下方即可注入治疗药液。

注：治疗后患者会出现短时间内面神经麻痹，可在5~7天自行消失。

3.贴敷疗法

舒筋活血膏（方剂来源：《膏敷疗法》）。

适应证：口眼抽搐（面风）。

药物：当归尾、草河车、金果榄、川羌活各15g，赤芍、乳香、生南星、红花、僵蚕、片姜黄、穿山甲各12g，木瓜、夏枯草、怀牛膝、桂枝各18g，麝香3g。

配制方法：将上药除麝香外，浸泡于2000g芝麻油内，冬十天、秋七天、春五天、夏三天，置锅内慢火熬至药枯去渣，熬药油至滴水成珠，兑入广丹600g收膏，待凉后再入麝香搅匀，分摊于黑布上，折叠备用。

使用方法：将药膏加热变软，揭开贴敷患处。

注意事项：孕妇禁贴。

【典型病例】

患者，女，54岁。4年前出现左侧面肌抽搐，始发于下颌部，初起抽搐较轻，持续仅几秒，以后逐渐延长可达数分钟或更长，而间歇时间逐渐缩短，抽搐逐渐频繁加重。严重时同侧眼不能睁开，口角向同侧歪斜，无法说话，常因疲倦、精神紧张而加剧。一次抽搐短则数秒，长达十余分钟，间歇期长短不定，患者感到心烦意乱，无法工作或学习，入眠后抽搐停止。曾应用针灸、中药及肉毒素注射，效果欠佳。采用埋线治疗，取穴翳风、下关透止痉2；太阳透止痉4、后溪。15天后复诊，面抽搐停止，只剩眼下睑有局部跳动，又在四白透止痉1、大迎透止痉3、足三里、外关埋线一次，半个月后复诊面肌痉挛停止，至今无复发。

【经验辑要】

西医学认为原发性面肌痉挛乃神经兴奋性增高所致，在临床上面肌痉挛是一种较顽固的疾病。面神经发自脑桥，过内耳门，行走于面神经管中，经茎乳孔出颅，分布于面部表情肌。翳风穴深部为面神经干从茎乳孔穿出处，止痉2在面神经的分支处，其他面部穴位也都在面神经分布区域内，采用本组穴治疗面肌痉挛，起始时埋线针较粗，胶原蛋白线线号较大，刺激较强，属泻法。胶原蛋白线埋入穴位内，缓慢吸收，具有持久柔和、长效针感，为补法，主穴采取面神经干和面神经分支处施术，起到了直接抑制面神经的兴奋，有效阻滞病理性冲动的传导，可使面肌痉挛症状较快缓解和消除。加用其他穴位调和气血以使疗效巩固持久。

本病治疗的关键是活血通络，疏经止痉。本疗法取穴均为局部取穴，互相透刺，可疏通局部气血，使经脉气血通畅，筋肉协调，共奏疏调气血、疏经止痉之功。胶原蛋白线埋入穴位，一方面作为一种机械刺激，具有持久柔和的长效针感效应，弥补了针刺时间短、次数多的缺点；另一方面胶原蛋白线作为一种异体蛋白，其在体内软化、分解、吸收的过程中，对人体产生一种化学刺激，可促进局部血管扩张，改善局部血流状态，加强面神经的营养，调节面神经的功能，抑制面神经的兴奋，使痉挛状态得以控制。

第三节　神经衰弱

【概述】

神经衰弱是一种常见的神经病证，患者常感脑力和体力不足，容易疲劳，工作效率低下，常有头痛等躯体不适感和睡眠障碍，但无器质性病变存在。神经衰弱的患者常诉"睡不着"，上床以前似乎头晕欲睡，患者可能会试用各种方法使自己静下来，或做其他放松试验，但往往无效。此时，患者对周围的各类声、光刺激特别敏感，时钟的嘀嗒声、汽车的喇叭声、脚步声、别人的鼾声、室外的灯光、音乐声等，都会成为其失眠的理由，患者恨不得周围没有任何光线和声音。但即使在十分安静的环境里，患者也会有"理由"失眠，如自己的心跳也会烦得无法入睡，这样折腾数小时才能入睡，不久，鸡鸣天亮又该起床了。

由于某些长期存在的精神因素引起脑功能活动过度紧张，从而产生了精神活动能力的减弱。其主要临床特点是易于兴奋又易于疲劳。常伴有各种躯体不适感和睡眠障碍，不少患者病前具有某种易感素质或不良个性。

【临床表现】

精神症状和身体症状，归纳为六大类症状。

1.脑力不足、精神倦怠 由于颅内抑制过程减弱，当受到内外刺激时，神经衰弱患者的神经细胞易于兴奋，能量消耗过多，长期如此，患者就表现为一系列衰弱症状。患者经常感到精力不足、萎靡不振、不能用脑或脑力迟钝、注意力不集中、记忆力减退、工作效率减退。

2.对内外刺激的敏感 日常的工作生活中，一般的活动如读书、看报、收看电视等活动，往往可作为一种娱乐放松活动，但此时本病患者非但不能放松神经，消除疲劳，反而精神特别兴奋，不由自主地会浮想联翩，往事一幕幕展现在眼前，眼睛在看电视，自己脑子常也在"放电影"。尤其是睡觉以前本应该静心入睡，而患者不由自主地回忆、联想往事，神经兴奋无法入睡，深为苦恼。此外部分患者对周围的声音、光线特别敏感，对其强弱的变化斤斤计较，引以苦恼。

3.内抑制 帮助我们冷静地处理问题。神经衰弱患者，由于内抑制下降，从而表现为情绪波动大，对各种刺激在未做出细致的分析和鉴别之前就大怒或大喜，缺乏正常人所具备的忍耐性。表现情绪急躁，喜与别人争吵，工作稍不顺心，就对别人发脾气。若碰到好消息，马上就大喜过望、热泪盈眶不能自制。

4.紧张性疼痛 通常由紧张情绪引起，以紧张性头痛最常见。患者感到头重、头胀、头部紧压感，或颈项僵硬，有的还表现为腰背、四肢肌肉痛。这种疼痛的程度与劳累无明显关系，即使休息也无法缓解。疼痛的表现也往往很复杂，可以表现为持续性疼痛，或间歇性疼痛，有的患者还表现为钝痛或刺痛。总体来说，神经衰弱患者紧张性疼痛表现繁多，但与情绪紧张密切相关。

5.失眠、多梦 睡眠是大脑最好的休息方式之一，一般来说人生中有三分之一左右的时间是在睡眠中度过的。睡眠时大脑皮质的皮质下部处于广泛地抑制状态，由脑干中特定的中枢进行调节，使大脑进行内部的重组、整顿和恢复。神经衰弱患者由于大脑皮质的内抑制下降，神经易兴奋，睡眠时不易引起广泛的抑制扩散，难以入睡或睡眠不够深沉，容易惊醒或睡眠时间太短，或醒后又难以再睡。长期如此，势必形成顽固性失眠。失眠后白天头昏脑涨，精神萎靡，导致学习、工作效率低下，患者深感痛苦。到了晚上又担心失眠，从而因焦虑而失眠，由失眠而焦虑，互为因果，反复影响，终为神经衰弱的失眠。

6.心理生理障碍 有些神经衰弱的患者，求治的主诉（患者最痛苦、最主要的症状）可能不是上述的五种，而是一组心理障碍的症状，如头晕、眼花、心慌、胸闷、气短、尿频、多汗、阳痿、早泄、月经不调等，很容易把本病的基本症状掩盖起来。

焦虑是许多患者的基本症状之一。焦虑可能是易于疲劳、记忆障碍、失眠的继发症状。患者经常对现实生活中的某些问题过分担心或烦恼，也会对未来可能发生的、难以预料的某些危险而担心烦恼。

总体来说，神经衰弱患者的临床症状是复杂的，通常认为最主要的表现是脑力不足、失眠、敏感、情绪波动等。

心理治疗：可以通过解释、疏导等向患者介绍神经衰弱的性质，让其明确本病并非治愈无望，并引导其不应将注意力集中于自身症状之上，支持其增加治疗的信心。另外，还可采用自我松弛训练法，也有心理医生采用催眠疗法治疗。

【治疗】

1.埋线疗法

一组穴：星状神经节、安眠1、心俞、神门、足三里。

二组穴：督脉通贯、百会透四神聪、内关、三阴交。

操作：星状神经节、百会透四神聪用9号针0号胶原蛋白线，督脉通贯用12号7cm长针、1号药制羊肠线，其他穴位用12号针3号药制羊肠线，15天埋线一次，2次为一个疗程。

2.注射疗法

取穴：安眠、翳明、心俞、神门、三阴交。

药物：神经生长因子1支、甲钴胺注射液1支、利多卡因3ml。

操作：每次选3~5穴，并做标记，皮肤常规消毒，用5ml注射器，配5号针头，抽取上药液混合，每穴1~2ml，隔日一次，10次为一个疗程。

3.贴敷疗法

穴位安神膏（方剂来源：《膏敷疗法》）。

适应证：失眠。

药物：朱砂50g，石菖蒲50g，蜂蜜20g，50%二甲基亚砜30ml。

配制方法：朱砂、石菖蒲研细末，过120目筛，蜂蜜炼至滴水成珠，将药粉、蜂蜜和二甲基亚砜混合，加工成直径1cm，5角钱币厚度即可。

使用方法：每晚睡前取安神膏贴敷，贴敷于双侧涌泉穴，每天换药一次，10次为一个疗程。同时按摩涌泉穴，每次3~5分钟，效果更好。

【典型病例】

患者，女，32岁。因自己婚恋问题难以解决，心烦意乱，失眠、整夜不能入眠，白天头晕，四肢无力，精神疲惫，整天玩电脑，从不外出，不愿交友，和家人也不交流。多处投医，中西医治疗无效，失去了治愈信心。单教授认为可以埋线治疗。经用星状神经节等第一组穴位埋线，半个月复诊时，病已好了大半，又继续治疗一次，病已痊愈，已6年无复发。

【经验辑要】

神经衰弱是一种多发病、常见病，起病缓慢，病程较长，主诉症状多，反复较大，治疗时应辨别症状所涉及的经络脏腑，应辨证选穴，以星状神经节、督脉和背俞穴为主，取穴不宜过多，刺激不可太强，如患者久病体弱，病程长者治疗次数可能多些，故应做好患者的解释工作。

本病起因由精神因素引起，并与患者个体素质有关，在治疗同时，应详细了解发病原因，帮助患者分析病因，认识疾病的本质，解除患者的不良情绪，增强战胜疾病的信心。患者也应注意消除烦恼、忧思、惊恐、焦虑不安的情绪，积极配合治疗，才能取得较好疗效。

第四节　心脏神经官能症

【概述】

心脏神经官能症是全身神经官能症的一种（自主神经功能紊乱在心血管系统的表现），其症状表现是多种多样的，最普通的自觉症状是心悸、呼吸不畅、心前区疼痛和全身乏力等，还有容易激动、失眠、多汗、发抖、眩晕、多梦等表现。

在日常诊治患者中，常遇到一些患者，主诉胸闷、心慌、胸痛，自认为患了"心脏病"，忧心忡忡地来院就诊。但大多数患者X线胸片、心电图及超声心电图检查均正常。这并非是器质性心脏病，而是一种以心血管症状为主的功能性失调的心脏神经官能症。

本病虽没有生命之虞，但病情时好时坏，迁延不愈，严重者甚至不能正常生活和工作，使者饱受痛苦。由于本病患者心脏并无器质性病理改变，往往长期得不到足够重视，有关研究报道不多。临床上由于缺乏有效的诊断手段和治疗措施，造成漏诊和误诊误治情况并不少见，尤其是当本病有少量期前收缩或ST-T改变时，如果不再做进一步检查排除，患者常会被误作病毒性心肌炎或冠心病等进行治疗，结果适得其反。

本病青壮年女性多见，出现心血管系统的症状多种多样，时轻时重但多不严重，一般无器质性心脏病证据，但可与器质性心脏病同时存在或在后者的基础上发生。病史应详细询问有无焦虑、情绪激动、精神创伤或过度劳累等诱因，是否曾被诊断为"心脏病"，心慌、气短或心前区不适等感觉与活动、劳累和心情的相关关系，睡眠状况如何。既往的心脏检查结果、用药史及疗效有助于诊断。

中医认为阳虚气弱而心悸者，症见心下空虚，状若惊悸，或先烦而后悸，脉大无力，治宜温阳益气；阴血不足，血不养心而心悸者，兼见面色无华，舌淡脉细，若兼虚火，则五心烦热；水饮内停，水气凌心而心悸者，兼见胸脘痞满，头晕恶心，小便短少，苔白，脉弦，治宜通阳化饮；痰郁心悸者，兼见惊惕不宁，突然发作，时作时止，甚则心跳欲厥，脉滑大，治宜涤痰定悸；气滞血瘀心悸者，兼见短气喘息，胸闷，胸膺疼痛，舌色紫暗，脉结代，治宜活血理气。

【临床表现】

本病症状繁杂，除心血管系统症状外，尚可有神经系统或其他系统的症状。心血管系统最常见的症状为心悸、心前区痛、气短或过度换气等。心前区可有一过性刺痛或持续性隐痛，发作可持续数小时或数天，在劳累、精神疲劳后加重。多数患者伴有易激动、多汗、颤抖、头晕、失眠等神经官能症的症状。

【治疗】

1.埋线疗法

一组穴：星状神经节、心俞透厥阴俞、内关、足三里。

二组穴：至阳、胆俞透肝俞、膻中、气海、神门。

操作：注线法。星状神经节、背俞穴、神门穴用9号针0号线，余穴用12号针3号线，15天治疗一次，2次为一个疗程。

2.注射疗法

取穴：心俞，厥阴俞，膈俞，胸4、5夹脊穴。

药物：丹参注射液6ml。

操作：按照穴位注射常规操作。选取4穴，用10ml注射器，7号针头，抽取上药液，每穴注入1.5~2ml，隔日一次，10次为一个疗程。

【典型病例】

患者，男，58岁。常感心悸、乏力、全身瘫软6年，说话少气无力，并伴失眠、心烦意乱，被诊断心脏病，住心内科中西医治疗无效，查体未发现阳性体征，心电图大致正常，诊断：心脏神经官能症，埋线治疗2次诸症消失，已3年未复发。

【经验辑要】

心脏神经官能症是一种特殊类型，主要由中枢神经功能失调，进而使自主神经功能紊乱，造成心血管功能失常，星状神经节埋线既可调节自主神经功能，又能调节中枢神经系统，兼调脏腑功能，是治疗各类神经官能症的很好疗法。再配以相关俞募穴及上下肢穴位有助于调理心气、疏导气血、镇惊宁神，所以治疗效果良好。

第五节　胃神经官能症

【概述】

胃神经官能症，或称胃神经症，是以胃肠运动和分泌功能紊乱，而无器质性病变为特征的综合征，可表现为神经性呕吐、神经性嗳气（吞气症）和神经性厌食等。多与肠神经官能症并见合称"胃肠神经官能症"。本病的发病率较高，多见于青壮年，以女性居多。中医学认为本病属"胃脘痛""呕吐""嗳气"等病范畴，多由饮食不节，肝胃不和，胃气上逆，或脾胃虚寒等所致。

【临床症状】

本病起病大多缓慢，病程可积年累月，发病呈持续性或反复发作。临床症状以胃部症状为主，患者常有反酸、嗳气、厌食、恶心、呕吐、剑突下灼热感、食后饱胀、上腹不适或疼痛，可同时伴有神经官能症的其他常见症状如倦怠、健忘、头痛、心悸、胸闷、盗汗、遗精和忧虑等。常见的临床类型有：神经性呕吐、神经性嗳气（吞气症）、神经性厌食等。

1.神经性呕吐 往往在进食完毕后突然发生呕吐，一般无明显恶心，呕吐并不费力，呕吐量不多，且不影响食欲或食量，常在呕吐后即可进食，因此多无明显营养障碍。神经性呕吐还可伴有癔症的临床症状如夸张、做作、易受暗示、突然发作等，间歇期完全正常，因此也称为"癔症性呕吐"。此外，呕吐也有条件反射性的，不良刺激物如某些食物、药物，甚至某种特定的环境也能引起恶心和呕吐。

2.神经性嗳气（吞气症） 有反复发作的连续性嗳气，患者企图通过嗳气来解除胃肠充气所造成的腹部不适或饱胀。事实上是由于不自觉地反复吞入大量空气才嗳气不尽。此病也有癔症表现，多在有人在场时发作或加重。

3.神经性厌食 是以厌食、严重的体重减轻（至少超过原体重的20%）和闭经为主要表现。此症在国内外有增多趋势，患者多为青春期女性，对于进食和肥胖有根深蒂固的病态心理。厌食往往出于企图节制饮食以保持体形的动机。患者多数自觉良好，行动活泼敏捷，对自己的困境处之泰然，有的可自相矛盾地对食物保持兴趣，甚至贪食饱餐而后偷偷呕掉。在少数病例，呕吐是主要的症状。长期少食，体重极度减轻可达原体重的40%~50%而呈恶病质。患者常有神经内分泌功能失调，表现为闭经、低血压、心动过缓、体温过低、饥饿感丧失等。

【治疗】

埋线疗法

主穴：胃俞透脾俞、心俞、至阳、中脘透上脘、足三里。

配穴：恶心呕吐配内关；心烦失眠配风池；头疼头晕配百会、太阳；情绪低落配人中；气机不畅加太冲、肝俞。

操作：注线法，12号针，3号线，重点用俞募相配，多用透穴，20天一次，3次为一个疗程。

【典型病例】

病例1：患者，女，40岁。与人生气后出现恶心、呕吐、腹胀、心烦失眠、不能饮食、胸闷气短，在内科按胃炎治疗长期得不到缓解，由消化内科转到心内科，经检查未发现胃部器质性疾病。诊断为胃神经官能症，给予心理治疗、埋线治疗加上小剂量精神安慰剂治疗后病情明显好转，1个月后复诊诸症消失，埋线巩固治疗2次，随访3年未复发。

病例2：患者，男，38岁。患者于3年前因工作变动，安排不理想有些生气，发生失眠、头痛、头晕继而胃脘疼痛、胀气，钡餐透视幽门钡通过受阻，继往无胃病史及手术史，诊断为胃神经官能症。按以上穴位埋线一次症状缓解，随访10年未复发。

【经验辑要】

胃神经官能症是以气机不畅、肝气犯胃而致的功能性疾病，治疗重点以疏肝理气、健脾开胃、理气舒心为主，脾气不升、胃气不降则恶心呕吐，脾俞透胃俞能调理脾胃，配足三里、肝俞、太冲舒肝健脾，肝气舒畅，木不克土则肝脾能和，饮食增多，心俞调节心志，心情舒畅百病不生，治疗胃神经官能症一定要注意患者的心理状态，找出致病的心理因素，予以心理疏导，加上言语暗示，长效、柔和的埋线刺激能使胃神经官能症得到有效缓解。

第六节 脑 中 风

【概述】

脑中风是中老年的多发病，病因是脑动脉硬化、高血压、脑动脉血管炎症、脑动脉畸形、血液黏度增高、血流动力学异常等原因导致的脑血栓形成或脑出血，所致的相应的神经系统受损，出现复杂的偏瘫性症状称之为中风，西医学称之为脑血管意外。本病属中医学"中风""卒中"范畴。

【临床表现】

（1）多见于中老年、男性，常有动脉硬化、高血压病史。

（2）起病前常有头痛、眩晕、肢体麻木和运动障碍等短暂脑缺血表现。

（3）常于休息、睡眠时发生，初起症状较轻，无意识障碍，症状逐渐加重，病后24~72小时达最高峰。

（4）出现对侧中枢性痉挛性偏瘫，感觉异常，同侧可有偏盲或失明，左侧病变时可有失语、失读、失写。

（5）椎-基动脉病变时，可出现眩晕、耳鸣、耳聋、恶心、呕吐，共济失调、视力障碍，交叉性偏瘫、发言不清、吞咽困难等。

（6）脑血管造影、CT、MRI检查，可确定诊断。

【治疗】

1.埋线疗法

一组穴：督脉通贯，患侧肩三针（肩髃、肩前、肩后），膝三针（血海、梁丘、犊鼻）。

二组穴：健侧头针运动区、感觉区、双侧肾俞、患侧次髎、双侧足三里。

三组穴：患侧颈6夹脊、腰4夹脊、环跳、条口透承山，双侧合谷。

四组穴：患侧大肠俞、风市、健侧养老透内关加配穴。

配穴：失语配健侧头针语言Ⅰ、Ⅱ区；高血压配双侧血压点、曲池、心俞，呛咳配哑门、扁桃体穴，大便失禁配天枢、上巨虚，小便失禁配任脉通贯，三阴交。

穴位埋线治疗应在发病1~2周后，如无严重的并发症，病情比较稳定者开始埋线治疗，脑出血患者4周以后进行治疗，以防埋线后脑血管扩张后引起力学改变加重病情。

操作：用注线法，头颈部埋线采用12号一次性埋线针，1号胶原蛋白线，躯干四肢用16号一次性埋线针，4号药制羊肠线，并严格无菌操作，避开内脏、血管和神经，以防止意外。15天埋线一次，4次为一个疗程。

治疗效果：痊愈：躯体症状消失，能适应生活，工作能力恢复者，计141例，占43%。显效：全身症状有较大程度改善，生活基本自立，能独立行走，计118例，占39.3%。有效：全身症状有改善，拐杖辅助或在家人帮助下可以行走者，计41例，占13.7%。

2.注射疗法

一组穴：腰奇。

二组穴：大椎、患侧颈5~6夹脊、腰4~5夹脊、双侧合谷、足三里。

一组药：神经生长因子2支、神经节苷脂2支、胞磷胆碱注射液1支、林可霉素注射液1支、玻璃酸酶1500U、地塞米松注射液5mg、利多卡因注射液 3ml、生理盐水加至 40ml。

二组药：神经生长因子 1 支、硝酸一叶萩碱注射液 2 支、维生素 B_1 注射液 100mg、维生素 B_{12} 注射液 1mg、加兰他敏注射液 2mg。

操作：一组穴（腰奇亦即骶管）用一组药，用 50ml 注射器，配 7 号注射针头，抽取一组药混合均匀。按照骶管阻滞要求操作，彻底清洗局部并碘酊酒精消毒，入皮后缓慢进针，待有突破落空感即进入骶管腔内，抽吸无回血、回液，缓慢推注药液 5ml，观察局部无隆起，患者无其他不适，继续注射完毕。退针后酒精棉垫按压 5 分钟，无出血，贴埋线贴。观察 30 分钟，患者无不适，可以离去。1 周注射一次，根据病情可进行 3~4 次。

二组穴用二组药，用 10ml 注射器，配 7 号针头，抽取二组药混合，每次选 4~5 穴，每穴注射 2~3ml，隔日一次，7 次为一个疗程。

3.拔罐灸疗

取穴：神厥、关元、命门。患侧颈、腰夹脊，肩髃，风市。双侧肾俞、曲池、足三里。

操作：拔罐灸疗，也可以隔药温灸疗。

4.贴敷疗法

（1）开窍通关膏

方剂来源：《膏敷疗法》。

适应证：中风昏厥，神昏，惊厥，口噤握拳，脉象有力者。

一组药：苏合香、安息香、牛黄各 9g，石菖蒲 30g。

二组药：干姜、葱白、韭白、槐枝、柳枝、桑枝、鲜菊花各 12g，苍耳草 5g，花椒 3g，发团 4.5g。

三组药：铅粉 30g，密陀僧 12g，赤石脂、木香、砂仁、官桂、丁香、檀香、雄黄、明矾、轻粉、降香、制乳香、没药各 3g。

四组药：龟甲胶、鹿角胶各 6g（蒸化），麝香、冰片各 9g，研细末。

配制方法：先将上两组药浸于 520g 芝麻油内，冬十秋七春五夏三日，置锅内慢火熬至药枯去渣，熬药油成，下广丹收存，后入三组、四组药搅拌成膏，摊于红布上，折叠备用。

使用方法：将膏药加温变软，揭开待微温，贴于百会穴、巨阙穴、气海穴、涌泉穴，太冲穴。

注意事项：孕妇禁贴；虚证、脱证不宜贴用；本膏为急救之法，如已中病，不可久贴。

（2）灵验凤仙膏

方剂来源：《中国膏药药膏糁药全书》。

适应证：专治半身不遂，筋骨疼痛等。

药物：红凤仙花叶3000g，红花200g，生附片300g，川椒50g，盔沉香50g，母丁香50g，上肉桂50g，生姜400g，蛇床子18g，香油2000g，黄丹1000g。

配制方法：熬膏时用槐树枝搅，后入盔沉香、上肉桂、母丁香搅匀，入水去火毒，备用。

【典型病例】

病例1：患者，男，65岁。2009年10月23日突发右半肢体瘫痪，诊断为脑梗死，在当地医院住院14天，病情稳定后出院。同年11月9日，经介绍来单教授门诊埋线专科治疗，来诊时体检神志清，血压158/92mmHg，口角歪斜，语言不利，上、下肢肌力Ⅰ级，右膝肌腱反射亢进，巴宾斯基征（＋），随取督脉通贯，肩三针、膝三针血压点，曲池穴位埋线治疗。2周后复诊，血压132/84mmHg，口角歪斜消失，已能自行行走，上下床自如，又继续埋线治疗3次，上、下肢肌力Ⅴ级，活动自如，生活自理。

病例2：患者，男，72岁。反复发生脑梗死4年，生活基本可以自理，这次病情突然加重1周，CT示左侧多发性腔隙性脑梗死，能坐，站立不稳，语言不清，生活不能自理，认知能力障碍，大便不能自控。

2009年6月13日取左侧头针运动区、语言Ⅰ区和Ⅱ区，哑门透风府，右侧肩三针，双侧大肠俞埋线治疗。2周复诊时认知能力改善，语言改善，一般情况好转，已能扶拐行走。第二次取督脉通贯，患侧次髎、膝三针治疗，疗程治完后随访时，语言清晰，行走自如，大小便正常，生活可以自理。

病例3：患者，女，54岁。3年前的一天正在上课，突感剧烈头痛，继而肢体无力、瘫软在地，急诊入院，CT示脑部出血，血肿较大，即行血肿清除术，术后生命体征平稳，但3年间一直瘫痪在床。当时单教授在医院出诊，要求前去治疗。2008年6月13日来诊，来时失语，肌力0级，大小便失禁，喂食有呛咳，治疗：常规穴位埋线加神经生长因子2支，神经节苷脂 1 支，维生素 B_{12} 1mg，地塞米松 5mg，胞磷胆碱 2ml，林可霉素 0.6g，2% 利多卡因 3ml，玻璃酸酶 1500U，生理盐水加至 50ml，骶管内硬膜外间隙注射，一周一次，共 4 次。神经生长因子 3 支，硝酸一叶萩碱 2 支，维生素 B_1 2 支，维生素 B_{12} 1mg，加兰他敏 2mg，颈 5~6 夹脊及腰 3~5 夹脊穴位注射，隔日一次，共 2 个月，治疗过程中，1 周后能坐，2 周后在两人搀扶下能走 80 米，2 个月自己能走 200 米，疗效显著。

【经验辑要】

中风偏瘫是脑血管发病后遗留的后遗症，由于脑梗死、脑出血后压迫脑组织，脑组织缺血、缺氧，使相应神经系统受损、软化坏死而不能再生，故临床药物治疗效果欠佳。单教授利用穴位埋线治疗中风后遗症约 50 年，积累了丰富的经验。穴位埋线法具有很高的临床应用价值，是治疗中风后遗症的一种理想方法。

选择头针埋线，一是病变部位局部取穴，可直接扩张脑血管，增加脑组织血流量，改善脑的血液循环，改善脑组织的代谢，减缓脑细胞的继发损伤过程。二是督脉为阳脉之海，重用督脉穴位有利于开窍通脑。夹脊穴一线连三经，又是脊神经前后根和自主神经传出的部位。夹脊穴埋线可协调脏腑功能、调补气血、利于肢体功能之恢复。三是改变病变组织的代谢。脑中风发生后，病变一侧血液循环不良，有许多代谢产物不能及时排出，影响脑组织和肢体功能再修复，埋线治疗后，脑组织灌注增加，体循环的改善可使血流通畅，组织代谢改善，有利于脑组织的功能恢复。四是治疗中选用的增强体质的免疫穴位如曲池、合谷、足三里，可有效调节免疫增强体质，其他穴位并用可增强组织代偿能力。埋线还能提高瘫痪肢体的肌电幅度，促进运动功能的康复。

骶管内注射是应对重症患者的治疗措施。如上述病例所示，患脑出血术后 3 年的植物人，经过短短的 2 周综合治疗，恢复到这样程度，说明了这种途径用药的重要性。有报道称：神经节苷脂介导神经生长因子，可以把神经生长因子的作用扩大数十倍。再者，经骶管内硬膜外间隙给药，药物可以直接入脑，避免了周围给药，循环周身很少入脑的"弊端"。

第七节　帕金森病

【概述】

帕金森病又称震颤麻痹，是发生在中年以上的黑质和黑质纹状体通路变性疾病。脑炎、动脉硬化，颅脑损伤，基底节肿瘤，钙化以及一些药物中毒均可产生帕金森的病理改变，这些情况统称为帕金森综合征。主要表现为进行性运动缓慢、肌强直、震颤及姿势反射丧失。本病属中医学"颤证""肝风"范畴。

【临床表现】

帕金森病是一种起病缓慢、进展性发展的疾病，最突出的有以下三大症状。

1.运动障碍　可以概括为：①运动不能：随意运动启动困难。②运动减少：自发、自动运动减少，运动幅度减少。③运动缓慢：患者运动迟缓，运动减少，语言困难，吞咽困难，饮水时出现呛咳。

2.震颤　典型的震颤为静止性震颤，常由一侧上肢远端开始，逐渐扩展到上下肢及对侧和颈部，幅度不定，情绪激动时加重，做随意运动时减轻或消失。在睡眠时震颤会停止。

3.肌强直　强直是由于椎体外系肌张力增高，面部肌强直可造成"面具脸"。面部、颈部、四肢和躯干肌肉均可受累，肌强直严重者可引起疼痛。

其他：自主神经症状也较常见，包括唾液和皮脂分泌增加，汗腺分泌增多或减少，大小便排泄困难和直立性低血压。有的患者还合并有肌萎缩性侧索硬化，形成痴呆综合征。

本病并不导致瘫痪或感觉障碍，深浅反射及共济运动无异常。

【治疗】

1.埋线疗法

一组穴：首选督脉通贯埋线法。

二组穴：消颤穴、外关、阳陵泉、行间、颈2~5夹脊。

三组穴：四神针、风池、合谷、三阴交。

四组穴：大椎、身柱、曲池、足三里、太冲、消颤穴（位于少海下1.5寸）。

操作：注线法，督脉通贯用12号针，1号胶原蛋白线，其他穴位用3号线，每次选取一组穴位，4次为一个疗程。

2.注射疗法

主穴：哑门、大椎、身柱。

配穴：颈2~6夹脊、腰3~5夹脊。

药物：神经节苷脂1支20mg，神经生长因子1支（18μg），维生素 B_1 100mg，维生素 B_{12} 1mg，加生理盐水至5ml穴位注射。

神经节苷脂介导神经生长因子治疗帕金森病为一种特色有效疗法，隔日一次，10次为一个疗程。

3.拔罐灸疗

取穴：大椎、筋缩、脾俞、肾俞、命门、足三里。

操作：每次取6穴，每次20分钟，隔日一次，20次为一个疗程。

【典型病例】

病例1：患者，女，56岁。患上下肢颤抖4年，初起时感觉右手颤抖，精细动作困难，如吃饭、穿针等，逐渐发展到下肢及头部，情绪紧张时加重，生活不能自理。检查时患肢强直，步态慌张，诊断为帕金森病。治疗第一次埋线督脉通贯、消颤、足三里；第二次复诊时，症状明显减轻，震颤改善明显，患肢强硬改善不明显，第二次、第三次如法埋线治疗后，2个月电话随访时，症状基本控制，生活已能自理。

病例2：患者，男，63岁。初起时手颤，行走困难，病情在3年内逐渐加重，不能活动瘫痪在床。2002年4月28日来诊时坐轮椅推来的。治疗按上穴位组埋线和穴位注射并用，10天会坐起，15天可下床扶杖行走50米，30天后治完1个疗程，行走自如，经过2个月锻炼一天可走5公里。2011年9月病情反复，又坐起轮椅了。照前治疗方案又治1个疗程，病情改善，现在患者已经80岁高龄，仍健在。

【经验辑要】

消颤为经验穴，位于少海穴下1.5寸处，督脉通贯为治疗神经系统疾病首选，是近几年单氏开创的新方法，特别是2007年在埋线学会推介后，受到广泛好评。临床发现对中风、偏瘫、脑瘫、精神分裂症等中枢神经系统疾病有较好疗效，头针埋线能刺激相应大脑皮层功能兴奋，使冲动传导到相应所支配区域而发生治疗效果，配合其他穴位以息风活络、补充气血，使疾病得以控制。

该病属中医学"颤证""肝风"范畴，中医治疗以滋养肾阴、平肝息风为主。中医认为"肾主骨生髓"，肾的精气阴血不足，则不能上充于脑，滋养脑髓，下不能滋养筋骨肌肉，根据"肝肾同源"的理论，肝的阴血赖于肾的阴血，如果肾的精气阴血虚衰，则容易引起肝阳偏亢和肝风扰动，出现肢体震颤、肌肉强直、关节僵硬等症，导致震颤麻痹。

大椎、百会乃诸阳之会，为督脉之要穴，而督脉与脑相通，直接恢复脑调节筋肌、肌肉的功能。根据临床体会，大椎穴至关重要，尤其是埋线大椎穴，对震颤麻痹的控制即时疗效颇佳，有些患者单独取大椎穴，能在触电感后一段时间（0~3分钟）内不再震颤。肝风扰动，筋脉挛急，故取筋会阳陵泉以及舒筋，肝主风，取太冲以泻肝，行间为肝经荥穴，能平肝息风；曲池、合谷、足三里为阳明经穴，阳明经为多气多血之经，取三穴以滋肾阴、益肝血、养脾血、润筋骨肌肉，使阳不亢，风不妄动，阴平阳秘，诸经调和，病乃愈。

第八节　阿尔茨海默病

【概述】

阿尔茨海默病是脑退行性疾病的一种，最先是由德国一位精神病学兼神经病理学家Alois Alzheimer在1906年发现并报道，因此本病以他的名字而命名，阿尔茨海默病发病年龄一般是65岁以上，年龄越大，患上此病的概率便会越高。分为以下四种类型。

1.原发性脑变性　如帕金森病等。

2.血管性痴呆　由脑血管病后引起的脑智能障碍，常由于多次反复发作造成缺血性脑梗死，最常见的有多腔隙梗死性痴呆。

3.混合性痴呆　为上述两种痴呆的混合表现。

4.其他原因引起的痴呆　包括大脑炎症、中毒、颅内肿瘤、内分泌系统疾病、外伤等原因引起的痴呆。

在西方国家，阿尔茨海默病（AD）已成为继心血管疾病、恶性肿瘤和脑卒中之后的第4位死因。

【病因】

1.自由基损伤学说 自由基损伤生物膜造成细胞内环境紊乱，诱导神经元凋亡，导致神经元功能的严重破坏，从而导致AD的发生。

2.β–淀粉样蛋白沉积假说 β–淀粉样蛋白（β–amyloid protein，aβ）是老年斑（senile plaque，SP）的主要成分，在AD发病过程中起着重要作用。淀粉样前体蛋白主要经β–分泌酶和γ–分泌酶裂解途径，产生过多的aβ沉积于脑内，进而产生神经毒性，导致AD。

3.基因突变学说 目前至少已经发现4种基因的突变或多态性与AD有关。

4.炎症学说 炎症与AD的发病有关。在AD患者脑中，aβ聚集可引起炎症反应而导致神经元丢失和认知功能障碍，因此，炎症可能是AD发病的重要危险因素之一。

5. Tau 蛋白异常磷酸化学说 Tau蛋白在脑神经细胞内异常聚集形成神经纤维缠结是AD的重要病理特征之一。微管的扭曲变形使其不能正常输送营养物质，从而导致神经元末端的树突和轴突发生营养不良性萎缩，导致神经元突变。

6.胆碱能损伤学说 中枢的胆碱能递质在学习和记忆中有着重要的作用，保持其功能正常，是维持哺乳动物正常学习记忆功能的必要条件。与AD关系最密切的神经递质是乙酰胆碱，在AD患者脑内，胆碱能神经元明显缺失，胆碱能神经纤维退行性变，乙酰胆碱酯酶（acetylcholine esterase，AChE）和胆碱乙酰转移酶和ACh合成、释放、摄取等功能均出现异常。

中医学认为痴呆与心、脑有关，《素问·脉要精微论》曰："头者，精明之府也。"《灵枢·邪客》篇曰："心者，五脏六腑之大主也，精神之所舍也。"患者血渐耗、情志不遂，心失所养，神失所藏而致心神不安。肾气衰退，不能主骨生髓，髓不能上充于脑，髓海不足，所以喜忘前后，智能则减退。

【临床表现】

早期表现为神经衰弱，患者常诉头晕、头痛、注意力不集中，记忆力开始下降，计算力、定向力成进行性减退，失眠、嗜睡、手足麻木等。

中期表现为近期记忆困难，特别人名、手机号码记不清，甚至当天的饮食种类都记不清，对近期经历的事情似是而非，记忆不全，常常不自觉地进行虚构，有时被人疑为"说谎"，患者不稳定，易激动，善怒易哭，精神抑郁或谵妄，常伴有焦虑、苦闷或怨恨等。

晚期常有智力障碍，表现有强制性哭笑，或情感淡漠，定向力、理解力、计算力严重障碍，动作迟缓、步态变小，对远事近事记忆能力均减退，如对自己的年龄、儿女们的生日，甚至外出散步而不识家门。随着病情发展，生活完全不能自理，但大小便能控制。部分患者可有偏瘫或癫痫发作。

CT或MRI检查：大脑皮质广泛萎缩。脑电图改变为早期 α 波节律的丧失，电位降压后期出现弥漫性 θ 波和 δ 波活动，颞叶出现异常的漫活动。本病无统一的诊断标准主要根据以下几个方面。

（1）明显的智能减退，以下五项中至少缺失三项：①定向力；②判断力和解决问题的能力；③社会适应能力；④家庭生活能力和业余爱好；⑤个人生活能力。

（2）起病缓慢并进行性加重。

（3）病程长于6个月。

（4）除外其他引起痴呆的疾病。

【治疗】

1.埋线疗法

一组穴：督脉通贯、神门、足三里。

二组穴：百会透四神聪、神庭透上星、心俞透厥阴俞、内关。

三组穴：肝俞、命门、肾俞、三阴交。

操作：头颈部用9号针、0号胶原蛋白线，躯干四肢用12号针、3号药线，15天埋线一次，3次为一个疗程。

2.注射疗法

取穴：哑门、大椎、心俞。

药物：神经生长因子40U，吡拉西坦（脑复康）1g。

操作：注射药物用生理盐水稀释至10ml，每穴2.5ml，隔日一次，10次一个疗程。

【典型病例】

患者，女，63岁。进行性记忆减退，易激动，善怒易哭3年，近1年进展较快，谁的手机号都记不住。她也不会查找手机上的电话号码，不认识人民币，把100元、10元、1元等都说是1角，曾走失三次。近期这次，大女儿找到她叫她回家，她说，我不认识你，你为什么叫我回家。曾在当地医院多次就诊，脑部CT发现有脑萎缩。诊断为阿尔茨海默病。埋线治疗第一次取一组穴督脉通贯加配神门、足三里，15天复诊时没有再哭，回答问话准确，思路清晰。第二次取第二组穴，三次治疗以后，患者病情稳定，生活自理，儿女们可以放心地让其自己散步上街了。

【经验辑要】

阿尔茨海默病为脑部的进行性疾病，而脑部神经是个特殊的结构，很多药物，保健品进入血－脑屏障很困难。督脉为阳脉之海，始于小腹内，从会阴部向后，行于脊里，上至风府，入络于脑，升至额，到鼻前后与冲、任二脉相通，与足太阳膀胱经，足少阴肾经相合，联系心、脑、肾。督脉之海空虚不能上荣于脑，髓海不足，则头晕失重、眩晕、健忘；督脉虚衰经脉失养，则腰脊酸软，伛偻形俯；督脉，"有督诸阳"和"阳脉之海"的说法。脑又为元神之府，经脉的神气活动与脑有密切关系。

神经系统发生病变，选穴督脉埋线治疗，可调解神经系统，增加脑部血流量，改善脑部供氧，促进酶系统的功能和能量的代谢，进而促进脑组织的修复和神经功能的改善。诸穴配伍，延续治疗对脑供血不足早期脑萎缩有改善和治疗作用，特别对阿尔茨海默病症状的改善和提高痴呆患者的生活质量有很好作用。

阿尔茨海默病重在早期预防，越来越多的认识老化疾病的研究表明，阿尔茨海默病和其他认识老化疾病的预防从中年就应该开始。专家们建议，一生坚持学习、适度运动等都有助于保护大脑，延缓大脑衰老。

一些研究表明，记忆和其他认识能力下降并不是不可避免或不可逆转的，那些认为能够掌控自身生活和身心健康的人更有自信，他们生活得快乐，更健康，这种对自身的掌控力与更好的记忆力和智力程度相关，对于老年人来说更是如此。

研究还表明，良好的认知功能和受教育程度与经常性的大脑和身体锻炼之间存在着明显的关系。运动可以创造新的神经连接，教育水平较低的人可以通过锻炼和参与刺激大脑活动来改善认识功能。

刺激大脑活动和锻炼可以创建新的神经元。多进行大脑和身体的锻炼活动，可预防或延缓阿尔茨海默病的发病。

第九节 癫　　痫

【概述】

癫痫俗称"羊角风"，是一种多发性常见的发作性神经异常性疾病，遗传易感性为内因，脑损伤后血-脑屏障破坏而启动颅内免疫反应是外因。本病是中枢神经系统短暂功能失常的一种临床综合征。中华医学会神经内科分会专家们认为，癫痫不可能临床治愈，只有终身服药控制症状。单教授40年来用埋线疗法治疗癫痫10063例，治愈率达到94%。在此，就埋线疗法治疗癫痫谈谈自己的看法。

【临床表现】

癫痫的发作类型很多，专家们预言，做一辈子神经内科医生，也不可能目睹癫痫发作的全部类型，说明癫痫病很复杂，发作类型很多，有些甚至很罕见，现把常见的几种类型介绍如下。

癫痫临床上常分为全身性发作及部分性发作两大类，每类均有若干型癫痫。

（一）全身性发作

1.强直-阵挛性发作（大发作）　最为常见。特点为意识丧失及全身抽搐。

（1）先兆期　患者感眩晕、腹部脏器上撞感或幻觉（火光、难闻的气味、难听的声音）。先兆之后，意识突然丧失，全身肌肉强直痉挛，瞳孔散大及对光反射消失，自动呼吸暂行，口唇发绀。还可有唇颊黏膜咬伤、尖叫、尿失禁、跌倒和外伤。接着全身肌肉呈节律性抽动，出汗，口腔分泌物增多，约持续1分钟，阵挛停止。

（2）恢复期　在阵挛刚停止时，患者仍呈昏迷状态，然后逐渐清醒。有的患者发作后头痛、疲乏而入睡；所有的患者在清醒后对发作过程均不能回忆。

2.强直-阵挛发作连续状态　即大发作连续状态，持续发作30分钟以上，或一系列发作间歇期意识无改善者可诊为本病。病情危重，病死率10%~15%。主要由于改用或停用抗癫痫药不当所致。

3.失神发作（小发作） 临床上以典型失神发作较多见，表现为精神活动突然中止，患者呆立凝视，正在进行的活动突然停止，或继续进行发作前的简单活动。一般持续5~15秒钟，发作突然停止，对发作过程完全不能回忆。

（二）部分性发作

1.单纯部分性发作

（1）部分性运动性发作　痉挛仅限于某一局部，常见于指、口角或足部，发作一般仅数秒钟。有的发作范围逐渐扩大和伴有意识障碍的部分运动性发作，有的痉挛从某一局部开始，随后扩展到同侧肢体，并出现意识障碍。

（2）部分性感觉发作　如嗅觉性发作、听觉性发作、眩晕性发作等。

（3）精神性发作　如记忆障碍、情感障碍等。

（4）自主神经性发作　或称内脏性发作。常见的表现有腹型发作，多见于儿童，以腹痛、恶心、呕吐等症状为主；头痛发作，儿童及成人均可发病，头胀痛、炸裂痛，可伴有恶心、呕吐、出汗及面色苍白；心血管性发作，可为一过性心律失常，或出现晕厥等。

2.复杂部分性发作（或称精神运动性发作） 患者有不同程度的意识障碍外，还可伴有咀嚼、吸吮、吞咽及搓手等自动症。还可见自言自语、搬动物品、狂奔等。如果伴有幻视、幻听，患者还可发生自伤、伤人、毁物等。

（三）婴儿痉挛性发作

多在1岁内发病，持续至4~5岁，发作自行停止或转为其他类型癫痫发作。多数婴儿痉挛的发作表现为突然短暂的颈、躯干和下肢扭曲抽动。有的婴儿表现为点头痉挛。发作时患儿双眼凝视，随之哭闹。发作频繁，每日由数次至数十次。智力发育迟滞。

脑电图、脑地形图、脑CT对癫痫诊断有重要价值。

【治疗】

1.埋线疗法

督脉位于脊柱的内部，上达项后进入颅内，上行巅顶，临床报道督脉的很多穴位都用于治疗癫痫。如长强、腰奇、脊中、筋缩、身柱、陶道

（能调节免疫）、大椎、哑门、脑户、强间、后顶等。据报道，督脉穴位、针刺或埋线，可使大部分癫痫大发作的脑电图趋于规则，对治疗神经系统的头痛、眩晕、失眠、脑瘫、中风癔症性失语、精神分裂症，特别是癫痫都有良好效果。

一组穴：督脉通贯，颈6透哑门透风府，身柱透大椎，身柱透至阳，悬枢透筋缩，悬枢透腰阳关、腰奇、长强，中脘透鸠尾、内关。

二组穴：丰隆、申脉、合谷。

三组穴：足三里、照海。

操作：督脉穴位用12号7cm长一次性埋线针，1号胶原蛋白线，长度5cm，选择7个进针点，局麻后分别向上向下透穴，斜刺进针后调整进针斜面向下平刺至筋膜下，把羊肠线埋在肌层内。其他穴位直刺按常规操作，15天埋线一次，3次为一个疗程。

采用本组穴位治疗难治型癫痫38例，痊愈32例，好转2例，无效4例。难治型癫痫指病程长、发作频繁、多种复方用药无效、其他疗法也难以控制发作的患者。由于患者病情复杂，长期复方用药产生依赖、撤药困难，所以一般疗法很难奏效，采用督脉通贯疗法治疗后，大部分病例取得满意疗效。

2.注射疗法

取穴：心俞、意舍、志室、内关。

药物：神经生长因子30μg。

操作：先将神经生长因子用4ml生理盐水稀释，每次取4穴，左右交替，每穴位注射2ml，注射至背俞穴，根据胖瘦进针0.5~0.8寸，有针感后注药液2ml。

近30多年来，对难治性癫痫，单用穴位埋线疗效欠佳者，配合穴位注射疗法，取得较好效果。2004年，单教授在北京出诊时，有一扬州患者，男性，36岁，因车祸致颅脑外伤，双目失明，癫痫频发，一日十几次，埋线后症状减轻，但偶然还发，配合穴位注射治疗，隔日一次，2个月后症状消失，4年未发。

3.贴敷疗法

大黄膏（方剂来源：《膏敷疗法》）。

适应证：小儿诸痫。

药物：川大黄1g，雄黄0.6g，丹参、黄芩各0.3g，生商陆30g，雷丸15g，附子15g（去皮脐生用），猪脂500g。

配制方法：上药捣碎，以猪脂先入锅内，以文火煎令其溶，以棉滤过后下诸药末，煎令七上七下，去渣，细研雄黄下锅中，搅令凝，盛于瓷器。

使用方法：热灸手，每次用1~2g按摩小儿囟门及背胁部。

按语：本方治诸痫，从方剂组成来看，应以治疗实证者为宜。

单教授从医以来，治疗癫痫3万多例，仅就近10年来采用本组穴位埋线治疗癫痫1942例，临床分析如下：1942例中，痊愈1670例，有效156例，总有效率为94%。其中男1114例，女828例，儿童时期发病851例，青春期发病614例，成年期发病381例，老年期发病11例。病程最短7天，病程最长44年。曾做过脑电图的患者706例，发现异常311例。发作分类：儿童部分发作482例，复杂部分性发作18例，大发作1101例，失神性发作（小发作）130例，特殊类型发作208例，其中记忆障碍型46例，哭笑奔跑型28例，内脏功能障碍型49例，反射性发作32例，头痛性发作53例。

【典型病例】

病例1：患者，女，5岁。1989年5月30日初诊。患儿1岁半时，午睡中突然两眼上翻，全身抽搐，不省人事，约3分钟自行中止。以后4~10天如上发作一次。发作时伴大小便失禁。智商低下。曾在医院做脑电图检查，提示癫痫。诊断为癫痫（大发作型）。于当日行丰隆、腰奇、足三里、合谷药物肠线埋线治疗，2个月后逐渐停服一切药物，随访至今没有发病。1992年入学，学习成绩中等。

病例2：患者，男，17岁。1989年12月20日初诊。患者1989年9月一次夜间，突然怪叫一声，全身抽搐，眼球上翻，口唇青紫，口吐白沫不省人事，几分钟后发作停止。过后头痛、头晕、全身疲软无力，以后每日发作2~6次。根据以上症状频繁发作，间歇期正常为特点。诊断为癫痫（大发作型）。于1989年12月20日腰奇、丰隆、27日癫痫、足三里，1990年1月3日鸠尾、合谷穴位埋线治疗后痊愈。随访6年未发作。

病例3：患者，女，18岁。1990年12月23日来诊。患者1989年11月，一日上午随父在农田干活突觉右上肢不自主抽搐，向后背屈，数分钟后中止如常。起初每日发作1~2次，后来每日数次，严重时发作过程不能回忆。询问无家族史及无头部外伤史。脑电图提示中度异常。当地治疗不见好转。诊断为癫痫（单纯部分发作）。治疗按症状辨证取穴，1990年12月23日腰奇、丰隆，12月30日内关、足三里，1991年1月6日合谷、癫痫穴位埋线治疗，疗程完成后，逐渐停服药物，随访8年未复发。

附1：睡眠与癫痫

在癫痫的群体中，至少有25%的患者发作与睡眠有关，睡眠相关性癫痫是指那些于睡眠期发作或睡眠期间更容易发作的癫痫。无论是何种原因所致癫痫，不规律的睡眠周期或睡眠不足等睡眠障碍，都可能成为睡眠相关性癫痫的促发因素。一方面与患者的素质性格有关，另一方面临床观察也证明精神刺激确能诱发癫痫发作。另外，患者对疾病的治疗失去信心，自卑情绪、抑郁和社会家庭的不良影响等均可能导致严重心理障碍，临床观察证明这类患者属于难治类型。一方面对患者进行适当的心理治疗，另一方面可适当选用些镇静催眠药物，可治疗某些类型的睡眠障碍，又可以协调治疗癫痫患者的症状发作。

附2：癫痫病的智商及埋线治疗后对智商的影响

癫痫损害智力因人而异，癫痫与智力的关系与以下因素有关。

1.发作类型 婴儿痉挛性癫痫96%会发生智能障碍；肌痉挛发作，无力型发作及不典型失神发作者，82.6%发生智力障碍；大发作、失神小发作及精神运动性发作，尽管发作时样子可怕，但对智能影响不大，60%~80%的患者智能都正常。

2.发作频率和持续时间 每日发作10次以上的患者其智商明显低于小于10次者，发作次数大于5次者其智商明显低于发作小于5次者，每次发作大于10分钟者明显低于10分钟以内者。

3.用药情况 单一用药物控制症状者其智商明显好于3种以上复方用药者。

【经验辑要】

埋线治疗有效病例其智商改善情况明显。埋线治疗癫痫来源于中国针灸学。针刺与埋线治疗同理，但埋线治疗刺激持久，效集多法，对癫痫的难症更为适合。采用督脉穴位能贯脊通脑，提神醒志，镇静，通经开窍，配合其他穴位，调节脏腑功能，使阴阳趋于平衡。发育滞后，烦躁失眠，智商低下，痴呆失语，甚至大小便不能自控等在埋线治疗后改善明显。一个7岁男童，用7种药物，癫痫仍不能控制，极度烦躁，一夜只能睡眠2~3小时。同时有失语及大小便失禁，经过埋线治疗后，当日入睡9个小时，第二天醒来便叫妈妈，要解小便。还有一患者，埋线治疗前，面部表情痴呆，问话不答，治疗后当了公司经理。另有一患儿，治疗前脾气极坏，埋线治疗后变成了听话的乖孩子。还有一例癫痫患者，21岁只有140cm高，且智力极低，埋线治疗后生活能够自理。

现代临床病例，可以说都是难治性癫痫，医疗条件好了，不可能发了癫痫不就医，长期复方用药癫痫仍得不到控制，在临床很常见。一名女患者，埋线16次仍不能中止发作，所以试用了迷走神经刺激埋线法，一次见效，再也没有发作，但患者出现了恐惧感，白天、夜间在很熟悉的环境也很害怕。于是又给她做了星状神经节埋线，以调节自律神经，症状很快得到改善。有些经验是患者帮你总结的，对方相信你，坚持治疗，使你从中去探索、去提高。

癫痫是一种慢性脑部疾病，是脑部神经过度放电，中枢神经系统短暂功能失调的一种临床综合征。病因很复杂，中医学认为"风"和"痰"为癫痫的主要病因。肝风内动则抽搐，痰蒙心窍则神昏。因此，采取药物肠线注入的治疗方法，循经取穴，调节神经，改善免疫。以息风止痉，化痰开窍为治疗之本。药物处理之肠线，加强了对穴位的刺激，增强了穴位效应。加之对穴位的辨证施治，以达到在治疗中收到了事半功倍的效果。

第十节　痉挛性斜颈

【概述】

痉挛性斜颈系由神经功能失调而引起的颈部肌肉阵发性、紧张性收缩所致的一种头部旋转性异常姿态。其发病原因可分为器质性和精神性两类，前者由于纹状体变性所致，可因脑炎、先天性变异引起，也有相当一部分病因不清者；后者即所谓的癔症性斜颈。

【临床表现】

男女均可发病，且多在成年起病，个别有家族史。症状多隐匿发展，亦可突然发病，大多为头向一侧阵发性不自主旋转，亦可向后仰，可因情绪激动而加剧，睡眠时症状消失。根据临床表现可确定诊断，但鉴别器质性或神经性痉挛相当困难，往往需要详细询问病史，并作较长时间的观察。本病应和先天性斜颈、颈肌炎、颈椎结核引起的斜颈加以区别。

【治疗】

埋线疗法

取穴：星状神经节、颈夹脊穴、大椎。

操作：星状神经节按埋线规范操作，颈夹脊穴惯用9号7cm长针，用0号6cm胶原蛋白线。进针点选在颈6进针，旁开1.5cm透向颈2，做双侧。

【典型病例】

患者，男，40岁。颈部向一侧阵发性歪斜3年，越是在公众场合越严重，不能自控，非常烦恼，服中西药无效。2001年4月3日埋线按上穴位组操作，治疗一次痊愈，观察3年无反复。

【经验辑要】

痉挛性斜颈多由神经调节异常而引起肌肉不自主痉挛而发病，星状神经节及颈夹脊穴埋线，对中枢神经系统、自主神经系统、颈神经后支都有调节作用，加之用药线，药液的麝香能增强走窜通经，可起到解痉止痛作用，况且埋线作用持久，可祛顽疗痼，很多一次治疗即可痊愈。

第十一节 抑 郁 症

【概述】

随着生活水平的提高，人们的自我保健意识明显增强，但因不适应社会环境的变化，精神与心理障碍性疾病的发病率有明显增高的势头。根据WHO在1993年对世界15个国家和地区综合医院进行的调查，在门诊和住院患者中，各种类型的精神与心理障碍性疾病发病率高达25%~35%，其中最常见的疾病为抑郁症，抑郁症被划分为情感性精神病。

抑郁症是由各种原因引起的以抑郁为主要症状的一组心境障碍或情感障碍，是一组以抑郁心境自我体验为中心的临床症状群或状态。以心境低落为主，与处境不相称，可以从闷闷不乐到悲痛欲绝，甚至发生木僵。严重者可出现幻觉、妄想等精神病性症状。某些病例的焦虑与运动性激越症状很显著。

【**临床表现**】

抑郁症的症状可概括为情绪低落、思维联想缓慢、动作减少及其他表现，主要表现如下。

1.情绪低落 为最主要的症状。起初可能在短时间内表现为某种情感体验能力的减退，表现无精打采，对一切事物都不感兴趣，常说"没有意思"或"心里难受"。患者感到"过失"和眼前的"不如意事"纷纷涌上心头，萦回不去。瞻未来渺茫暗淡，欢乐之情完全消失，渐萌发厌世之念。

沉重的忧郁使患者对生活的乐趣下降，越来越不愿意参加正常活动，如社交、娱乐，甚至闭门独居，患者感到自己已丧失了工作能力，成为废物或社会寄生虫等。

2.思维联想缓慢 语速慢，语音低，语量少，应答迟钝，一言一行都需克服重大阻力。最严重时，可呈木僵状态。激越型抑郁症患者，言语动作都明显增加，焦虑恐惧，激动自伤，危险性很大。

3.动作尤其手势减少，行动缓慢 少数抑郁状态严重者，可缄默不语，卧床不动，称抑郁性木僵状态。

自杀企图和行为是抑郁症患者最危险的症状。可出现在症状严重期，也可出现在早期或好转时。患者往往事先有周密计划，行动隐蔽，以逃避医护人员的注意，因而自杀往往成功。

4.躯体症状 患者面容憔悴苍老，目光迟滞，纳差，体质下降，汗液和唾液分泌减少，便秘、性欲减退。女患者常闭经。睡眠障碍中以早醒最为突出，这也是抑郁症的特征性症状之一。患者往往较以前早醒2~3小时，醒后不能再入睡，充满悲观情绪等待着一天的到来。此症状在诊断上有重要意义。

5."隐匿性抑郁症" 某些抑郁症患者，躯体症状明显，常表现为反复或持续出现的头痛、头晕、胸闷、气短、全身无力、心悸、便秘、胃纳失常、体重减轻等。而抑郁症状常被掩盖。躯体检查常无相应的阳性发现，这类患者往往长期在内科就诊，常被误认为神经官能症等疾病。这类患者对症治疗无效，而抗抑郁药物治疗可收到较好的效果，因此称此症为

"隐匿性抑郁症"。

【治疗】

1.埋线疗法

一组穴：星状神经节、大椎、心俞透厥阴俞、内关。

二组穴：督脉通贯、膻中、神门、太冲透涌泉。

三组穴：肝俞、虎边、足三里、丰隆。

操作：星状神经节按星状神经节埋线规范操作，督脉通贯用12号针1号胶原蛋白线，其他穴位常规操作，15天埋线一次，3次为一个疗程。

2.注射疗法

星状神经节阻滞有肯定疗效。10次为一个疗程，可连续做2~3疗程。

【典型病例】

患者，女，46岁。患情绪抑郁2年，初始头晕、注意力不集中，后则倦怠寡言、情绪抑郁不适，消极悲观，有时甚至呈木僵状态。曾在某院住院2月余疗效差，出院在家休息，经人介绍到单教授门诊埋线治疗，用星状神经节及上穴位组埋线3次治疗痊愈。

【经验辑要】

星状神经节埋线，直接作用于自主神经，又能调节中枢神经系统功能，同时兼调脏腑功能。督脉通贯埋线，通调督脉，可安神定志、郁怒、思虑、悲伤可除。心俞宽胸理气，宁心通络，对胸闷、心悸针到病除。《素问·六元正纪大论篇》云："木郁达之。"说明治疗郁证重在调气，即取肝俞以疏泄肝气，使气通达。气为血帅，气行则血行，若气血调和，郁散病止。再加配膻中，以调理全身之气，使气郁者达，气虚者补。诸穴配合使气顺郁解，诸症消失。

第十二节 小儿脑瘫

【概述】

小儿脑性瘫痪简称小儿脑瘫，是指由于多种原因引起脑部损伤，临床以非进行性中枢性运动功能障碍的姿势异常为特征，可伴有智力低下、惊厥、听觉与视觉障碍及学习困难等。本病属于中医学儿科的"五软""五硬""五迟""胎弱""胎怯"等范畴。本病的发生主要是先天禀赋不足、肝肾亏虚；或后天失养、病后失调及感受热毒所致。肝藏血主筋，肾藏精，主骨；肝肾亏虚，筋骨难以充养，故见筋骨痿弱，发育迟缓；脾胃受损，化源不足，虚损无以得补，故头项肢体软弱无力；或胎前损伤，或产后失于调养，脾胃不能化生气血，五脏六腑、筋骨肌肉、四肢百骸失养，故四肢无力，手软不能握持，足软不能站立；感受热毒，内伤脏腑，水湿痰浊、瘀血阻滞，而见经络不通，气血难以周于全身，故体虚而疲，且化生许多变证。故本病的病位虽然在脑，但与肝、肾、心、脾关系密切。

西医学认为，引起小儿脑瘫的原因较多，凡是对患儿中枢神经系统的伤害均可导致本病。产前母体的多种疾病以及接触化学药品、放射线等；围产期中各种原因；胎儿窒息颅内出血等；出生后的头部外伤、感染及核黄疸等均可成为小儿脑瘫的病因。

【临床表现】

本病根据运动功能障碍的表现划分为痉挛型、锥体外系型、共济失调型及混合型。痉挛型脑瘫是最常见的类型，约占70%。主要病变在大脑皮质运动区和锥体束，特点是肌张力增强、腱反射亢进，踝阵挛和巴宾斯基征阳性。患儿两上肢内收，后旋，肘、腕、指间关节挛曲。两下肢伸直，扶立时足尖着地，两腿内收呈剪刀状。根据瘫痪部位又可分为偏瘫、四肢瘫；截瘫、单瘫及三肢瘫。另有部分患儿为肌张力低下性四肢瘫痪，见于6个月至4岁之间患儿，有人认为是痉挛型患者前期的表现。

【治疗】

1.埋线疗法

一组穴：督脉通贯、肩三针、足三针。

二组穴：运动区、平衡区、肝俞、手三针。

三组穴：智三针、阳陵泉、脑清穴。

四组穴：百会透四神聪、脾俞、关元透气海、合谷。

操作：用注线法，常规操作。根据年龄、个体差异、部位选取1~4号药线，1~4cm。督脉穴位选定进针点，进针到筋膜下，平行进针透穴，将线顺势埋入穴位，四肢穴位直刺进针，按穴位深度埋入1~1.5cm药线。

2.注射疗法

一组穴：哑门、肾俞、曲池、足三里。

二组穴：大椎、心俞、命门、阳陵泉。

药物：吡拉西坦注射液；脑活素注射液。

操作：一组穴用吡拉西坦注射液，用5ml注射器7号针头，抽取药液后，穴位皮肤常规消毒。哑门穴进针后向下颌骨方向刺入，进针8分，（3岁以下小儿选用副哑门，即哑门穴旁开1寸处），肾俞穴向脊柱方向斜刺进针1寸，四肢穴位直刺进针1~1.5寸，有针感后注入药物。二组穴用脑活素注射液，大椎穴进针后稍向上斜刺进针1寸，心俞向脊柱方向斜刺，进针1寸，命门直刺进针1寸，四肢穴位常规操作。每日或隔日一次，10次一个疗程，可连续3个疗程。

【典型病例】

患者，男，2岁。早产儿，出生时体重2.2kg，自幼即发现其动作不协调，不会说话，在某医院确诊为脑瘫，来诊时仍不会坐，手不能持物，四肢痉挛，肌束发硬。2002年6月8日，第一次接诊，按第一组穴位埋线后，可以坐起，第二次埋线后在大人帮扶下双脚可以迈步，开始做第二个疗程时已经会叫"爸爸""妈妈"，能缓慢自己行走。经第二疗程治疗后，肢体肌张力已经正常，运动比较自如。

【经验辑要】

脑瘫系由脑部病变所致，对已经受损的脑组织，至今无特效药物治疗。许多年来，不断有脑瘫患者就诊，埋线及穴位注射治疗为有效疗法之一，主穴取头部埋线，可直接刺激到大脑皮质，有利于脑神经的修复。中医学认为脑瘫根源是元神之腑受损，先天禀赋不足，后天元气亏损，脑虚，髓海不充。脑瘫所见痿、痉、失语等症源于脑腑。取穴治疗当以督脉为首，督脉通贯之气通于元神之腑，且一次埋线操作，相当于针灸持续针刺4个月之久，故一旦发生作用，患者会逐渐得到改善。

吡拉西坦属脑代谢功能活化剂，可提高大脑对氨基酸和磷脂的吸收、蛋白质合成以及葡萄糖的利用和能量的储存，有利于低智能儿童智力提高。

本病临床症状较多，治疗难以近期见效，长期治疗应考虑多方并用或多种方法轮流交替使用，医患配合方能取得较好疗效。

第十三节　发作性睡病

【概述】

发作性睡病为一种睡眠障碍性疾病，病因及发病机制不明，表现为长期的惊醒程度减退和发作性的不可抗拒的睡眠。

本病属中医学的"嗜卧""善眠""多寐"等范畴。

【临床表现】

本病多于10~30岁起病，男多于女，个别有家族史。表现为白天出现难以控制的睡眠发作，即在任何场合和条件下都能很快进入睡眠，睡眠可不深，可被轻微刺激所唤醒；每日可有数次短暂性发作性睡眠，次数多少不一，睡眠时间一般不超过20分钟，若躺下可持续一个小时以上，甚至持续睡眠。睡眠多在饭后发生，也可发生在进食、发言、站立，或者骑车行走等活动中，少数由清醒状态下直接进入睡眠。夜间睡眠多梦，易醒。部分患者可处于半觉醒状态，可有自动行为，能在入睡环境下完成简单工作。女性患者多在经前期或在月经期发作，用雌性激素治疗可停止发作，在饥饿状态下容易诱发，约半数以上患者合并猝倒症；合并睡眠麻痹与入睡时幻觉者占25%~30%。若四种症状均存在者，称为发作性睡眠四联症，约占总数的10%，神经系统检查无异常，发病数年多伴肥胖，少数低血压。实验室及特殊检查无异常。

根据典型症状诊断不难，但要注意除外间脑器质性病变。

【治疗】

埋线疗法

一组穴：百会、心俞、内关、足三里。

二组穴：肝俞、合谷、神门、三阴交。

操作：用注线法，用12号埋线针、3号药线，或用16号针、4号药线，给予较强刺激，1周埋线一次，2次一个疗程，间隔30天可再做一个疗程。

【典型病例】

患者，男，38岁。发作性睡病3年余。经过2次埋线治疗后，症状明显好转，观察1年无复发。

【经验辑要】

发作性睡病属原因不明性睡眠异常性疾病，体征及各项检查可无阳性发现。百会是诸阳之会，有升阳提气的功能，发作性睡病多因瘀血内阻脑窍、气虚髓亏，脑窍失养所致，病位主要在脑腑。所以首选百会，百会埋线可很快提升中气，固护阳气。脑窍复养，髓亏、气虚可除。配心俞、肝俞、神门等穴位，对神志、精神系统疾病有良效。埋线治疗本病不多，但数例病案显示，埋线治疗有一定疗效。

第十四节　急性炎症性脱髓鞘性多发性神经病

【概述】

急性炎症性脱髓鞘性多发性神经病又称格林-巴利综合征，是一种急性起病，以神经根、周围神经损害为主，伴有脑脊液中蛋白-细胞分离为特征的综合征。以周围神经具有淋巴细胞浸润及髓鞘脱失等病理改变为主。病因未明，一般认为与病毒感染或自身免疫功能障碍有关。病前可有上呼吸道、肠道感染，或疫苗预防接种史。四季均有发病，夏秋季为多。任何年龄和男性、女性均可发病，但以男性青壮年多见。本病属中医学"痿证"范畴。

【临床表现】

急性发病，以四肢对称性下肢神经源性瘫痪为主，部分患者可有颅神经受累及呼吸肌麻痹。

1.运动障碍　四肢和躯干肌瘫痪是本病的主要症状。一般从双下肢开始，逐渐波及躯干肌、双上肢和颅神经，也可从一侧到另一侧，通常在1~2周内病情发展至最高峰，瘫痪一侧肢体近端较远端重，肌张力低下，严重者因躯干肌、肋间肌、膈肌瘫痪，可引起自主呼吸麻痹，而危及患者生命。

2.反射障碍　四肢肌腱反射多呈减弱或消失，腹壁、提睾反射多正常。少数患者可因椎体束受累，而出现病理性反射。

3.感觉障碍　一般较轻或缺如。多从四肢末端的麻木，针刺感开始。

也可有复式感觉减退，消失或过敏，以及自发性疼痛，压痛以腓肠肌和前臂肌群较明显。偶见节段性或传导束性感觉障碍。

4.自主神经功能障碍　初期或恢复期常有多汗、汗臭味较浓，可能是交感神经受刺激的结果。少数患者初期可有短期尿潴留，可能由于支配膀胱的自主神经功能暂时失调或支配外括约肌的脊神经受侵所致。大便常秘结。部分患者可出现血压不稳，心动过速或心电图异常等心血管功能障碍。

5.颅神经症状　半数患者可有颅神经损害，舌咽、迷走神经受累时吞咽和发音困难。其次为动眼、滑车、外展神经。偶见视神经盘水肿，可能为视神经本身炎症或脑水肿所致。也可能和脑脊液蛋白的显著增高，阻塞了蛛网膜绒毛，影响脑脊液的吸收有关。除三叉神经感觉支外，其他感觉神经极少受累。

【实验室检查】

脑脊液的蛋白–细胞分离（蛋白质含量增高而细胞数正常或轻度增加）为本病的典型表现之一。脑脊液和血液免疫学有异常，白细胞总数增高和血沉增快，多提示病情严重或有肺部并发症。

肌电图常见运动单位电位减少、波幅降低。

【治疗】

1.埋线疗法

一组穴：华佗夹脊盘龙埋线法交替埋线，曲池、阳陵泉。

二组穴：华佗夹脊盘龙埋线法交替埋线，合谷、环跳。

三组穴：肝俞、肾俞加瘫痪部位阿是穴。

操作：用12号埋线针，3号药线，盘龙埋线按规范操作，其他穴位常规埋线，1周埋线一次，3次为一个疗程。

2.注射疗法

一组穴：大椎、肝俞、相应神经节段夹脊穴。

二组穴：肾俞、次髎、曲池、合谷、环跳、阳陵泉。

药物：神经生长因子40U、弥可保1支，神经妥乐平7.2Neurotropin单位，维生素B_{12} 1mg，加兰他敏1支。

操作：每次选一组穴、二组穴位交替，直刺进针，得气后注入相应药液，每天1次，10次为一个疗程，视病情进行2~3个疗程。

【典型病例】

患者，男，36岁。双下肢瘫痪1月余。1个月前发病时双足麻木，感觉减退逐渐加重，1周后双下肢全瘫，卧床不起，急诊入院诊治。经检查确诊为急性炎症性脱髓鞘性多发性神经炎。但治疗无效，呈进行性加重，波及躯干和上肢，患者神志清，下肢肌力0级，没引出膝反射，上肢抬臂困难，肌力Ⅱ级，大便秘结，3~5天排便一次。治疗因病情较重、首次骶管内硬膜外间隙注射，药用神经生长因子3支、弥可保1支、神经妥乐平2支、地塞米松5mg、玻璃酸酶1500U、林可霉素0.6g、生理盐水加至50ml，缓慢骶管内推注。同时采用夹脊盘龙埋线法及上穴位组埋线。以后治疗穴位注射和埋线交替进行，第三天起下肢有触觉，足大趾有轻微活动，上肢有握力；5天会坐起，15天下肢肌力恢复至Ⅱ级；23天扶床可以站立，练习迈步，35天痊愈出院。

【经验辑要】

本病发病急，进展快，病情十分危重，一旦确诊应积极选择多种方法配合治疗。骶管内注射对危重患者很有必要，病情危重者可骶管留置导管，隔日给药一次，直至病情改善；穴位注射比其他给药途径要快捷，夹脊穴注射药物直达神经根，对神经的炎性水肿、神经功能的改善作用明显。采用盘龙埋线法，多节段夹脊穴埋线，进针要深，直达椎板，使埋线信息长久的强烈的、柔和的刺激神经根，使其达到制其神、令气易行、调和气血、通其经脉的作用，使麻痹的神经、瘫痪的肌肉得到恢复。临床的脱水治疗可减轻神经根水肿、肿胀，改善血液循环和组织缺氧。口服维生素B族及维生素C、神经妥乐平和甲钴胺，可改善神经营养代谢。高压氧治疗有一定的辅助治疗作用。可适当选用。

第十五节 末梢神经炎

【概述】

末梢神经炎又称多发性神经炎，主要表现为四肢远端对称性感觉障碍、下运动神经元瘫痪和（或）自主神经障碍。可发生于任何年龄。本病属中医学"痿证"范畴。中医学认为，本病的发生多责之于感受湿热之邪，浸淫于四肢，气血痹阻；或嗜食酒酪辛热之品，消烁精血；或因脾胃虚弱，后天化源不足；或肝肾亏损、久病体虚，使筋脉失养所致。

西医学认为引起本病的原因很多，且都是全身性的。常见病因如下。

1.各类有毒物中毒 如各种药物，呋喃类、甲硝唑、氯霉素、长春新碱等；化学品，如二硫化碳、三氯乙烯；有机磷农药和有机氯杀虫剂；重金属，如铅、砷、汞等。

2.营养缺乏和代谢障碍 如维生素B族缺乏、慢性酒精中毒、代谢障碍性疾病，如糖尿病、尿毒症、黏液性水肿、肢端肥大和恶病质等所致的代谢障碍。

3.继发于胶原血管性疾病 如系统性红斑狼疮、硬皮病、类风湿关节炎，多由于血管炎而发病。

4.自身免疫性疾病 如格林-巴利综合征、急性过敏性疾病以及各种结缔组织病并发的多发性神经病。

5.遗传因素 如遗传性运动感觉性神经病、遗传性共济失调性多发性神经病等。

6.其他因素 如淋巴瘤、肺癌等。

以上疾病最终导致四肢周围神经轴突发性及节段性脱髓鞘，而表现为逆死性神经病。

【临床表现】

本病因病因不同，而呈急性、亚急性和慢性经过。其神经损害的共同特点是四肢出现手套、袜套式发展。

手套、袜套样分布的对称性肢体远端的感觉异常，如针刺、蚁走、烧灼感、触痛等，稍后出现肢体远端对称性深、浅感觉减退或缺失。肢体远端对称性肌无力，轻重不等，可为轻瘫甚至全瘫。肌张力低下，腱反射减弱或消失，肌肉萎缩以骨间肌、蚓状肌、鱼际肌、胫前肌、腓骨肌明显，可出现垂腕、垂足。自主神经功能障碍主要表现为肢体末端皮肤对称性变薄、失光泽、脱屑、苍白或青紫、汗多或无汗、指（趾）甲粗糙、松脆。本病的预后取决于病因和治疗措施，大多数病例预后良好，部分病例遗有后遗症，如肢体挛缩畸形，甚至严重影响生活能力，个别病例可有死亡的危险。

【治疗】

1.埋线疗法

一组穴：肝俞、肾俞、大椎、曲池、足三里。

二组穴：脾俞、外关、阳陵泉、三阴交。

操作：注线法，用12号埋线针，3号药线埋入1~1.5cm。肝俞、脾俞、肾俞从穴位处进针，45度斜向脊柱进针1寸，埋入3号线1cm，大椎稍向上斜刺进针，进针8分，埋入3号线1cm，曲池、足三里、阳陵泉垂直进针，进针1寸，埋入3号线1.5cm，其他穴位直刺进针，埋入3号线1cm。

2.注射疗法

一组穴：颈5~6夹脊，外关，八邪。

二组穴：腰4~5夹脊，阳陵泉，八风。

药物：神经生长因子30μg，维生素B$_{12}$ 1mg，加兰他敏1支，山莨菪碱（神经生长因子为粉针，用4ml生理盐水稀释）。

操作：每次选一组穴，每日1次，夹脊穴每穴2ml，肢体穴位每穴0.5ml，10次为一个疗程。

【典型病例】

患者，女，46岁。四肢酸软，麻木2个月，呈手套、袜套样发展，全身软弱无力，生活不能自理。患者3个月前腹泻，曾服呋喃唑酮治病。1989年4月就诊时查体，发现皮肤干燥，发凉，握力减弱，肱二头肌、膝腱反射很弱。采用穴位注射及埋线同步治疗，共注射10次，埋线2次，一切恢复正常。

【经验辑要】

穴位注射根据病证选穴及药物，既有经络穴位刺激作用，又有药物治疗作用，可实现疗效叠加作用，有很好疗效，全程均可使用。埋线刺激持久，效集多法，可祛顽疗固，对慢性病，疑难病多采用此法。本病病因多由中毒、营养代谢障碍、自身免疫等诱发，埋线可改善血液循环、改善机体代谢、调节自身免疫，可以解除病因，从而治愈疾病。

第十六节　不宁腿综合征

【概述】

不宁腿综合征是一种临床上比较常见的疾病。症状与体征分离，安静状态下表现严重，活动后反而消失，多发生在夜间睡眠时。以成年人发病为多。属于中医学中"痹证"的范畴。不宁腿综合征扰乱睡眠的问题已经引起国际医学界的充分重视，在美国还成立了不宁腿综合征基金会，帮助患者进行治疗和筹集资金进行临床科学研究。

本病的发病原因目前尚不清楚。常并发于胃部手术，尿毒症、酒精中毒、精神因素对发病具有一定重要性。特别是在构思、看电影、戏剧时容易出现症状。有人认为本病是自主神经功能障碍。感染性疾病、维生素缺乏、糖尿病及各种贫血等也可能为发病因素。有人认为是常染色体显性遗传病，同一家族人群中可有数人发病。突然停用巴比妥类药物可以诱发本病。认为最可能的原因是新陈代谢产物异常堆积在肌肉中引起。亦有报道称与腹膜透析不充分或者局部血液循环运行障碍有关。

本病有原发性和继发性两类。其中原发性病因不明，儿童患者常有家族遗传史。继发性者多有神经系统疾病。

【临床表现】

1.症状　主要发生在下肢，尤其是小腿有一种难以表达的特殊不适感觉，迫使患者下肢不停地运动，双侧同时受累或者在一侧表现明显。安静时发作，夜晚或者休息一段时间后症状更为严重，有时仅仅持续数分钟，严重的则整夜不停，活动下肢可以使症状明显减轻，但患者在休息或入睡以后症状会明显加重，成为严重失眠的主要原因。

2.体征　夜间安静睡眠时，让人不得安宁，症状为腿部痉挛疼痛、虫爬蚁走感，足趾有时也颤抖。拍打、活动时腿好些。从一侧下肢到另一侧下肢出现交替性的、周期性的肌肉活动亢进，可见下肢肌肉的交替性不适。

3.检查　一般没有阳性结果发现，有时可有下肢发凉，或者中度贫血，血清铁降低。神经系统检查、肌电图、肌肉活组织检查均正常，可有患侧肢体的血管紧张度增高，血流量降低。多导睡眠图（PSG）检查可帮助明确诊断。

【治疗】

1.埋线疗法

一组穴：星状神经节、肝俞、血海、足三里、三阴交。

二组穴：肾俞、阳陵泉、委中、承山。

操作：星状神经节埋线用9号针、0号线按星状神经节埋线常规操作，其他穴位用12号针，3号线，15天埋线1次，2次为一个疗程，一般1~2疗程可痊愈。

2.注射疗法

星状神经节阻滞

操作：按星状神经节阻滞操作常规操作，双侧交替，隔日1次。用10ml注射器，配7号针头，抽取2%利多卡因和生理盐水1：1注射液6~10ml，注射完毕，按压10分钟，留观患者30分钟，无不适可以离去。10次为一个疗程。

【典型病例】

患者，男，44岁。近来小腿肌肉酸胀、不安，双下肢无力，安静休息及晚上睡时更加严重不适。根据以上症状，检查无阳性体征，诊断原发性不宁腿综合征。按以上两组穴位埋线治疗痊愈。

【经验辑要】

原发性不宁腿综合征，需经详细询问病史及体检，排除继发原因，如糖尿病、甲状腺功能亢进等。原发性不宁腿综合征，中医认为与肝血不足、风寒湿邪所致的经血不利、筋脉失养等有关。治疗时应以舒肝补血舒筋活血的穴位，所以取肝俞、委中、承山。原发性不宁腿综合征还可因内分泌调节紊乱引起下肢血运不足，导致下肢不适，选择影响内分泌功能的星状神经节、肝俞、肾俞、血海、三阴交为英明之举。通过对穴位的综合调理作用使下肢血管扩张，血液循环流畅，改善局部组织的微循环，改善局部组织的新陈代谢及缺氧状态，调整运动神经功能，使临床症状得以减轻或消失。

星状神经节阻滞有较好疗效，观察的治疗病例中，4例症状减轻，10例疗效达到最佳状态，根据病情可连续治疗2~3个疗程。

第十七节　手足徐动症

【概述】

手足徐动症可为多种神经系统疾病的一种表现，也称指划运动，与肌张力障碍类似，并非一个独立的疾病单元。其临床特征为肌强硬、手足发生缓慢和不规则的扭转运动，可出现于许多疾病的过程中，临床可分为两大类。

1.先天性及婴儿期疾病 如基底节大理石样变性（先天性双侧手足徐动症），髓鞘形成障碍状态及婴儿大脑性瘫痪等。

2.症状性手足徐动症 常见于脑炎、肝豆状核变性、核黄疸、脑动脉硬化伴脑软化、脑穿通畸形及麻痹性痴呆等。

【临床表现】

本病所特有的手足徐动性运动，是手足不断做出缓慢的、弯弯曲曲的或蚯蚓爬行样的奇形怪状的强制性运动。先天性的双侧手足徐动症的临床特征通常为生后即出现不自主运动，但一般数月后才变得明显。患儿发育迟缓，行走说话时间均延迟。面部受累时，患者常弄眉挤眼，扮"鬼脸"。咽喉肌受累时发音不清，构语困难。头部亦可向左右扭来扭去。可因精神受刺激或做随意运动中加重，完全安静时减轻，入睡时停止。约有半数以上患者有智力缺陷，全身感觉正常。本病一般为慢性疾病，病程可达数年或几十年之久。严重者可死于并发感染。

【治疗】

埋线疗法

一组穴：病侧舞蹈震颤控制区上段1/2、合谷、血海、三阴交。

二组穴：夹脊穴盘龙埋线法①、消颤。

三组穴：夹脊穴盘龙埋线法②、足三里。

操作：舞蹈震颤区进针点选在上段顶点处，备皮，严格无菌操作。选用9号埋线针，0号胶原蛋白线，从进针点进针至帽状腱膜下，从舞蹈震颤区向下进针至1/2处，将线埋入，盘龙埋线法，一次取1组埋线，其他穴位常规操作。

【典型病例】

患者，男，22岁。在一次大学生运动会长跑项目中参加比赛，运动后出汗过多觉得头晕不适，休息后好转，3天后手足出现弯弯曲曲的、奇形怪状的强制性动作，不能自控，不断加重，并发展至头部、躯干的扭曲。有人来看他或精神受刺激时加重，诊断为手足徐动症。到单教授诊所进行穴位埋线治疗，1周埋线一次，3次治完后，症状有所改善效果并不理想，但家属还算满意。

【经验辑要】

手足徐动症临床治疗难度很高，特别是基底节变性同时大脑皮层也出现病灶者。脑血管病引起的治疗较为有效。氯硝西泮口服可暂时改善症状，胶原蛋白口服可解除肌痉挛，可以试用。

第十八节　肌张力失常

【概述】

肌张力失常曾译为肌张力障碍、肌张力异常或肌张力不全，它既可以是一种症状，又可以为一种疾病，系肢体或躯干的某一块或一群骨骼肌间断性以肌张力增高为主的肌张力失常。常由于主动肌和拮抗肌同时持续收缩，而引起肌体和（或）躯干不自主运动、姿势改变。肌张力失常的肢体扭曲，重复运动或姿势异常呈持续性。速度介于舞蹈病和徐动症之间。病因：特发性与遗传有关，症状性或继发性肌张力失常与外伤、缺氧（如CO中毒）、核黄疸、脑炎后遗症、脑血管病、肝豆状核变性、苍白球黑质色素变性，双侧基底节钙化、肿瘤及药物中毒（如吩噻嗪类、丁酰苯类、甲氧氯普胺、左旋多巴等）副作用等造成新纹状体的损害或功能障碍而引发。

【临床表现】

特发性的无治疗经历这里不加论述。

症状性的肌张力失常临床表现有多种，这里介绍常见的颅颈肌张力失常，也称迈热综合征。常在50岁以后发病，女：男为3：2。以双眼睑痉挛为主症（80%），常伴口面颊肌对称性、阵发强直性收缩和不规则多动，一天中反复发作，持续数秒或数分钟，也可成群性重复发作，而间歇期无运动系统异常。受累范围可扩及舌、咬肌、咽喉肌，少数有颈肩肌、呼吸肌或躯干肌及椎旁肌受累。情绪激动与人交流加重，高度集中时（如演讲、精细操作等）和睡眠时消失。Mzrsolcn等人1987年认为本综合征应归于局限性或多灶性肌张力失常。

【治疗】

重要提示：症状性肌张力失常，口服氯硝西泮有效，而遗传性（线粒体肌病）无效，试服氯硝西泮可帮助确诊。

1.埋线疗法

一组穴：星状神经节、四白透止痉1、牵正透止痉2、地仓透止痉3、太阳透止痉4、大椎。

二组穴：舞蹈震颤区、肝俞、风池、合谷、曲池。

2.注射疗法 星状神经节阻滞可改善症状，减少发作。

【典型病例】

患者，男，64岁。眼睑阵发性的抽搐，常波及双侧面肌、颈肌，严重时可有斜颈及视物障碍等，曾多次诊疗无效，到眼科做所有的眼科检查，确定没有眼病。又介绍到神经内科就诊，诊为肌张力失常。服中西药、穴位注射、A型肉毒素注射等治疗无效。后经学生介绍到单教授出诊地点进行埋线治疗，15天埋线一次，第一次治疗后症状大减，第二次治疗后症状基本消失，观察10年无复发。

【经验辑要】

本病在临床较为罕见，疑难程度较高，中西医及各种疗法治疗无效。星状神经节埋线对中枢神经系统、自主神经系统有较好的调节作用，可扩张颈部及颅内血管，改善颅内微循环。配合面部止痉穴及多穴透穴作用，对改善面部肌肉的缺血、缺氧及痉挛状态，可取得理想效果。

【胶原蛋白对肌张力失常有治疗作用】

人体皮肤中胶原蛋白占72%，其中表皮占80%。胶原蛋白是修复受损组织的重要原料物质，当皮肤的胶原蛋白被氧化、断裂后，对表皮的支撑作用就消失了，皮肤弹性变差了。肌肉组织、骨骼，特别是关节软骨都含有大量胶原蛋白。胶原蛋白被称为骨中之骨、肤中之肤、肉中之肉，可以说是皮肤、软骨、肌肉强有力的后盾。

肌张力失常口服胶原蛋白，3天显效，1个月完全缓解症状，继续服用可达痊愈。

第十九节　周期性瘫痪

【概述】

周期性瘫痪也称周期性麻痹，临床以反复发作的突出性骨骼肌弛缓性瘫痪为特征，发作时大多伴有血清钾的改变。临床上有高钾型、低钾型、正常血钾型，以低钾型最多见，其中有部分病例合并甲状腺功能亢进。本节主要介绍低钾型。该病在我国散发多见，任何年龄均可发病，以青壮年期（20~40岁）发病居多，也可早到4岁或晚至60多岁发病，男性多于女性，随着年龄增长而发作次数减少。本病属中医学"痿证"范畴。中医学认为本病多由先天禀赋不足，复外感寒湿之邪，内困脾胃；或饮食不当，脾胃虚损，气阴不足，导致筋脉失养所致。

西医学认为，低钾型周期性瘫痪是常染色体显性遗传性钙通道疾病。其诱因包括饱餐（尤其是进食碳水化合物）、酗酒、过劳、剧烈运动、寒冷、感染、创伤、情绪激动、焦虑、月经以及注射胰岛素、肾上腺素、皮质类固醇或大量输入葡萄糖等。以上种种因素使得细胞膜和Na^+-K^+泵兴奋性增加，大量钾离子内移至细胞内引起细胞膜的去极化和对电刺激的无反应性，而导致瘫痪发作。病理为肌浆网的空泡化，肌原纤维被圆形或卵圆形空泡分隔，空泡内含透明的液体及少数糖原颗粒。病变晚期肌纤维变性。

【临床表现】

本病发病一般发生在夜晚或晨醒时，表现为四肢软瘫，程度可轻可重，肌无力常由双下肢开始，后延及双上肢，两侧对称，以近端较重。患者神志清楚，构音正常，面部肌肉很少受累，眼球运动也不受影响。发作期间部分病例可有心率缓慢、室性早搏和血压增高等。发作一般持续6~24小时或1~2天，个别病例可长达数周。

最早瘫痪的肌肉往往先恢复。发作期间一切正常；发作频率不等，可为数周或数月一次，个别病例发作非常频繁，甚至每天均有发作；也有数年一次或终生仅发作一次者。部分患者肌力恢复时可伴有多尿、大汗及麻痹肌肉酸痛与僵硬。

【治疗】

1.埋线疗法

一组穴：星状神经节、大椎、脾俞、曲池、足三里。

二组穴：肝俞、肾俞、合谷、梁丘、三阴交。

2.注射疗法

取穴：大椎、曲池、合谷、脾俞、髀关、梁丘、足三里、三阴交。

药物：黄芪注射液6ml，复方当归注射液4ml。

操作：用10ml注射器，抽取上药混合，每次选4~6穴，每穴注射

1.5~2ml，隔日一次，10次为一个疗程。

【典型病例】

患者，男，26岁。周期性发作性四肢瘫软4年，1~2个月发作一次，发作一次一般持续1~2天，发作时伴有四肢酸软无力。发作过后一切正常，诊断为周期性瘫痪。埋线治疗2次，已2年余未发作。

【经验辑要】

周期性瘫痪为神经系统遗传性、代谢性及内分泌性肌病，所以首选是星状神经节埋线，以改善内分泌、改善代谢及加强免疫调节，另外重用脾俞、肝俞、肾俞、大椎、足三里、三阴交等调节内分泌及免疫调节的穴位，以达标本兼治，本病病因属于低钾，临床必须注意补钾。

第二十节　脊髓灰质炎

【概述】

脊髓灰质炎系由脊髓炎病毒引起的一种急性传染病，病后导致的后遗症称小儿麻痹后遗症。中医学一般将其归属于"痿证"范畴，认为是邪入脏腑，波及经络，气血失调导致气血不能达于四肢而致。临床上常发热、咽痛、出汗或伴有腹痛腹泻、全身肌肉酸痛，继而出现肢体软弱无力，呈弛缓性麻痹，久则肌肉萎缩，一年四季均可发病，但以夏秋发病率最高。多发于1~5岁儿童，尤以6个月至2岁小儿最多。

【临床表现】

脊髓灰质炎后遗症根据病程临床一般分为五期：前驱期、瘫痪前期、瘫痪期、恢复期、后遗症期。小儿在经过数天发烧后，开始发现瘫痪，并日渐加重，多数经5~10天病情稳定。也有些患儿，家长在发热阶段没有发现，一开始便发现小儿肢体麻痹。瘫痪肌肉疼痛，瘫痪可发生在机体任何部位，但以四肢为主，尤以下肢为多。个别病例还出现在单侧肢体偏瘫、三肢瘫痪和单下肢瘫痪。瘫痪后1~2周，病肢开始恢复，轻症经过1~3个月逐渐恢复正常。重症可见瘫痪，患肢皮肤冰凉；筋骨渐枯，肌肉渐萎缩，肢体畸形，可有脊柱前凸或侧凹、膝后弓，足内翻或外翻，马蹄足，甚至完全丧失活动能力。

【治疗】

1.治疗计划

单教授治疗小儿麻痹万余例，应根据病情、病程制订合适的治疗计划。

（1）发病初期至2周内，避免一切有刺激治疗，如注射、针刺、穿刺、埋线等，可口服抗病毒药物、神经营养调节剂，如利巴韦林、B族维生素、甲钴胺、神经妥乐平片等。

（2）2周后病情逐渐稳定，麻痹肢体出现，根据麻痹肢体的神经节段进行穴位注射治疗。药物可用加兰他敏、硝酸一叶萩碱、神经生长因子、甲钴胺等，隔日一次，主要选择在病肢神经节段的夹脊穴，共进行15次。一般患儿经这个阶段治疗后，麻痹的肢体有很大程度的恢复。

（3）1个月后，后遗症出现，根据麻痹肌群制订详细治疗计划，选择治疗穴位和埋线方法，轻症可用注线法，重症选用穴位结扎法，对各类型患者治疗时，应做到"四个结合，四个为主"：①局部取穴与循经取穴相结合，以病变局部取穴为主；②选取穴位和选择神经运动点相结合，以选取穴位为主；③单肢麻痹时，近心端取穴与远心端取穴相结合，以首先取近心端穴位为主；④双下肢麻痹且有明显功能障碍时，治疗轻侧与治疗重侧相结合，首先以治疗轻侧为主。做到以上带下，以轻带重，先解决坐，再解决走。

在治疗实践中，应根据病情轻重，不同部位及不同畸形，可采用不同形式的埋线方法。

1）透穴注线或穿线法：在沿经络走行顺经透穴穿线，或联经透穴穿线。

2）环形结扎法：这是在小儿麻痹治疗中，最常用的一种埋线法，即在选取的穴位，皮肤消毒后，横向在穴位皮下用0.5%利多卡因在标记皮肤切口及出针处做皮下麻醉，用手术尖刀切3~5mm的切口，将穿有羊肠线的大皮肤三角针，由切口穿入经深层肌层穿至对侧穿出皮肤，并从皮下退至原切口退出，一般穿线宽度3~4cm较适宜。然后两线头打外科结结扎，并将送入切口深部，并用敷料包扎。环形结扎适用于肩关节松弛患者，其方法是于巨骨穴或臑俞穴切口，用血管钳在切口的穴位深处刺激后，透臑会、肩贞、臂臑、举臂、抬肩等穴环形穿线结扎。

3）"8"字结扎法：常用于髋关节松弛的治疗。"8"字划线标志，由股骨大转子上方约1cm处，向环跳或下髎方向划一长6~7cm的直线，切口刺激点在划线之中点，行"8"字结扎。

2.穴位组合

（1）主穴

一组穴：肝俞、曲池、足三里。

二组穴：肾俞、合谷、阳陵泉。

三组穴：次髎、外关、丰隆。

（2）配穴

上肢：加大椎、肩三针，肌肉运动点阿是穴。

脊柱畸形：病变部位夹脊穴通贯。

腹壁松弛：加相应节段的夹脊穴，大横透天枢、中脘透上脘、滑肉门、关元透气海等。

髋关节松弛：髋关节"8"字结扎，内旋加下髎、环跳、髀关、迈步、外旋加跳跃、新建、血海。

膝关节过伸畸形：加髂腰肌、臀肌阿是穴、风市、前进、股四头肌运动点。

足下垂：加足三里、上巨虚、胫前肌肉运动点阿是穴。

足跟不落地：加足三里、阳陵泉、跟平。

足外翻：加三阴交，纠外翻。

足内翻：加绝骨、丰隆、纠内翻。

【典型病例】

患者，男，10岁。双下肢肌瘫麻痹6年，6年前的一个夏天，小孩正在玩耍时突然不会走了，到医院诊断为"小儿麻痹"。臀肌及大小腿肌肉萎缩，双下肢发凉，无力，左膝关节轻度过伸，左足内翻，慢走还可以，快走极易摔跤。

给予穴位埋线治疗。取穴：大肠俞、次髎、气海、迈步。均采用穴位结扎法埋线。15天复诊时观察，双下肢温度改善，走路有劲了，快走时不再跌跤。第二次选穴：中髎、血海穴位结扎，丰隆、纠外翻（左）穿线。第三次复诊观察，臀肌、大小腿肌群改善，膝过伸、足内翻纠正。选取肝俞、阳陵泉、三阴交穴位穿线。30天后观察臀肌丰满，大小腿肌群张力明显改善，跑步、爬山都比较自如，在学校也可以和同学们一起参加体育活动了。

【经验辑要】

治疗小儿麻痹后遗症，要注意整体治疗，首选多血多气的阳经穴位，以增强体质。治疗过程中必须遵循"主带次""上带下""轻带重"的原则进行治疗，重症患者，使患者首先能坐，再解决能站，然后解决行走的问题，先解决肌力再解决畸形问题。这些矛盾自始至终要结合起来，一般需经较长时间有计划的治疗。一般轻症3~5次可治愈，重症要6~10次会有很大程度的改善。

单教授自1967—1994年时间内共治疗小儿麻痹后遗症患者8840例，其中急性期（2个月以内病程）430例，恢复期（2年以内病程）783例，后遗症期7627例。在8840例中，其中单下肢麻痹的6092例，占68.9%；双下肢麻痹者2683例，占30.35%；单侧上、下肢麻痹者41例，占0.47%；三肢麻痹者24例，占0.28%。治疗结果：痊愈2616例，占29.6%；显效3306例，占37.4%；有进步2803例，占31.7%；无效115例，占1.3%。1978年某地有21例小儿麻痹。发病后采用针灸及康复理疗，治愈4例，2例遗留后遗症。采用火针治疗好转1例，3例遗留严重后遗症。采用服抗病毒药1周，继而开始穴位注射，10例在2个月内治愈，1例有一侧下肢轻瘫，埋线3次治疗痊愈。

治愈病例中大部分为轻症患者，重症患者疗效较差，病程短者疗效显著，病程长者疗效较差。

上述结果说明，病程短，病情轻者疗效高，反之则疗效低。其原因可能是因为病情轻者，机体的内在物质基础较好，在外部的治疗条件作用影响下，机体的调节和代偿作用，能得到充分的发挥。病程短者麻痹肢体、关节的形态结构尚无明显变化，畸形尚未形成或未趋于固定，因此，在治疗作用影响下，易得到一定恢复。而病程长者，往往因骨骼、关节及软组织的结构已有改变，畸形也趋于固定，故恢复较困难。因此，对于小儿麻痹症，应在早期进行有效的治疗，以期取得良好的效果。

|第十六章|
精神性疾病

第一节　精神分裂症

【概述】

精神分裂症是以基本个性改变，思维、情感、行为的分裂，精神活动与环境的不协调为主要特征的一类常见的精神病。精神分裂症是精神病中最常见的一组精神病，美国六个区的调查资料显示，其年发病率为0.43‰~0.69‰，15岁以上为0.30‰~1.20‰，我国部分地区为0.09‰，根据国际精神分裂症试点调查（IPSS）资料，18个国家的20个中心，历时20多年调查3000多人的调查报告，一般人群中精神分裂症年发病率在0.2‰~0.6‰之间，平均0.3‰。

到目前为止病因未明，好发于青壮年，多发于16~40岁之间，无器质性改变，为一种功能性精神病，本病患者一般无意识和智能方面的障碍，但发作时不仅影响患者的劳动能力，且对家庭和社会也有影响，应引起各界人士的关注。

精神分裂症的患病率男女相等，男性一般常在17~30岁开始起病，女性在20~40岁开始发病，此时，正是患者构筑其生活道路的起始时期，因此，精神分裂症严重损害劳动力，并对其个人发展、家庭乃至社会产生深远的不良影响。

精神分裂症是一种慢性病，该病多起病于青壮年时期，病程呈反复发作、迁延趋势，给患者及家人造成巨大的精神痛苦。他们过早地停止学业，丧失原有工作，或导致家庭破裂，对其一生影响巨大。另外，昂贵的治疗费用，对个人和国家都造成了巨大的经济负担。

【临床表现】

具有特征性的障碍。其特点是患者在意识清楚的情况下，思维联想散漫或分裂，缺乏具体性和现实性。最典型的表现为破裂性思维，即患者的言语或书写中，语句在方法结构虽然无异常，但语句之间、概念之间，或上下文之间缺乏内在意义上的联系，因而失去中心思想和现实意义。

1.思维障碍 在疾病的早期阶段可仅表现为思维联想过程在内容意义上的关联不紧密、松弛。此时患者对问题的回答叙述不中肯、不切题，使人感到与患者接触困难，称联想松弛。

思维障碍的另一种形式，是患者用一些词句、名词，甚至以动作来表达某些特殊的，除患者自己外旁人无法理解的意义，称象征性思维。有时患者创造新词，把两个或几个无关的概念词，或不完整的字或词拼凑起来，赋以特殊的意义，即所谓词语新作。

2.情感障碍 情感迟钝淡漠，情感反应与思维内容以及外界刺激不配合，是精神分裂症的重要特征。最早涉及的是较细致的情感，如对同事、朋友的关怀、同情，对亲人的体贴。患者对周围事物的情感反应变得迟钝或平淡，对生活、学习的要求减退，兴趣爱好减少。随着疾病的发展，患者的情感体验日益贫乏，对一切无动于衷，甚至对那些使一般人产生莫大悲哀和痛苦的事件，患者表现冷漠无语，无动于衷，丧失了对周围环境的情感联系（情感淡漠）。如亲人不远千里来探视，患者视若路人。

此外，可见到情感反应在本质上的倒错，患者流着眼泪唱愉快的歌曲，笑着叙述自己的痛苦和不幸（情感倒错）；或对某一事物产生对立的矛盾情感。

3.意志行为障碍 在情感淡漠的同时，患者的活动减少，缺乏主动性，行为被动、退缩，即意志活动低下。患者对社交、工作和学习缺乏应有的要求，不主动与人来往，对学习、生活和劳动缺乏积极性和主动性，行为懒散，无故不上课、不上班。严重时患者行为极为被动，终日卧床或呆坐，无所事事。长年累月不理发、不梳头，口水在口内也不吐出。随着意志活动愈来愈低，患者日益孤僻，脱离现实。

上述思维、情感、意志活动三方面的障碍使患者精神活动与环境脱离，行为离奇，孤僻离群，加之大多不暴露自己的病态想法，觉醒在自己的病态体验中，自乐自笑，周围人无法了解其内心的喜怒哀乐，称之为内向型。

当疾病发展至一阶段，可按其临床占主导的症状分为若干类型（单纯型、紧张型、青春型、偏执型等），虽然在临床上可见到部分病例从一种类型转变至另一种类型，或数种类型的特点结合在一起，但不同类型的发病形式、临床特点、病程经过和结局有一定差别，对估计治疗反应和预后有一定指导意义，因此临床分型有一定意义和必要性。随着现代物理疗法和药物疗法的进展，明显提高了本病的临床缓解率，人们对精神分裂症预后的看法比几十年以前乐观了。目前，偏执型和急性紧张型的预后是最好的，青春型在药物治疗后也能获得较好的缓解，单纯型的预后仍最差。

【治疗】

埋线疗法

一组穴：督脉通贯埋线法，中脘透鸠尾、内关。

二组穴：人中、虎边、三阴交。

三组穴：百会、心俞、神门。

操作：用注线法，穴位皮肤常规消毒，督脉通贯，用12号针，3号胶原蛋白线4cm，先将针芯向外拔出4cm，摄取一段4cm的胶原蛋白线放置针管的前端，左手拇指、示指绷紧或捏起进针部位皮肤，右手持针快速刺入穴位所需的深度，得气后，将线埋入穴位的皮下组织与脊柱之间肌层内，每个穴位上下各埋入4cm胶原蛋白线一根，向外拔针管，向内推针芯，检查线头无外露，盖上创可贴固定24小时以上，头面部穴位用9号针，00号胶原蛋白线，肢体穴位用12号针，3号羊肠线，每次选取一组穴位，辨证取穴，15天治疗一次，3次为一个疗程。

【典型病例】

病例1：患者，女，23岁。2006年7月初诊，被诊为精神分裂症4年。多次治疗无效。来诊时患者连日失眠不思饮食，随便脱衣，语言凌乱，完全失去工作能力及生活能力。用督脉通贯法取穴埋线，7天复诊时患者精神好转，睡眠改善，生活已能自理。第二次埋线后一切恢复正常，2007年旧病复发，按上法治疗3次痊愈，至今未复发。

病例2：患者，女，32岁。其母亲代述，患者易发脾气，生活中什么事情都不满意，发病4年，光手机就摔坏了100多部。2008年来治疗时，做不通工作，几个人强行按住做了埋线治疗。首选星状神经节、督脉通贯、虎边、三阴交埋线，8天后她母亲打电话来说疗效非常好，并要求第二次治疗。第二次选取心俞、神门、足三里埋线。观察2年，病情无反复。

【经验辑要】

督脉位于脊柱的内部，上达项后进入颅内，上行巅顶，临床报道，督脉的很多穴位都用于治疗癫痫、精神病。如长强、腰奇、脊中、筋缩、身柱、陶道、大椎、哑门、脑户、强间、后顶等。据报道，督脉穴位针刺或埋线一部分经传入脑神经到相应节段的脊髓后角后下传机体组织病变部位起调节作用；另一部分经脊髓后角上传大脑皮层，使大脑皮层应激后分泌5-羟色胺、去甲肾上腺素、儿茶酚胺、内啡呔等多种神经介质，来调节中枢对病理刺激传入兴奋的干扰、抑制和替代，再通过神经-体液的调节来调整脏器机能状态，促进机体代谢，提高其免疫能力，使疾病达到痊愈的目的。对治疗神经系统的头痛、眩晕、失眠、脑瘫、癔症性失语、癫痫都有良好的效果。

二组穴：人中、虎边、三阴交，号称老五穴。是单教授治疗精神分裂症的经验穴位，对精神分裂症有独特疗效。

但对本病的治疗，与病程与发病的急缓有关，起病急、病程短者埋线效果好，青春期发病、紧张型效果好，对兴奋躁动、木僵违拗、思维障碍、行为障碍及睡眠障碍等见效快一些。对焦虑紧张、情感障碍、幻觉妄想等疗效较慢。另外，本病患者多数难以配合，操作时必须护士及家人合作，以免造成意外。

第二节　癔　　症

【概述】

癔症，又称歇斯底里。是一种常见的精神障碍，其临床症状多种多样，故有人称其为"疾病模仿家"。由明显的精神因素，如生活事件、内心冲突或情绪激动、暗示或自我暗示等而引起的一组疾病，表现为急起的、短暂的精神障碍、身体障碍（包括感觉、运动和自主神经功能紊乱），这些障碍没有器质性疾病基础。病因主要是心理因素及遗传，但性格特点如情感丰富、暗示性强、以我为中心、富于幻想等的人是癔症的易患人群。

【临床表现】

情感爆发常在精神刺激后急骤起病，表现尽情发挥为特点，如号啕痛哭或时而大笑、大吵大闹或声嘶力竭，甚至扯头发、撕衣服、捶胸顿足、以头撞墙、地上打滚等，发作时间长短可受周围的劝慰而变化。

意识障碍为意识朦胧状态或昏睡，可呼之不应，推之不动，四肢僵硬，仅有眼睑颤动，称为癔症性木僵。有时情感丰富，表情生动，行为夸张，善于表演，谈话常似歌谣式，其内容多于精神创作有关，偶有所答非所问之假性痴呆表现。

1.癔症性意识障碍　主要表现意识朦胧状态，即患者突然发生的意识范围缩小，言语可反映出其精神创伤内容，而对外界其他事物却反应迟钝，历时数十分钟，然后自行停止，恢复后对发病经过通常不能完全回忆。

2.癔症性情绪障碍　主要表现为情绪爆发，在遭到精神刺激后突然发生哭喊吵闹、捶胸顿足、撕衣毁物、碰壁撞墙。有人围观时表现更为剧烈，历时数十分钟后可自行缓解，事后部分遗忘。

3.癔症性遗忘　表现为受精神刺激后，患者对所经过的一段时间的部分内容遗忘，而那一段经历或那一类事件对患者来说往往是创伤性的、令人痛苦的。

4.癔症性漫游　患者在白天突然从家中或工作场所出走，出走地点可能是以往熟悉和有情感意义的地方，外出时能进行基本的自我料理和社会交往，一般历时数小时至数天，开始和结束都是突然的，清醒后对发病经过不能回忆。

5.癔症性感觉障碍　精神刺激后，或对一般的声、光刺激难以忍受，或对刺激的感觉性降低或缺失。有的还表现为突然失明、耳聋等。

【治疗】

埋线疗法

一组穴：百会、心俞。

二组穴：哑门透风府、神门。

配穴：抽搐加合谷、太冲；哭闹加内关、三阴交；昏厥加人中、足三里；肢体瘫痪加曲池、足三里；呃逆加膈俞、内关。

操作：注线法。用12号埋线针，3号药线，透穴用4cm，一般穴位用

1~1.5cm。治疗时要加以语言暗示，则疗效更佳。

【典型病例】

患者，女，46岁。曾因精神受刺激，反复发作的精神失常，时哭时笑，大吵大闹，装模作样地做奇怪动作；有时表现瘫软不起，不会说话，曾到省城医院会诊，未查出阳性体征，诊断为癔症。埋线治疗，取穴哑门透风府、心俞、内关、三阴交，埋线后患者长吁一口气，感到头脑很清爽，15天又埋线治疗一次，观察3年无发病。

【经验辑要】

癔症是临床上常见的一种精神心理疾病，很多发病与精神创伤有关，常导致各种各样形形色色的症状，患此病者甚至比患器质性疾病还严重，很多药物治疗效果欠佳，埋线治疗癔症为一种特色疗法，有针到病除之快捷，再加上强有力的语言暗示，则疗效更佳。

第三节 失 眠 症

【概述】

失眠，也称失眠症，是由各种原因而引起精神的创伤导致的睡眠不足。可以表现为入睡困难，时常觉醒和（或）晨醒过早。按其病因，失眠可分为四类。

【临床表现】

1.身体原因 最常见的原因为疼痛和咳嗽、皮肤瘙痒、心源性或心源性气急、各种病因引起的尿频、胃肠炎引起的呕吐腹泻和甲状腺功能亢进引起的心悸等，均常导致失眠。

2.生理原因 由于生活和工作上的变化，例如倒夜班、乘坐车船、亮光刺激或噪音的增加，以及浓茶、咖啡等饮料，也常引起失眠，但时间一般不长。

3.精神原因 兴奋和焦虑最易造成失眠，入睡困难常为主要表现。长期失眠多见于抑郁症和精神衰弱。抑郁症患者苦于时常觉醒和晨醒过早。

4.药物原因 许多药物如苯丙胺、咖啡因、麻黄素、氨茶碱、糖皮质激素、异丙基肾上腺素等，均能引起失眠。长期服用安眠剂也引起睡眠减少。

【治疗】

1.埋线疗法

一组穴：四神聪、心俞、神门、足三里。

二组穴：安眠、内关、肝俞、三阴交。

三组穴：风池、哑门透风府、太冲。

操作：头颈部穴位用9号一次性埋线针，0号胶原蛋白线；躯体、四肢穴位用12号针，3号羊肠线，15天埋线一次，3次一个疗程。

2.注射疗法

取穴：安眠、心俞、内关、足三里。

药物：神经生长因子，维生素B_{12}注射液，硝酸一叶萩碱。

操作：用10ml注射器抽取生理盐水3ml，将神经生长因子溶化摇匀，再抽取上药混合。每次取4穴，每穴注射1.5ml，隔日一次，10次一个疗程，穴位交替使用。

【典型病例】

患者，男，68岁。因失眠于2个月前入院治疗，但一直无效，自述2个月来，一直没有入眠。他的儿子讲，在护理过程中，能见到父亲打个哈欠都非常高兴。随后经熟人介绍找单教授治疗。埋线治疗第一次取百会透四神聪、心俞、神门、足三里穴位埋线，当晚睡了4个小时，第二天中午又睡了1个多小时，第三天自己跑来了，又穴位注射治疗2次，第七天又第2次埋线治疗，每晚睡眠达到6个小时，精神改善很多，晨起锻炼打太极拳，下午打乒乓球，身体恢复到以往的健康状态。埋完三次线观察2个月一切正常，没再进行其他治疗，3年来一直很健康。

【经验辑要】

埋线取四神聪、风池、哑门透风府、心俞、神门、内关，可调节神经系统，有镇静安神的作用，足三里补益心脾，调节脏腑功能。多穴配伍具有增强体质，调节免疫功能，加之鼓励患者参加体育锻炼，保持心情舒畅，以巩固疗效。

第四节 躁 狂 症

【概述】

躁狂症是躁狂抑郁症的一种发作形式，以情感高涨、思维奔逸以及言语动作增多为典型症状。

躁狂抑郁性精神病的发病可能与精神刺激因素有关，但精神刺激因素只能看作诱发因素。

【临床表现】

躁狂状态的主要临床症状是心境高涨、思维奔逸和精神运动性兴奋。

1. **心境高涨** 患者表现轻松、愉快、兴高采烈、洋洋自得、喜形于色的神态，好像人间从无烦恼事。心境高涨往往生动、鲜明、与内心体验和周围环境协调，具有感染力。患者常自称是"乐天派""高兴极了""生活充满阳光，绚丽多彩"。情绪反应可能不稳定、易激惹，可因细小琐事或意见遭驳斥，要求未满足而暴跳如雷，可出现破坏或攻击行为，有些患者躁狂期也可出现短暂心情不佳。

2. **思维奔逸** 联想过程明显加快，概念接踵而至，说话声大、量多，滔滔不绝。因注意力分散，话题常随境转移，可出现观念飘忽，音联意联现象。患者常有"脑子开了窍""变聪明了""舌头跟思想赛跑"的体验。

3. **自我评价过高** 在心境高涨背景上，自我感觉良好。感到身体从未如此健康，精力从未如此充沛。才思敏捷，一目十行。往往过高评价自己的才智、地位、自命不凡，可出现夸大观念。

4. **精神运动性兴奋** 躁狂症患者兴趣广、喜热闹、交往多，主动与人亲近，与不相识的人也一见如故。与人逗乐，爱管闲事，打抱不平。凡事缺乏深思熟虑，兴之所至狂购乱买，每月工资几天一扫而光，患者虽终日多说、多动，甚至声嘶力竭，却毫无倦意，精力显得异常旺盛。

5. **食欲、性欲** 一般是增强的，睡眠需求减少。

【治疗】

埋线疗法

一组穴：督脉通贯法、内关、足三里。

二组穴：心俞透厥阴俞、胆俞透肝俞、上脘透鸠尾、丰隆。

配穴：失眠加安眠、神门、兴奋躁动加虎边、三阴交。

操作：注线法，12号针，3号药线，督脉通贯透穴用4cm长1号胶原蛋白线，其他穴位1~1.5cm。

【典型病例】

患者，男，23岁。兴奋躁动4年，患者特别有精神，经常半夜不睡，次晨早起，经常滔滔不绝，讲话声音还特别大，但是别人又听不懂他在说什么，易被激怒。在当地精神病医院诊为躁狂症，服中西药治疗效果欠佳。埋线治疗取一组穴加安眠、神门埋线，15天复诊时，情绪安定，睡眠改善，取第二组穴加虎边、三阴交埋线，精神恢复正常。

【经验辑要】

督脉是并于脊里而上入于脑，督脉统督诸阳。中医虽无神经的名词记载，但对神经的活动，都包括在经络功能内容之内。督脉的循行分布，督脉的功能与脑、脊髓的关系极为密切。督脉与膀胱经相通，膀胱经的背俞穴节段分布，亦与神经有密切关系，故督脉很多穴位均能治疗神经精神方面疾病。躁狂症中医认为是阳盛，督脉统领一身之阳气，故督脉通贯能调理阳气亢盛达到阴阳平衡，使精神兴奋趋于平静。

从西医学角度看，督脉所处的解剖位置相当于脑、脊神经中枢系统，具有特异性调神功能。羊肠线作为一种异体蛋白，在人体内经过逐渐液化吸收，对腧穴产生一种持久的非特异性刺激冲动，在大脑皮层中产生一种强烈而持久的良性兴奋，使相应病灶的脑神经元放电被削弱乃至解除，大脑的血液循环也得到改善，因此最适合于躁狂症发作频繁者。本法取穴少，操作简单，能迅速控制躁狂症发作，停止埋线后仍有抗躁狂作用。经临床观察，躁狂症一般埋线治疗1~2次，即可减少或控制发作，轻症2~4次，重症3~6次即可治愈，适于临床推广运用。

第十七章
内分泌及代谢性疾病

第一节 垂体前叶功能减退

【概述】

垂体前叶受损害，激素分泌减退而致功能低下，并继发甲状腺、性腺和肾上腺皮质萎缩。当垂体所有的激素都受累时，称全垂体功能减退，亦称西蒙病；产后大出血而致脑垂体坏死者，称希恩综合征。常见损害脑垂体前叶的病因有产后大出血、各种肿瘤、白血病、传染病、颅底外伤、海绵窦血栓形成等。当垂体组织破坏50%以上时，开始出现症状，75%时，症状较明显，95%时症状严重。本病主要变化是甲状腺、性腺和肾上腺皮质萎缩。

【临床表现】

主要表现取决于垂体前叶激素缺乏的种类和程度。此外，发病年龄也影响到临床表现。若为分娩失血过度而垂体坏死，症状可见于产褥期，轻者亦可起病缓慢。垂体瘤者，起病亦缓，一般情况下，促性腺激素和催乳素衰减出现的最早、最严重，其次为促甲状腺激素，最后为促肾上腺皮质激素。

1.促性腺激素和催乳素分泌不足 产后无乳，阴毛、腋毛脱落，头发眉毛稀疏，性欲减退、消失，生殖器官萎缩，睾丸萎缩，前列腺变小。

2.促甲状腺激素不足 畏寒、少汗、乏力、思睡、食欲不好、易便秘、精神淡漠、智力减退、动作迟缓、皮肤干而粗糙，但黏液性水肿发生较晚，心率缓慢，心电图低电压等。

3.促肾上腺皮质激素不足 食欲减退，虚弱无力，体重下降，心率缓慢，血压偏低，直立性低血压，血糖偏低等。

此病的传统治疗——激素替代治疗。缺什么补什么，如肾上腺皮质激素、甲状腺素、性腺激素等。

【治疗】

埋线疗法

取穴：星状神经节、膻中、内关、足三里、三阴交。

操作：用12号针，3号药线1~2cm。星状神经节埋线按照规范操作，其他穴位常规操作，一个月埋线1次，3次为一个疗程。

【典型病例】

患者，女，28岁。4个月前生产时大出血，产后乏力、思睡，精神淡漠，皮肤无汗，干而粗糙，产后无乳只好买奶粉喂养婴儿。近1周发生全身水肿，压之无凹陷，血压96/70mmHg。诊断为垂体前叶功能低下，黏液性水肿。取星状神经节、膻中、内关、足三里、三阴交埋线治疗，一次病情大减，三次治愈后病情稳定，两年无复发。

【经验辑要】

机体各器官的活动在神经系统和神经-内分泌系统的调节和控制下，维护机体的正常生理功能。甲状腺素主要作用是促进代谢和生长发育、蛋白质的合成代谢、消化道对糖的吸收，肝糖原的分解和组织对糖的利用，促进生长发育和组织分化。甲状腺激素有"生热效应"，使人体的能量代谢维持在一定水平，调节体温使之恒定。肾上腺皮质激素主要有以下三种。

1.**盐皮质激素** 主要影响水和电解质代谢。

2.**糖皮质激素** 主要影响三大代谢：①糖代谢，糖皮质激素能增加肝糖原、肌糖原含量并升高血糖；②蛋白质代谢，促进淋巴和皮肤等的蛋白质分解，抑制蛋白质的合成；③促进脂肪分解，抑制其合成。临床常用的皮质激素是指糖皮质激素。糖皮质激素的主要作用还在于对于人体的应激效应，在这一效应中，交感-肾上腺髓质系统也参与，所以血中儿茶酚胺量相应增加。糖皮质激素分泌不足时，心肌收缩力减弱，血输出量减少，血压不能保持正常。

3.**性激素** 包括雄性激素和雌性激素。其内分泌的主要功能都受垂体前叶黄体生成素的调节，性激素是维持性特征和生育后代的主要作用。

星状神经节埋线可直接刺激交感神经，调节内分泌，改善颅内供血供氧，促进垂体前叶功能的恢复，据中科院针灸组研究发现，刺激膻中、内关、足三里、三阴交，可促使皮质甾酮和肾上腺素的释放，有利于疗效的巩固和扩大化，达到治愈疾病的目的。

第二节　甲状腺功能亢进

【概述】

甲状腺功能亢进（简称甲亢）可由多种病因引起，最常见的是弥漫性甲状腺肿的甲亢，约占90%。其次为多结节性甲状腺肿和毒性甲状腺腺瘤引起的甲亢，其他还有一些少见病因。

甲状腺疾病的发病原理和自身免疫密切有关，而且细胞免疫和体液免疫都有参与。免疫紊乱临床上可表现为甲状腺炎、甲减或甲亢，也可甲亢、甲减先后发生。免疫机能紊乱所引起的甲状腺疾病目前统称为自身免疫性甲状腺疾病。

【临床表现】

甲亢的临床表现，主要包括以下几个方面：①甲状腺肿大；②突眼；③甲状腺激素过多引起的一系列代谢亢进的现象；④部分患者可发生胫前黏液性水肿。本病属中医学"瘿病""心悸"等病范畴。

1.甲状腺肿大　因病因不同，甲亢患者甲状腺肿大的情况不一致。免疫功能障碍所致的甲亢，甲状腺肿为弥漫性，可轻可重，甲状腺肿大处多可听到血管杂音。

2.突眼症　往往和甲亢同时发生，也可在甲亢之前，或已控制后发生，突眼主要见于免疫机能障碍引起的甲亢。血中可检出甲状腺自身抗体，则支持内分泌性突眼。

3.甲亢与心脏　甲亢出现心血管紊乱有两个方面因素：一是代谢亢进，外周组织耗氧增加，和产热过多，散热作用加强（体表血管扩张）而加重循环系统的负担；二是甲状腺素可使心脏对儿茶酚类化合物的敏感性增加，使心脏的兴奋性增加，自律性增加，收缩性增加，传导性加速。

心动过速、心悸常见于甲亢患者，心率通常在100~120次/分，严重者可达120~140次/分，发生危象时心率更快。睡时心率仍快（85次/分以上）

是甲亢常见的特征性表现。

心律失常较为常见，绝大多数为室上性，以心房颤动（阵发性持久性）最多见。也可发生房性期前收缩，心房扑动、阵发性室上性心动过速。心房颤动多见于40~45岁以上患者，青年患者较少见。甲亢未控制时，企图使持久性心房颤动转变为窦性心律很难成功。有时可出现房室传导阻滞，甚而可发生心源性脑缺氧综合征。

甲亢患者对洋地黄的反应与一般患者不同，有心房颤动者，用一般剂量的洋地黄后，心室率不能明显减慢，有心力衰竭者，用洋地黄治疗效果也差，其原因大概是由于甲亢时洋地黄的分解代谢加速以及甲状腺素对心脏的不良影响。

4. 神经肌肉的表现

（1）神经精神症状　常见有神经过敏、性情急躁、情绪不稳定，注意力不集中、失眠、举动急促、坐立不安。手、舌、眼睑常有轻微而具有节律性的震颤，有时全身颤动，腱反射亢进。

病情严重者可出现抑郁，躁狂等精神疾病。

（2）肌无力　肌萎缩常见。慢性甲亢性肌病，全身肌萎缩、无力，以肩部、骨盆带肌肉无力最著。急性甲亢病神志不清，昏迷、延髓麻痹，说话、吞咽困难，可有小脑功能障碍。

（3）重症肌无力　甲亢可伴重症肌无力，以眼肌麻痹和延髓肌无力最为常见，严重病例呼吸肌衰竭可危及生命。

（4）周期麻痹　甲亢伴发周期性麻痹在我国较多见，男多于女，个别严重病例可有四肢麻痹及呼吸麻痹。麻痹发作时间最短者仅数十分钟，长者可达数天，一般12小时左右。颅神经不受累、神志清楚。

5. 消化系症状　甲亢患者往往大便次数增加，部分患者有腹泻、大便中常带有不消化食物，常伴食欲减退、恶心、呕吐，表示甲亢已发展到严重阶段，为危象先兆。

6. 局限性黏液性水肿　少数患者出现局限性黏液性水肿，最常见为小腿下肢胫骨前处。主要为表皮肿胀，发生原因可能和长效甲状腺刺激素有关。

7. 甲亢危象

（1）危象前兆　全身症状有严重乏力、烦躁、发热、多汗、体重下降、基础代谢多在60%以上。

（2）心血管系统　心悸明显，运动后气促，心率加快，常在120次/分以上，脉压增大，部分患者可发生心律不齐，心脏扩大。

（3）消化系症状　食欲减退，恶心腹泻，肝功能异常。

危象为危象先兆的进一步加重，高热39℃以上，大汗继而汗闭，苍白、脱水、烦躁不安、谵忘、昏迷。心动过速，在140~160次/分以上，可出现心律失常及心力衰竭、恶心、呕吐、腹泻及黄疸等。

【治疗】

1.腺体内注射疗法

药物：复方倍他米松1ml，玻璃酸酶1500U，利多卡因2ml。

操作：甲状腺局部碘酊，酒精消毒，戴无菌手套，用5ml针管，配5号针头，抽吸上药液混合均匀，用左手固定一侧甲状腺，对着核心部位，直刺进入腺体内，抽吸无回血，将药液的1/2注入一侧腺体内。余药注入另一侧甲状腺核心部位。用无菌敷料轻揉局部，使药液扩散。

2.星状神经节阻滞疗法

操作：星状神经节前入络双侧交替阻滞，隔日一次共20次。

3.埋线疗法

一组穴：星状神经节、肝俞、足三里。

二组穴：心俞、膻中、关元、三阴交。

三组穴：肾俞、内关、太冲。

操作：用12号埋线针，3号药线，15天埋线一次，3次一个疗程。

【典型病例】

病例1：患者，男，32岁。甲状腺肿大、眼胀、消瘦、乏力、易激动3年，在医院诊断甲亢，已服药治疗3年。来诊时甲状腺仍肿大，眼突、血压134/76mmHg，脉搏88次/分。复方倍他米松、玻璃酸酶、利多卡因两侧甲状腺核心部位注射，一个月复诊，甲状腺肿大消失，眼胀好转，血压113/78mmHg，脉搏72次/分，观察6年一切正常。

病例2：患者，女，28岁，近几个月消瘦乏力，检查T_3、T_4增高，诊断甲亢，专程来找单教授治疗。治疗：行星状神经节阻滞治疗共20次，一切症状消失，T_3、T_4复查正常，4年无复发。

病例3：患者，女，28岁，3个多月来，失眠，心烦易怒，情绪不稳、血压升高、口渴、多饮、多食、多汗、消瘦，血压138/64mmHg，脉搏92

次/分，两侧甲状腺体肿大，腺体内可闻血管杂音，诊断：甲状腺功能亢进，埋线用12号注线针，星状神经节埋入3号羊肠线1cm，其他穴位埋入羊肠线1~2cm，15天埋线1次，共3次，以上症状完全改善，观察2年无反复。

【经验辑要】

以上是单教授在临床治疗甲亢患者常用的三种疗法，甲状腺体内注射复方倍他米松、玻璃酸酶，可消除腺体内的炎性浸润，使肿大的腺体恢复正常。复方倍他米松为高品质的长效糖皮质激素，可降低血液中的甲状腺素，并直接作用于垂体前叶抑制促甲状腺激素的产生，从源头去除病因，使患者症状很快改善，由于甲状腺体缩小，恢复正常，预后良好，一般不再复发。星状神经节阻滞和星状神经节埋线，是一种遵循人体的自然疗法，星状神经节施术治疗后，能起到双向性、自控性、整合性的调节人体中枢神经系统、自主神经系统、内分泌系统和免疫功能。甲状腺功能亢进用星状神经节阻滞和埋线的方法治疗效果很好，不但改善症状快，而且预后非常好，经治病例疗效达到90%以上，个别病例疗效不佳，分析原因可能为病程过长，甲状腺纤维化，还有长期服药影响了下丘脑-腺垂体-甲状腺轴系统。

注意事项应视病情，轻症疗效很好，没有后顾之忧，重症在治疗中应尊重临床的其他疗法，联合应用，当临床症状缓解后，逐渐减量停药，一般能使病情稳定，不致复发。

第三节 甲状腺功能减退

【概述】

甲状腺功能减退症（简称甲减）是由多种原因引起的甲状腺激素合成、分泌或生物效应不足所致的一组内分泌疾病。按起病年龄可分为三型。起病于胎儿或新生儿者，称呆小病；起病于儿童者，称幼年型甲减；起病于成年者为成年型甲减。临床可见畏寒、乏力、少汗、纳差、记忆力减退等，病情严重时各型均可表现为黏液性水肿。本节重点介绍成人期的甲状腺功能减退症。该病多见于中年女性，男女比例1：（5~10）。除手术切除或放疗毁损腺体外，多数起病隐袭，发展缓慢，有时长达10余年后才有体温偏低、畏寒、嗜睡、反应迟钝等典型临床表现。

本病属于中医学"虚劳""水肿"和"肤胀"范畴。中医学认为本病的发生与饮食、环境和情志因素有关，其病机为脾肾阳虚。多因先天不足，或后天摄养失调，以及手术、药物损伤等，使脾肾阳气受损，而成水肿、畏寒等症。如病情进一步发展，可致心肾阳衰，出现昏迷、木僵、尿闭、肢厥等危候。

西医学将本病分为原发性和继发性两大类。原发性甲状腺功能减退症约占90%，系甲状腺本身疾病所致，大多为获得性甲状腺组织被破坏的后果。其主要致病因素如下。

1.免疫因素 由于自身免疫反应或病毒感染等所致。许多病例原因不明，可能与自身免疫性甲状腺炎有关，尤以慢性淋巴细胞性甲状腺炎隐袭发病者较多。

2.放疗因素 如碘131治疗等。

3.腺体切除 甲状腺大部或全部切除后，甲状腺合成减少。

4.碘因素 缺碘引起者，多见于地方性甲状腺肿地区；但少数高碘地区也可发生甲状腺肿和甲减，据统计每日摄入碘化物超过6mg者易于发生。

5.某些食物影响 某些食物可抑制甲状腺摄碘，引起甲状腺肿和甲减。

6.遗传因素或基因突变 也可引起甲减。

7.其他因素 如甲状腺内广泛转移癌等。继发性甲状腺功能减退症常由于垂体或下丘脑疾病致甲状腺激素不足，如肿瘤、手术、放疗或产后垂体缺血性坏死等。

【临床表现】

本病一般表现为怕冷、少汗、乏力、少言懒动、动作缓慢、体温偏低、食欲减退而体重不减或增加。典型黏液性水肿往往呈现表情淡漠、面色苍白、眼睑浮肿，唇厚，皮肤干燥发凉、肿胀增厚、粗糙多脱屑，毛发稀少、眉毛稀疏（外1/3脱落）。在精神神经系统表现为记忆力减退，智力低下。反应迟钝、嗜睡、精神抑郁；有时焦虑而有神经质表现，严重者发展为猜疑型精神分裂症；在肌肉与关节表现为肌软弱乏力，也可有暂时性肌强直、痉挛、疼痛等；在心血管系统表现为心动过缓，常为窦性。超声检查可发现心包积液；在消化系统表现为厌食、腹胀、便秘，严重者可出现麻痹性肠梗阻；在内分泌系统表现为性欲减退，男性出现阳痿，女性常有月经过多，经期延长等。病情严重者可出现黏液性水肿昏迷。

【治疗】

埋线疗法

一组穴：星状神经节、肾俞、关元、足三里。

二组穴：脾俞、命门、气海、阳陵泉。

配穴：大便秘结配大横透天枢、大肠俞，肌软无力配相应阿是穴。

操作：用12号埋线针，3号药线，透穴用4cm，一般穴位用1~1.5cm，15天埋线1次，2次为一个疗程，间隔2个月再治一个疗程。

【典型病例】

患者，女，39岁。2003年因甲亢行甲状腺部分切除术，术后半年开始怕冷、无汗、乏力，体重增加，听力下降，记忆力减退。诊断为甲状腺功能减退。埋线治疗，取星状神经节、肾俞、关元、足三里、听力减退加翳风、听会埋线，15天复诊，诸症减轻，特别听力改善明显。第二次取穴脾俞、命门、气海、阴陵泉埋线，1个月左右，一切症状消失，观察已10年无复发。

【经验辑要】

星状神经节及诸穴埋线，对甲状腺功能减退有显著疗效，不但能减轻患者的症状，同时，通过埋线，对星状神经节较长时间的刺激作用，能有效地改善甲状腺的功能，并对垂体、甲状腺轴功能亦有良好的双向性、整合性调节作用。通过星状神经节及穴位埋线调节甲状腺功能，又能在一定程度上影响全身的内分泌系统，对于甲状腺功能减退这一垂体–甲状腺轴为中心的，涉及全身多系统异常的病证颇有助益，临床上可作为中西药物治疗的一个替代疗法和辅助方法。可根据临床具体情况，配合相应方法，进行长期调节，则疗效更好，且较巩固。

第四节　糖　尿　病

【概述】

糖尿病是一种临床常见的有遗传因素的进行性慢性内分泌代谢性疾病，因胰岛素的分泌相对或绝对不足以及靶细胞对胰岛素敏感性降低，从而引起以慢性高血糖为特征的代谢紊乱，常伴有蛋白质、脂肪代谢异常，久病可引起多系统损害，导致眼、脑神经、心脏、肾、血管等组织的慢性病变，导致功能性缺陷及衰竭。我国经调查显示糖尿病发病率为3.21%，全世界2010年有2.39亿糖尿病患者，预测到2035年将上升到3亿。本病属中医学"消渴"范畴。

西医学根据病因将本病分为1型糖尿病和2型糖尿病、其他型和妊娠期糖尿病四大类。本节主要讨论2型糖尿病。2型糖尿病是遗传因素和环境因素长期共同作用所造成。

近50年内，2型糖尿病发病率急剧增加，WHO预测结果如下：2000年为1.75亿，2010年为2.39亿，2025年将突破3亿。

2型糖尿病有发病年龄年轻化趋势。发病率增加最快的是由穷到富急剧变化着的国家。近20年来，我国国民经济飞速发展，人民生活水平迅速提高，糖尿病及慢性非传染性疾病已逐渐成为主要的社会问题。

糖尿病的危害巨大，不仅影响患者的生活质量，而且给患者带来沉重的心理负担，糖尿病并发症对患者的健康和生命构成威胁，可导致残废和死亡。糖尿病还能造成巨大的经济和资源上的浪费。糖尿病对人类健康的危害主要在合并各种急性和慢性并发症。长期的代谢控制不良是引发糖尿病性组织损害的最主要因素。

1.遗传因素　糖尿病有明显的遗传因素，研究已证明2型糖尿病有家族系发病倾向。2型糖尿病起病早晚不一，多于40~70岁，即中老年时起病。但是，近年的起病年龄有明显的提前倾向，青壮年起病明显增加，起病早的糖尿病多有家族史。

2.B细胞功能受损　在2型糖尿病自然病程中一直都存在，在2型糖尿病的发病中起到了关键的致病作用。引起B细胞功能受损的可能原因如下。①葡萄糖毒性，在持续高血糖的情况下，将会导致B细胞功能异常。持续高血糖会损害葡萄糖氧化过程，葡萄糖信号传导，以及前胰岛素原、胰岛素的合成与分泌。②B细胞数量减少、功能耗竭。高血糖时，主要损害了前胰岛素原的生物合成，现已经研究证明胰岛淀粉样多肽具有细胞毒性，能引起B细胞功能异常。该多肽沉积会导致B细胞异常产生2型糖尿病。③脂毒性：血中非脂化脂肪酸增加对B细胞产生毒性作用，促使B细胞凋亡。多见于肥胖的2型糖尿病患者。④其他：还有包括细胞因子、基因易患性、先天免疫异常、自身免疫反应、炎症反应、病毒、药物等因素均可引起细胞功能减退。

3.环境因素　主要是指生活方式的改变，特别是饮食结构、数量的改变，体力活动的减少而致肥胖以及精神紧张等因素。

（1）饮食变化　随着经济的发展和生活水平的提高，饮食结构改变，2型糖尿病的患病率也上升。其饮食结构的改变主要体现在摄入食物热量的增加。饮食中的脂肪和蛋白质的比例比过去明显增多，饮食的脂肪增加是导致肥胖和2型糖尿病发生的重要因素。

（2）体力活动减少　随着社会经济的不断发展，人们的生活习惯也发生了明显的改变，其中最明显的改变就是体力活动不断减少，人体骨骼肌是最大的利用葡萄糖的器官，长期缺乏体力活动将大大减少肌肉对葡萄糖的作用，导致肌肉萎缩，肌肉组织中的脂肪含量增加，产生肥胖和胰岛素抵抗。一些研究证实，增加体力活动，可预防2型糖尿病的发生。

（3）精神紧张和应激反应　生活节奏加快，工作压力加大，失眠患病率增高等因素，都可造成体内内分泌紊乱。体内应激激素增加（如儿茶酚胺、肾上腺糖皮质激素、胰高血糖素、生长激素等）。这些激素可以抗胰岛素、增加胰岛素抵抗，加重胰岛B细胞负担，诱发糖尿病的发生。

（4）超重和肥胖　美国一项研究报道，超重增加2型糖尿病危险因素，轻度、中度、重度肥胖发展为糖尿病的危险性分别是正常体重者的2~3倍、5倍和10倍。中心性肥胖（腹部或内脏型肥胖）者比其他部位肥胖者更容易产生糖尿病。

（5）吸烟　最近的研究结果表明，吸烟不仅造成血管损伤，而且可致胰岛素作用降低，引起胰岛素抵抗和高胰岛素血症，吸烟与糖尿病的发生和发展有关。

（6）饮酒　研究表明，少量饮酒（乙醇量 < 15g/d）对糖尿病有益，但是大量饮酒可增加2型糖尿病的危险性。

4.胰岛素抵抗　病因及发病机制可涉及遗传和环境两大因素，前者与胰岛素信号的传导的各个环节，调控糖、脂代谢的多种基因的多态性、突变有关。目前认为2型糖尿病及代谢综合征的胰岛素抵抗极可能是多种基因细微变化叠加效应的后果。而摄食过多（尤其是脂肪过多）、体力劳动过少所引起的一系列代谢及一些细胞因子的表达变化是主要致糖尿病的环境因素。肥胖可能为引起全身胰岛素抵抗及B细胞分泌功能障碍的原因。

目前普遍认为，胰岛B细胞对胰岛素抵抗的失代偿是导致2型糖尿病发病的共同机制，且产生胰岛素抵抗的遗传背景会影响B细胞对胰岛素抵抗的代偿能力及对糖尿病的易患性。

【临床表现】

糖尿病早期无症状，但体内已经发生病理变化，表现各系统代谢紊乱，很多是在体检时发现血糖增高。症状期主要表现为多尿、多饮、烦渴、善饥多食而形成消瘦，疲乏无力。病史长者可有多种慢性并发症，主要有大血管病变，如冠心病、缺血性或出血性脑血管病变、肾动脉硬化、肢体动脉硬化等；微血管病变，如糖尿病肾病、糖尿病视网膜病变、糖尿病周围神经病变、糖尿病足及糖尿病皮肤病变等。临床还有多种表现如四肢酸痛、麻木、性欲减退、阳痿不育、月经不调、便秘、视力障碍等多种临床症状。从糖尿病前期发展至症状期，这个过程不定，有的持续很长时间才至症状期，但如能适当防治，可恢复至无症状期。少数病例的血管病变、神经病变等出现很早，甚至无临床糖尿病症候群者已经先发生，对此组病员的糖尿病诊断往往被忽略或漏诊、误诊，必须提高警惕。但一旦发现病理解剖改变时往往比较严重，且常属不可逆性，如糖尿病性心血管病变、眼底病变及神经病变等。因此，临床上应强调早期诊断、早期治疗，绝对不能等待糖尿病典型症候群发生后方予诊治。

【治疗】

埋线疗法

一组穴：星状神经节、肺俞、胰俞透胰穴、曲池。

二组穴：胰岛穴（T_{11}~T_{12}之间旁开1cm）、三焦俞透肾俞、足三里。

三组穴：中脘透上脘、关元透气海、阳陵泉、三阴交。

配穴：糖尿病眼病加睛明、风池、太阳；糖尿病高血压加血压点；糖尿病高血脂加脂三针；糖尿病脑血管病加督脉通贯；糖尿病肾病加命门；糖尿病皮肤瘙痒加血海、大椎；糖尿病足加丰隆、昆仑；糖尿病肠功能紊乱加天枢、上巨虚。

操作：用注线法，选择12号一次性使用埋线针，3号药线，透穴用4cm长线，其他穴位用1.5cm，15天埋线一次，3次为一个疗程。由于糖尿病患者免疫功能较差，所以要严格无菌操作，对有并发症的糖尿病要积极配合专科治疗。

【典型病例】

病例1：患者，男，54岁。口渴咽干，多饮、多尿、极易乏力6年。

长服消渴丸维持，近3个月上述症状加重，同时伴肢体麻木、头痛头晕等，检查空腹血糖16.8mmol/L，尿糖++++，血压186/114mmHg，诊断为糖尿病合并高血压，按上穴位组加配血压点埋线，治疗后1个月复诊时检查空腹血糖8.4mmol/L尿糖阴性，血压138/86mmHg，症状改善，病情稳定，6个月后病情继续好转，血糖维持在5.7mmol/L左右。

病例2：患者，女，36岁。从2007年6月开始在田间干活时，觉得口渴严重，全身散软无力，于6月28日去当地医院就诊，检查血糖为36mmol/L，给予埋线治疗。埋线用4号羊肠线，次日打电话，诉埋线部位疼痛，劝其再坚持2~3天。3天后因疼痛复查，查血糖为15.3mmol/L，坚持治疗3次，血糖下降至6.3mmol/L，其他症状也减轻了，2个月复查血糖降至5.8mmol/L，无其他不适。

【经验辑要】

糖尿病患者到单教授这里求医，随机配方治疗，取得不错的治疗效果。近几年埋线治疗糖尿病有所发展。首先由单教授推出的星状神经节埋线对糖尿病治疗很有价值。星状神经节埋线治疗糖尿病的原理，是由于调节了自主神经，改善了内分泌和免疫系统，目前认为，星状神经节主要有中枢作用和周围作用，通过调节下丘脑调节内环境的稳定功能而使身体的自主神经功能、内分泌功能和免疫功能保持正常；其周围神经是在星状神经节施术后，施术部位的节前纤维和节后纤维的功能受到抑制，分布区内的交感神经纤维支配的心血管、腺体分泌、肌肉紧张、气管收缩等受到抑制。

星状神经节施术后下丘脑得到调整，内分泌功能得到改善，血管扩张，循环得到改善，对缓解和治疗糖尿病眼病、糖尿病皮肤瘙痒、糖尿病足等并发症有较好的防治作用。

埋线治疗糖尿病取穴多，感应强，可综合调节改善身体素质，埋线治疗糖尿病多采用背俞穴，以调节改善各脏腑功能。曲池、足三里、三阴交、阳陵泉以养阴清热、生津液，调理脏腑及肾气不足，有研究证明，诸穴配伍可调节中枢神经系统对内分泌的调节功能，刺激胰岛素B细胞的分泌功能和消除胰岛素抵抗物质，另外，埋线穴位组合较多，以加快血运，促使体内毒素排泄，能有效治疗和预防糖尿病并发症，在治疗一例糖尿病高酮体血症时，埋线治疗两次，血中酮体就消失了。但我们必须认识到糖尿病的病因及病程发展的各个过程，重视生活方式的改善，加强运动，加强能量的代谢，保持综合治疗和持续治疗，以保持病情长期稳定，积极预防并发症的发生。埋线治疗糖尿病在于平衡调节作用，可促进和改善胰岛细胞合成和分泌功能，消除胰岛素抵抗物质，提高机体对胰岛素的利用等作用。

中医学认为，糖尿病周围神经病变属"肢痹""筋痿"范畴，主要是由于消渴日久，脾失健运，气阴两伤，经脉瘀阻所致，治疗以"通血活络，滋润通补"为主，而穴位埋线有疏经通络，行气活血功效，曲池为手阳明大肠经之穴，足三里为足阳明经穴，阳明经为多气多血之经，又"主润宗筋"，刺之可改善肢体气血，三阴交为足三阴经在下肢交会穴，埋线可疏通三阴经气血。既可改善肢体血流，又有运行气血，营运四末之功效。穴位埋线治疗可改善微循环，促进受损神经修复和再生，缓解临床症状，疗效明显且无任何不良反应。

胰俞穴是内脏器官生理、病理状态在体表机能的感应点。背俞穴在正常情况下能促进和调整所属脏腑的生理功能，在病理状态下不同程度地促进脏腑机能的恢复，这和背俞穴与所属脏腑存在密切的神经分布一致性有关。胰俞是治疗消渴的特效穴。现代神经解剖学研究已证实：胰俞穴深层主要由 T_8 神经分布，而胰腺的传入神经正是 T_8 神经，说明胰俞与胰腺有着高度的对应性，刺激胰俞穴能够迅速影响人体胰腺的内分泌功能，增加胰岛素的分泌，起到良好的调节糖代谢的作用。故在临床上常见胰腺疾病患者在胰俞穴处出现明显阳性压痛。临床实验研究，证实，针刺胰俞穴能显著降低实验性血糖，并明显改善胰岛的形态功能，所以，该穴的降糖作用首先依赖于胰岛素的升高，提示胰俞穴能改善B细胞的功能，因此，胰俞穴与胰腺的关系完全符合背俞穴与脏腑之间的关系共性。由于传统医学受历史局限性的影响，没有独立的胰腺器官，使得背俞穴循行经络没有特定的器官与之匹配，故只得将其归为经外奇穴。糖尿病为慢性有遗传因素的内分泌疾病，久病常有并发症发生，所以，对于糖尿病要坚持长期治疗才能有重要意义。

第五节 痛 风

【概述】

痛风是一组嘌呤代谢紊乱所致的疾病，是细小针尖状的尿酸盐的慢性沉积，其临床症状为尿酸盐结晶而引起的痛风性关节炎和关节畸形，局部出现红、肿、热、痛的症状。俗语说"痛风痛起来真要命"，只有饱受痛风煎熬的人才会有如此深的感觉，如不及时治疗，会引起痛风性肾炎、尿酸肾结石以及性功能减退、高血压等多种并发症。痛风属中医学"痛证"范畴。

【临床表现】

1.无症状高尿酸血症 指血清中尿酸含量增高，男性超过420 μmol/L，女性超过360 μmol/L，这一阶段主要表现为尿酸持续或波动性增高，无其他临床症状。从尿酸增加至出现症状，时间可长达数年或数十年，只有在发生关节炎时才称为痛风。

2.急性痛风性关节炎 常因包含过度饮酒、大鱼大肉、受凉或感染而促发。典型发作常在深夜因关节疼痛而惊醒，疼痛进行性加剧，在12小时左右达到高峰，呈撕裂样、刀割样或咬噬样，难以忍受。受累关节及周围组织红、肿、热、痛，首次发作以蹞趾关节受累最常见，有时会出现发热、寒战、头痛、心悸和恶心等全身症状。

3.间歇期 两次发作间的静止期为间歇期，初次发作后可历时数月、数年甚至几十年后复发。但约占60%的患者一年内可复发，未经治疗的痛风患者发作次数持续增加，变成多关节发作，症状更严重。

4.痛风石及慢性关节炎 未经治疗或治疗效果不佳的患者，尿酸盐结晶沉积在软骨、肌腱、滑囊和软组织中，痛风石为本期的主要表现。常出现于耳轮、手、足、肘及关节处，逐渐增大变硬，炎症反复发作进入慢性阶段而不能消失，使关节发生僵硬畸形，甚至丧失功能。

【治疗】

1.埋线疗法

主穴：肾俞、肝俞、筑宾、阿是穴。

配穴：病位在足跖关节加太冲、公孙、三阴交；病位在膝加委中、阳陵泉透阴陵泉、足三里；病位在腕加合谷、神门、外关；病位在肘，加曲池、尺泽、少海。

操作：阿是穴位置确定后，局部消毒，在其基部行井字埋线法，用2号胶原蛋白线，其他穴位常规埋线。

2.注射疗法

药物：曲安奈德20~40mg，赖氨匹林0.5~0.9g，伊痛舒注射液2ml，利多卡因注射液5ml。

3.足浴疗法（经验方）

药物：当归20g，川芎60g，红花30g，牛膝60g，苏木10g，续断100g，狗脊100g，防风100g，大活100g，羌活100g，乌蛇60g，鸡血藤150g，制乳、没各20g，血竭60g，儿茶60g，冰片30g（后下）。

配制方法：上药浓煎三汁，药液合并。

使用方法：每日2次，每次40分钟，足浴。浴后擦干，喷涂麝香止痛擦剂，10分钟后再涂抹双氯芬酸钠乳膏。

注意事项：每次浴前加热至沸。

【典型病例】

患者，男，48岁。夜晚突然发生足部疼痛急诊来诊，局部红、肿、热、痛，不能行走，以前发作过3次，经门诊治疗症状缓解。本次发病因昨天吃了7块油炸鱼，夜间发病。局部红肿，压痛明显，查血尿酸624μmol/L，诊断为痛风（高尿酸血症）。埋线治疗局部取阿是穴行"井"字基底部埋线，配肾俞、肝俞、太冲、公孙、三阴交埋线，治疗后疼痛立减，可以行走了，休息3天症状全消，观察1年无反复。

【经验辑要】

痛风是由于人体血液内尿酸增高所致的代谢性疾病。所治病例中，皆为急性或慢性痛风急性发作者。解除现症临床常用秋水仙碱，服用得当，一般3天内可缓解病痛，但秋水碱不降血尿酸，生活中稍不注意又可发生。降血尿酸的药如苯溴马隆、别嘌醇等，降血尿酸有效，但对胃、肝、肾等脏器损害很大，很多中途停服。所以痛风患者临床很难治愈。埋线取局部阿是穴，在病位的基部埋线治疗，以改善病变部位血液循环，消除炎性致痛物质，肾俞、肝俞调节脏腑功能，改善内分泌代谢，筑宾是降血尿酸及去毒要穴，对降血尿酸有很好的作用。临近取穴调和血气，清热化湿，泻毒化瘀，蠲痹通络以巩固疗效。

痛风是嘌呤代谢紊乱所致的疾病，通常由不良生活方式导致。所以临床除积极治疗，还应特别注意改善生活方式。生活饮食中含嘌呤的食物很多，高嘌呤食物应禁止食用。

痛风患者生活中应尽量低嘌呤饮食，中嘌呤食品加工得当也可以食用，如肉类先洗净、切片，用沸水余3分钟，再炒；蔬菜类，用水余后凉拌食用，可减除很多嘌呤成分。

第六节　高脂血症

【概述】

高脂血症系指血浆中脂质浓度超过正常范围的一种疾病。血脂包括类脂质及脂肪，类脂质主要是磷脂、糖脂、固醇及类固醇；脂肪主要是甘油三酯。血浆中的胆固醇除来自食物外，人体的肝脏及大肠也能合成。当食物中摄入胆固醇过多或肝内合成过多，胆固醇排泄过少，胆道梗阻，都会造成高胆固醇血症。食物中脂肪经小肠吸收后，被消化为游离脂肪酸，经肠黏膜细胞再合成甘油三酯，并形成乳糜微粒，经胸导道进入血液循环。同样，甘油三酯也可在肝内利用碳水化合物——糖类为原料而合成，可见多食糖类亦可使甘油三酯升高。本病属中医学"虚劳""心悸""眩晕"等范畴。

西医学将本病分为原发性和继发性两大类。继发性者是由于一些原发性疾病引起血脂异常，在排除继发性后，可诊断为原发性。原发性高脂血症的主要致病因素是先天性基因缺陷，如脂蛋白酯酶受体基因缺陷引起的家族性高胆固醇血症。另一部分原因不明。继发性高脂血症主要致病因素如下。

1.糖尿病　该病患者特别是血糖控制不良者常有甘油三酯和低密度脂蛋白升高，尤以餐后明显。

2.甲状腺功能减退症　表现为血胆固醇升高的同时伴有高甘油三酯

血症。

3.肾病 可由于肾病综合征时脂蛋白降解障碍和合成过多引起。另外肾衰竭、经常透析、肾移植术后的患者也常出现。

4.药物因素 降血压的药物可影响血浆脂蛋白的代谢，利尿剂可升高胆固醇和甘油三酯水平。大量运用糖皮质激素也可导致此种现象。

5.其他 肝胆系疾病（如各种原因引起的胆道梗阻、胆汁性肝硬化）、胰腺炎、长期过量饮酒等。

本病通常是通过血液生化检查被查出。一般无特殊症状。可因本病产出继发性动脉硬化、高血压病、冠心病、脑血管意外、糖尿病、肝肾疾病等各种疾病引起的症状。本病与冠心病和其他动脉粥样硬化的患病率和病死率密切相关。

【治疗】

埋线疗法

一组穴：肝俞、曲池、内关、足三里。

二组穴：脾俞、肾俞、关元透气海、血海。

三组穴：心俞、阳陵泉、三阴交、太冲。

操作：注线法，用12号埋线针，3号药线，透穴用4cm，其他穴位用1~1.5cm，15天埋线一次，3次为一个疗程。

【典型病例】

患者，男，46岁。2008年体检时发现血脂增高，检验报告甘油三酯（TG）4.7mmol/L，总胆固醇（TCHO）11mmol/L。采用上组穴埋线治疗一个疗程，服阿托伐他丁钙片10盒，复查甘油三酯2.1mmol/L，总胆固醇5.2mmol/L，继续治疗半年后一切正常。

【经验辑要】

治疗高脂血症对防治心脑血管病、内分泌疾病、代谢病、肝脏病，尤其是老年病有着十分重要的意义，针灸埋线降脂，在20世纪70年代就已经引起人们的关注，对所用穴疗效及降脂机制等，做过一些系统的探讨，从取穴上，由原来的9条经络20多个穴位，通过反复筛选简化为数个穴位，现已基本肯定埋线可以确切地降低胆固醇、甘油三酯、β-脂蛋白和磷脂在血液中的含量。

关于埋线降脂的机制，中医学认为，高脂血症与脾失健运、痰瘀阻滞有关。脾失运化，水谷不化精微而生痰浊，痰浊滞留阻塞经络，气血运行不畅，血脂黏附血管壁致血管硬化，气虚血运不畅而生血瘀，瘀血阻络，肝失疏泄，脂质沉积于血管、肝脏而发病。若从病因来说，不外是内外两端，多属本虚标实之证，内因脾肾不足为本，外因嗜食肥甘厚味，瘀血痰浊为标。治疗应当培土补肾固本，活血化瘀，标本同治。据此，背俞穴埋线治疗高脂血症获得明显疗效，脾俞、肝俞、肾俞埋线的良好刺激，能固本补肾，使阴液阳气得充，阴阳相济，瘀血难生，痰浊难成；健脾益气，使脾胃之气健旺，运化正常，水谷精微输布正常，痰湿消去，血脉畅通以治本。多个脏腑的背俞穴合用，故临床上背俞穴埋线治疗高脂血症能取得比较满意的疗效，值得推广应用。

降血脂药物只是降脂（治标），没有补益脾肾（治本）的作用，未能补足脾肾的亏虚，所以，埋线治本对脾肾亏损各证型的治则是遵照中医虚则补之的古训，着重补益脾肾，标本同治，使先后天之本不败，促进脏腑虚损的恢复，做到扶正则达邪，故疗效较好。

|第十八章|
疼痛科疾病

"疼痛"与人类的起源同时出现，是每个人生命活动过程中经常、普遍遇到的问题，也是人类从原始的寻医求药直至今天到医院就诊的主要原因。

疼痛是大多数患者共有的症状，大多数病伴有疼痛。疼痛涉及的范围甚广，见于内、外、妇、儿、骨伤、肿瘤、神经、五官等科的常见病、疑难病之中。以部位而言，人之一身，自顶至踵，俱可出现疼痛；从病因而论，举凡寒凝、热壅、湿阻、痰结、气滞、血瘀、食积、虫聚、结石、损伤，或脏腑亏虚诸因，皆可致痛。且临床往往难于诊断和治疗。剧烈或持续疼痛常可导致患者精神和肉体上的继发性损伤，严重危害着广大人民群众的身心健康。

疼痛本身又是一种疾病，特别是神经病理性疼痛，它是临床常见的疾病。

疼痛的发生是身体遭受某种伤害性刺激后人体功能防御系统的反应信号，是人体脏腑器官、神经等遭受某种因素的侵害，导致正气与邪气做斗争，甚至出现功能失调，气血运行不畅，特别是剧烈的或慢性长期的疼痛，会使人体组织器官，各系统功能进一步紊乱，产生对人体有害的刺激因素，形成恶性循环。

中医将疼痛分为"实性疼痛"和"虚性疼痛"两大类，认为神经血管受压致痛或炎症的化学物质致痛以及氧自由基致痛都是气血运行受阻所致，"不通则痛"，属于"实性疼痛"，而营养不良，病后元气大伤，基因突变、免疫缺失、心理因素引起的疼痛属于"虚性疼痛"。临床上利用"实则攻之"和"虚则补之"的方法治疗，经过几千年的临床实践，就形成了"通则不痛"和"荣则不痛"的法则。

针灸治疗各种疼痛是中医治病的一大优势，无论古典医籍中和现代著作中，都有丰富记载，而且针灸治疗疼痛，具备快速、高效、易行等特点。特别是20世纪70年代以来的针灸麻醉技术开展，更加丰富针灸治痛的经验。

中医学认为，经络是人体运行气血，联系肢体，贯通上下，沟通内外的通路，它既能运送精气、濡养周身，又能反映证候，专注病邪，所以，当各种原因引起经络闭阻，气血瘀滞时，经络不仅以疼痛等形式反映出来，而且通过埋线刺激一定的腧穴，能使其疏通，以达到"通则不痛"之目的。

穴位埋线镇痛在于对经络腧穴双向性良性调节作用，使由于致病因素的作用暂时失去的动态平衡得到恢复，以达到"阴平阳秘、精神乃治"及"以平为期"的目的，在临床上多采用局部取穴和循经取穴的方法，对腧穴产生良性的、长期的刺激感应，并沿着经络传导，感应的特点是"气至病所"其痛立止。

总之，埋线镇痛的原理是在中医脏腑经络整体观的理论基础上，对某个穴位，或某几个穴位进行埋线，产生对经络气血运行之调节，使之畅通无阻。气血运行通畅，故其痛即止。而这些气血通畅的调节既与中枢神经有关，又与周围神经的调节有关，同时神经、体液以及内分泌系统都参与其过程中。

第一节　颈后筋膜综合征

【概述】

颈后筋膜综合征，又称慢性颈部肌痉挛，是以颈后肌疼痛痉挛及僵硬等为主要表现的一种综合征。

【临床表现】

有长期低头工作的历史，使颈肌过度疲劳，以及受寒等诱因引起颈肌结缔组织炎症、肿胀及硬结等病史。

自觉颈部僵硬、紧缩、压迫、沉重及疼痛感，致使颈部活动时感到不适。颈部较长时间静止不动，尤其是晨起上述症状加重。活动颈部后症状减轻，但活动过度或疲劳又使症状加重。疼痛可表现为持续性深部酸痛，胀痛、钝痛或隐痛。患者常能指出疼痛及僵硬部位。

本综合征发病缓慢且病程较长，持续数周至数月。也有因颈部受凉或过度疲劳而急性发作。一般只限于颈后部不适，病情严重时可伴有头痛或肩、背部。一般无神经血管症状。肌肉僵硬及压痛的多发部位常位于枕骨下方，胸锁乳突肌、斜方肌相交的凹陷处，其深部有枕大神经，故重症可引起枕部疼痛。检查时在颈部触及硬结及硬条索，且有压痛。有时触及此硬结会使疼痛加重。

【治疗】

埋线疗法

取穴：阿是穴。

操作：患者取坐位，头伏于桌面或椅背上，定位准确后做好皮肤标记。常规消毒皮肤，用9号埋线针，4cm长00号胶原蛋白线，从标记处进针，进针深度以透过深筋膜为度。平刺向上，将线顺势埋入，轻揉局部，创可贴包扎，保持干燥、清洁48小时。

【典型病例】

患者，男，43岁。长期操作电脑，低头作业，近3年来颈后部疼痛，僵硬不适，活动后稍改善，一工作又不行，门诊开了几次的口服药，治疗没什么效果。埋线治疗：取穴阿是，在一侧硬结的下极选为进针点，斜刺向上进针到深筋膜平刺向上，进针5cm，将4cm长的00号胶原蛋白线埋入，另一侧同时埋线治疗，埋线后疼痛及僵硬不适立减，2个月复诊无反复。

【经验辑要】

颈部肌肉筋膜致密、皮肤较厚，埋线感应很强，埋线后沉、胀、疼痛持续1周左右，所以，应选择较易吸收的00号胶原蛋白线，以减轻患者痛苦。

埋线对本综合征疗效较好，因局部取穴，直接改善局部微循环，改善缺血缺氧状况，疗效较好。

第二节　偏　头　痛

【概述】

偏头痛也称血管性神经性头痛，是常见的急性头痛之一，系由发作性血管舒缩功能障碍以及某些体液物质代谢紊乱引起的疼痛。该病是一种发作性疾病，间歇期无任何症状，该病反复发作，多数患者有家族史。且以女性多见，有资料报道40岁以上男性患病率7%，女性为18%。疼痛一般为单侧，少数严重病例可发展为双侧。典型发作有视觉异常及自主神经功能改变，如恶心、呕吐等先兆症状，称为有先兆性偏头痛，有人也称其为"呕吐性头痛"，也有偏头痛伴发腹痛，称"腹痛性偏头痛"，有些患者则无先兆症状。

本病属中医学"偏头风"范畴，多因肝气郁结，化风化火，循肝胆之经上挠头面所引致。

【治疗】

埋线疗法

取穴：三阳络。

取三阳络独穴埋线。也可加配患侧太阳，双侧足三里。以加强患处局部调理作用。足三里穴埋线可改善颅内血供，颅内的代谢及免疫调节，对治疗偏头痛有辅助作用。

【典型病例】

患者，男，56岁。患偏头痛37年，头痛时好时发，发作时右侧头痛欲裂，并伴有头晕、出冷汗、恶心呕吐，起初时一个月发2~3次，发作持续1~3小时，后来发作频繁，几乎经常都在头痛。严重时满头都痛，常服去痛片缓解症状，前几年服1片就止住不痛了，近几年增加至8片，最多一次服下过12片。诊为偏头痛。埋线治疗取双侧三阳络，用16号埋线针，4号药线，进针约1寸深，感应很强烈，埋入羊肠线。埋线后头痛立止，现已经10年之久再也没有发作过。

【经验辑要】

早期埋线治疗是在偏头痛的局部选穴，也有人在手部全息穴位的头痛点（小指与无名指之间）上1cm埋线，都取得了不错的效果。

单教授在1969年在治疗耳鸣时在三阳络埋线，奇迹般治愈了长达27年的偏头痛，后来采用三阳络埋线治疗偏头痛，疗效达到了100%。为经验之穴。

三阳络属手少阳三焦经，功能主治暴喑卒哑、龋齿牙痛、挫闪腰痛及手臂痛不能上举。三阳络穴位，从经络循行路线看，对偏头痛治疗应该是有道理的。手少阳三焦经起自无名指尺侧端，沿手背至腕，行于尺、桡两骨之间，上行至肘至肩，在大椎与督脉相会，又返回至胸部屈曲，再上行经颈至耳后至面颊入眼眶，进耳中、耳上，最终到达外眼角。

循经取穴，有"经脉所过，主治所及"之说，手少阳三焦经循环于耳颞，正是偏头痛疼痛部位，所以治愈偏头痛是顺理成章的。

但对偏头痛的诊断不能轻心，按头痛的分类有近50种，根据疼痛性质有时候很难辨属哪一类头痛，诊断对治疗意义重大，因此治疗前必须做系统检查，做出正确诊断，才能考虑下一步的治疗方案。

第三节　紧张性头痛

【概述】

紧张性头痛系由多种精神因素所致的持久性头部肌肉收缩性头痛，又称肌收缩性头痛、应激性头痛、特发性头痛及心因性头痛。本病为临床上常见的头痛。许多流行病学调查结果显示紧张性头痛的发病率高于或近似于偏头痛。丹麦的一份调查研究报道显示，66%的人一生中发生过紧张性头痛，但多数人不去看医生，只有慢性紧张性头痛患者才去医院治疗。紧张性头痛发病无显著性别差异，一般以30岁左右发病较多，起病缓慢，患者记不清具体发病时间。

一般认为慢性紧张性头痛与头颈部肌肉持续性收缩有关。一半患者肌电图检查结果异常，也为诊断提供了客观依据。持续性肌肉收缩引起肌肉疼痛的发生机制包括：①局部刺激的冲动通过传入大脑，再通过运动神经达到肌肉引起肌肉收缩；②肌肉收缩的冲动上行到达丘脑而感知到疼痛；③丘脑脑干网状结构的下行冲动激活γ传出系统使肌肉持续性收缩；④肌肉收缩的冲动通过单突触直接传至下行运行神经元，使其发放冲动增加，造成肌肉持续性收缩。

精神因素如焦虑、紧张情绪可引起紧张性头痛，是中枢对疼痛感觉的抑制功能减弱的结果。但是，精神因素对机体的影响是多方面的，其与头痛的具体关系如何，尚无定论。中医学认为，头为"诸阳之会""清阳之府"，又为"髓之海"，若有精血失养，六淫之邪外袭上扰头部，邪气滞留，经脉之气不能畅通，使头部气血逆乱，凡此种种均可导致头痛。

【临床表现】

慢性发病，头痛发作在早晨开始，下午最重，无明显缓解期。为双侧头痛，部位无明显界限，多在额颞部、枕部，严重者整个头部甚至牵涉到颈部及肩背部。疼痛性质为钝痛、胀痛，头部有压迫感或紧束感。对日常活动无影响。

有的患者伴有精神紧张、抑郁或焦虑不安。

体格检查一般无阳性体征，有时患者可有斜方肌或后颈肌肉压痛。

【诊断】

1.发作性紧张性头痛

（1）以前至少有10次头痛发作符合以下（2）和（3）项标准，每年头痛发作时间少于180天，每月发作时间少于15天。

（2）头痛持续30分钟到7天。

（3）至少具有下列2项疼痛的特点：①压迫或束紧感（非搏动性）性质；②疼痛程度为轻、中度（可能影响活动，但不限制活动）；③双侧头痛；④上下楼梯或类似的日常活动不加剧疼痛。

（4）具有下列2项或只有其中一项：①无恶心、呕吐（可能存在厌食）；②无怕声、怕光。

（5）通过病史、体检及神经系统检查排除其他疾病。

2.慢性紧张性头痛

（1）在6个月中，平均头痛频率每月15次，每年超过180天。

（2）符合发作性紧张性头痛的诊断标准。

紧张性头痛与偏头痛每次均可持续数小时至72小时，两者均可为双侧，但偏头痛疼痛剧烈，体力活动可加剧疼痛，发作时伴有恶心、呕吐，对声、光敏感。

【治疗】

埋线疗法

一组穴：星状神经节、太阳、三阳络、足三里。

二组穴：百会、风池、合谷、阳陵泉。

【典型病例】

患者，男，36岁。发作性头痛4年，发作时有紧束感，压迫感，但无恶心呕吐，也不影响上班，每次3~4天发作一次，无定时，全年有2/3的时间都在头痛，未查出具体疾病，头痛时只有服去痛片缓解症状。2001年4月埋线2次痊愈。

【经验辑要】

紧张性头痛为原因不明性疾病，多数患者有焦虑、情绪紧张等，星状神经节埋线可缓解紧张情绪，肢体穴位埋线可整体调整，局部取穴可改善局部肌张力，以减少发作和改善发作程度。本病治疗过程中加强心理疏导，加强体育锻炼。

第四节　丛集性头痛

【概述】

丛集性头痛，以前称为"周期性偏头痛性神经痛""组胺性头痛""偏头痛性睫状神经痛"，认为它是一种偏头痛的变异，是一种血管性偏头痛。于1962年"头痛分类特别委员会"命名为丛集性头痛。其特点是头痛发作有一个短暂的丛集发作期，伴有自主神经症状如结膜充血和流泪。

该病总的发病率为0.04%~0.08%。男性发病多于女性，男女之比约为5∶1。丛集性头痛可于任何年龄发病，但首次发病常在20~40岁。

【临床表现】

丛集性头痛典型的特点是暂时性、呈丛集状发作，一般持续2周至3个月，间歇至少14天，但一般为几个月。头痛大多数病例为单侧，但少数病例从一侧丛集性头痛可转移到另一侧。疼痛的部位是眼眶周围和颞部，也可扩展到颈部、上颌的牙齿，甚至到肩部。疼痛强度为剧烈的难以忍受的烧灼样、刀割样或针刺样锐性疼痛。患者常于夜间发作，于第一个快速动眼期突然疼醒。每次发作最短持续时间15分钟，一般为30~180分钟。其发作频率绝大多数为每天1~2次，范围为每周1次至每天8次。

头痛伴有明显的自主神经症状，如流泪、结膜充血、鼻塞、鼻溢、前额和面部出汗、瞳孔缩小、上睑下垂和眼睑水肿等。患者坐立不安，或在房中踱步，或在床上翻滚不安，患者常有神经质的表现，脾气暴躁，有强迫他人的行为。

在丛集性头痛期，酒、硝酸甘油、组胺可促使头痛发作。

诊断主要是根据典型的临床表现及详细的病史，典型发作5次以上，并排除其他器质性疾病即可诊断。鉴别诊断主要与三叉神经痛、颞动脉炎和慢性半边头痛相鉴别。

【治疗】

埋线疗法

一组穴：星状神经节、太阳、印堂、三阳络、足三里。

二组穴：阿是穴、百会、风池、合谷。

操作：星状神经节按其操作常规埋线，阿是穴取疼痛局部，进针至帽状腱膜下平刺，根据疼痛范围采用9号针，00号胶原蛋白线，2~4cm，若疼痛范围大可行"井"字或网状埋线法，其他穴位常规操作。

【典型病例】

患者，女，42岁。右侧发作性头痛4年，发作时整个半侧头痛疼痛难忍，眉及眼眶最难受，发作时伴流泪及局部出汗。按上穴位组埋线治疗2次痊愈。

【经验辑要】

双侧星状神经节埋线，下丘脑、中枢神经系统、自主神经系统、内分泌系统都可得到调整，与神经、内分泌有关的发病因素可得到改善，星状神经节埋线，还可以调节情绪，缓解肌肉痉挛，所以对治疗非常有益。丛集性头痛局部选穴较多，以改善局部的微循环和缺血缺氧状态，有利于解除疼痛。在单教授治疗的丛集性头痛患者中，有些病例无效，这样的病例，只有期待着将来医学研发出有效的治疗方法。

第五节 三叉神经痛

【概述】

三叉神经系是第五对脑神经，是颅内一对最粗大的脑神经，为混合性神经。三叉神经的中枢在脑干及上颈髓内，从脑桥发出后分运动根和感觉根。前者支配运动，后者管理感觉。感觉根较运动根粗大，在三叉神经节内又分为三支。三叉神经节前内侧部神经元的周围突组成第三支，即眼神经；中部的组成第二支，即上颌神经；后外侧部的组成第三支，即下颌神经。这三支神经分别经过眶上裂、圆孔和卵圆孔出颅。

三叉神经痛或称原发性三叉神经痛，表现为面部三叉神经分布区的发作性剧烈疼痛，是神经系统疼痛疾病中最为常见者。此病青年至老年均可发生，但40岁以后发病率最高，右侧较左侧稍多，男女发病率大致相等。此病严重地危害患者的身体健康和直接影响其正常工作和生活。

本病属中医学"面痛"范畴。中医认为本病多因风寒、风热之邪侵袭阳明经络，致络脉不通而痛，亦可因素体虚弱，脾虚生湿、痰蕴化热、循经上炎；还可因肝郁化火，火气上逆，上犯面部致痛。日久气虚血瘀，络脉痹阻，则疼痛反复发作，经久不愈。

【临床表现】

1.发作特点　为短暂的发作性剧痛，突然发作突然终止，疼痛如刀割、电击、火烧、撕裂样，而痛苦万分，每次发作数秒至数分钟。间歇一般没有疼痛，如同正常人。

2.疼痛部位　仅限于一侧三叉神经分布区域内，一般不超过中线，第Ⅱ支受累最多见，Ⅲ支次之，第Ⅰ支较少见。

3.触发点　经常由面部的触发点诱发疼痛，即在面部的某些点是疼痛本身的触发点，也称扳击点，如在洗脸、刷牙、进食、讲话等刺激可诱发疼痛。

4.伴随症状　可有自主神经紊乱，如流泪、面部肌肉痉挛、颜面潮红等。

5.神经系统检查　无阳性体征。

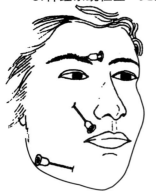

图18-1　三叉神经分支阻滞

上：眶上神经阻滞

中：眶下神经阻滞

下：颏神经阻滞

【治疗】

1.阿霉素阻滞疗法　阿霉素（盐酸多柔比星）为细胞毒性很强的抗肿瘤药，将小剂量1%溶液注射于三叉神经末梢，可使感觉神经变性永久丧失神经功能，而不影响运动神经，表阿霉素疗效优于阿霉素。

三叉神经分支阻滞（图18-1）。

（1）眶上神经阻滞（三叉神经Ⅰ）

体表定位：患侧眶上眉中间约在中线外侧2.5cm，可触及眶上切迹。

操作方法：消毒后用6号针垂直刺入切迹，

针的方向做扇形移动，寻找针感。穿刺到位后注入0.2ml的1%阿霉素，注射后左手指紧压针孔10分钟。

（2）眶下神经阻滞（三叉神经Ⅱ）

体表定位：在眶下缘正下方1cm距鼻中线外侧3cm处为眶下孔，在该点的内下方0.5cm处为穿刺点。

操作方法：用7号针向外上方，垂直刺入0.5~1cm深即可达眶下孔，出现落空感或异感同时放射至上唇异常感后注入1%阿霉素0.3ml，后用左手示指紧压针孔10分钟。

（3）颏神经阻滞（三叉神经Ⅲ）

体表定位：在嘴角稍下方可触到颏孔，相当于第一与第二磨牙之间，中线外约2.8cm。

操作方法：用7号针在该孔上外方各0.5cm处进针向内下方斜刺触及骨质后在该处寻找颏孔。当针尖进入凹陷内并有异感出现时固定针头，穿刺成功后注入1%阿霉素0.3ml，用左手示指紧压针孔10分钟。

注：阿霉素为细胞毒性很强的药物，注射后局部水肿持续7~15天不等。

2.埋线疗法

取穴：骨孔、阿是穴。

第Ⅰ支：眶上切迹，阿是，配太阳、合谷。

第Ⅱ支：眶下孔、阿是，配四白、迎香、合谷。

第Ⅲ支：颏孔、阿是，配下关、颊车、合谷。

操作：穴位选定后，常规皮肤消毒，用1%利多卡因局部浸润麻醉，选用12号一次性埋线针，3号药制羊肠线，眶上孔沿皮下向后内刺入10mm，埋入3号线3mm，眶下孔定位于0.5cm的下内方，进针后向外上方进针入孔内2mm，埋入3号线5mm，颏孔定位于外上方0.5cm处，向内下方进针，触及骨面后试探颏孔方向，入孔内2mm并出现烧灼性疼痛时，埋入3号线5mm，阿是穴及配穴常规操作，合谷穴可双侧同取。2个月埋线一次，2次为一个疗程。

【典型病例】

病例1：患者，男，56岁。左侧鼻翼旁及下颌反复发作性疼痛14年，起初十数天发作一次，每次发作十数分钟不等，后来间歇期越来越短，几乎每天发作，同时范围扩大至整个面部。吃饭、洗脸，甚至睡觉时被子碰着也引起疼痛。做CT、拍X线片正常，诊断为原发性三叉神经痛，口服药几乎无效，痛点打一针能维持4~6个月。检查：左鼻翼旁及下颌皮肤粗糙，感觉迟钝，眶下孔、颏孔处压痛。2000年5月16日，用阿霉素注射，眶下孔、颏孔各0.3ml，观察2年无复发。

病例2：患者，男，48岁。左侧上颌痛8年，时发时止，有时向耳前放射，诊断为牙痛，曾先后将6颗牙齿拔除，但疼痛仍不止，后经学生介绍，于1999年8月来请单教授治疗。检查：上颌牙齿缺如，肌肉有时抽动，眶下孔处有压痛，每次疼痛数分钟至数小时不等，每日发作4~5次，经在眶下孔阿霉素阻滞治疗痊愈，观察2年无复发。

病例3：患者，52岁。左侧颞部疼痛6年，诊为偏头痛久治不愈，2009年11月就诊，检查：患者左侧颞部皮肤敏感，表浅皮肤一触即痛，眶上切迹压痛明显，并向前额及颞部放射，在眶上切迹诊断性阻滞，注射2%利多卡因1ml，疼痛立即消失，诊断为三叉神经痛，取穴左侧眶上切迹骨孔，配穴印堂、太阳、双侧合谷，埋线，一次痊愈，3年无复发。

【 经验辑要 】

阿霉素神经末梢注射：梁景文用1%阿霉素0.2~0.3ml，注入本病患者患支的末梢，取得良好效果。单教授3年内用本法治疗三叉神经痛406例，均取得满意效果。阿霉素为细胞毒性很强的治疗恶性肿瘤的化疗药，当它注射于神经末梢时，可借逆轴浆运转，快速上达到颅内并破坏感觉神经元胞体，使其功能永久性丧失，使三叉神经痛得以痊愈。一般自注射后5~15天以后不再疼痛，也有个别病例延迟至31天后疼痛终止，所有治疗病例均为痊愈患者。手术病例不在治疗范围。

骨孔是三叉神经进入面部的骨性通路，其骨标志明显，便于定位，治疗直接作用于神经末梢，治疗信息可上达脑部，下达面部，该神经分布区域埋线后可扩张血管，改善血液循环，抑制疼痛信息的传递，调节神经功能，起到改变组织病理状态的作用，且显效快，作用持久，在治疗三叉神经疼痛病例中取得满意效果。

第六节　枕大神经痛

【概述】

第二颈神经的后支（经受压，产生神经 C_2）为所有颈神经后支中最粗大者，它的内侧支即枕大神经。解剖研究发现，枕大神经在穿过头半棘肌和头最长肌之间的腱性组织和穿出项线处的骨性纤维孔时，易受到痉挛的肌肉或腱膜的卡压，该特征即临床枕大神经痛的解剖学基础。1983年颈源性头痛正式问世以来，根据对颈神经后支解剖和神经生理学的研究，传导痛温觉的颈神经后根传入纤维进入上颈髓后角（ C_1~C_2 ），与传导面部、前额、眼球痛温觉的三叉神经以及嗅神经、面神经、舌咽神经纤维有重叠，因此，颈神经根受卡压的患者可能产生头痛、耳鸣、眼胀以及嗅觉和味觉的改变。研究也称颈椎退行变或肌肉痉挛等原因造成的颈神经后支受压是颈性头痛的直接原因。

长期低头工作，颈肌痉挛、深筋膜肥厚、炎症渗出、粘连，均可压迫枕大神经。寰枢关节脱位，脱位时颈部肌肉也可导致此神经支配区域疼痛。

【临床表现】

以枕大神经支配区域疼痛为突出的症状，多呈自发性疼痛，常因头部运动而诱发，其疼痛为针刺样、刀割样，头部运动或咳嗽用力均可诱发疼痛。疼痛发作时常伴有局部肌肉痉挛，偶可见枕大神经支配区有感觉障碍。也有患者波及至前额，或一侧眼部。

枕大神经、枕小神经注射点如下（图18-2）。

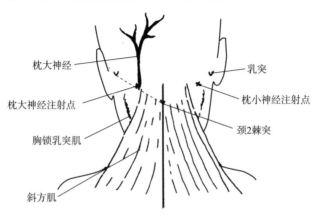

图18-2　枕大、枕小神经注射点

【治疗】

1.埋线疗法

埋线应选在原发的扳击点处（相当于天柱穴位置），而不牵涉疼痛区域的扳击点。

操作：在原发部位压痛点备皮，严格消毒，用12号埋线针，2号药线，直刺进针后，调整进针方向45度向上，15度向内对着前额正中继续进针至骨面，移动针头，找准最痛的敏感点，将线埋入。头顶及前额痛点可以不配穴，因本病病因明确，手法得当一次可痊愈。

2.注射疗法

穴位、进针角度、操作手法同埋线法。

操作：用5ml针管，7号注射针头，抽吸2ml 2%利多卡因，从标定进针部位进针，手法同上。至枕骨骨膜，在骨面寻找敏感点，应注意避开内侧的枕骨大孔，仔细回抽无回血，将2ml利多卡因注入，将针管拔下，针头留原位，20分钟后从原针头再注入1ml无水乙醇，进行神经毁损。枕大神经为感觉神经，无运动支，治疗无副作用。

【典型病例】

病例1： 患者，男，23岁。发作性头顶痛3年，起初时几个月发作一次，疼痛不那么剧烈，经常忍忍就算了，近几个月发作频繁，疼痛难忍，服些药也不起作用。检查时左侧后发际正中上0.5寸，旁开约2寸有压痛点，在压痛点行穴位注射及神经毁损治疗痊愈，至今十余年无发作。

病例2： 患者，女，46岁。双侧睁眼费力，视物不清，多次检查眼科无异常，就诊时压其天柱穴位处有压痛行两侧天柱穴进线治疗一次痊愈。

病例3： 患者，男，38岁。前额疼痛不适、眩晕6年，做了很多检查，查不出毛病，服药治疗无效。检查时两侧枕大神经都有压痛，先在两侧压痛点注射2ml利多卡因，疼痛立减，3分钟过后完全消失，诊断枕大神经痛。20分钟后，双侧各注射无水乙醇1ml，进行神经毁损。7天后他打来电话说疼痛全好了。

【经验辑要】

枕大神经痛很多著作标定的神经疼痛区域只是在一侧的后枕部及后顶部，引起前额痛及眼部疼痛的很少，有记载，根据解剖研究发现，枕大神经在进入上颈髓后角（C_1~C_2）时与面部、前额、眼球痛温觉的感觉神经及三叉神经等有重叠，枕大神经损伤同时可引起这些感觉支的疼痛，所以在诊疗中，单教授注意到了这个问题，对临床上诊断不清的前额痛、眼痛，诊断为枕大神经痛，经试验诊断及治疗，验证是正确的。

第七节　枕小神经痛

【概述】

枕小神经为颈丛分支，发自颈2，有时有颈3纤维，上行经寰椎横突之前，在胸锁乳突肌后缘前后上方行走，至头下部穿出深筋膜继续上行，分布于枕部及耳郭背面上部的皮肤。

枕小神经周围的鞘较薄，鞘内脂肪丰富，长期伏案或低头工作，颈肌痉挛，深筋膜肥厚，炎症渗出、粘连，或外伤，均可对枕小神经周围的鞘管造成挤压而引起枕小神经的卡压综合征。同时，枕小神经周围的鞘管本身的病变亦可造成枕小神经的卡压。

枕小神经卡压综合征属于中医学"颈部痹证"的范畴。颈项部的急、慢性损伤，局部气血瘀滞不畅，或感受风寒湿邪，痹阻经络，均可引起本病。

【临床表现】

疼痛为针刺样或刀割样，甚至可放射到额部及眼眶，头部活动、咳嗽用力均可诱发疼痛。间歇期为钝痛，颈肌痉挛，头呈僵直位。枕小神经的压痛点在乳突后下方、胸锁乳突肌后缘、颞部、额部及眼眶。

【治疗】

1.神经阻滞疗法

操作：患者端坐，双肘支撑治疗床上，头稍前倾。在枕大神经外侧约2cm，乳突后下方压痛点。直刺进针，至有异感后固定针头，先注入2ml麻药，20分钟后再注入1ml无水乙醇。枕小神经为感觉神经，无运动支，无其他副作用。

注：男性理短发后再治疗，女性用治疗巾固定。

2.埋线疗法

取穴：在翳明穴的位置稍前方乳突下方后方紧靠胸锁乳突肌的后缘处压痛点为进针点。

操作：选用16号一次性使用埋线针，4号药制羊肠线1cm，直刺进针，当出现沉胀，有放射疼痛感时停止进针，边推针芯边退针管，出针后酒精棉球压迫5分钟，无出血时，创可贴固定3天。

【典型病例】

患者，男，54岁。一侧偏头痛17年，呈发作性刺痛，间歇期无症状。起初痛时就服去痛片，开始服1片就止痛，后来无效了，就加大剂量，一次最多服12片。予埋线治疗。取阿是穴（乳突下胸锁乳突肌后缘压痛处），选12号埋线针，3号药线1.5cm，常规操作，直刺进针约2cm，针感明显，将线埋入，一般不用配穴一次即愈。

【经验辑要】

枕小神经痛治疗相对较易，一般一次即愈。治疗中头痛不能减轻的病例最常见的原因是其他类型的头痛综合征被误诊为枕小神经痛。必要时，还可考虑行颈椎的放射学检查，以排除引起患枕部头痛的隐匿先天性异常。

第八节 颈 椎 病

【概述】

当人体停止生长便开始了退变过程。就有可能发生颈椎病。但是否发病还取决于第二个主要因素——椎管状态，椎管口径大者不易发病，反之易发。人过中年以后，颈椎间盘退变加重。发病率极高，在70岁以上年龄组尤为显著。现代社会发病人群向年轻化发展，有的20多岁，便开始还患上颈椎病，不良的睡眠体位不当的工作姿态，促使颈部变形。头颈部外伤。咽喉部慢性炎症等都有可能造成颈椎病。本病从椎体、椎间盘退变开始到形成颈椎病经历20~30年时间。其间各种不良因素，互相影响，互为因果，在某些工作量不大，强度不高，但常年低头工作的人群中本病发病率特高，如家庭妇女、刺绣女工、办公室文秘人员等，这些人不能保持良好的坐、站、行的行为习惯，并及时调整工作姿势，时间一长，就可能造成颈后肌肉韧带的劳损及椎间盘的不均匀受力，促使本病的发展。颈椎的正常曲度是维系椎骨内环境的基本条件，如果使颈椎过度后仰（过伸状态）或过度前屈（过屈）就会引起颈椎部肌群张力不平衡，椎间盘受力不均，椎管变形，可引起比邻的神经、血管和脊髓受压，发生错综复杂的症状，即颈椎病或称颈椎综合征。颈椎前屈活动以4~5、5~6颈椎为中心，后伸活动以4~5颈椎为中心。而且下段颈椎在颈部活动中所受的应力最大和较为集中。故临床上4~5、5~6及6~7颈椎间盘变性最常发生。椎间盘急慢性损伤后修复，可形成骨赘与破坏的椎间盘组和后纵韧带组成混合性突出物。这些突出物压迫周围组织，产生不同症状，所以常把颈椎病分为以下几种类型。

【临床表现】

1.**颈型** 是局部性颈椎病——也称软组织型颈椎病。特点是患者头、颈、肩、臂疼痛症状，并且有相应的压痛点，X线上没有椎间隙狭窄及退变性改变。这种类型的颈椎病。它是由于劳损造成颈部肌肉、韧带和关节劳损所致，常感颈部易疲劳、发紧、发硬、活动不灵活、活动时有响声感。

2.**神经根型** 突出物向外侧突出时压迫神经根而引起，是颈椎病常见的一种，约占各型的60%。主要症状是头、颈、臂和手部疼痛的麻木。但麻木出现在手指和前臂。患者颈部活动受限，颈部僵硬。X线可见颈椎侧方椎体增生。椎间隙变窄。

3.**椎动脉型** 由于颈椎间盘侧方突出或骨关节侧方增生压迫椎动脉而引起，由于椎动脉供应脑部不同部位的血流，因此一旦受压出现症状十分复杂，常有头晕、头痛、视力障碍等，其中眩晕最常见，同时伴有恶心、呕吐、复视、耳鸣、耳聋等症状。头部后仰、低头看书或突然转头及反复左右转头时发生眩晕或加重，是这种患者的特有症状，往往在颈部转动时突然发生麻木，软弱无力而跌倒。但神志清楚，多能自己起来。还有的患者伴发眼部症状，如眼前闪光、暗点、视力减弱、复视甚至失明等。主要是大脑视觉中枢缺血而引起，而不是眼睛本身疾病。

4.**交感型**

（1）五官症状

1）眼部症状：眼球胀痛，流泪，视力下降，瞳孔扩大或缩小，眼睑无力，眼球下陷，眼睑下垂，眼睛干涩等。

2）鼻部症状：鼻咽不适疼痛、鼻塞或有异味感。

3）耳部症状：耳鸣、耳聋。

4）口腔咽部症状：咽喉不适、发干、甚至干痛、异物感、嗳气等。

（2）头部症状　头痛、偏头痛，头沉，头晕、枕部或颈后部疼痛，以及面部发热、充血、麻木等。

（3）血管运动障碍

1）血管痉挛，肢体发凉，发绀、麻木、疼痛及水肿，皮温下降。

2）血管扩张、指端发红、疼痛、肿胀等。

（4）神经营养及汗腺功能障碍　皮肤发绀发凉，干燥变薄，多汗或少汗，毛发干枯，指甲干燥无光泽以及溃疡等。

（5）心血管症状　心慌、心跳、心律不齐、心前区疼痛、阵发性心动过速、血压异常。

（6）其他症状　可有恶心、嗳气、胃脘不适、疼痛，大便溏泄或便秘，尿频尿急、淋漓不尽以及闭经等。还有不少患者失眠多梦、心情烦躁，易于冲动等症状。

5.脊髓型　此型是比较严重的一种颈椎病，是由于颈椎间盘向后突出、椎体后缘骨质增生、后纵韧带骨化、黄韧带肥厚、椎管狭窄、椎体滑脱等原因对颈部脊髓压迫引起的。脊髓压迫后，可出现上肢或下肢单（双）侧麻木，酸软无力，严重时出现不同程度的不全性痉挛性瘫痪，如上肢精细动作障碍，活动不变，下肢步伐笨拙，走路不稳，双足踩棉花感，生理反射亢进，病理反射呈阳性，卧床不起，甚至呼吸困难。

脊髓型又分以下三种。

（1）中央型　常呈多节段发病，上肢麻木、酸胀、手指精细运动障碍等。

（2）椎体束型　除了中央型症状外，还有下肢力弱，步行困难，肌张力紧张。

（3）横贯型　除了中央型加椎体束型症状外，还有躯干、下肢麻木无力、酸胀等。

6.混合型　在临床上以上类型很少单独出现，常两型或多型合并出现，称之为混合型颈椎病。此外，还有些并非罕见的类型，常常导致误诊误治。

（1）颈源性高血压　因椎-基底动脉供血不足，颈部交感神经受到刺激导致功能紊乱，除颈椎病一般症状外，还有高血压，此类按高血压病治疗多不见效，颈椎症状被控制后，高血压随之下降。

（2）颈源性脑血管病　全国每年近100万脑血管患者中，26%是因颈椎病而引发。这是由于椎–基底动脉受压，造成脑供血不足，长期维持这种状态，就会出现头晕、手足麻木、走路不稳，甚至发生脑血栓、脑梗死。有些患者可因此导致偏瘫等严重后果。

（3）颈源性心绞痛　患心绞痛一般药物治疗无效，应想到是否颈椎病所致。这是因支配横膈及心包的颈神经根受到损害，或心脏交感神经受到刺激所致。患者可出现心前区疼痛，按压颈椎附近的压痛区可诱发疼痛，当头部处于某种特定的位置和姿势时，可使症状加重。改变位置后则减轻。按颈椎病治疗时可收到明显效果。

（4）颈源性抽动　患者头向一侧偏斜且频频抽动不止。当仔细检查颈椎时会发现颈椎病变，当采用颈椎间孔注射治疗或颈椎夹脊穴位注射治疗后患者很快康复。

（5）颈源性吞咽困难　此类患者是由于下部颈椎椎体骨质增生速度过快，骨赘过大。压迫紧贴前方的食管，发生炎症，水肿而引起狭窄之故，临床上极易误诊为食管疾病。此类患者还不能过度仰脖，否则会刺伤食道、气管而发生意外。

另外，当一些患者经常出现头疼、牙痛、三叉神经痛、眩晕、恶心、呕吐、失眠、烦躁，或有精神抑郁、视力及听力障碍、味嗅觉及皮肤感觉异常、心律失常等症状而久治疗无效时不妨查查颈椎或许找到病变所在。

【鉴别诊断】

肩胛上神经卡压综合征；冈上肌腱炎；肩胛肋骨综合征；颈6横突综合征；脊神经后支痛。

【治疗】

西药治疗：肌松剂+非甾体抗炎止痛剂+神经营养药。

1.注射疗法

取穴：夹脊穴取病椎及上下各一夹脊穴。肩井及麻木部位阿是穴。

药物：第一次用药：利多卡因2ml，骨肽4ml，野木瓜4ml，维生素B$_{12}$ 1mg，确炎舒松40mg，玻璃酸酶1500U，以后用药利多卡因2ml，骨肽4ml，野木瓜4ml，复方当归2ml，维生素B$_{12}$ 1mg，雪莲针2ml，隔日一次，10次为一个疗程。

2.椎间孔阻滞疗法

（1）后入路

药物：2%利多卡因1~2ml，复方倍他米松4mg，胞磷胆碱2ml，神经妥乐平3.6Neurotropin单位，玻璃酸酶1500U，骨肽2ml，弥可保1ml。

部位：根据CT及患者体征定位，在病椎椎间隙旁开2.5cm处穿刺，选用10ml针管7号6cm长针头，局部消毒后，垂直向前进针，若与横突退针至皮下向上调整角度25度继续进针，越过横突0.5cm，抽无回血、回液、回气，每侧10ml注射在椎间孔局部。

（2）侧方入路

体位：坐位或仰卧位，头转向健侧。

体表定位：令患者抬头，摸清胸锁乳突肌位置，于胸锁乳突肌后缘画一线。

C_2横突：位于胸锁乳突肌后缘，乳突下1cm，后1cm，相当于下颌角水平。

C_3横突：C_2与C_4横突与胸锁乳突肌后缘连线中点处。

C_4横突：位于胸锁乳突肌后缘与颈外静脉相交点上1cm左右处，相当于甲状软骨上缘。

C_5横突：C_4与C_6横突在胸锁乳突肌后缘连线中点。

C_6横突：为颈椎中最为明显，最易扪及的横突紧靠锁骨上方，相当于环状软骨水平。

位置确定后，画上标志，常规消毒皮肤严格无菌操作。采用6cm长7号针头。左手固定皮肤，右手持注射针与皮肤垂直刺入，直到触及横突后结节，一般进针2~3cm，此时将针退出2~3mm再沿颈椎后结节向前呈15~30度角缓慢进针5mm，此时可出现异感，回抽无血、无液后即可注入药物。C_2横突位置较深（3~4cm）但均以刺中横突结节为准。

药物剂量：2%利多卡因1~2ml，或0.5%布比卡因1~2ml，酌情加入复方倍他米松4mg或曲安奈德40mg，维生素B_{12} 1mg，妥乐平3ml（3.6Neurotropin单位）玻璃酸酶1500U，骨肽2ml。

注意事项：注药前要反复回抽无血无液方可注药，防止麻药毒性反应，并密切观察患者反应，如有神志异常，应立即停止给药，并及时处理，防止进针过深，阻滞膈神经，影响呼吸，阻滞颈交感神经可出现霍纳征。

（3）颈椎间盘内注射

体位：仰卧，头稍旋向健侧。

体表定位：以病椎为中心，消毒局部并麻醉，左手示指、中指直压在颈A与气管之间，于颈A内侧刺入注射针头1cm，即可触及椎体，将药液浸润在椎体筋膜，前纵韧带与骨膜下，范围包括2个椎体，然后在骨面上移动针头，刺入椎间盘内0.8~1.0cm，再注入药液0.5~2ml。

3.埋线疗法

主穴：阿是穴、大椎、大杼。

配穴：头顶痛配风池（此处为枕大神经阻滞点C_2退变时易引发枕大神经痛，常放射至头顶）偏头痛配翳明后5分压痛处，一般在乳突下1cm胸锁乳突肌后缘压痛明显处，此为枕小神经阻滞点。C_3退变时易引发枕小神经痛。常放射至颞部，颈部僵硬配督脉的C_6透脑户。麻木根据神经节段适当选肩井、肩髃、外关、合谷、后溪，眩晕配晕听区、四渎。高血压配血压点、曲池。耳鸣、听力减退配翳风、听会、风市、阳陵泉下2寸。肢体发凉，发热配颈部相应夹脊穴。

操作：用注线法，选用12号埋线针3号线，阿是穴系指病椎旁约2cm处压痛点，局部消毒麻醉后向前垂直进针，约3.5cm可触及横突，退针少许，将2cm 3号药线埋入穴内。夹脊穴在颈椎棘突间隙旁0.5寸处选择进针点，向前直刺2cm，埋入3号药线1cm，双侧同时进行。督脉透穴从C_6选择进针点，斜刺进针0.5cm后，调整进针斜面向下，平刺向脑户。其他穴位常规操作，穴位可分为两组，15天再进行一次治疗。

4.拔罐灸疗

取穴：肩髃、肩贞、肩髎、臂臑、肩井、天宗、抬肩、曲池。

操作：每次选3~5穴，每次灸20分钟，隔日一次，10次为一个疗程。

5.贴敷疗法

复颈膏（方剂来源：《膏敷疗法》）。

适应证：颈椎病。

药物：生川乌、生草乌、防风、羌活、苏木、僵蚕、全蝎、地龙、生穿山甲各10g，虻虫、乳香、没药、细辛、血竭、三七粉各6g，桑寄生20g，威灵仙15g，麝香、冰片各5g，桑枝30g，丝瓜络15g。

配制方法：把上述药除麝香、冰片、三七、乳香、没药外，均用香油

1000g，浸泡1周，加入锅中熬枯去渣，再熬至滴水成珠，停火后加入樟丹340g收膏，加入乳香、没药、冰片、三七的粉末溶化，再放凉水中浸泡7天，以去火毒，贮藏。用时每10g一贴，摊于布上备用。

使用方法：将本膏溶化后，加入麝香0.5g撒于膏药上，分别贴在大椎穴、颈椎夹脊，共3张，7天更换一次，1个月为一个疗程。

注意事项：忌生冷、辛辣、油腻食物，避风寒。局部皮肤破损，过敏者禁用。

【典型病例】

病例1：患者，女，50岁，左侧偏头痛，颈部僵硬，体位性眩晕6年，压颈试验，叩顶试验，牵拉试验阳性。CT示C_3~C_4，C_4~C_5，C_5~C_6椎间盘退变突出，约2.2mm，在压痛点，大椎，翳明后0.5压痛点，督脉透穴，用12号针，1号胶原蛋白线，采取俯卧位，前胸下垫高枕，使头颈部前伸，从C_6下斜刺进针，进针0.5cm后调整进针斜面向下，向上平刺进针至脑户穴处边推针芯边退针管将4cm长药线埋入。当椎旁阿是穴向前垂直进针到3.5cm时触及骨质后，退针少许，将2cm长3号药线埋入，翳明后痛点快速入皮后缓慢进针，仔细寻找异感，当放射痛与病证痛点相吻合时埋入3号药线1cm，其他穴位常规操作。随后复诊时，头痛消失，眩晕有所改善，晕得次数减少，程度减轻，颈部僵硬也有好转。再次选用C_3~C_4，C_5~C_6双侧4夹脊穴，肩井穴位埋线，1个月后患者症状改善无反复。

病例2：患者，女，54岁。右侧颈肩部疼痛2年，并向同侧前臂及拇指放射，CT检查C_4~C_5椎间盘突出，压颈试验，牵拉试验阳性。诊断：神经根型颈椎病。于2008年4月21日进行右侧椎间孔侧入路神经阻滞治疗，4个月随访时没任何不适。

病例3：患者，女，64岁。颈僵、眩晕，双侧手指麻木4年，近半年手发涩并向前臂发展，近3个月来，背部发凉，并窜来窜去，近1个月下肢无力，行走困难，CT发现C_3~C_6节段颈椎间盘退变，突出，合并颈椎管狭窄。检查时牵拉试验及病理反射阳性。诊断脊髓型（横贯型）颈椎病。实行4次椎间孔阻滞，1次C_4~C_5、C_5~C_6盘内介入注射埋线治疗和10次星状神经节阻滞治疗症状全部消失，观察4年无复发。

【经验辑要】

颈椎病中医学属"痹证"等范畴，其发病多因风寒湿阻滞经络，或外伤劳损，气血瘀滞，不通则痛，气血不和致麻木不仁，故出现以痛、麻为主症的一系列症状，埋线能疏通经络，调和气血，活血化瘀，散寒祛湿。据临床观察很多病例，埋线后颈痛立止，诸症减轻，做2~3个疗程，可使疗效巩固。

颈椎病是由于颈椎间盘退变，骨质增生压迫比邻周围组织而引起的错综复杂的颈椎综合征。多采用手术治疗，埋线治疗颈椎病。从临床观察，埋线对颈型，神经根型颈椎病疗效较好，椎动脉型、交感型有效程度明显降低，而脊髓型颈病由于退变组织较大，直接压迫脊髓引起严重的下肢及全身症状。还是尽快手术解除脊髓压迫症状，以免延误治疗。

医疗体操：颈椎病的医疗体操方法很多，很适合中老年人，对颈椎病的预防和治疗都可起到重要作用，甚至药物治疗起不到的作用。而且操作简便，易于掌握。

1.与项争力 双肘屈曲，双手十字交叉放于头的枕后部，两腿分开于肩同宽，头用力后仰，双手同时给头一定的阻力，上述动作反复12~16次。

2.引颈向上 双肘屈曲，两掌分别置于颌下，向上托起颈部，同时吸气，两足尖着地，脚跟提起，然后呼气，同时脚跟落地，上述动作反复12~16次。

3.回头望月 两腿分开与肩同宽，两肩自然下垂，两腿微屈，左手上举，手掌置于头后，右手背置于腰背后，上体前倾45度，左右旋转，头随时旋转向后方做望月状，如此左、右各反复48次。

4.托天按底 两腿并立，两臂自然下垂，右肘屈曲，掌心向上，伸直肘掌心向上托起，左肘微曲，左手用力下安，头同时后仰向上看天，左右交替，重复做6~8次。

5.伸颈拔背 两腿分开与肩同宽，双手叉腰，头颈部向上伸，如顶球，每次3~5秒钟，重复12~16次。

6.前伸探海 两腿分开与肩同宽，双手叉腰，头颈前伸，并转向右下方，双目前下视，左右交替，重复6~8次。

第九节　肩胛上神经痛

【概述】

肩胛上孔和下孔，多是天然的骨性通道，因先天发育异常，慢性劳损、外伤等因素都可致切迹处变为狭窄，使肩胛上神经在通过肩胛上孔及肩胛下孔的走行中受到卡压，引起支配的冈上肌、冈下肌疼痛、萎缩，同时伴有肩周的疼痛和运动受限的一种综合征。

【临床表现】

本病男女均可发病，见于任何年龄，青壮年发病多与外伤有关，因病因不同，起病形式亦可不同，病程长短不一。

患者主诉多为肩胛部疼痛，呈钝痛，有时可呈痉挛性酸胀痛、坐卧不宁、劳累后和夜间加重。影响睡眠或痛醒，部分病例可向颈部、肩胛及上臂放射。

冈上肌和冈下肌可呈现不同程度的萎缩。由于冈上肌肌腹小且宽厚，被斜方肌覆盖，故冈上肌萎缩表现不明显。而冈下肌萎缩显著。在冈下肌可找到比较局限的压痛点，一般多在肩胛冈内中1/3交界处下方1~2cm处，按压可有明显的疼痛。部分患者主诉在此痛点按压或按摩可缓解疼痛，同时在冈上窝肩胛切迹处也有压痛。但压痛较深。

早期肩关节活动接近正常，随着病情发展，可有肩关节外旋、外展无力，肩前屈和外展时可诱发疼痛，举重时疼痛加重。皮肤感觉正常。可令患者上肢外展、前屈位抗阻力试验时，可诱发肩部疼痛。有时个别患者可合并肱二头肌长头腱鞘炎或肩周炎。因此可兼有合并症的相关疼痛症状。

肩胛上神经阻滞定位（图18-3）。

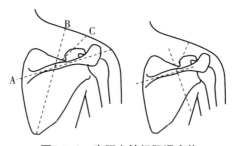

图18-3 肩胛上神经阻滞定位

【治疗】

1.注射疗法

体位：采取坐位、背对术者，双肩放松，两臂自然下垂。

体表定位：先确定肩胛之肩胛冈，在冈上缘画一平线，作为A线，再在肩胛下角与肩胛冈中央画一交叉线为B线，在此两线形成的外上角再做两等分画C线，在C线的2.5cm处做标记，此点相当肩胛上极切迹处。

皮肤常规消毒，上标记处作为进针点。取6cm长，7号注射针，从进针点垂直刺入，缓慢进针至有骨性物，此时进针4cm，调整针的斜面向内，回吸无血、无气即可注药。

药物及剂量：疼痛治疗时，可予0.5%利多卡因10ml内加入曲安奈德20g、玻璃酸酶1500U、维生素B_1 100mg、维生素B_{12} 1000μg。

7天注射一次，3次为一个疗程。

注意事项：肩胛上神经阻滞与皮肤感觉几乎无关，阻滞成功后不出现皮肤感觉麻痹现象，所以判定效果主要靠肩部疼痛的消失；警惕气胸的发生，进针不要过深，进针至骨性物给药可达治疗目的；进针过程中注意患者表情，如有突然呛咳，多为针尖触及胸膜顶或肺尖，此时应停止治疗，并采取相应措施；规范操作，不必刻意寻找异感，一般进针至肩胛上切迹处注射药物效果均能满意。

2.埋线疗法

用12号埋线针，3号药线，操作方法同肩胛上神经阻滞法，进针至有骨性物时即可将2cm长的3号线埋入，一般一次即愈。

【典型病例】

患者，女，36岁。右肩胛部疼痛6年，疼痛呈钝痛、静止痛、夜间痛，活动后减轻，右肩不能外展，肩胛切迹体表投影处压痛阳性，并向肩胛部放射。埋线治疗进针点定位于肩胛冈和肩胛角形成的A、B线的外侧夹角画C线，C线的2.5cm处，常规消毒，用12号针，3号线，垂直进针，至有骨质抵触感时将2cm长的3号线埋入，现已经观察3个月了，感觉非常好。

【经验辑要】

肩胛上神经卡压综合征注射治疗和埋线治疗都特别有效，关键在于肩胛切迹的准确定位、进针时针要垂直，不能像针灸一样来回提插寻找异感，进针到位后，固定针头或注射或埋线都是很安全的。这个部位比较深，要特别注意无菌操作，防止感染，操作完毕后局部施行压迫，防止局部出血和皮下瘀血，注射针的内侧为胸膜腔。进针时要特别注意。肩胛上神经卡压综合征病因明确，不像有些系统性疾病，多选配穴，整体调理。

第十节 肩 周 炎

【概述】

本病多发年龄为50~60岁之间，女性多于男性，左侧多于右侧。全身性代谢性疾病，营养不良、心脏病、结核病及精神病患者易患肩周炎。

肩周炎的特点为起病隐匿，发展缓慢，逐渐加重的肩关节疼痛与多关节活动受限，表现为一种特殊的临床过程，即病程进展到一定程度后不再发展，继而疼痛逐渐减轻乃至消失，关节活动也逐渐恢复，整个病程较长，常需数月至数年之久，大多数肩周炎患者预后良好，有自愈倾向，合理的治疗可以减轻疼痛并促进肩关节功能的恢复。本症属中医学"凝结肩""冻结肩""五十肩"等范畴。

【临床表现】

其临床特征为肩部疼痛、僵硬、运动受限，影响工作和生活。疼痛性质常为钝痛，部位深在，定位困难，局部伴有寒冷感，按压时疼痛可向臂、手等处放射，常常夜不能寐，外展、后伸时可诱发剧烈疼痛。患者肩部往往滞动并多自卫姿态避免触碰。严重病例生活自理困难，常不能梳头、洗脸、漱口、穿衣、脱衣和系腰带等动作。X线检查一般无异常表现。

【治疗】

1.埋线疗法

取穴：阿是穴、肩三针、养老透内关、阳陵泉（健侧）、条口透承山（患侧）

操作：选用12号埋线针，3号药线2cm，阿是穴选原发压痛点，进针3cm，将线埋入，肩三针即肩髃穴为第一针，此点是肩胛袖附着点，一般作扇形三针埋线。同水平前方下2寸为第2针，第二针这个位置非常重要，它同时有肱二头肌、冈上肌、胸大肌、肩胛下肌、背阔肌止点在小结节，若有必要可行扇形埋2~3针。同水平后方下2寸为第三针。养老、阳陵泉取健侧，条口取患侧。

肱二头肌长头肌间沟注射点（图18-4）。

2.注射疗法

（1）肩峰下滑囊及周围注射　进针点肩峰下外侧凹陷处，穿刺时有坚硬的软组织感觉，此为肩胛袖，其下为肱骨头。此时作周围扇形注射，然后改变注射方向，向肩峰下外前方继续进针，有突破感时停止进针，把剩余疼痛阻滞液约5ml注射，拔下针管，注射针头还留在原位，接玻璃酸钠注射液继续注射。

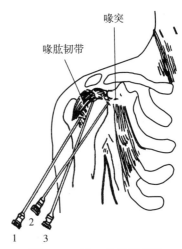

图18-4　肱二头肌长头肌间沟注射点

（2）肩胛上神经注射　参照肩胛上神经卡压综合征一节。

（3）肩胛腋窝缘注射　穿刺点位于肩胛骨颈下，腋窝缘上端处，进针至肩胛腋窝上端，在不超过腋窝前方的界限下，可进行注射，注射时可行四周扇形浸润，使肩肱关节后部的肌痉挛得到松解，注射药液10ml。

（4）肱二头肌长头结节间沟注射　仰卧位，头转向对侧，进针沿肱骨大、小结节的结节间沟，避开静脉，将针刺入结节间沟头侧，沟内有肱二头肌长头，针可直接刺入肌腱进行注射；针稍拔出，改变方向针头刺向喙突，进行小圆肌、肱二头肌短头及喙突下进行注射，注入药量15ml。若有关节弹响、凝结肩、针头继续深入，进行关节腔内注射。注射完毕，将针管拔下，接玻璃酸钠注射液针管，注射玻璃酸钠25mg，拔除针头并按压片刻，无出血时，贴埋线贴保护。

【典型病例】

患者，男，53岁。肩部疼痛4年，活动受限，昼轻夜重，曾在某医院按摩、理疗无效。最近几个月加重，穿衣、系裤带都严重障碍。检查时不能上举不能外展，肩峰下及结节间沟压痛、三角肌萎缩。

肩峰下滑囊注射。药物：利多卡因2ml、玻璃酸酶1500U、维生素B_{12}500ug、复方倍他米松2mg、玻璃酸钠注射液25mg。先将利多卡因、玻璃酸酶、维生素B_{12}、复方倍他米松用10ml针管7号针头抽吸混匀，肩峰下滑囊进针点选在肩峰外侧凹陷处与肩的矢状轴平行进针1~2cm，有落空感注药无阻力，即进入滑囊内，先将疼痛阻滞液注入，此时拔除针管，从原针头接玻璃酸钠继续注射。注射完毕让其活动上肢。

肩胛上神经阻滞：方法同肩胛上神经卡压综合征。药物：利多卡因3ml、复方倍他米松2mg、玻璃酸酶1500U、维生素$B_6$100mg、野木瓜2ml、骨肽4ml。

埋线治疗：阿是穴选在三角肌附着点（原始压痛点）肩三针、健侧阳陵泉、患侧条口透承山。用12号针、3号线，常规操作埋线。

治疗完毕让患者休息片刻，活动上肢，疼痛立减，活动自如，双手从背后可直接接触。治疗后病情稳定，3个月复诊，没有什么不适，6年无反复。

【经验辑要】

肩关节结构复杂，由多关节、多肌束、多神经、多肌腱、多滑囊参与其中，这些组织损伤、劳损、退变等造成或局部炎症渗出，产生粘连，继发肩部活动受限和关节的粘连。引起非常复杂的症候群，给诊疗带来困难。所以在治疗前要结合病史及详细的检查，找到原发病原因及疼痛部位，再进行治疗，就容易多了。注射及埋线要深，要到位才能立竿见影，有些时候也可多点、扇形浸润，使药物浸润在病变局部消除炎症，活血止痛，解除肌痉挛及组织粘连。有些经一次治疗，可达治愈，一旦解除疼痛，肩部功能很快改善，不需要手法粘连松解术。单教授认为治疗前的活动受限，与疼痛制约有关。

肩周炎属经络受邪，凝滞不通，埋线针可直达病所，调整阴阳，疏经利节，活络止痛，故显效迅速。埋入药线，刺激持久，故疗效巩固。肩三针属局部取穴，可除湿散寒，通经活血，《针灸甲乙经》云："肩痛欲折，臑如拔，手不能上下，养老主之。"五十肩痛歌中提出针刺此病先刺条口透承山；三种针法治疗此病，共奏疏筋活络，行气活血之功。加配肩峰下滑囊注射，配合治疗，所以取得立竿见影之效。

第十一节　肩胛肋骨综合征

【概述】

肩胛肋骨综合征是由于肩胛肌肉过度使用而引起的综合征，常累及肩胛提肌、胸小肌、前锯肌、大小菱形肌，以及小部分的冈下肌和小圆肌。疼痛常波及头枕、肩背、前胸的扩散性疼痛。

【临床表现】

（1）疼痛主要为肩胛区，并可向患侧的头枕部、肩背部、前胸等处扩散，疼痛常反复发作，甚至持续数年不愈。

（2）在肩胛骨内上角、内侧缘有明显压痛，并可触及痛性条索性或硬结。

（3）X线检查常无阳性发现。

（4）肌电图检查以排除颈椎神经根病变或神经丛病变。

【治疗】

1.埋线疗法

取穴：选择压痛点，一般压痛点在肩胛内上角、肩胛内侧缘冈下肌扳击点，并可触及条索状疼痛结节。

操作：患者取坐位，触诊肩胛内侧缘区域，当触及扳击点时可出现"跳跃征"阳性，用甲紫记号笔标记该点。

消毒局部，选用12号一次性埋线针，3号药线3~4cm，埋线针小心地穿过皮肤，皮下组织，到达冈下肌扳击点时可出现强烈针感，将针继续向肩胛下缘推进，进针到位后，将线顺势埋入。针孔贴创可贴并按压片刻，防止皮下瘀血。若还有其他扳击点，采用相同方式埋线。

2.注射疗法

药物：复方倍他米松1ml，玻璃酸酶1500U，布比卡因3~5ml，维生素 B_6 2ml，野木瓜2ml，维生素 B_{12} 500μg。

操作：选用10ml针管，7号长针头，操作方法同埋线。

3.贴敷疗法

姜胶膏（方剂来源：《膏敷疗法》）。

适应证：风寒湿痹。

药物：鲜生姜汁500g，明亮水胶120g，肉桂、细辛适量。

配制方法：将生姜汁、明亮水胶，用文火同熬成稀膏，摊涂于布上，临用时将研细的肉桂、细辛末适量掺于膏药中即成。

使用方法：外敷肩胛内侧缘压痛点阿是穴。

【典型病例】

患者，男，54岁。右侧肩胛区疼痛不适4年，久坐办公时疼痛加重，活动后减轻，严重时放射到同侧颈、肩、臂部及前胸。多家医院查X线、CT等，未查出什么病变，药物、推拿按摩、理疗不见效果。根据患者提供的线索，在查肩胛区时，在肩胛内上角下方发现压痛点，及条索状硬结，压之疼痛可向同肩胛上部、后颈部、前臂和前胸放射，诊断肩胛肋骨综合征，埋线治疗，在扳击点取阿是穴埋线。选12号一次性埋线，3号药线

3cm，对准疼痛结节，向外上斜刺进针，透过结节向肩胛骨下方继续进针约3.5cm，将线埋入，疼痛立减，15天以后疼痛完全消失，再无其他不适，观察6个月无复发。

【经验辑要】

肩胛肋骨综合征常被误诊为颈神经根病变，如果发生在左侧，患者也常怀疑心脏病发作而来急诊科就诊。只要认真检查不难发现阳性体征。

埋线或注射对肩胛肋骨综合征都很有效，单教授治过很多病例，常经一次治疗症状大减，甚至痊愈，多年久病者常必须复诊，一般3次均可治愈。治疗过程中，应倡导患者进行康复训练，局部按摩热疗和小范围的体操运动练习，应避免剧烈运动，防止加重病情。操作应斜刺，不要进针太深以避免气胸的发生。

第十二节　冈上肌腱炎

【概述】

冈上肌腱炎也叫肩袖损伤，多因运动不当、抬重物或其他体力劳动而损伤，是以局部慢性疼痛为特点，由于影响肩部疼痛的原因很多，常被误诊为其他器官系统，从而导致诊断不明和无效治疗。中医学认为本病是风寒所致，常用祛风散寒之法治疗。

【临床表现】

（1）多有损伤病史，45岁以上男性劳动者和运动员多见。

（2）疼痛多局限在上臂外侧，多持续性钝痛，有时放射致颈部、前臂和桡侧手指。夜间疼痛加重。

（3）冈上肌疼痛的扳击点，通常在肩胛骨上缘处。扳击点不仅引起强烈的局部疼痛而且引起牵涉痛。

（4）肩关节活动受限，以外展、高举疼痛最甚。病程长者，肌力减弱，呈失用性萎缩。

（5）X线检查一般无异常改变，病程长者可有骨质疏松和肌腱钙化和骨化影。

【治疗】

1.埋线疗法

取穴：阿是穴、肩胛上切迹。

操作：找准压痛扳击点及条索状钙化组织，顺其肌束将2号4cm长的药线埋入，肩胛上切迹（肩胛上神经阻滞点见肩胛上卡压综合征项下）垂直进针进针至骨质抵触时将2cm的3号线埋入。

2. 注射疗法

（1）扳击点注射　根据触诊时发现的扳击点，在扳击点直刺进针，行扇形浸润注射，药液配伍：2%利多卡因5ml，曲安奈德20~40mg，维生素B_{12} 500μg，维生素D_2果糖酸钙2ml，玻璃酸酶1500U，野木瓜注射液4ml。

（2）肩胛上神经注射　参照肩胛上卡压综合征一节。

3. 贴敷疗法

乌头外敷膏（方剂来源：《膏敷疗法》）。

适应证：纤维组织炎。

药物：当归、川芎、桃仁、红花、乳香、没药、牛膝、五灵脂、穿山甲、防风、白芷、羌活、土元各15g，乌头20g，细辛、僵蚕各6g，铁粉、食醋等量。

配制方法：将上药研成细末，加适量铁粉、食醋混合均匀成糊，摊于伤湿止痛膏上即成。

使用方法：在患处用手按摩15~20分钟，将膏贴于阿是穴。每2日换一次，3次为一个疗程，休息3天，再进行下一个疗程。

【典型病例】

患者，男，43岁。肩部疼痛，僵硬、疲乏无力3年，白天干活时肩僵硬无力，下班再看电脑，夜间这个肩膀就没处放，什么体位都不行，次晨才能轻松些。按摩、理疗、服中西药都不管用，心烦意乱。因疼痛较剧烈，先行一次注射治疗，药物：布比卡因5ml、复方倍他米松1ml、玻璃酸酶1500U、维生素B_6 200mg、维生素B_{12} 1mg、野木瓜4ml，扳击点选在肩胛冈上方压痛并有条索状钙化组织处，针行扇形浸润注射，7天复诊疼痛减轻很多，僵硬也好多了，也能睡觉了。第二次行埋线治疗，阿是穴同上注射点，加肩胛上切迹处肩胛上神经埋线，3个月复诊患者诸症完全消失，3年无复发。

【经验辑要】

治疗先熟悉相关解剖，在扳击点注射非常安全，而且疗效很好，曲安奈德和玻璃酸酶组合，可消除炎症，软化组织，解除致炎疼痛物质。由于此病病史长久，局部多有硬结钙化，注射治疗可能不很完善，埋线对局部作用持久，有祛顽疗固的作用，往往会收到满意疗效。

第十三节　肋间神经痛

【概述】

肋间神经痛多为发作性的沿某一肋间神经的走向内侧放射到前胸或至腹白线，一般不超过前正中线。

病因多为继发性，如外伤、脊椎退行性变、肋间部的软组织纤维织炎、肿瘤转移、上呼吸道病毒感染、中毒、受凉等原因而引起。

【临床表现】

（1）肋间神经痛重女轻男，年轻女性为好发人群。

（2）疼痛性质为刺痛、烧灼痛、呼吸运动时加重。

（3）受累区域皮肤有压痛，特别是在外侧皮神经的起点处，以单侧单支为最多。

（4）在腹直肌外侧缘肋间神经穿出的位置加压，可引发疼痛加重。

（5）X线检查：排除包括肋骨骨折和肿瘤等在内的低位肋骨及肋软骨隐匿性病理改变。

【治疗】

1.注射疗法

药物：复方倍他米松1ml，玻璃酸酶1500U，利多卡因或布比卡因3ml，维生素B_{12} 0.5mg。

操作：患者取侧卧位，选用10ml针管，7号针头，穿刺点一般位于腋前线上，确定受累肋间神经，并在相应的肋骨下缘做好穿刺标记，严格消毒皮肤，在穿刺点处进针，小心刺入皮肤及皮下组织，针头直至肋骨骨膜，此时将持针右手中指移向与皮肤0.5cm的位置，随后将穿刺针退至皮下，并慢慢移至肋骨边缘，继续进针直至中指接触皮肤，保证穿刺针刚好达到肋骨下，不能穿刺过深，防止损伤胸腹部脏器。反复回抽无回血回气后，缓慢注射药物，最后将穿刺针拔出，酒精棉球加压，无出血时创可贴包扎。

2.埋线疗法

取穴：肋间神经同节段夹脊穴，腋前线受累肋间神经阿是穴，可适当加配阳陵泉、尺泽、支沟、内关。

操作：取健侧卧位，采用12号一次性埋线针，2号药线1cm，严格消毒皮肤，夹脊穴垂直进针，3.5~4cm，直达椎板，缓慢顺势将线埋入。阿是穴操作同注射法，必须严格规范操作，防止意外，拔针后创可贴包扎并压迫片刻，防止皮下血肿及瘀血。配穴常规埋线操作。

【典型病例】

患者，男，48岁。右侧上腹疼痛4年，起病因搬重物，自觉岔气，开始疼痛，干活时姿势不对疼痛加重，后来休息也疼痛，服药、针灸都没效果。X线胸片胸肺正常，胸椎、肋骨未查出病变。查体时在右侧腋前线第九肋间隙有压痛，确诊为肋间神经痛。埋线取穴第9胸椎下右侧旁开0.5寸，第9肋下压痛点，患侧支沟、尺泽、阳陵泉、健侧内关。按操作要求埋线，埋线后疼痛立减，3天后疼痛消失，6个月无复发。

【经验辑要】

肋间神经痛多为神经根损伤受压，所以治疗时首选夹脊穴，以痛为腧，阿是穴亦当首选。尺泽穴为手太阴肺经的合穴，主治胸肺病证，阳陵泉为足少阳胆经的合穴，又为筋之会，阳陵泉埋线可疏通胁肋部经络，以达通则不痛的目的，中医学认为，两胁肋中痛，病邪在肝，根据"胁肋支沟取，心胸内关谋"，故以支沟、内关相配，共奏疏肝理气，通经止痛之功效。

第十四节　带状疱疹后神经痛

【概述】

带状疱疹实为皮肤科疾病，但因疼痛剧烈常常在疼痛科就诊。

该病由一种水痘-带状疱疹病毒侵入机体，引起脊髓后根神经病毒性炎症所致的沿神经分布区域性疼痛为特征一种疾病。中医学称之为"缠腰龙""缠腰蛇疮"，俗称"蜘蛛疮""串腰龙"。

【临床表现】

（1）主要疼痛是沿被侵犯之神经走行，呈束带状，单侧性疼痛。

（2）疼痛性质是烧灼样、刀割样，如发生在肋间神经部位，衣服摩擦、深呼吸均引起疼痛加剧。

（3）夜间疼痛加剧，常影响睡眠。

（4）可伴全身发热、不适，3~5天后神经痛的部位出现疱疹，一般7~10天停止发展，3~6周而愈。

【治疗】

1.注射疗法

早期疱疮出现可以确诊后行病灶局部注射治疗。

药物：聚肌胞1支，维生素B_{12} 1mg，利多卡因3ml。

操作：在疱疹间隙组织选择注射点，进行混合液皮下注射，隔日一次，共3次，一般即可控制发展。

疱疹后神经痛行神经阻滞疗法，最常选用的肋间神经阻滞，也可行相应的椎间孔体神经阻滞和椎旁交感神经阻滞，并可同时配合星状神经节阻滞。疼痛剧烈时，几种阻滞并用是正常和明智的做法，硬膜外腔阻滞也是值得提倡的。

2.埋线疗法

取穴：夹脊穴、局部围刺埋线。

操作：夹脊穴选在背、腰部病变部位夹脊及上、下各一夹脊穴，进针后针尖向脊柱15度角，进针1.5寸，各埋入3号药线2cm。病损围刺埋线，从皮损四周外侧0.5cm呈15度角进针，刺向皮损中心各埋入1号胶原蛋白线4cm。

【典型病例】

患者，女，81岁。3个月前右侧背部烧灼样疼痛，就诊时发现起有成群水疱，诊断带状疱疹。虽住院治疗。1周疱疹的发展得到控制，部分疱疹结痂，但局部疼痛不减，3个月了还在痛。行夹脊穴及围刺埋线治疗痊愈。

【经验辑要】

夹脊穴正处在脊神经后支的部位，而带状疱疹病毒就潜伏在后根感觉神经节的细胞内，当人体免疫低下时，病毒沿神经节所支配的感觉神经纤维传至皮肤，形成带状分布的皮肤损害，故发生带状疱疹及神经疼痛。夹脊穴埋线直接刺激脊椎神经根处，能增强机体免疫功能，控制病毒传播，抑制神经疼痛。围刺埋线可促使局部炎症消散及吸收，同时具有活血、消炎、止痛，故疗效迅速显著。

第十五节　心　脏　痛

【概述】

传导心脏疼痛的神经是由T_1~T_4的交感神经，通过后根进入脊髓。临床常见因心肌缺氧而引起的疼痛，其病因无疑是冠状动脉性疾患。

【临床表现】

该疼痛发作的原因，冠状动脉硬化的基础之上，遇有各种原因而使血压下降和冠状动脉痉挛，造成一时性的高度的心冠状动脉供血不足，而由此引起疼痛发作。其疼痛常因体力运动和情绪（感情）兴奋激动之后诱发。疼痛的性质常为憋闷感、紧束感、压迫感、针刺感。疼痛持续时间20分钟之内，多为3分钟左右。在疼痛发作时，患者常伴有恐怖感，也有合并消化道障碍，呼吸困难，眩晕和血管运动性障碍（如血压上升、奔马律、心动过速等）。胸骨中央上1/3部位出现疼痛，也可扩散至前胸部，向左肩、左侧上肢、前臂和手部放射。心绞痛的发作过程表现为所谓"运动—发作性疼痛—安静—镇痛"的形式。心电图是检查诊断该病的一项重要依据。

【特征与诊断】

心肌梗死发作前，自觉有轻度的前胸部疼痛，并稍感憋气，上腹部不快感或极度疲劳感等既往史。疼痛的性质与心绞痛相同，是一种紧压感、憋闷样感，而不是锐痛。30分以内定为心绞痛；30分钟以上为心肌梗死。发病初期，疼痛并不太剧烈；随着时间的延长，疼痛渐加重。发作时疼痛呈持续性。疼痛持续时间越长，则预后越不良。疼痛之部位在胸骨后中部、上部明显；其次为放射至肩部及上肢心侧。

发病时伴有呼吸困难、恶心、呕吐及严重的衰弱感。出现皮肤苍白、出冷汗、脉细弱、虚脱等体征。白细胞增高、3~4天达最高；血沉增快，血清酶于发病6小时后升高，其中血清乳酸脱氢酶对心肌细胞损伤的特异性最强，在心肌梗死后24~48小时上升；1~6天达高峰；8~14天内恢复正常。

心电图的特征是对该病的决定性诊断。

【治疗】

应特别指出，神经阻滞本身可改善心肌的血供，对预防心肌梗死的发作和促进疗效有着积极的作用。

1.星状神经节阻滞（SGB）

1%利多卡因10~15ml注入星状神经节处，几秒钟后剧烈的心脏痛即可消失，心绞痛引发的疼痛，持续时间极短，多无必要行SGB，但对因冠脉不全而引起的长时间疼痛或剧烈的心肌梗死痛，SGB却能发挥充分的镇痛效果和治疗作用。

一般采取前入络，应先阻滞左侧星状神经节，若疼痛尚未完全缓解，可再阻滞右侧，但二次阻滞应间隔60分钟。

阻滞所用药物，应首选速效性局麻药1%利多卡因，迅速除去疼痛对患者的精神压力，能收到意想不到的好影响。

2.局部浸润阻滞疗法

在触发区行局麻剂，局部浸润阻滞，可改善恶性循环，从而缓解冠状动脉的痉挛，不仅消除疼痛，而且改善心肌本身的血供。

3.埋线疗法

心绞痛的急性期过后可埋线治疗。

取穴：心俞透厥阴俞、至阳、膻中、内关、足三里、三阴交。

操作：选用16号一次性埋线针，4号药线。埋线对改善心肌缺血，缓解心绞痛有确切疗效。

【典型病例】

患者，女，48岁。左胸口痛并左上臂放射性痛4年。疼痛常呈紧束感、压迫感、针刺样；常在上楼梯或活动后发生，数分钟缓解。检查：身高163cm，体重78kg，血脂、心电图异常。诊断为冠心病心绞痛。首选星状神经节阻滞治疗，采用1%利多卡因/布比卡因合剂13ml先行左侧阻滞，阻滞后疼痛立止，次日行右侧星状神经节阻滞，并合并埋线治疗6个月随访时，无任何不适。

【经验辑要】

星状神经节阻滞，注入10余毫升药液后，药液沿筋膜间隙扩散，可阻滞整个颈部和上胸部交感神经，能迅速缓解冠状动脉的痉挛，改善恶性循环，不仅迅速消除疼痛，而且可改善心肌本身的血供。埋线取背俞穴也与胸部支配心脏的交感神经有关，埋线刺激持久，可使交感神经兴奋状态得到长期纠正，以使治疗效果延续持久。

第十六节　肾　绞　痛

【概述】

肾绞痛是泌尿外科最常见的急诊。肾盂或输尿管受到刺激或阻塞时引起平滑肌强烈痉挛以致剧烈的腰部疼痛，即肾绞痛。

肾绞痛是上尿路梗阻的一种表现。最常见原因为肾、输尿管结石，也有因大量血块致使输尿管痉挛或梗阻产生的绞痛者。其他原因有先天性畸形、肿瘤、肾下垂等。本病属中医学"石淋""腰痛"等范畴。

【临床表现】

1.**疼痛**　上腹或腰部钝痛，是由结石引起肾盏颈部梗阻，或肾盂结石相对移动不大时引起。腰部剧烈疼痛，是由于结石引起肾、输尿管连接处或输尿管完全梗阻时，出现剧烈疼痛。疼痛为阵发性，疼痛时辗转不安、大汗、恶心、呕吐。疼痛缓解后，无明显自觉症状或仅有腰部不适。疼痛位于腹部或放射至同侧大腿内侧时，是由肾盂输尿管连接或上段输尿管梗阻引起。输尿管中段梗阻时，疼痛放射至中下腹部。结石位于输尿管膀胱壁段或输尿管时，常伴有膀胱刺激症状及尿道放射痛。

2.**血尿**　绞痛发作时出现血尿，根据程度不同，可表现为肉眼血尿或显微镜血尿。

3.**感染症状**　结石伴感染时，可有尿频、尿痛等症状，继发急性肾炎或肾脓肿时，可有发热、畏寒、寒战等全身症状。

若患者有排石史，可伴发尿道刺痛、尿流中断，完全梗阻时可导致无尿。体检时同侧腰部有压痛、叩击痛，但无肌紧张及反跳痛，X线片、B超检查可提供病因诊断。

【治疗】

1.**注射疗法**

肾脏投影区域疼痛扳击点局部浸润注射。

药物：利多卡因5ml，山莨菪碱2mg，野木瓜注射液4ml。

2.埋线疗法

取穴：肾俞、膀胱俞、志室、阳陵泉、阿是穴。

操作：注线法，用12号针，2号药线，阿是穴即痛点，用4cm长线，在痛点下极直刺进针1.5cm，平刺向上进针5cm，将线埋入，其他穴位常规操作。

3.贴敷疗法

肾虚暖脐膏（方剂来源：《膏敷疗法》）。

适应证：肾虚、腰痛腿软，手足不温。

药物：韭子、蛇床子、附子、官桂各30g，独头蒜500g，川椒90g，麻油2130g，广丹1000g。

配制方法：用麻油将上药浸泡10日，上火熬枯，捞去渣，熬油后下丹频搅，至滴水成珠，盛瓷器内，去火毒后，分摊于红缎布上备用。

使用方法：将硫黄、母丁香各18g，麝香9g，共为末加大蒜捣为丸，每粒如豆大。用时将肾虚暖脐膏化开，取1丸置脐内，贴上膏药。7日后，若腰痛腿软减轻而未全止，可如上法进行治疗，可连贴4次，直至病愈。

注意事项：孕妇禁贴。

按语：此膏温肾，可补命门之火，加之贴神阙穴，有运脾阳之功，故肾阳虚腰痛贴之可止。

【典型病例】

患者，男，60岁。有肾结石病史13年，临床经常发作，常用注射吗啡、哌替啶止痛。埋线取肾脏投影区，结合痛点取2个阿是穴，双侧肾俞、膀胱俞、志室、阳陵泉埋线，疼痛立即减轻，20天及2个月各进行1次埋线治疗，半年病情稳定。

【经验辑要】

阿是穴及膀胱俞、肾俞埋线，都接近病变部位，埋线可调理膀胱气机，解除肾、膀胱、输尿管平滑肌痉挛，增加尿量，有利于细小结石排出，用2号线可保持较长刺激，间段治疗持续起效，对治疗十分有利，临床可收到较好效果。

第十七节 腰椎间盘突出症

【概述】

腰椎间盘突出症是指腰椎间盘发生退行病变之后，在外力作用下纤维破裂髓核突出，刺激或压迫神经根、血管或脊髓等组织所引起的腰痛及下肢放射痛为主要症状的一种疾病。

本病多发生于青壮年男性，发病率男女之比为（10~15）：1。发病年龄多在20~50岁，70%左右有外伤史。发病部位以L_4、L_5发病率最高，其次为L_5、S_1两个节段，约占90%，L_3、L_4较少见。本病中医学属腰腿痛范畴。

【病因】

腰椎间盘突出与以下因素有关。

1.过度负荷 从事过重体力劳动和举重运动常因过度负荷造成椎间盘早期退变。当脊柱负重100kg时，正常的椎间盘压缩1mm，向侧方膨出0.5mm。而当椎间盘退变时，负同样的重量，则椎间盘压缩1.5~2mm，向侧方膨出1mm。当双下肢直立弯腰提取20kg的重物时，椎间盘内压力增加到30kg/cm^{2}以上，如长期处于如此大的椎间盘压力时，易在早期使纤维环破裂。

2.腰穿 在进行腰穿或腰麻后发生椎间隙狭窄，患者在数天之内，严重腰痛，脊背部强直，X线片显示椎间隙迅速地狭窄。原因是腰穿时，穿刺针穿破纤维环，髓核从针眼处漏出，可造成不典型髓核突出。

3.急性损伤 如腰背扭伤或损伤，并不能引起腰椎间盘突出，但可使椎间盘软骨终板破裂，使髓核突入椎体内，原始病变在于无痛的髓核突入内层纤维环，而外伤使髓核进一步突出到外面有神经支配的外层纤维引起疼痛。

4.长期震动 汽车和拖拉机驾驶员在驾驶过程中，长期处于坐位及颠簸状态时，腰椎间盘受的压力较大，长期反复的椎间盘压力增高，可加速椎间盘的退变和突出。同时震动也影响椎间盘的营养，髓核、纤维环的含水量亦随之减少，同时椎间盘内的氧张力及细胞活动亦明显减低。

5.年龄 腰椎间盘突出的发病率在中年最高，20~40岁占64.66%，40岁以上占34.92%，说明年龄是一个重要因素。

6.身高 超过正常男、女的平均高度以及较大的腰椎指数，腰椎间盘突出症的发病率高。

7.遗传因素 也是可能病因学中要加以考虑的一个方面，武汉医学院二附院1979年曾有报告，研究组中，32%病例有阳性家庭史，而对照组仅为7%。

8.妊娠 妊娠期间整个韧带处于松弛状态。纵韧带在原先退变的基础上，使椎间盘膨出。

9.吸烟 椎间盘营养依靠椎间盘周围血管提供。吸烟对血液流变学的改变已多有报告。由于吸烟影响溶质运输率，营养物质不能进入椎间盘，代谢物质不能排出，长此以往，造成不可避免的结果，椎间盘营养不足，细胞功能不良，酶的降解促进椎间盘的退变。

【 临床表现 】

1.腰背痛 腰椎间盘突出症的患者，绝大多数有腰背痛。腰背痛既可出现在腿痛之前，亦可出现在腿痛之后，或同时出现，腰背痛和外伤可有间隔时间，短者数天，长者间隔数月乃至年余。患者腰背痛范围较广泛，主要在下腰部或腰骶部，发生腰背痛的原因主要是因为椎间盘突出时，刺激了外层纤维环及后纵韧带中的窦椎神经纤维。一般为钝痛、刺痛或放射痛。

临床所见的腰背痛可分为两型：①腰背部广泛的钝痛，起病缓慢，卧床休息后疼痛减轻；②腰背痛发病急骤，疼痛严重，腰背部肌肉痉挛，各种活动受限。严重影响生活和工作，持续时间较长，要经3~4周始能缓解，这两类疼痛以前者较多，后者较少。前者多属椎间盘纤维环尚完整，而后者多为纤维环突然全部或大部破裂髓核突出。

2.坐骨神经痛 由于95%的椎间盘突出症发生于L_4、L_5及L_5、S_1椎间隙，故腰椎间盘突出的患者多有坐骨神经痛。

这种疼痛可发生于腰背痛后，或腰背痛时一并出现或先于腰背痛。统计显示，坐骨神经痛发生在腰背痛之后为21.5%，一并出现为27.27%，先于腰背痛19.13%。

坐骨神经痛多为逐渐发生，开始为钝痛逐渐加重，疼痛多呈放射痛由臀部、大腿后外侧、小腿外侧至跟部或足背。中央型常引起双侧坐骨神经痛，于咳嗽、打喷嚏、大小便引起腹压增加时，皆可使疼痛加重。弯腰侧卧屈髋屈膝的三屈位时可使坐骨神经松弛，疼痛减轻，腿痛重于腰背痛是椎间盘突出症患者的重要表现，因腰骶神经根受累为主要矛盾。

3.下腹部或大腿前侧痛 在高位腰椎间盘突出时，突出的椎间盘压迫L_1~L_3神经根出现相应神经根支配的腹股沟痛或大腿内侧疼痛。

另有部分低位腰椎间盘突出，也可出现腹股沟区痛或下腹部疼痛。这种疼痛多为牵涉痛，而并非根性受压症状。也有人指出椎神经由2/3交感神经和1/3躯体神经组成。这种疼痛是由于刺激了交感神经纤维所致。

4.间歇性跛行 当患者行走时，随行走距离增多，引起腰背痛或不适，同时感患肢出现疼痛麻木加重，当取蹲位或卧床后，症状逐渐消失。此由于腰椎间盘突出压迫神经根，可造成神经根的充血、水肿、炎症反应和缺血。当行走时，椎管内受阻的椎静脉丛充血，加重了神经根的充血程度，引起疼痛加重。此种间歇性跛行与椎管狭窄相似。

5.肌肉瘫痪 腰椎间盘突出压迫神经严重时，可出现神经麻痹、肌肉瘫痪。较多见的为L_4、L_5椎间盘突出。

6.麻木 腰椎间盘突出症有部分患者不出现肢体疼痛而是肢体麻木感。此多为椎间盘组织压迫刺激了本体感觉和触觉纤维引起麻木。麻木感觉区域仍按神经根受累区域分布。

7.马尾综合征 中央型腰椎间盘突出症，当突然巨大突出时，常压迫突出平面以下的马尾神经。马尾神经常包括L_3~S_1的神经根，早期表现双侧严重坐骨神经痛，会阴部麻木、排便、排尿无力。有时坐骨神经痛可交替出现。时左时右，随后坐骨神经痛消失，而表现为下肢不全瘫痪，如不能伸趾或足下垂，同时双下肢后侧会阴部痛觉消失，大小便功能障碍，男性患者可出现阳痿。

8.脊髓圆锥综合征 高位腰椎间盘突出症，骶部脊髓S_3~S_5节段和尾髓1节段的病损有着典型的综合征。身体症状包括会阴及肛门周围的皮肤感觉缺失。如果S_2受累的话，大腿后部将出现麻木，即表现为所谓的马鞍区麻木。骨盆出口处的肌肉软瘫，包括肛门外括约肌、膀胱括约肌及坐骨海绵体、球状海绵体肌。由于横纹肌系统对外肛门括约肌的控制相应丧失，在腹压增大时大便失禁，不能自主排便。勃起和射精能力完全丧失。

9.周围圆椎综合征 脊髓的L_4~S_1节段被称为外周圆椎。感觉丧失发生在L_4~S_2神经根所在的区域。臀肌，伸、屈膝关节，踝关节和脚趾以及脚的内在肌肉的肌力减弱。步态异常也很常见。可表现为踝反射和趾反射均缺如，而膝反射则相对较明显。膀胱和直肠功能的随意控制经常削弱。阴茎的勃起和射精功能几乎都有不同程度的受损，但阴茎的异常表现异常勃起也经常发生。

10.患肢发凉 几乎所有患者自感患肢发凉。患肢的基础皮温低，S_1神经受累的皮温更低，尤以中趾的末端为著。此系腰椎间盘突出时，刺激了椎旁的交感神经纤维，反射性引起下肢血管壁的收缩而致。在临床上遇有椎间盘突出的患者，主诉为患肢发凉，经保守治疗后症状消失。

11.尾部痛 腰椎间盘突出的症状可表现为尾骨痛，其主要原因为突出椎间盘组织移位于骶管，也可因为腰椎或腰骶神经丛的解剖变异刺激神经所致。

12.小腿水肿 王全美报告2例腰椎间盘突出症，出现患侧小腿水肿。单教授认为发病机制不明，可以是神经受到机械性及局部无菌炎症的化学性刺激时，粘连水肿，影响交感神经的传导功能，窦椎神经也可能发生异常短路，而使下肢相应的血管神经功能障碍。

【诊断】

腰椎间盘突出症的诊断主要依靠详细的病史和细致的体格检查，重点应放在以下几个方面。

1.一般体征

（1）步态 症状轻的腰椎间盘突出症状患者，在步态上和正常人没有明显区别，症状较明显者则行走时姿态拘谨。而症状较重者行走时喜欢取身体前倾而臀部凸向一侧的姿态下跛行。

（2）脊柱外形 正常脊柱的外形从后面观察是直的，而从侧面观察则有四个弯曲。颈和腰椎为生理性前凸，胸椎和骶椎为生理性后凸。在某些疾病的影响下，这种生理性弯曲可加大或变小或反常。

腰椎间盘突出症由于突出物刺激神经根而引起疼痛。为了使突出物后凸的张力减少对神经根的刺激，椎间隙的后方就变宽。在一些重症患者，则腰生理性前突可完全消失，甚至反常，以尽量加宽后侧间隙，使后纵韧带紧张度增加而髓核部分还纳。同时椎管后侧的黄韧带相应紧张，加宽了椎管容积。

除了脊椎生理性前突发生改变外，脊柱还出现侧弯。

脊柱侧弯是由于在侧弯的情况下，可以使疼痛减轻。腰部的侧弯方向可以凸向患侧，也可以凸向健侧。此与突出物与神经根的相邻关系有关。如果突出物在神经根的内侧——腋部，腰椎凸向健侧，减轻神经根所受突出髓核的压力，使神经根松弛。此外，背根神经受到强烈刺激，患侧腰段骶棘肌痉挛也是出现向健侧凸的原因。相反，如果突出物在神经根的外侧——肩部，腰椎凸向患侧，使神经根离开了突出物而达到减轻对神经根压迫的程度。部分患者脊柱侧弯的方向出现交替性改变。开始脊柱凸向一侧，而过了一个阶段又变成凸向另一侧。这常是突出物恰在神经根的正前方。当腰部活动时，神经根可移向突出物的内侧或复移向外侧，致使出现侧弯交替性变化。L_4、L_5椎间盘突出症在临床出现程度不同的脊柱侧弯。而L_5、S_1椎间盘突出症则多无明显的脊柱侧弯。这是由于髂腰韧带，使L_5的横突与髂嵴、髂骨翼及骶骨相连，这样L_5就难以有较大的侧屈活动度。

（3）压痛点　腰椎间盘突出症的压痛点多在有病椎间隙的棘突旁。如病变发生在L_4、L_5棘突间的棘突旁有深压痛。此压痛并向同侧臀部及下肢坐骨神经分布区放射。放射的远近程度不一。而在部分L_5、S_1椎间盘突出患者，多是不明显。

（4）腰部活动度　腰部在正常情况下的活动度前屈可达90度，向后及向左，向右皆可30度。老年人或很少参加活动锻炼的人，他们的活动度可能会小一些。

在腰椎间盘突出症时，各方向的活动度都会不同程度地受影响。但脊椎后伸受限时疼痛更明显。这时诊断有较大的参考价值。因后伸时，后方椎间隙变窄而使突出物更为后突，加重了对神经根的刺激。

（5）下肢肌肉萎缩　有两方向因素：①由于坐骨神经痛使患者行走或站立时就很自然地多以健肢来负重。由于废用导致患肢的肌肉逐渐发生萎缩。②由于神经根受压所致。在腰椎间盘突出时，属于下神经单位的腰骶神经根受到损害，故由此神经根所支配的肌肉如胫前肌、伸踇长肌、伸趾肌、腓肠肌等皆有不同程度的肌萎缩。

（6）肌力改变　在常见的L_4、L_5和L_5、S_1椎间盘脱出症，表现为L_5、S_1神经根受累，检查时应注意相应神经支配的肌肉肌力改变。

（7）感觉减退　腰椎间盘突出症的感觉可以是主观的麻木，也可以是客观的麻木。主观的麻木为患者感觉小腿外侧发麻。有时也可查到受累神经支配区感觉迟钝，这就是客观麻木。

（8）反射改变　患侧的膝反射及跟腱反射可以减弱或消失。膝反射的减弱是由于L_4神经根侵犯，多为L_3、L_4椎间盘突出所致。跟腱反射减弱或消失是由于S_1神经损害所致。对于L_5、S_1椎间盘突出症的诊断有重要价值。

2.各种特殊检查

（1）直腿抬高试验　正常人在仰卧位下肢于膝关节伸直位时，被动抬高下肢的活动度数为60°~120°，在进行这一试验时应先检查健侧，注意其最大的活动范围以便于与病侧作对比。检查时患者仰卧，检查者一手握住患者踝部，另一手置于其大腿前方，使膝关节保持于伸直位，抬高肢体到一定高度，患者感到疼痛或抬高有阻力为阳性，并记录其抬高角度。如抬腿仅引起腰痛或仅腘部疼痛不适，皆不能算为直腿抬高试验阳性。如检查时小腿外侧的放射痛。有足背直达踇趾的麻痛感或放射痛，或直达踝部、跟部的疼痛，皆为较典型的直腿抬高试验阳性。

直腿抬高试验的机制是由于突出的椎间盘组织压迫神经根后，限制了神经的正常活动度。刺激了神经而致痛，腰椎间盘突出的患者，绝大多数都出现直腿抬高试验阳性，故而这一检查方法对诊断本病是一重要依据。

神经根的压迫一旦被解除，直腿抬高就不再受限。故这一点也常可作为非手术疗法是否有效的指征。

（2）拉塞克氏征　患者仰卧，屈膝屈髋，当屈髋位伸膝时引起患肢疼痛或肌肉痉挛者，为阳性，机制是由于伸膝时，增加了神经根张力，刺激了原已敏感的神经根而诱发坐骨神经痛。

（3）健肢抬高试验　患者仰卧，当健肢直腿抬高时，患肢出现坐骨神经痛者为阳性，此试验机制是由于直腿抬高健肢时，健侧神经根袖牵拉硬膜囊向这端移位，从而使患侧的神经根向下移动则致疼痛。如突出的椎间盘组织在神经根的肩部时，此试验为阴性。

（4）直腿抬高加强试验　当直腿抬高到一定程度时，即出现坐骨神经分布区的放射痛，然后将患肢高度予以少许降低，可使放射痛消失，此时将患肢的踝关节突然背屈又引起坐骨神经分布区的放射痛为阳性。

（5）仰卧挺腹试验　患者仰卧，做抬臀挺腹的动作，使臀部、背部离开床面，出现患肢放射痛即为阳性。

（6）屈颈试验　患者取坐位，两下肢伸直，此时坐骨神经已处于一定紧张状态，然后向前屈颈而引起患侧下肢放射痛即为阳性。这是因为屈颈时，从上方来牵扯硬脊膜和脊髓而刺激了神经根。

（7）腘神经压迫试验　仰卧位，将患者髋关节及膝关节屈曲到90度，然后逐渐伸直膝关节，直到出现坐骨神经痛为止，此时将膝关节稍屈曲，坐骨神经痛则消失，以手指压迫股二头肌腱内侧的腘神经，如出现由腰至下肢的放射痛即为阳性。此试验在腰椎间盘突出症为阳性，而在其由于肌肉因素所引起的腰腿痛此试验多为阴性。

（8）股神经牵拉试验　患者俯卧位，下肢伸直180度，检查者将患肢小腿上提，使髋关节处于过伸位，出现大腿前方痛即为阳性，在L_2、L_3和L_3、L_4椎间盘突出时为阳性。

（9）坐骨神经牵拉试验　患者取坐位，颈部屈曲，当髋关节处于屈曲$90°$时，伸患侧膝关节引起下肢放射痛，其原理同屈颈试验。

（10）弓弦试验　患者在直腿抬高的极限时，使膝关节略屈，将腿置于检查者的肩上，检查者用指腹压腘窝，引起的向上、下放射的背部痛或小腿痛。

3.影像学检查　X线、CT、MRI检查可提供诊断依据。

【治疗】

1.斜扳手法疗法

斜扳手法是治疗腰腿痛的关键手法之一，属中国推拿疗法之一，侧卧位，患肢在上，屈曲，健肢伸直，腰部放松，以一手或肘按住其肩前部，另一手或肘抵住臀部，两手或肘协同做相反方向的用力，使腰背扭转，有阻力时肩施以较大幅度的突然板动，常可听到"喀喀"声。斜扳手法原理类似于杠杆作用，两端的着力点，通过较长的力臂，使腰椎产生旋转。虽用力不大，但可以使腰椎产生较明显的空间位置变化，据手术证实斜扳法可使椎板发生5mm移位，关节囊受到牵伸，从而推测椎间孔形态的变化。使神经根所处的区域容积相对增加，解除神经根嵌压或粘连，使局部压迫得以缓解，减轻疼痛。国内研究者应用电一机械测量法，研究下腰椎后部结构在斜扳时发生的运动神经根管容积，松动上、下关节突，使神经根管内容和小关的粘连获得松解，改善局部循环，有利于症状缓解。

2.神经阻滞疗法

阻滞疗法是利用利多卡因、类固醇药物等配制的镇痛液浸润于痛点或神经根、神经干周围，以阻断外来或内在的对中枢形成的刺激、消除炎症，消除恶性循环解除疼痛的一种注射方法。

骶管阻滞是常用的阻滞方法，具体如下。

体位：取俯卧位，腹下垫枕。

进针点：骶裂孔位于骶角之间的凹陷处。

体表定位：①先确定尾椎尖端位置，然后用拇指沿骶骨中线向上，在尾骨尖端上5cm的部位，可触到"A"形的凹陷点，其两侧为骶角，此凹陷点为骶裂孔。②以拇指沿骶骨中线的骶中嵴从上向下滑落，摸到凹陷点，即为骶管裂孔（图18-5、图18-6）。

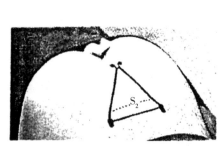

图18-5　骶管注射定位图

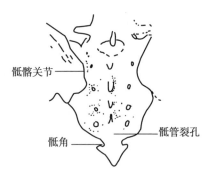

图18-6　骶管注射进针点

操作方法：用带有7号针头的注射器，在进针点消毒后，快速垂直刺入皮肤，继续缓慢进针，当遇到韧性阻力时，即为骶尾韧带，突破骶尾韧带时有阻力消失感，回抽无血、无脑脊液，注液畅通且无皮下肿胀感，说明针尖位于骶管腔内。注入5ml试剂量，证实针尖在骶管内而非皮下或蛛网膜下腔，方可注入全量药物。

单教授镇痛液常用处方：

2%利多卡因	5ml
复方倍他米松	1ml
胞磷胆碱	0.1g
林可霉素	0.6g
神经妥乐平	7.2Neurotropin单位
当归注射液	4ml

维生素 B_6	2ml
维生素 B_{12}	1mg
玻璃酸酶	1500U

3.竖脊肌鞘内注射疗法

竖脊肌鞘内注射是单永安等在一次骶管治疗中由于穿刺失误将药液注入竖脊肌鞘内，术后1天患者原腰痛消失后引起重视，3年来单教授对263例腰椎间盘突出症施行本法治疗，疗效和骶管疗法相似，现介绍如下。

药物：2%利多卡因10ml加曲安奈德40mg，消旋山莨菪碱10mg，维生素 B_1 100mg，维生素 B_{12} 1mg，伊痛舒4ml，麝香注射液4ml，玻璃酸酶1500U，生理盐水加至80ml。

穿刺部位及方法：采取俯卧位，臀部垫枕，自骶裂孔上方1cm处进针，穿刺至骨膜，再将针头向左或向右倾斜15度继续进针3cm，回抽无血即可将配制的混合液的一半缓慢持续的注入竖脊肌鞘内，此时可看到或触摸到一纵型条状硬块起至腰部。再将穿刺针退到原处并穿刺至对侧竖脊鞘内将另一半混合液注入。出针后局部按摩5分钟，使药液充分扩散开，术后创可贴固定，卧床观察10分钟，如无不良反应即可离开。5~7天重复注射一次，3次为一个疗程。

竖脊肌为脊肌中最长、最大的肌肉，纵裂于脊柱沟内深部，起自骶骨背面和髂嵴的后部，向上分出很多肌齿，沿途止于椎骨和肋骨并达到颞骨乳突。混合液中的曲安奈德有减轻局部炎症，从而消除水肿减轻局部张力而止痛，山莨菪碱改善局部血液循环起到活血化瘀，配合B族维生素中药活血止痛剂的作用增加局部肌肉神经的营养，从而解除了疼痛，本法操作简便，安全可靠，无毒副作用，很有推广价值。

4.腰椎旁椎间孔注射疗法

试验研究发现，在X光引导下，腰椎旁垂直穿刺将造影剂注射到椎间孔附近，造影剂可经神经根进入硬膜外腔扩散并显影。因此，可将硬外间隙注射途径分为四种：①经后正中硬膜外间隙；②经椎旁椎间孔硬膜外间隙；③经侧隐窝入络硬膜外间隙；④经骶管硬膜外间隙注射。倪家骧报

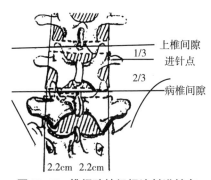

图18-7 椎间孔神经根注射进针点

道经椎间孔硬膜外腔注射治疗腰椎间盘突出症效果好于经后正中硬膜外腔注射，因为经前者注射，药液不仅可以作用于神经根，还可以经椎间孔直接到达突出椎间盘引起的炎性病灶周围，更集中有效地消除炎症，同时避免经后正中硬膜外间隙穿刺引起的并发症。

选择穿刺点时，先确认有椎间盘突出的同一棘突间隙，如 L_4、L_5 椎间盘突出时，先找到 L_4、L_5 棘突间隙，画出标记，然后找出上一个棘突间隙，在两棘突间隙边线的上中1/3交界处（图18-7），向患侧旁开2~2.5cm，即穿刺点，经在X光验证，男性平均为2.22cm，女性2.07cm。

患者取侧卧位，患侧在上，双髋膝屈曲。皮肤常规消毒后，在穿刺点略向内斜10度进针，进针约4cm时触及关节突（一般男性平均为4.32cm，女性平均为3.71cm）退针至皮下，将针向外斜10~15度，垂直进针5~6cm，针尖可触及椎体后缘（男性平均为5.82cm，女性平均为5.60cm），将针后退少许，针尖斜面转向内侧（正对椎间孔），回抽无血液或脑脊液，可注入试验量局麻药，如无药液注入蛛网膜下腔征象，可注入消炎镇痛液20~25ml。

向椎间孔处穿刺时，针尖触及椎体后缘是穿到位的标志，由于采用垂直穿刺，针尖不会触及神经根，不会产生异感，在椎间孔处注射药物，患者常有向该神经分布区传导的感觉，停止推药后，该感觉消失。试验性注射1%利多卡因3~5ml后，数分钟后，相应的阻滞区内浅感觉减弱或消失，应视为阻滞成功的标志。患者原有的腰及下肢疼痛减轻或消失也能帮助确认被阻滞的效果。

单教授常用处方：

2%利多卡因	5ml
当归注射液	4ml
野木瓜	2ml
伊痛舒	2ml
维生素 B_1	100mg
维生素 B_{12}	1mg
玻璃酸酶	1500U
麝香注射液	2ml
复方倍他米松或曲安奈德	40mg

5.穴位注射疗法

取穴：病椎双侧夹脊穴、病侧上1夹脊、病侧下1夹脊。

药物：骨肽粉针20mg，野木瓜4ml，维生素B_{12} 1mg，玻璃酸酶1500U，利多卡因5ml。

操作：用10ml针管，8号针头，从椎间隙旁开0.5寸处垂直进针，至3.5cm，不提插，不找异感，回抽无回血，无回液每穴注射2.5cm，隔日一次，10次为一个疗程。

6.椎间孔埋线法

操作：穿刺部位详见椎间孔注射法，用16号针，4号药线3cm，直刺进针，入皮后向外调整角度15°继续进针，约5cm可达椎间孔将线埋入。

7.夹脊穴埋线法

操作：穴位同穴位注射法，用16号针，4号药线2cm，直刺进针，直达椎板有骨质抵触感时稍退针0.5cm，将线埋入。

8.贴敷疗法

椎突膏（经验方）

适应证：腰椎间盘突出症。

药物：乳香120g，没药120g，麻黄100g，马钱子60g，生草乌60g，生川乌60g，骨碎补200g，杜仲120g，地龙300g，血竭120g，黄连120g，自然铜100g，广丹1500g，香油3000g

配制方法：马钱子、川乌、草乌先浸油内泡7天，熬制时放火上炸片刻再放入没药、麻黄、骨碎补、杜仲、地龙，炸枯去除药渣。黄连、血竭、自然铜制粉后下，丹随即下入，乳香待油温降至50℃时下入。

熬制黑膏药一看油花，由大变小，由多变少；二看油烟，待烟尽为止；三看滴水成珠，油珠黏而不脆为上。

使用方法：将制作好的药膏摊在已备好的15cm×15cm的膏药布上，折叠备用。用时加温至软化，贴敷于病椎。

【典型病例】

患者，女，63岁。腰腿痛13年，加重4年。患者于13年前左侧大腿疼痛，诊断为腰椎间盘突出症。虽经治疗，不但不见效，还逐渐加重；最近3~4年双下肢瘫软、发凉、麻木一直不能缓解，2007年4月，CT检查报告显示腰椎管狭窄。检查：脊柱平直，直腿抬高试验、屈颈试验阳性，双下肢温度降低，膝反射可引出，但稍弱。CT诊断：腰椎间盘突出合并腰椎管狭窄。治疗采用骶管阻滞共3次，侧隐窝阻滞2次，埋线3次，以上操作交替进行；治疗进行4次后症状减轻，可以行走，45天后症状完全缓解，至今十多年了无反复。

【经验辑要】

（1）保守治疗的适应证：病史较短，临床症状较轻，影像检查无椎管狭窄、黄韧带肥厚，突出物无钙化者。注射治疗3次为一个疗程，80%的可以完全解除症状，个别疗效不理想可再补充两次治疗，一般问题就解决了。注射治疗过程中，治疗间隔一般7~14天治疗一次，激素使用频率3~5次的治疗，激素使用1~2次为佳，其他可配些活血止痛类、非甾体抗炎类、B族维生素和神经营养类等。若3~5次疗效不理想应改用其他疗法，不能一种治疗一用到底。

（2）注射治疗穿刺点要选准，腰椎旁有椎动脉，侧隐窝，神经根分布，要避开这些组织，防止发生意外，正确的椎间孔定位，在这个通路上是安全的，一定要规范操作，做到心中有数。骶管注射采取直刺进针，7号针头就够了，不能向上无限度斜刺进针，防止个别发育畸形，硬膜囊延伸至骶尾部，误入发生意外。

（3）埋线治疗时，椎间孔埋线可不加配穴，单纯椎间盘突出，症状轻者一周之内症状减轻，2个月达到最佳疗效，所以确定再次治疗的间隔是2个月后。

第十八节　腰肌劳损

【概述】

腰肌劳损是疼痛科最常见的疾病。是多种疾病常见症状，或为腰部肌群的慢性累积性损伤，病程缠绵，时轻时重，反复发作，影响工作和生活。它是由于长期下蹲及腰背劳作，腰背部经常性的过度负重，过度疲劳，或职业原因或工作时姿势不正确，或并有腰部解剖特点或解剖缺陷等原因所致。本病是腰痛中最常见的一种，没有明显的外伤，而是在不知不觉中慢慢出现的腰痛症，各种行业的人均可发病，体力劳动和脑力劳动者发病率差别不大。

本病属中医"腰痛""痹证"范畴，多因劳伤气血，或肾气虚弱，腰部经筋失养所致。

【治疗】

1.埋线疗法

取穴：疼痛部位夹脊穴、肾俞、大肠俞、委中。

操作：夹脊穴采用通贯埋线，用12号针、1号5cm长胶原蛋白线，从病变部位下方斜刺进针3cm，再平刺向上。其他穴位常规埋入3号羊肠线2cm。

2.注射疗法

取穴：疼痛部位夹脊穴。

药物：周围疼痛阻滞液30ml。

操作：用50ml注射器，配8号针头，抽取上阻滞液，每侧选上下两个穴位，每穴注射7.5ml。注射深度约3.5cm接近腰椎小关节处。

3.拔罐灸疗

取穴：疼痛部位夹脊穴、肾俞、大肠俞、命门。

操作：拔罐敷药艾灸一体疗法，选准穴位后，备好敷药艾灸罐，对准穴位用拔罐器抽吸拔牢，每次选4~6穴，时长20分钟为宜，调节好温度，防止烧伤。

4.贴敷疗法

921镇痛膏（方剂来源：《膏敷疗法》）。

适应证：颈椎综合征，腰椎间盘突出症，急慢性腰扭伤，肩周炎，肱骨外上踝炎。

药物组成：血竭80g，阿魏150g，生乳香150g，生没药150g，生五灵脂150g，生南星120g，生大黄200g。

配制方法：先将生药饮片晒干，研细，过100目筛，然后将所有药粉混合，并用均筛混合法和匀，再按药粉的3%比例加入月桂氮酮和6%比例加入丙二醇，均匀研入药粉中，制膏时，按黑膏药油的25%比例将药投入溶解的药油中，充分搅拌均匀，然后按每张大号25g，中号20g，小号10g分摊于事先准备好的膏药底衬上，晾干分装备用。

使用方法：先确定疼痛点阿是穴，以75%乙醇擦拭皮肤，然后根据痛点大小，选择不同规格的"921"镇痛膏，加温烊开，使膏药面积摊大，随即对准痛点贴牢，3天换一次，连用3~5次。

疗效观察：报道的114例非癌症痛患者，使用"921"期间均停用其他镇痛药。结果全部有效，起效时间最快的5分钟，最慢的45分，平均24分钟。临床观察发现，病程长，疼痛重者起效慢，反之则起效快。

按语："921"镇痛膏是针对气滞血瘀，热毒蕴结，痰浊凝聚，病因不同的癌症患者，立足行气活血、涤痰化瘀、排毒散结等治则治法设计而成，治疗多种癌症疼痛的贴敷剂。该药抗癌镇痛疗效确切，已被国家高层次专家认定和国家中医药现代化工程技术研究中心反复测试验证所证实。为探索其对非癌症疼痛的作用，将该药用于治疗各类非癌症性疼痛，同样取得了起效快、镇痛力强、止痛持久、无毒副反应的良好效果。

第十九节　强直性脊柱炎

【概述】

强直性脊柱炎（AS）是一种原因不明的慢性进行性炎性疾病，侵犯脊柱和邻近软组织，早期病变常畸形。90%为HLA-B27人类白细胞相关抗原阳性。

强直性脊柱炎是脊柱关节病的原型，如果没有并发其他风湿病，则为原发性（特发性）强直性脊柱炎；如果骶髂关节与任何一种脊柱关节病并发，则为继发性强直性脊柱炎。近年来，由于医疗水平的提高，很少病例发展为古代描述的脊柱弯曲强直，因而强直性脊柱炎已不再是一个十分恰当的名称。

强直性脊柱炎属于中医"痹证"范畴，古人称为"龟背风""骨痹"。亦有称之为肾督亏虚、寒湿深侵所致的枢痹。

【临床表现】

（1）本病多发生于20~30岁的青年男性，男女比例为（2.5~4.1）：1。一般男性发病比较重，进展比较快。

（2）大多隐匿发病，早期侵犯骶髂关节，常有腰部及骶髂关节疼痛，伴有活动受限及僵硬，以后沿脊柱发展到腰椎、胸椎、颈椎的脊柱关节及脊肋关节而引发相应症状，如累及脊肋关节，则胸廓扩张受限，患者感呼吸困难。

（3）晨僵是强直性脊柱炎早期最常见症状也是病情活动指标之一。患者起床腰部僵硬，活动后减轻，病情严重者可持续全日。热敷、热水浴可使晨僵缓解。

（4）外周关节症状：50%以上患者累及髋关节和肩关节，20%累及周围关节，如肘、膝、踝、手，但累及指关节的罕见。强直性脊柱炎外周关节受累较少，表现为持续性和破坏性，为区别于类风湿关节炎的特点之一。

（5）部分病例可伴某些关节外表现，如虹膜睫状体炎、主动脉炎和（或）主动脉瓣关闭不全、心脏扩大、房室传导阻滞和束支传导阻滞、扩张性心肌病和心包炎等。

（6）体征：早期可见椎旁及骶髂关节压痛，脊柱各方向运动受限，前凸消失，胸廓扩展范围缩小及颈椎后突。

（7）实验室检查：白细胞数增高、血沉增快、RF阴性、HLA-B27阳性占90%以上，免疫球蛋白增高。

（8）X线：早期骶髂关节模糊、软骨下骨侵蚀和关节附近骨质疏松，以后小关节模糊及关节间隙变窄，周围韧带广泛钙化、骨化，脊柱呈"竹节样"畸形。

【治疗】

1.药物疗法

（1）塞来昔布　非甾体抗炎药，非常规使用，疼痛较重时临时服1片。

（2）来氟米特　一个疗程3个月，可使病缓解。

（3）雷公藤　1个月为一个疗程，根据病情可持续服用2~3个疗程。

2.埋线疗法

主穴：盘龙埋线法、星状神经节。

配穴：肾俞、脾俞、外周关节阿是穴。

操作：主、配穴分3组进行，15天埋线一次，3次为一个疗程。用12号针、2号线，盘龙埋线法、星状神经节埋线法按规范操作，肾俞、脾俞从脊柱旁开1.5寸处进针，入皮后向脊柱方向15度进针1.5寸，埋入2号线2cm，外周关节阿是穴，选在关节周围，避开关节滑囊和髌下脂肪垫。

3.注射疗法

（1）肋突关节注射

体位：俯卧位，胸下垫枕。

体表定位：在肋骨中间、肋椎关节面的点进针（脊柱中线旁约2.5cm处），谨慎穿过皮肤和皮下组织，直到穿刺针到达肋突关节处。

向头侧调整角度，继续进针0.5cm，进入肋突关节腔内，每个关节注入药液2ml。因为关节腔很小，而关节囊很紧，注入药液时有些阻力，注射完毕，将针退出，创可贴加压包扎。

（2）腰椎小关节注射

体位：俯卧位。

体表定位：在预选的两个棘突间下1/3旁开1cm（参考X线片上棘突与关节突的距离）为进针点，垂直刺入皮肤，边进针边回抽，直到接触关节突关节囊为止，抽吸无回血、回液后注入药液，每点2ml。

（3）骶髂关节注射

体位：俯卧位，腹下垫枕，使腰椎前凸减少，腰部平坦。

体表定位：骶骨骨嵴中线和髂后上棘连线的交叉点为进针点，用7号6cm长针自髂后上棘内侧骶中线外刺入皮肤后，以45度角对准关节后中部缓慢进针至骶髂关节后方，回抽无血时，即可注入药液，一侧5ml。

注意事项：定位准确，在穿刺过程中以骶髂关节正侧位片为定向指导；骶髂关节周围有大血管、神经丛、直肠及梨状肌经过，穿刺时必须慎重。

4.拔罐灸疗

取穴：脾俞、肾俞、病变脊椎节段夹脊穴。

操作：选择对症中草药制剂，加入三位一体罐内，点燃艾柱加热，拔罐器抽吸操作，不要过紧，以免损伤皮肤。每次20分钟，1周2次，4~6次一个疗程。

5.贴敷疗法

清痛膏（方剂来源：《膏敷疗法》）。

适应证：痹痛、各种疾病引起的关节痛，尤其是免疫性疾病所致者。

药物：马钱子9g，乳香9g，麻黄12g，透骨草30g，细辛10g，甘草9g。

配制方法：将上述药研成细粉，装瓶备用。用时以香油调成糊状。

使用方法：临用时将调好的药糊敷于患处，厚度 2~3mm，然后用塑料布覆盖，胶布固定，每次敷 24 小时，3 次为一个疗程。

【典型病例】

患者，男，28 岁。腰背部僵硬，疼痛 7 年。1998 年初夏，常感髋部僵硬，疼痛不适，活动有紧束感，特别是早上为甚，活动后改善，2 年后发展至腰，后来胸部也受累，常感呼吸困难，什么活也干不了，生活还得别人照顾。检查：脊椎后凸活动度受限，T_{11}~L_2 脊椎及椎旁有压痛，拾物试验阳性。诊断为强直性脊柱炎。选择胸 11、12 神经行肋突关节注射，L_1、L_2 神经行腰椎小关节注射，目的是迅速解除症状。

药物：复方倍他米松注射液 1ml，玻璃酸酶 1500U，雪莲注射液 2ml，骨肽注射液 4ml，维生素 B_{12} 1mg，注射用赖氨匹林 0.9g、利多卡因 5ml，生理盐水加至 20ml。

复诊时，疼痛症状消失，腰椎活动度增加，行走活动改善。行盘龙埋线法埋线治疗。15 日三诊，再行盘龙埋线治疗。四诊时行星状神经节加配肾俞、脾俞埋线治疗。2 个月复诊时，病情稳定，除腰背稍有僵硬外，诸症消失，生活可自理，并可做些家务等。

【经验辑要】

西医学对强直性脊柱炎的概论是原因不明的慢性进行性疾病，可累及整个脊柱而致强直和畸形。所以西医临床治疗中一般采用非甾体抗炎药、糖皮质激素、免疫抑制剂等，对强直性脊柱炎患者的病情起到稳定和改善作用。但是，长期使用西药，其副作用也是很难避免的，尤其是激素和免疫抑制剂，可能会导致缓解了一个病，又得了另外一个病。

本病西医学已经证实，人体免疫力下降，病毒、细菌一方面容易入侵人体，另一方面不易被彻底清除而潜伏下来，中医称之为"伏邪"，极易干扰人体的正常免疫系统的运作，这是导致自身免疫系统疾病的一个很重要的因素。中医认为，风寒湿等邪气，在正气虚弱时容易侵袭人体，邪气侵入机体经脉，留于脊柱、关节，导致经脉气血闭阻不通，不通则痛。

埋线疗法疗效较好。星状神经节埋线，可改善中枢神经系统、自主神经系统、内分泌系统、免疫系统功能，对全身调节起着重要作用，盘龙埋线法可使药线直达病所，通经络调气血，则邪去络通，通则不痛。小关节、肋突关节、骶髂关节滑囊内注射，针药结合，既能扶正去邪，又直接终止疼痛，起效快捷，疗效持久。

第二十节　脊神经后支痛

【概述】

在临床诊断中，有一部分颈、肩、腰、背及脊柱两侧疼痛，常被诊断为软组织损伤，而实际病因是椎管外伤害性刺激，脊神经后支是主要的传入中枢的通路。临床上，一些急慢性非特异性颈、肩、腰、背疼痛，源于脊神经后支的疼痛。此类疼痛发病率高，病势缠绵，反复发作，有的甚至久治不愈。有的患者为了治病，长期服用止痛药，而药物不良反应往往超过治疗作用，对患者造成第二次伤害；有的患者为了局部皮下疼痛，进行手术探查，甚至广泛的软组织剥离，也有的患者为弄清某种不适症状进行X线、CT、MRI检查，又查不出确切结果。此类患者常规疗法效果又差，且容易复发。因此，如何正确认识此类疾病，对临床治疗具有重要意义。

一、颈神经后支痛

颈神经后支痛：因颈部软组织及骨关节的异常，可刺激颈神经后支，出现相应的临床表现，上颈段后支痛多表现为头痛，枕大神经多放射至顶部呈神经放电样疼痛，枕小神经放射至偏侧头痛，疼痛性质针刺样或刀割样，间歇期为钝痛。相应脊神经根部椎间孔附近压痛阳性，局部肌紧张。此为C_2、C_3神经后支痛。C_4神经一般放射至颈项，C_5~C_7神经后支痛放射肩、肩胛区。

【治疗】

1.颈神经后支阻滞疗法

在相应横突附近穿刺进针，针尖直达横突停止进针，回抽无血、无脑脊液后，注入消炎镇痛液3~5ml。

2.局部痛点阻滞疗法

多数患者可讲出"病变"的具体地方，此为靶点（扳击点）注射。每点注射3~5ml。

3.埋线疗法

根据疼痛的点位、范围及放射部位，分析是哪一支或哪几支后支痛，可采取靶点（扳击点）埋线；或疼痛范围大，多节段后支痛，此时采取夹脊穴通贯埋线。以疼痛部位下极为进针点，直刺进针，入皮后向上斜刺1.5cm平刺向上，至疼痛部位的上极，颈部埋线感应较强，所以透穴时用9号针、00号胶原蛋白线4cm。

【典型病例】

患者，女，43岁。颈部、后枕部、肩胛部疼痛不适，酸麻、僵硬及沉重感6个月，X线片示颈椎变直，余未见异常，诊断为颈部软组织损伤。按摩、理疗、服中西药疗效不佳。埋线治疗，采取夹脊穴通贯埋线，双侧同时埋入1号胶原蛋白线4cm，症状立减，半个月后症状全消，至今无反复。

【经验辑要】

颈部有8对颈神经，分前支和后支，后支除颈1神经外，其余神经后支再分为内侧支和外侧支，C_2神经后支最粗大，称枕大神经，支配枕部的皮肤。C_3神经分布于项部，放射于一侧头部。C_4、C_5神经内侧支达项部皮肤，同时支配其相应肌肉的活动。C_5~C_8神经后支支配肩、肩胛部皮肤及其相应肌肉活动。

颈神经后支病变与周围软组织和脊椎状态有关。中年以后，由于工作原因，使用枕头不当，或有外伤，均可使颈部软组织损伤、血液循环不良、肌肉炎性改变。骨退行性改变可致脊柱变直、上下关节突变性、间隙变窄、压迫，由此通过的脊神经后支而产生症状。

注射治疗可直接缓解疼痛，又能松弛项部的肌肉，改变其血液循环，对由于肌肉紧张出现的压迫症状具有立竿见影的效果。

埋入药线治疗原理在于机械性、物理性、化学性的刺激缓缓不断地释放能量，刺激周围腧穴，有"制其神，令气易行"和"通其经脉调和气血"的作用，并有转移或抑制与疼痛有关的"神"的活动，使"经气"通畅而达到镇静止痛的效果。

二、胸神经后支痛

胸神经后支痛，疼痛部位多在背部及两肩胛之间。多为钝痛、烧灼样痛，可伴有胸部压迫感，严重者可累及前支向相应的肋间、腹部、内脏等部位放射，胸椎、棘突及椎旁压痛明显，叩击可出现相应部位传导痛。定位诊断：疼痛区域在小关节边线和后正中线中间多为内侧支受损，而在小关节连线以外，则为外侧支受累；若小关节两侧均痛，应考虑为两支同时或后支主干的病变。

1.胸神经后支阻滞疗法

一般采用椎旁神经根阻滞，进针点选择在病椎间隙旁开1cm处，直刺进针，针尖直达椎板时稍退针0.5cm，抽无回血、回液、回气，一个点位可注射5ml疼痛阻滞液。一般每周注射1次，经过1~3次治疗后可获得满意疗效。

2.埋线疗法

方法及穿刺部位同注射法，但一般采用病椎再加上1椎同时埋线，疗效较好。用12号针、2号药线2cm，针的斜面在外侧，直刺进针，直达椎板时稍退针将线埋入。

【典型病例】

患者，女，58岁。两肩胛之间钝性疼痛3年，并伴有胸部压迫感，有时向左前胸部放射至心前区，检查心电图无异常。接诊后检查发现患者T$_4$、T$_5$棘突侧弯，椎旁压痛，叩击痛明显，诊断：T$_4$、T$_5$退变性脊柱炎，脊神经后支痛。采取双侧椎旁胸4、5夹脊穴埋线治疗，用12号埋线针，直达椎板，将2cm长的3号药线埋入，并嘱2个月复诊，2个月复诊时症状全消，已无任何不适。

【经验辑要】

胸神经后支痛注射和埋线治疗效果均佳，由于胸椎旁注射治疗有出现气胸、血胸及乳糜胸等并发症的危险，尽量避免多点注射和多次反复注射。所以在注射治疗时尽量把药物配好，争取一次成功，必要时可加入阿霉素5mg，一次即可终止疼痛。埋线治疗操作尤需谨慎，不可提插寻找异感，避免损伤周围神经、血管和胸膜。

三、腰神经后支痛

急慢性发作的腰骶部痛，可伴有臀部及大腿痛（腰痛大于腿痛），不超过膝关节，无下肢感觉、反复发作及肌力异常。X线检查无明显异常，有时可有生理弯曲改变。可有或无外伤史。在主诉疼痛区域上方椎2~3神经处存在棘突及椎旁压痛。其特征为该椎体棘突、病侧小关节、病侧椎突部位压痛，疼痛向主诉区发散。横突根压痛点（邵氏点）有特殊诊断意义。

【治疗】

1.腰神经后支阻滞疗法

进针点，应仔细阅读X线片，精确测量定位横突根部的各项参数，以确定后支位置。穿刺到位时，患者常主诉在疼痛区域内有放射痛或酸胀感，注射药液后患者多立即感到病侧腰骶部轻松，局部肌内明显较治疗前放松。一般消痛液注射治疗，每周1次，经过1~3次治疗后可获满意疗效。

2.埋线疗法

常规操作，选用12号针、3号药线5cm，进针点选在痛侧压痛点的下方1cm处，从椎旁1~1.5cm处斜刺向上进针3cm，调整角度，平刺进针越过2个棘突关节，埋入5cm长的3号线。

【典型病例】

患者，女，48岁。腰痛4年，X线片显示腰椎变直，小关节狭窄。患者腰痛常在坐久后发生，弯腰干活时加重，活动后减轻，夜间好转，次晨醒来时疼痛，有时可放射到大腿，随着活动症状逐渐好转，活动后可以完全消失。诊断为腰神经后支痛。腰椎小关节脊神经后支阻滞后给予埋线治疗，同时嘱咐患者多做腰椎锻炼，如做飞燕式、三点式医疗保健操，增强腰肌锻炼，多运动增强体质等。治疗后效果明显，未曾复发。

【经验辑要】

腰神经后支痛发病率很高，特别是中老年，腰椎退变，骨质疏松、骨质增生，扭腰外伤时更容易发病。此病诊疗困难，患者投医无门。看骨科往往影像检查是阴性，服些药物疗效欠佳，患者相当苦恼。埋线法治疗常能取得较好的疗效。单教授的一个朋友，80岁高龄。有一年单教授去看他，发现腰背弯曲，终日腰痛不适，特别是夜间，两三点都得起床，活动一个小时再睡一会。问及此事，他说是老了，人老了都这样。单教授认为是病了。检查发现腰椎后凸，两侧椎旁小关节处有多个压痛点。于是采用埋线法给他治疗。2周后单教授又去看他，结果人不在家，打电话才知道出去旅游了。老朋友特别高兴，说治了一次就不痛了，腰也可以直起来了，趁现在能活动，抓紧时间看看祖国的大好河山，享受晚年。

第二十一节　臀上皮神经痛

【概述】

有些患者髂嵴较正常人高且外翻，臀上皮神经越过时张力过大，易损伤，肥胖的中老年女性易发生骶髂脂肪疝嵌顿，压迫臀上皮神经，或外力直接作用导致神经损伤，或向外侧移位，造成神经水肿粘连，而出现症状。本症属中医学"痹证"范畴。

【临床表现】

（1）大多数患者有扭伤史或受风寒史。

（2）主要表现为患侧腰臀部尤其是臀部的疼痛，呈刺痛、酸痛或撕裂样疼痛。持续大腿的窜痛，但不超过膝关节。患侧臀部可有麻木感，无下肢麻木。一般疼痛的部位较深，区域模糊。

（3）患者常述起坐困难，感到腰部使不上劲。

（4）弯腰活动受限，对侧下肢直腿抬高受限，但无神经根刺激征。压痛点一般在髂嵴中点及其下方，10%的患者出现直腿抬高试验阳性。

【治疗】

1.注射疗法

体位：俯卧位。

体表定位：多于髂嵴中点下方3横指处寻找压痛点。用8号针头，连接20ml针筒，皮肤常规消毒。垂直进针，注意胀感出现时可回抽无回血。注射药液10ml，退针至皮下，向内上髂嵴下缘斜刺，至筋膜下肌层做扇形浸润。一般注射药液20ml。

2.拔罐灸疗

取穴：肾俞、大肠俞、阿是穴、风市、承山。

操作：阿是穴可选用隔姜硫黄拔罐灸疗，其他穴位常规操作。

3.贴敷疗法

白芥子膏（方剂来源：《膏敷疗法》）。

适应证：痹痛，如背痛、腰痛、上肢痛、下肢痛、肩痛、膝痛。

药物：白芥子、元胡各30g，甘遂、细辛各15g，麝香1g，姜汁适量。

配制方法：将上述4味药共研细末，入麝香，以姜汁调匀成膏备用。

使用方法：将膏摊于4cm×4cm的塑料纸上，膏重约3g，贴敷于患处痛点。每贴4~6小时。5天可以再贴一次，3次一个疗程。

注意事项：热痹及孕妇禁用。

4.埋线疗法

进针点选择同上注射疗法，常规皮肤消毒后，在进针点做局麻，选用16号埋线针、药制4号羊肠线，先垂直进针，一般3~4cm，出现针感时，将2cm药制4号线埋入，出针后让助手用酒精棉球压迫局部，从原进针点内上方呈扇形再埋入3根长3cm药制4号羊肠线。

【典型病例】

患者，男，64岁。突然右髋部疼痛难忍，无法起床，诊断为坐股神经痛，并给予按摩及服药治疗。第二天症状加重。单教授接诊时检查，患肢疼痛局限在右侧大腿部外侧上段，在髂嵴下4cm处压痛明显，向下放射不过膝，直腿抬高试验阴性，诊断为臀上皮神经痛。行痛点阻滞在其上方做扇形浸润阻滞，注射完毕，患者即可下床活动，走几步感觉好多了，让其休息，第二天就可以跑步锻炼了。

【经验辑要】

臀上皮神经卡压综合征系由臀上皮神经受损而产生的腰、臀、腿疼痛症候群，临床上为多发病，但由于臀上皮神经解剖行径为6点、4段、1管的复杂解剖特点，所以治疗中采取多点扇形浸润和多点扇形埋线法，以求治疗一步到位，所以一般一次治疗就可取得满意疗效。

第二十二节 股后皮神经卡压（腘窝痛）

【概述】

股后皮神经起源于骶1、2神经后支及骶3、4神经前支的各一部分合成。由臀大肌的下缘行经股后深筋膜。多因老年人久坐，几个小时不活动，股后的皮神经和营养血管受到持续的压迫，导致局部的血液循环功能障碍和瘀血水肿，继而发生腘窝痛。

【临床表现】

腘窝疼痛，小腿变冷，伸腿及走路时症状加重，小腿屈曲时则疼痛缓解，进而走路困难，晚上睡觉腿也不能伸直，若伸直则牵拉小腿酸痛。患者行走时，膝关节屈曲脚尖着地，在臀大肌后缘有压痛，并向同侧大腿后侧放射，在腘窝中央腘动脉内侧有压痛，并向小腿后侧放射。

【治疗】

1.注射疗法

药物：利多卡因5ml，曲安奈德20mg，野木瓜4ml，维生素B₁2ml，伊痛舒注射液2ml。每周注射1次，3次为一个疗程。

操作：在大腿后侧臀肌沟处寻找压痛点，垂直进针，当患者出现酸麻痛胀时，注射药液10ml。在腘窝中点压痛处进针注入药液10ml。

2.埋线疗法

在以上压痛点实施埋线治疗，用16号一次性埋线针，埋入4号药线，臀部埋入2.5cm，腘窝埋入1cm。

3.拔罐灸疗

取穴：臀部肌间沟处阿是穴、委中。

操作：常规拔罐灸疗，起罐后敷椒醋饼60分钟（取花椒末适量，用米醋调成糊状，敷于上述穴位处）。

【经验辑要】

腘窝疼痛比较常见，排除腰椎病、退行性改变引起的骨丢失，首先应考虑股后皮神经卡压综合征，近几年治疗43例，其中神经阻滞23例，多经2~4次治愈。埋线治疗20例，均治疗2次痊愈。

第二十三节　梨状肌综合征

【概述】

梨状肌始于骶骨前面外侧，止于股骨大转子顶部内侧面。

坐骨神经沿骨盆后壁下行经梨状肌下孔出骨盆，坐骨神经与梨状肌的关系也有多种变异，据资料统计，坐骨神经自梨状肌下孔外出的约占60.5%，变异类型占39.5%，这些变异易导致梨状肌综合征。本症属中医学"痹证"范畴。多由于劳损、风寒湿邪侵袭导致气血瘀滞，经络闭阻而引发。

【临床表现】

（1）有坐骨神经痛表现。

（2）在直肠或阴道内可触到紧张或变粗的梨状肌，可出现坐骨神经痛症状，自髂后上棘内下方2cm处至股骨大转子连线有可能触到紧张且有明显压痛的梨状肌，并有坐骨神经放射痛。

（3）梨状肌紧张试验阳性。方法：患者仰卧，患肢伸直，当患肢髋关节主动内收，做内旋动作等，出现坐骨神经放射痛，然后该肢又主动迅速外旋和外展，疼痛随即缓解，即为试验阳性，可诊断为梨状肌综合征。

【治疗】

1.注射疗法

梨状肌阻滞是治疗该病的首选治疗，用疼痛阻滞液25ml，以髂后上棘与股骨大转子连线中点为穿刺点，快速穿刺入皮后，进针要缓慢，进针深度为5~6cm，以贯通梨状肌筋膜，有异感时要退针少许，抽无回血，注入镇痛液10ml，然后边退针边注射，将剩余药液注射在梨状肌肌束内。若患者病情较久，梨状肌肌束粗大且紧张者，可在阻滞液内加玻璃酸酶1500U，此法治疗梨状肌综合征1426例，1次治愈312例，占21.9%；2~3次治愈1007例，占70.6%；4~6次治愈82例，占5.6%，总有效率98.1%。

2.埋线疗法

在梨状肌中点压痛处为进针点，局部麻醉，用16号一次性埋线针、4号药制羊肠线，直刺进针，直达梨状肌肌束，埋入2.5cm长线，再从进针点进针斜刺向上，向梨状肌肌束的上方和下方各埋入2.5cm长羊肠线。

3.拔罐灸疗

取穴：大肠俞、阿是穴、秩边、环跳、委中、阳陵泉。

操作：复方干姜加药拔罐灸。干姜5g，炒草乌25g，肉桂30g，香白芷90g，煨南星30g，炒赤芍10g，没药30g，乳香15g，细辛15g，炒大黄5g，上述药共为末，加入麝香3g（也可用冰片代替），混匀后，用凡士林调成糊状，密封备用。敷灸时取膏适量敷患处，上加拔罐灸疗，起罐后药膏保留上盖油纸固定，隔日换药一次。

【经验辑要】

梨状肌综合征为梨状肌损伤后充血、水肿、痉挛、炎性渗出、肥厚而压迫或刺激坐骨神经而引起的臀部及下肢疼痛综合征，注射治疗将疼痛阻滞液直接注射于梨状肌肌束内及坐骨神经卡压部位，有解痉、消炎、镇痛作用，可使疼痛立减。埋线以阿是穴为主，埋入4号线，可使治疗时间延续4个月之久，以达活血化瘀，使疼痛减轻或停止的目的。

第二十四节 股骨头缺血坏死

【概述】

股骨头缺血坏死（无菌性骨坏死、扁平髋）具有较高的发病率，引起国内外学者高度重视。近十几年来对其临床、病因、流行学组织病理学及骨微循环等方面进行了深入研究，已成为骨科临床的重要课题之一，对股骨头血液供应损害在骨坏死发病机制中的作用已得到明确、肯定的结论。早诊断、早治疗能终止或逆转病变，保留股骨头和髋关节的功能。中医学认为，本病外因是跌打损伤、气血瘀阻、内因为肝肾亏虚而致。由于肾主骨，骨生髓，肝主筋、藏血，肝肾亏虚，则筋骨失养，故见骨质坏疽，筋骨枯萎，屈伸不得，经络阻隔，不通则病。

【病因】

1.创伤 有统计报道，创伤后骨坏死的发病率为15%~45%，妇女和有移位性骨折的患者，其坏死发生率更高，髋关节脱位是造成股骨头坏死的另一原因，其发病率为10%~26%。

2.感染 感染使关节腔内渗出液增多，关节腔和骨髓腔内压力增高，股骨头血运障碍，使骨髓中心部软骨组织坏死。

3.嗜酒 据报道，长期大量饮酒者，在股骨头坏死患者中占10%~39%。

4.长期应用激素 长期服用糖皮质激素可引起骨质疏松、血液黏稠、血管炎及高血脂，从而造成微循环障碍，导致骨组织缺血坏死。

5.先天缺陷和遗传 股骨头和骨骼的先天缺陷可致缺血坏死，且有人报道10%~70%的股骨头无菌坏死者有家族史。

6.自身免疫系统 本症患者中有IgG明显升高，血小板聚集异常。

7.其他 如长时间金属材料的刺激、产妇在生产中和产后的变化，均有发生股骨头缺血坏死的可能。

【病理】

主要为股骨头骨化中心的缺血坏死，X线、CT、MRI上有相应表现。

1.缺血期 正常骨化中心的骨细胞，依赖血供维持营养，血管需穿过骺板才能达到骨化中心。骨髓缺血后，骨细胞和骨髓细胞死亡，骨化中心停止生长，但骨骺软骨板的营养来自关节液，故仍存活，继续生长，较正常的骨骺软骨骺为厚。此期可延续几个月至1年余，临床症状不明显，常常被漏诊。

2.血供重建期 新生血管从周围组织长入骨化中心，吸收死骨，沉积新骨，逐渐代替，长期轻微暴力可使新骨吸收，形成纤维内芽组织。此期可持续1~4年，该期治疗极为重要，股骨头易发生畸形，治疗得当可避免发生畸形。

3.愈合期 本病到一定时间，骨吸收可自动停止，继续骨沉积，直至纤维肉芽组织全部为新骨所代替，但新骨软而可塑，畸形仍可能继续加重。

4.畸形残存期 畸形永恒不变。成人体重的增加以及工作和生活等因素，使关节畸形将形成骨性关节炎。

【X线表现】

Ⅰ期：股骨头前侧部位受损害，局部骨骺成囊状，产生缺损。股骨头无塌陷，无死骨阴影。

Ⅱ期：受侵犯区占股骨头骨骺的一半以上，股骨头有塌陷，骨骺的高度亦降低，呈扁平局部致密，形成死骨样阴影，干骺端有清楚的囊样吸收区。

Ⅲ期：骨骺大部分受侵害，股骨头扁平，骨骺有节裂，股骨头增宽，骨骺端常呈慢性密度减低区。

Ⅳ期：骨骺全部遭到侵害，股骨头塌陷，形成一窄条致密线，股骨头呈扁平，其节裂有再联合现象，晚期股骨头形成蘑菇状或帽状，有的骨骺发生移位，髋臼变形，髋关节囊脱落，干骺端广泛的囊性变。

【MRI表现】

股骨头缺血坏死MRI表现是松质骨的均匀高信号区域内出现均匀或不均匀的信号减低区。可呈带状、环状或不规则形，可累及股骨头的部分或全部。病灶在修复过程中生成的"双线征"是股骨头缺血坏死的特异表现。

【临床表现】

（1）有外伤、嗜酒、长期服用激素类药物史（也有无诱因者）。

（2）髋部疼痛，活动时可向腰臀部、大腿内侧放射，故大腿内侧肌群紧张，休息时无痛感。

（3）髋关节内收、外展功能受限、疼痛加重。

（4）出现保护性跛行。

（5）腹股沟中点（股骨头体表投影处）明显压痛。

（6）大腿滚动试验、叩跟试验、股骨头研磨试验、"4"字试验和大转子叩击试验均呈阳性。

（7）有影像学改变，尤以MRI的改变为明显，且或早期出现。

【鉴别诊断】

1.**髋关节滑膜炎**　多述髋痛，出现跛行，小儿多见，常有上呼吸道感染史及过敏史，经休息和治疗可自愈。

2.**髋关节脱位或股骨颈骨折**　常有外伤史，髋部疼痛，活动受限，出现跛行，X线可提示股骨头滑脱或骨折。

3.**髋关节结核**　常有结核病接触史，有结核病的症状、体征，X线可见患侧骨质疏松、闭孔缩小等。

4.**髋关节肿瘤**　少见，有髋关节持续性疼痛，骨质破坏多为转移瘤所致，伴有肿瘤的症状，如消瘦、恶病质等。

【治疗】

对于股骨头缺血坏死的理想治疗，应在股骨头塌陷之前采取有效措施。

1.**关节腔内注射疗法**

患者取仰卧位，穿刺点定位于腹股沟韧带中点向足端2~2.5cm，再向外2~2.5cm。用左手示指触及股动脉并加以保护，右手持7号8cm长针垂直皮肤快速刺入达关节腔。关节腔内如有积液，可先将积液抽出，再注射消炎镇痛液10ml（因长期服用激素所造成的股骨头缺血坏死者不用激素）。注射后被动活动髋关节，以利于药物扩散。每周注射一次，一般用药2~3次配合其他疗法症状可消失。一般一次注药后疼痛可减轻50%~80%。

药物配方：

2%利多卡因	3ml
维生素B$_6$	200mg
维生素B$_{12}$	1mg
复方倍他米松注射液	1ml
细胞生长肽	1支

玻璃酸酶   1500U

2.水针关节周围注射疗法

药物配方：

维生素D₂果糖酸钙注射液	6ml
山莨菪碱	5mg
骨肽粉针	30mg
脉络宁	6~10ml
利多卡因	5ml

注射部位：①大转子顶点与髂前上棘连线中点压痛处；②腹股沟韧带内下压痛点；③股骨大转子后方压痛点。

磁化骨钙骨肽生长因子局部注射：①改善骨股头内缺氧状态；②解除小血管痉挛状态；③促进骨细胞和骨基质的合成；④促进生长细胞活性和数量的增加。

3.埋线疗法

取穴：肾俞、环跳、髀关、阿是穴（压痛点）2~3个。

操作：常规操作，用16号一次性注射针、4号药制羊肠线，从标定穴位处进针，阿是穴透向股骨头部位，进针2寸，埋入4号药线2.5cm。2个月可重复一次，共3次。

4.贴敷疗法

活骨膏。

配制方法：桂枝、元胡、川羌、牛膝、桃仁、穿山甲、乳香、没药、川乌、草乌等20余味中药，熬制成膏。

使用方法：每贴50g，每贴敷1周，停2天再进行下次治疗。3个月一个疗程，一般一个疗程显效，根据病情治疗3~4个疗程。

全身用药：①抗生素注射，连用7日；②复方氯唑沙宗片2片，每日3次，口服；③葡萄糖酸钙口服溶液2支，每日2次，口服；④ATP 2片，每日3次，口服。

中药验方：黄芪30g，鹿角胶10g，熟地15g，当归12g，龟甲胶10g，山萸肉10g，牛膝10g，鸡血藤30g，骨碎补12g，丹参15g，夜交藤30g，土鳖虫6g，水煎服。

治疗期间需卧床（急性期）3周，避免下肢负重，过早负重是加速股骨头缺血、坏死、塌陷的原因之一。因此治疗期间患者应注意休息，并加强床上下肢功能锻炼，扶拐行走需3~6个月。高压氧疗法有一定疗效，有条件可试用。

【典型病例】

患者，女，38岁。2001年2月就诊时右侧髋部疼痛已3年，活动时向腰部、臀部及大腿内侧放射，休息时疼痛减轻，行走时可见跛行。检查时外展受限，疼痛加重，腹股沟中点压痛（＋），"4"字试验、股骨头研磨试验、叩跟试验均呈阳性。X线片示股骨头有塌陷，呈扁平致密阴影。诊断为股骨头缺血坏死，治疗采用自创的四联疗法。

1.股骨头腔内注射　药物：复方倍他米松注射液4mg，玻璃酸酶1500U，细胞生长肽2ml，维生素B12 500μg、利多卡因3ml。选4号长针头，从腹股沟韧带中点下2.5cm，再向外侧2.5cm，严格无菌操作，垂直进针，4~6cm可进入腔内，进针过程中有突破感，固定针头，回抽无血时，缓慢注入药物。一般只1次。

2.水针关节周围注射　药物组合见处方。部位选在大转子顶点与髂前上棘连线中点压痛点，腹股沟韧带内下方压痛点，股骨大转子后方压痛点。用甲紫记号笔做标记，将上药抽吸在20ml针管内混匀，从标记处进针，每点7ml，做深部注射，每周注射2次，连续治疗8周。

3.穴位埋线　取肾俞、环跳、髀关、阿是穴（痛点）用16号针、4号药线，从标定穴位进针，阿是穴刺向股骨头方向，其他穴位常规操作，每2个月埋线1次，共3次。

4.自治活骨膏大转子贴敷　每周换1次，中间间隔1~2天，再进行下次贴敷，8月X线复查时股骨头已修复。

【经验辑要】

股骨头缺血坏死是由许多引起血供障碍性疾病导致的最终结果，最常见原因有外伤、过量摄入酒精及长期应用激素。股骨头缺血坏死是临床难症，有报道称为"不死的癌症"。

股骨头腔内注射：可消除炎性物质，改善局部血供，消除免疫因子、去除腔内瘀血、水肿，给新生血管创造良好环境，解除疼痛。据观察，腔内注射一次可解除60%~80%的疼痛。

水针注射高钙骨肽生长因子及血管活性药物：①改善股骨头内缺氧状态；②解除小血管痉挛；③促进骨细胞和骨基质的合成；④促进生长细胞活性和数量的增加。穴位埋入4号药线，取肾俞以补肾健骨，其他穴位多为局部取穴和邻近取穴，以通痹化瘀，改善局部微循环，促进组织修复。

活骨膏贴敷：治疗本病的主要疗法。膏药的局部贴敷有温通经络、活血化瘀、促进血液循环、改善免疫体的聚积，消毒解毒、去腐、生肌、止痛等作用。

治疗中急性期扶拐特别重要，可防止新生血管的再度损伤。骨坏死的修复较慢，3个月可有骨小梁生成，6个月可明显改善，一般轻症9~12个月可治愈。治疗骨坏死要多管齐下，各收其功，共同发挥作用，以助康复。

第二十五节　股外侧皮神经痛

【概述】

股外侧皮神经起自L_2、L_3神经前支的后股，在腰大肌外侧缘穿出，斜向外下方，经髂肌前面于髂前上棘内下方，穿经腹股沟韧带深面的前支分布于大腿前外侧，直到膝关节的皮肤，后支分布于大转子至大腿中部的皮肤。

【临床表现】

该病的主要特征是单侧股前外侧疼痛。其疼痛性质多呈刺痛；为阵发性，严重时为持续性痛，甚至因此而影响睡眠。此外，患者自觉该部皮肤常出现感觉减退，麻木、刺痛、烧灼或压迫等感觉异常。

以上疼痛和感觉异常，当走路、站立时加重，而坐位或卧位时、休息后，则减轻或消失。

检查时，可发现髂前上棘内，下方有压痛点，并向下方放射。

【治疗】

1.股外侧皮神经阻滞疗法

体位：仰卧位。

体表定位：髂前上棘内下方2cm处为进针点。

操作：常规消毒，用7号短针入皮后缓慢进针，注意异感，进针至2~3cm深有异感时固定针头。旋转360°回吸无血，注入药液8~10ml。

注意事项：避免神经损伤。

2.埋线疗法

取穴：腰2、3夹脊穴，卡压扳击点，阿是穴。

操作：卡压扳击点选在髂前上棘内下方压痛处，选用12号埋线针、2号胶原蛋白线1.5cm，进针约2.5cm。有异感时埋入胶原蛋白线。夹脊穴、阿是穴常规操作。

【典型病例】

患者，女，36岁。左大腿外侧疼痛麻木3年多，疼痛呈阵发性、针刺样，并有烧灼感，行走及运动后加重，休息后减轻。查局部感觉减退，髂前上棘内下方有固定压痛点，诊断股外侧皮神经卡压。治疗：股外侧皮神经阻滞并埋线治疗痊愈。

【经验辑要】

扳击点阻滞治疗股外侧皮神经卡压征是很好的方法。一般选用曲安奈德40mg，利多卡因5ml，维生素B_6 100mg，维生素B_{12} 1mg，穿刺针进入皮肤后，继续进针，有麻痛感觉后，回抽无回血，可将上述阻滞液注入。注射药液后大腿外侧麻痛随即消失，7天一次，一般3次即愈，也可同时配合埋线治疗，疗效更好。

第二十六节 髂腹股沟神经痛

【概述】

髂腹股沟神经卡压综合征，是由于髂腹股神经在髂前上棘水平穿出腹横肌时受到的压迫引起的下腹部、阴囊、阴唇的感觉异常、麻木、疼痛综合征。造成压迫的常见原因：由外伤所导致的神经损伤，如局部的钝性损伤，局部手术时的神经误伤，有时也可自发产生。

【临床表现】

患者表现为下腹部及阴囊、阴唇的感觉异常、麻木及烧灼样疼痛，有时也放射至大腿内侧上部，但疼痛不会放射至膝关节以下。腰部的伸展时牵拉髂腹股沟神经，可使症状加重。查体时可在髂前上棘内上方找到压痛敏感点。肌电图检查有助于鉴别诊断，必要可摄X平片以排除隐性骨源性病变。

【治疗】

1.神经阻滞疗法

髂腹股神经阻滞为治疗本病的有效疗法。

体位：取仰卧位，伸直下肢，双膝下垫枕。

体表定位：确定髂前上棘在其内上方2cm压痛扳击点为穿刺点。

操作：常规皮肤消毒，采用7号注射针，垂直刺入穿过腹外斜肌腱膜，局部有异感可注射疼痛阻滞液10ml，然后退针至皮下对着髂棘内侧进针呈扇形注射10ml。

药物：2%利多卡因5ml，甲泼尼龙40mg，维生素B_6 100mg，维生素B_{12} 1mg，生理盐水加至20ml。

应注意防止进针过深而损伤腹部脏器。

2.埋线疗法

穿刺部位同上，用12号针、3号药线1.5cm，从压痛点，垂直进针，再行髂棘内侧扇形埋线2针。

【典型病例】

患者，女，28岁。计划生育术后持续左下腹部灼痛3年，多次妇科专家会诊查不清原因，治疗无效。接诊患者，经查髂腹股沟神经压痛阳性，行阻滞治疗一次痊愈。

【经验辑要】

髂腹股神经痛临床比较常见，但由于临床体征较少，各种检查阴性，诊断难于确立。有的是带状疱疹后引起髂腹沟神经痛，这些疾病疼痛都比较顽固。这时可用阿霉素阻滞，一次可解除疼痛，因其为感觉神经，阿霉素阻滞治疗不会有副作用。

第二十七节　坐骨神经盆腔出口狭窄综合征

【概述】

坐骨神经盆腔出口狭窄综合征是指盆腔出口处因软组织病变，引起该出口狭窄，致使从其间穿过的坐骨神经受到卡压或刺激，而产生的坐骨神经疼痛临床症候群。其病因是由于某种原因臀部外伤，慢性劳损，长期处于寒冷、潮湿的环境引起深层组织的纤维织炎、水肿、充血，而发生纤维粘连、瘢痕形成、脂肪组织堆积或肌肉变性，使盆腔出口处有效空隙缩小，以致嵌压其间的坐骨神经。本病中医学属"痹证"范畴。

【临床表现】

主要表现为坐骨神经干性疼痛症状，沿坐骨神经走行的放射性疼痛，并伴有支配区域的运动、感觉障碍以及跟腱反射、跖反射的异常。

患者有外伤史，病情可急可缓，病程一般较长，且为间歇性、起伏发作。

疼痛沿大腿后侧，小腿外侧及足背、小趾放射，同时有麻木感，或向腹部及会阴部放射。走路时疼痛加剧，以致患侧下肢不能迈步。

检查时，坐骨神经出口部体表投影位置（坐骨结节与大粗隆连线中内1/3上方2.5~4cm处）有明显压痛点。压之并向大腿后下方放射。屈颈试验、直腿抬高试验、下肢内旋试验均呈阳性。但腰部一般无压痛点及阳性体征。X线检查常无阳性改变。

【治疗】

1.埋线疗法

取穴：患侧腰4、5夹脊，盆腔出口坐骨神经压痛点，腘窝神经压痛点，腓总神经压痛点。

操作：用12号埋线针、3号药线。盆腔出口坐骨神经压痛点，进针4~6cm，出现异感时将针退出少许，将2cm长的3号药线埋入，其他穴位常规操作，1个月埋线一次，3次为一个疗程。

2.神经阻滞疗法

体位：取俯卧位，即下肢伸直，双足内旋，使肌肉放松。

体表定位：坐骨结节与同侧股骨大粗隆两点连线之内1/3处，相当于同侧臀皱褶下缘为进针点。

操作：常规皮肤消毒，选用7号长针头。术者位于患侧，左手绷紧皮肤，垂直于皮肤快速刺入皮下，缓慢进针4~6cm，出现异感并向下肢放射时，停止进针并退针少许。回抽无血时即将20ml疼痛阻滞液注入。

注意事项：①盆腔出口处坐骨神经部位较深，个体差异较大，穿刺过程寻找异感应缓慢轻柔，防止损伤血管、神经；②注射麻药浓度不宜过高，以防中毒反应；③治疗后应休息30分钟，离床时应注意防护，以免因下肢无力而致伤。

3.拔罐灸疗

取穴：肾俞，大肠俞，患侧腰4、5夹脊，环跳，风市，委中，承山。

操作：拔罐加药灸，每次4~6穴，隔日1次，5次为一个疗程。

4.贴敷疗法

威灵桃红膏(方剂来源:《膏敷疗法》)。

适应证:风寒湿痹证、坐骨神经痛。

药物:威灵仙、桃仁、乳香、没药、木瓜、五加皮、大黄、延胡索各15g,生草乌、生川乌、川芎、赤芍各20g,红花、全蝎各10g。

配制方法:上述药共研细末备用。

使用方法:取上述药末20~40g,用陈醋或白酒调成糊状,外敷于病灶处,绷带固定。24小时换药1次,10次为一个疗程。敷药时要将药膏调匀,调黏,不要过湿,绷带固定要适中。治疗中,个别患者局部会感觉瘙痒,或起红疹。若难以忍受,随时可取下外敷药,用温水洗干净,无须特殊处理。

临床疗效:据报道,共治疗120例,治愈68例,有效40例,无效12例,总有效率90%。

【典型病例】

患者,女,38岁。左臀部疼痛并向同侧大腿后侧、小腿后外侧放射并伴麻木2个多月,劳累后疼痛加剧,口服中西药物无效。检查时,臀部坐骨神经出口体表投影部位有明显压痛,并向大腿后方、小腿外侧放射,屈颈试验、直腿抬高试验阳性;X线拍片未见异常。诊断为坐骨神经盆腔出口狭窄综合征。治疗:因其血糖升高,所以采取埋线治疗,取上组自拟穴位,埋线一次基本控制症状,1个月又治疗一次,观察半年无复发。

【经验辑要】

本病常以坐骨神经痛而就诊,坐骨神经痛属临床常见症状,常继发于其他疾病,如临床常见的腰椎间盘突出症、增生性脊柱炎、梨状肌综合征、坐骨神经盆腔出口狭窄综合征等。坐骨神经盆腔出口狭窄综合征为一种软组织病变,临床常以保守治疗为主,埋线或神经阻滞对该病有特效,埋线按神经节段取穴,能够强有力地激发神经冲动传导、松解压迫、消除炎症,改善局部供血,从而消除各种症状。神经阻滞只选择盆腔出口处,药物可选择利多卡因5ml、野木瓜注射液4ml、山莨菪碱注射液5mg、维生素D_2果糖酸钙3ml、维生素B_6 100mg、曲安奈德40mg、玻璃酸酶1500U。在坐骨神经盆腔出口体表投影处,垂直刺入皮肤,缓慢进针至有异常出现时退针少许，将疼痛阻滞液注入，1周注射一次，3次为一个疗程，根据情况激素针可用1~2次，一般一个疗程有90%治愈率。

第二十八节　风湿性关节炎

【概述】

风湿性关节炎是一种变态反应性疾病，是人体感受风寒湿邪而发生的一种慢性而又反复性发作的关节炎性疾病。它是风湿热的主要临床表现之一。现在急性风湿热已经较少见，而非典型风湿热及慢性风湿性关节炎较常见。

本病的病因发病机制目前尚未完全明了，但一般认为与A族乙型溶血性链球菌感染有关，不过并非由链球菌直接引起，而是全身性变态反应性疾病。它的发生与人体的抵抗力和免疫反应有关。

本病中医学属"痹证"范畴。

【诊断要点】

（1）病前1~4周，常有溶血性链球菌感染病史。

（2）四肢大关节（腕、肘、肩、膝、髋等关节）游走性疼痛或红、肿、热、痛。

（3）受累关节活动受限，并可有心肌炎、低热、皮下结节、环形红斑、风湿性舞蹈症等表现。

（4）活动期血沉增速，非活动期多正常。抗"O"阳性，C反应蛋白阳性，白细胞增多。如抗"O"阴性，就必须有环形红斑或皮下结节性红斑症状，才能做出诊断。

（5）心电图P-R间期延长。X线检查受累关节仅见软组织肿胀、无骨质改变。

（6）缓解期或治愈后，受累关节不留畸形。

（7）本病应与类风湿关节炎、系统性红斑狼疮性关节炎、痛风性关节炎、增生性关节炎、血友病性关节炎相鉴别。

【治疗】

1.埋线疗法

取穴：星状神经节、脾俞、肾俞、病位在肩加肩3针，病位在膝加膝

3针。

操作：用12号一次性埋线针、1~3号药线，肩、膝3针要深埋，其他穴位常规操作。

2.注射疗法

取穴：（以膝关节炎为例）梁丘、阳陵泉、阴陵泉、足三里。

药物：风湿宁注射液4ml，利多卡因4ml。

操作：抽取上述药混合均匀，配10ml注射器，7号针头，每穴2ml，隔日1次，10次一个疗程。

3.关节腔注射

药物：曲安奈德20~40mg，维生素B_{12} 1mg，利多卡因3ml，玻璃酸钠注射液（阿尔治）1支（25mg）。

操作：用10ml注射器，抽取上述药混合，依法关节腔穿刺，先注入疼痛阻滞液，去下针管，保留针头在原位，将25mg玻璃酸钠注射液（阿尔治）注入。酒精棉垫压迫不出血，贴埋线贴保护。

4.拔罐灸疗

取穴：风门、膈俞、肾俞、委中、阿是穴。

操作：每次取4~6穴，拔灸20分钟。

5.贴敷疗法

风寒骨痛膏（方剂来源：《中国膏药药膏掺药全书》）。

药物：独头蒜4两，大椒4两，生姜、生葱各4两，蛇蜕1条（全者佳）。

配制方法：香油1斤同上述药熬去渣后，入广丹6两收成膏。

使用方法：摊膏贴患处。

【经验辑要】

风湿性关节炎中医学称为"痹证"。是临床常见病、多发病，是一种反复发作的急、慢性炎症性疾病。西医学对本病的常规治疗以口服抗炎、抗风湿药物为主，但这些药的毒副反应较重，长期服用对人体反应较大，特别是胃肠反应。因此，无法长期给药，以致久治不愈。上述治疗的特点：局部注射、外敷给药，治疗疗效颇佳。治疗经过的病例，其疗效在94%~100%之间，并以下肢疗效最佳。

第二十九节　类风湿关节炎

【概述】

类风湿关节炎（RA）是以慢性对称性关节炎症为主的一种自身免疫性疾病，早期常有游走性的关节肿痛和功能障碍，晚期则关节畸形僵硬、功能丧失。临床上以反复发作缓解为特点。发病年龄在20~50岁之间，且女性较多，男女之比为1:（2~4）。我国的发病率为3%~8%。

本病属中医学"痹证"范畴，又称为"历节风""白虎历节""骨痹"。认为本病系风、寒、湿三气杂侵，经络气血闭阻所致，并因感受的各种病邪的轻重不同，而有风痹、寒痹和湿痹之分。

西医学认为与以下因素有关：过去曾认为与感染有关，但至今没有证据可以说明这个问题；可能与病毒有关，这是因为风疹病毒对人的关节有亲和性；还考虑与免疫应答基因、组织相容抗原有关，也考虑与在炎症过程中炎症产物使宿主产生新的抗原性物质等因素有关。

【临床表现】

1. **发病年龄**　20~50岁，以青壮年女性多见。

2. **诱发因素**　寒冷、潮湿、营养不良、外伤或感染、精神刺激等，但多数无诱发因素。

3. **前驱症状**　疲乏、纳差、体重减轻、肌痛或僵硬、手脚麻木或刺痛、部分患者伴发热，ESR升高或正常。

4. **发作形成**　多数隐匿性发病，20%有急性发热、体质虚弱及关节炎症状，关节对称性受累，尤其是小关节，如手指、腕、踝、足趾等，也有大关节先受累，如肘、肩、膝、髋等或大关节单关节发病者。

5. **发病季节**　本病与冷或感染有关，故常在1~3月发作。

6. **临床过程**　根据病理可分三个阶段。

（1）早期（第一阶段）　关节病变局限在滑膜、关节囊及腱鞘，主诉为疼痛、肿胀、压痛及关节僵硬，手指呈梭形改变，皮肤灰蓝或青紫，膝、腕、踝关节可有渗出液出现，可出现皮下结节，常见前臂伸侧近肘关节。X线显示软组织肿胀及不同程度邻近关节骨质疏松。

其他症状：可有高热、软弱无力、纳差，70%患者体重减轻，女性在月经停止时可肥胖，ESR升高，轻度贫血，RF阳性。

（2）中期（第二阶段） 关节、滑膜坏死及纤维化，软骨破坏，关节囊收缩，肌腱及腱鞘被肉芽组织侵犯，关节有不可恢复功能损害。肌萎缩、关节畸形不能纠正，疾病在进展中可侵犯所有关节，如胸锁、颞颌、环状关节等。指（趾）呈爪形，蹈外翻变形，膝关节不知不觉地屈曲畸形。X线显示关节间隙模糊、狭窄，骨膜下显示囊性变化，骨质疏松关节畸形。

其他症状：一般健康情况变化、过度疲劳、僵硬整天存在，严重贫血、血沉升高，多数患者RF阳性可持续数年，治疗不适当或无效可渐渐恶化。

（3）晚期（第三阶段） 有的关节活动继续存在，有的产生严重关节结构破坏，而产生纤维化或骨性强直。其他关节由于韧带的损害而过度松弛，手指变形，肌腱移位或撕裂，髋及膝固定在屈曲位，常见膝踝外翻变形。X线显示两关节面融合成纤维或骨性强直而畸形，骨质普遍疏松。

其他症状：严重瘦弱及贫血，有的四肢皮肤亮晶及萎缩（临床常见），有的自发性皮下出血，有的面容青铜色，死亡多由于内脏合并症，有的虽能活下来，但生活不能自理。

【治疗】

治疗的目的是能最大限度地恢复患者的社会活动和工作能力，增强照顾自己的能力。目前认为RA不能被根治，但可以通过现代科学技术和方法进行较长时间的缓解。

1.基本疗法

休息、体疗和药物是治疗类风湿关节炎的三种基本疗法；患者的主观努力、医生的经验和治疗的连续性是保证这种方法成功的三大要素。

（1）休息 当类风湿关节炎活动期的诊断一旦确定，不管症状轻重，都必须休息，多关节受损患者，必须完全卧床休息，休息时间为患者急性发作消退，或主观和客观症状明显改善后再坚持休息2周。

（2）体疗 体疗前做些理疗，如热疗、锻炼，患者痛阈内进行，逐渐增加耐受性。体疗可分为被动运动；辅助运动（患者在他人帮助下轻揉患肢）；主动运动（如关节炎体操等）；抗助力运动；水疗体操等。

（3）姿势 患者应卧木板床，避免髋关节屈曲而畸形，尽量使脊柱能融合在一直线上，保持胸部扩张。

（4）饮食　尽量少吃辛辣之物，多食蛋白质、维生素、矿物质丰富的饮食。

2.药物疗法

（1）一线药物　肠溶阿司匹林、吲哚美辛、吡罗昔康、甲芬那酸、保泰松、萘普生、布洛芬胶囊、双氯芬酸钠肠溶片。

非普拉宗是一种较新的非甾体抗炎镇痛药，有较强的镇痛作用，当布洛芬的相对镇痛效果为1时，阿司匹林为3，保泰松为5，萘普生为30，而非普拉宗则为50。

（2）二线药——缓解药　金制剂、氯喹、雷公藤等。

（3）三线药——免疫抑制剂　硫唑嘌呤、氮芥、环磷酰胺、甲氨蝶呤。

（4）激素　不主张常规应用，对较重关节可做关节腔内注射。

3.激素关节腔内用药

根据文献报道和个人用药实践，经一至数周用药后，有的病情可得到相当一段时间的缓解，有的经一次注射可获永久的炎症消退。

关节腔用药应在严格无菌条件下进行，先抽出关节腔内积液，再注入复方倍他米松混悬液、常用量大关节囊2%利多卡因2ml，复方倍他米松注射液0.5~1ml，玻璃酸酶1500U。

常见关节穿刺部位如下。

（1）指间关节　手指半屈曲，手指侧背，指间横纹中点刺入。

（2）掌指关节　半屈曲位，手掌指关节背侧，伸肌腱两旁刺入。

（3）腕关节　背侧尺骨茎突的外侧，或拇长伸肌腱与示指固有肌腱之间。

（4）肘关节　肘屈曲90度，自尺骨鹰嘴顶端和肱骨外上髁之间向内前方刺入。

（5）肩关节　上肢轻度外展、外旋，肘关节屈曲位于肱骨小结节与肩胛骨喙突之间垂直刺入关节。

（6）膝关节　伸直位、髌骨上缘的水平线，髌骨外缘垂直线的交点为刺入点，向内下方刺入关节腔。

（7）踝关节　胫骨前肌腱与内踝之间刺入，或趾长伸肌腱与外踝之间刺入。

（8）跖趾关节　在背侧、趾长伸肌腱两旁刺入。

（9）髋关节　在髂前上棘与耻骨结节连线中点，腹股沟韧带下一横指，股动脉的外侧垂直刺入。

4.注射疗法

取穴：根据疼痛性质、部位可选择外膝疾、内膝疾、关节内、外侧副韧带、阳陵泉、足三里。

药物：2%利多卡因3ml，野木瓜2ml，雪莲2ml，骨肽20mg。

操作：用10ml注射器，配7号针头，抽取上述药液混合，一周1次，3次一个疗程。

5.中药疗法

选择有效验方内服外敷并用。

临床常用的中成药：雷公藤片、雷公藤浸膏及雷公藤多苷，常用于类风湿关节炎、系统性红斑狼疮、干燥综合征、血管炎、皮肌炎等；雪莲风湿灵胶囊，主治类风湿关节炎、强直性脊柱炎和退行性骨性关节炎。

6.埋线疗法

一组穴：大椎、肾俞、足三里。

二组穴：至阳、脾俞、曲池。

三组穴：身柱、合谷、太溪。

配穴：患者在脊柱配夹脊穴盘龙埋线法；患者在上肢加天宗；下肢加秩边；骶髂关节加小肠俞；根据病变所犯关节，可适当选择关节附近阿是穴。

操作：每次取穴一组，适当加配穴及局部阿是穴。用12号埋线针、2号药线，15天埋线一次，3次一个疗程。

7.贴敷疗法

祛寒膏（方剂来源:《膏敷疗法》）。

适应证：痛痹（膝关节炎）。

药物：白芥子30g，元胡、细辛各15g，川乌、草乌、桂枝、川芎、独活各10g。

配制方法：上述药共为细末备用。

使用方法：选膝眼（双）、梁丘、血海、足三里，清洁局部，取药末每穴2g，用生姜汁调膏，摊于4cm×4cm的塑料薄膜上，胶布固定，每次贴敷2~4小时，每周贴敷1次，连贴6次一个疗程。

注意事项：贴敷后若热辣烧灼感明显，可提前去药，以防烧伤皮肤。若贴后感觉温热舒适可延长贴敷时间，老年体弱者可适当减少贴敷时间。

【典型病例】

患者，女，46岁。全身关节游走性疼痛反复发作4年，此次关节肿痛加重卧床4个月。于类风湿专科医院诊疗2个多月无改善。查体：患者消瘦、精神疲倦，腰椎关节、左膝关节肿大疼痛，不让触摸，血沉36mm，类风湿因子阳性。诊断为类风湿关节炎。治疗：痛点及关节腔内疼痛阻滞液加玻璃酸钠注射液（阿尔治）注射治疗1次，埋线取穴大椎、肾俞、曲池、足三里、腰3夹脊、左膝三针埋线，15天复诊时，疼痛消失，诸症改善。又取脾俞、至阳、合谷、太溪、气海埋线，2个月复诊时，病情稳定。

【经验辑要】

RA是由于脏腑素虚，营卫虚弱，而风寒湿乘虚内袭，久而成痹。晚期关节僵硬、畸形并丧失劳动和自理生活能力。临床运用穴位埋线治疗RA并观察其疗效，早期病例治愈率较高，晚期病例可以减轻疼痛症状，但难以治愈。埋线所取背俞穴主要调节脏腑功能，充实营卫之气；曲池为手阳明经合穴，用于祛风利湿，调和营血；足三里为足阳明合穴，又是强身壮体的保健穴。诸穴相配可提高机体免疫力，增强御寒抗病能力；关节周围穴位埋线是本着"以痛为腧"的治疗原则，通过关节部位埋线可以改善炎症灶的血液循环，恢复滑膜及韧带的正常功能，阻止病变部位恶化，促使肿大关节及炎症的吸收。通过主、配穴埋线可改善整体血液循环，疏通经络气血，调节机体阴阳平衡，提高自身免疫力以达到治疗RA的目的。

夹脊穴具有调节人体免疫功能的作用。夹脊穴埋线治疗后对RA免疫病理状态有促进作用。机制可能是夹脊穴深层有脊神经后支，伴行的动静脉丛以及联系交感神经与脊神经的交通支分布，由于埋线的持续温和刺激，通过神经、体液途径来调节免疫功能。

第三十节　骨性关节炎

【概述】

骨性关节炎（OA）又称骨性关节病、退行性关节炎、增生性关节炎、肥大性关节炎，是一种常见的风湿病。

骨性关节炎目前比较通用的定义是骨性关节炎骨滑膜关节及伴有关节周围骨质增生为特点的软骨丧失所致的关节病。

该病的发生率随年龄增长而增加，根据X片发现：15~24岁发生率为10%，>55岁发生率高达80%，其中有症状和活动障碍者在1/8左右，女性多见。女男之比为2：1。

骨性关节炎发病率和受累关节的种类及数量有关，存在地区差别。这种差别可能与职业、生活方式及遗传因素有关。例如矿工以髋和脊柱骨性关节炎发生率高，采棉工人以手和颈椎骨性关节炎常见，运动员以膝的骨性关节炎发生率高。

【临床表现】

（1）发病年龄较大，很少在40岁以下出现症状。

（2）发病率以膝关节骨性关节炎多见，其他关节次之。

（3）一般呈隐匿起病，关节腔很少有渗出，个别仅有少量积液。

（4）一般无明显的全身症状，真正的骨强直亦少见。

（5）疼痛、隐匿发作，持续性钝痛，关节活动受限。活动痛主要是机械性原因或附着点引起，休息痛主要是炎症引起，夜间痛主要是骨内压增高引起。

（6）关节活动时出现的僵硬或胶着感称静止后僵硬，常见于①晨僵，时间较短，15分左右；②坐后站起困难，且不能立即行走，活动后方可缓解。

（7）关节交锁多因骨刺或关节游离体所致。负重关节或有突然功能丧失。多数患者局部畏寒凉，在温热、阴雨、气候变化时病情加重，过度使用关节是病情加重的主要原因。

【体征】

1.压痛　尤其有渗出时，膝关节内下副韧带附着点及大转子滑膜炎时最常见。

2.关节活动弹响 膝骨性关节炎最常见，主要是由于软骨缺失和关节面不平整所致。

3.关节肿大 多因继发性滑膜炎或软骨边缘增生所致。

4.滑膜炎 表现为局部发热、渗出、滑膜增厚、肌无力、肌萎缩等。

5.活动受限。

6.关节畸形和半脱位 与软骨丧失、软骨下骨板塌陷有关。

【治疗】

本病目前尚无特殊治疗药物，主要采用综合治疗，以减轻疼痛，缓解症状，保护关节功能。

1.基本疗法

（1）解释病情 应详细向患者说明疾病的性质，让其对本病有个正确的认识，解除不必要的思想顾虑。

（2）保护关节 使受累关节充分休息，不仅能缓解疼痛，而且能防止退行性病变的进展，应尽量去除所有引起受累关节过度应力的因素，减轻体重，以减少关节软骨承受的过度压力，这对肥胖者尤为重要，髋关节受累者应避免患者过久站立或长距离散步，锻炼时应穿软底鞋，在草地上进行。

适当锻炼对保持和改善关节活动及增强受累关节周围肌肉有利，运动以主动不负重运动为主，先做增强肌肉锻炼，再做关节活动练习，开始运动量宜小，逐渐增加。运动时不要压腿，不要做反复下蹲动作，以免损伤关节软骨。

2.药物疗法

（1）硫酸软骨素 4片，每日3次，口服。

（2）塞来昔布片 疼痛难忍时服1片。

（3）硫酸氨基葡萄糖胶囊 保护软骨作用 属慢作用缓解症状药，治疗2周后关节症状改善，停药后疗效能持续。

还可适当补充维生素C、维生素E和钙剂等。

3.关节腔注射疗法

（1）激素及疼痛阻滞液 早期缓解症状疗效非常明显，一次注射后，可长期没有症状。后期关节症状加重者，每月注射1次，同一关节1年，一般不超过3次，但可导致关节的严重破坏，因此应小心应用。

药物：复方倍他米松注射液0.2~1ml，玻璃酸酶1500U，维生素B_{12} 0.5mg，利多卡因2~3ml。

（2）透明质酸钠　研究证明，本品有抗炎与免疫调节作用，同时对软骨有保护作用。本品治疗炎症的机制不清，可能与抗蛋白活性的作用有关，一般都与上述药配合使用。

（3）玻璃酸钠注射液　通过向关节腔内注射大分子量玻璃酸钠溶液，恢复关节组织的黏弹性，重建玻璃酸钠对关节的保护作用，减轻滑膜炎症和改善关节功能。对创伤性骨性关节炎关节腔内注射玻璃酸钠后，发现玻璃酸钠在关节软骨面形成一层黏弹性保护膜，并观察到膜下受损软骨发生修复；玻璃酸钠黏弹性补充疗法具有暂时性补充和提高滑液及关节组织黏弹性作用。因其改善了玻璃酸钠合成细胞的周围环境使玻璃酸钠合成功能恢复正常，提示玻璃酸钠有改善骨性关节炎症状的药理作用。

注意事项：对本品过敏者、关节腔内有细菌性感染者禁用；应用时要严格无菌操作；关节内有积液时，应先将积液抽出，再注药物；药物出现混浊，禁止使用。

制剂、用量与用法：①阿尔治（Artz）注射液（日本产，分子量60万~120万）每支25mg（2.5ml）；②海尔根（Hyalgan）注射液（意大利产，分子量50万，每支20mg（2ml）；③欣维可（Srmvisc）注射液（加拿大产，系由2个玻璃酸分子并联而成，分子量最大，黏弹性很高，半衰期最长），每支16mg（2ml）；④施沛特（Sofast）注射液（中国产，分子量150万~250万）每支20mg（2ml）。

4.关节周围注射用药

关节周围注射用药以活血化瘀、强筋健骨、祛风止痛类中药针剂配合关节腔注射疗效显著且持久，常用药物有如下。

（1）骨肽注射液（骨肽生长因子、骨宁、护古）注射液　本品是用先进的生物化学技术从胎骨中提取的一种新的骨损伤治疗药物，它含有多种氨基酸、肽类物质，多种与骨代谢有关的生长因子，以及钙、磷、铁、锌、铜、锰等元素。对多种骨损伤疾病及退行性骨病均有显著疗效。

（2）雪莲注射液　每1ml相当于生药50mg，本品有消肿止痛、除湿散寒的功效，对风湿性关节炎、腰腿痛有较好疗效。

另外，如野木瓜注射液、伊痛舒注射液、麝香注射液、黄瑞香注射液等也较常用。中医主要以补益肝肾、祛风通络、除湿止痛。

5.激素替代疗法

目前各家意见不一，退变性疾病被认为是性激素代谢失调引起的，应补充性激素，特别是女性，有人认为，补充性激素，改变了骨性关节炎的现状。单教授认为在疾病早期，特别应在初有更年期症状前，适当间断补充性激素可延缓发病，对预防骨性关节炎和骨质疏松都有作用，但等到骨性关节炎发生，而关节已经变形，的确为时已晚，再补的确作用不大。

雌激素的用法如下。

（1）尼尔雌醇　30天口服1片，连服6个月，服后对性器官作用较强，子宫内膜增长，可能发生不规则子宫出血，此时应停药，假如服尼尔雌醇3~6个月后，再服安宫黄体酮6mg每日1次，连服7~10天可预防子宫内膜脱落，较为安全。对有心肌梗死、血栓病、乳腺癌患者则应禁服尼尔雌醇。

（2）替勃龙（利维爱）　能抑制绝经后妇女骨丢失，改善绝经后所引起的各种症状。口服剂量为每天1片（2.5mg），连服3个月为最佳效果。

6.埋线疗法

一组穴：梁丘透血海、阳陵泉透阴陵泉、委中。

二组穴：鹤顶、外膝疾、足三里。

7.贴敷疗法

二乌膏（方剂来源：《膏敷疗法》）。

药物：川乌、草乌、马钱子、穿山甲珠、白芷、天南星各10g，木鳖子、藿香、冰片各20g，桃仁、红花、五灵脂各15g，松香1500g，麻油300g。

配制方法：将川乌、草乌、马钱子、木鳖子、穿山甲珠、桃仁、红花、五灵脂、白芷、天南星、藿香放入麻油中，浸泡7天后，用文火煎炸，至药变黑黄为度。然后过滤，去渣，再加入松香，熬至滴水成珠。再加入冰片搅匀成膏。然后将膏药徐徐倒入凉水中，不断搅动，使成带状，以去其火毒，凝结后捏制成团块，每块6g左右，浸于凉水中，去火毒，1天后备用。

使用方法：视患处部位大小，取药膏适量，浸于温水中，待其软化后，涂在纱布上，敷于患处，每2日换药一次，10天为一个疗程。

据报道，共治疗100例，治愈52例，显效40例，有效6例，无效2例，总有效率98%。

8.关节镜疗法

关节镜治疗属微创手术，对伴有软骨剥脱、半月板损伤等在关节镜下治疗会取得满意的疗效。

膝关节置换术：该手术被称为骨性关节炎的"终极"治疗，是效果肯定的治疗方法。这类治疗只针对磨损严重、畸形明显的重度骨性关节炎患者。

【膝关节周围疾病的治疗】

（1）内外侧副韧带紧张　引起附着点局部压痛，可仔细压按痛点，选准后，以激素混合液3~5ml局部注射，每周1次，3次为一个疗程。

（2）髌下脂肪垫损伤　常有按压痛，可于外膝眼处进针，针尖斜向内上方刺入脂肪垫注入药液3~5ml。

（3）髌骨周围疼痛　可由髌前、髌上囊炎或股四头肌或髌腱附着点引起局部，压痛点阻滞3~5ml激素混合液。

【典型病例】

患者，女，56岁。膝关节疼痛3年，特别是上下楼梯最明显，不能下蹲，打拳时做不了下蹲势。X线片显示：关节间隙变窄，胫骨内外踝骨刺形成。诊断：膝骨性关节炎。服中西药，镇痛药症状反复，并有加重趋势。埋线取一组穴，采用12号埋线针、3号药线，透穴用5cm长，其他穴位1cm。15天复诊时，关节已基本无痛，二次埋线取第二组穴治疗后，3个月后随访，关节屈伸自如，无其他不适。

【胶原蛋白预防和治疗骨性关节炎的评价】

骨骼是由胶原蛋白和磷酸钙组成的一个活体组织。胶原蛋白为网状结构，它的纤维错综交织成鸟巢一样的主体结构，蛋白多糖和钙质填塞在中间，使关节形成富有弹性和对抗压力的坚强组织。人在25岁以前胶原蛋白合成旺盛，之后合成能力逐渐下降，60岁时体内的胶原蛋白仅为25岁时50%。人步入中年以后，补充减少，合成能力下降，骨中的胶原蛋白含量下降，造成钙质流失，骨密度下降，发生骨质疏松、关节软骨丢失而发生骨性关节炎。

胶原蛋白富有弹性，是骨中之骨，肉中之肉，肤中之肤，对骨骼、皮肤、肌肉都有保护作用。胶原蛋白原本是美容产品，用于皮肤除皱，后来研究发现，对骨骼、肌肉都有保护作用。

近3年来，单教授对300多例骨病患者使用胶原蛋白，使很多患者减轻了病痛，有很多骨性关节炎得到长期缓解。

用法用量：每日1次，每次2粒。

【经验辑要】

骨性关节炎以膝关节发病率最高,多数因退行性改变引起,主因是关节软骨丧失,关节出现自我保护性反应而发生骨质增生、关节腔变窄、关节面不平滑等症状,关节腔内注射疼痛阻滞液及玻璃酸钠,可滑润关节,减轻摩擦,抑制炎症,减少渗出,保护软骨,促进修复,缓解疼痛,改善功能,轻症一般经一次治疗可立即解除,一般注射5次能有相当一段时间缓解,有的甚至10年以上仍无症状。关节出现变形、症状体征严重者疗效不显著。

埋线重视局部取穴和临近取穴,目的是改善局部血液循环,有利于通调气血,温经通脉,消除局部顽固性炎症,消除疼痛,改善功能。

第三十一节 网 球 肘

【概述】

网球肘(也称肱骨外上髁炎)是由于前臂伸肌肌腱的重复微损伤所导致的炎症性疾病。网球肘是由桡侧腕伸肌和尺侧腕伸肌起始点的微小撕裂所导致的,继而发展为炎症,炎症在长期过度或不当的前臂伸展活动过程中可能转化为慢性炎症。若合并有滑囊炎、关节炎,则可能使疼痛长期存在,并使肘部功能丧失。

网球运动员不当的腕部姿势使其很容易患网球肘。

【临床表现】

网球肘的疼痛部位定位于肱骨外上髁区域,疼痛是持续的,并在腕部主动内收时加重。有时疼痛影响睡眠,检查时在外上髁或其下方会出现沿着伸肌腱的触痛。许多网球肘患者有受累肌腱的带状增厚,但肘部活动是正常的。网球肘患者的网球肘试验阳性,试验方法:首先固定患者的前臂,然后让患者握紧拳头并主动伸展其腕部,检查者则尝试使腕部被动屈曲,这时如果出现突发剧烈的疼痛,则高度提示网球肘。

【治疗】

1.注射疗法

体位:坐位。肘关节屈曲,平放于治疗台上,下垫脉枕,使受累肌腱放松。

操作:将5ml利多卡因、1500U玻璃酸酶及20mg甲泼尼龙抽取到10ml一次性针管中,混匀。对着关节内侧贴骨面进针1cm,回抽无回血,边推药边退针至皮下,剩余的3ml药液,调整针头方向至外上髁上缘筋膜下注入药液 2ml，退针至皮下，再向外上髁下缘进针至筋膜下，将剩余 1ml 药液注入。此时药液将整个外上髁浸润，酒精棉球按压针孔，并轻揉局部使药液扩散。

2.埋线疗法

取穴：曲池、阿是穴。

操作：曲池穴用 12 号针、2 号线，常规操作。阿是穴（肱骨外上髁局部）用 7 号针、0000 号的胶原蛋白线，用"井"字埋线法，局部消毒，局部麻醉，左手将局部肌肉提起，从一侧纵形连埋 2 针，再横埋线 2 针，使形成"井"字。

3.贴敷疗法

网球肘外敷方（方剂来源：《膏敷疗法》）。

药物：黄荆子、紫荆皮、当归、木瓜、丹参、羌活、赤芍、白芍、独活、川芎、秦艽、木防己、防风、马钱子。

配制方法：将上述药共研细末，用饴糖调成稠糊状，备用。

使用方法：局部痛点外敷，3 天换药一次。

临床疗法：总有效率 85.7%。

【**典型病例**】

患者，男，40 岁。肘部疼痛 4 年，并向上传导，诊断为网球肘，曾打 6 次封闭，疼痛不减。按上述"井"字埋线治疗一次治愈。

【**经验辑要**】

网球肘常顽固难愈，注射一定要将药液注射至筋膜下骨膜上，疗效较好，一般一次即愈。埋线要重视阿是穴，周围选穴再多效果都不理想。阿是穴可直接刺激病变部位，改善血液循环，消除炎症，疗效一般较持久。

第三十二节　腓肠肌痉挛

【**概述**】

腓肠肌痉挛是因腓肠肌阵发性不自主强烈痉挛性收缩而出现的小腿后部间歇性疼痛，以中老年多见。本症属中医学"转筋""筋痹"等范畴。其病因多由寒邪侵袭、过度运动，或由气血津亏、筋脉失养所致。临床反复发作，中西医治疗效果欠佳，严重影响患者的生活质量。

【临床表现】

（1）腓肠肌痉挛呈阵发性发作，一侧或两侧小腿后部间歇性疼痛，呈挛缩样或酸胀痛，程度剧烈，持续数分钟或数小时。

（2）寒冷、跑步、过多行走、劳累可诱发本病。

（3）痉挛肌束肌力增强，压痛阳性。

【治疗】

1.埋线疗法

取穴：足三里、丰隆、阳陵泉、承山、筑宾。

操作：用12号埋线针、3号药线，进针1.5寸，埋入3号药线2cm。

2.注射疗法

取穴：承山穴。

药物：曲安奈德40mg，维生素D_2果糖酸钙3ml，维生素B_{12} 1mg，利多卡因5ml，山莨菪碱5mg。

【典型病例】

患者，男，76岁。左侧小腿后方肌肉痉挛性疼痛3年，常在夜里发作，有时每晚数次，疼痛剧烈，冬天发作频繁，常服中西药治疗无效，按上穴位组埋线，半年无发作。

【经验辑要】

老年人多由气血津亏、肝气不足，筋失所养，加之寒邪侵袭故易患"筋痹"。足三里为足阳明胃经的合穴，阳明经为多气多血之经脉，埋线取足三里有舒通经络、调节人体气血的作用。丰隆穴具有调和胃气、祛湿化痰、通经活络、补益气血等功效，现代针灸界常用于治疗腓肠肌痉挛等，承山、筑宾位居小腿局部，根据经脉所过、主治所及的原则，局部取穴有增加局部血流量，改善微循环，促进局部代谢及祛寒祛湿的作用，对寒冷转筋可起到舒筋缓急、活络止痉的作用。病变局部埋线可使局部组织松解，肌肉痉挛得以解除。

第三十三节　腱鞘囊肿

【概述】

腱鞘囊肿是发生于关节囊或腱鞘内的囊肿，内含无色透明或微呈白色或淡黄色的浆液。腱鞘囊肿常见于腕背部、腕关节的掌侧面、手指背面或掌面、足背部等部位。青壮年多见，女性多于男性。

本病的原因不明，但从临床观察，多为劳累或外伤，引起腱鞘内的滑液增多后发生囊性膨出，以及结缔组织的黏液性变所致。

【临床表现】

（1）多见于从事体力劳动的中青年女性。

（2）易发于腕部，占70%，腕背腱鞘囊肿最多见，其次见于腕掌侧面。亦可见于掌指关节、指屈肌腱鞘处，呈瘤性小结节，多为米粒大、质坚硬，有时也发生于足背部。

（3）囊肿特点：囊肿生长缓慢，一般呈半球状隆起，可时隐时现，时大时小。触之有饱满感及囊性波动感，不与皮肤粘连。

（4）有腕部痛胀及腕力减弱的感觉。

（5）周围神经及血管压迫症状，即感觉运动障碍症状。

【治疗】

1.埋线疗法

取穴：囊肿局部阿是穴。

操作：①横刺埋线法：左手拇指示指同埋线部位同时碘酊、酒精消毒，并固定于囊肿，选取12号一次性埋线针，3号羊肠线，从侧方横刺，贯穿整个囊肿，羊肠线长度要大于囊肿，并加以挤压，使囊液从针孔流出，再埋入羊肠线，无菌包扎。②十字埋线法：囊肿较大时可采用本法，操作时可采用纵向和横向各埋一针，形成"十"字，操作同上。

2.注射疗法

清楚触及囊肿并固定于左手拇示指之间，用细针局麻囊肿表面皮肤，粗针头刺入囊肿腔内，尽量抽尽囊液，注入曲安奈德20~40mg，玻璃酸酶1500U，利多卡因2ml，拔出针头后轻揉局部，使药液扩散，创可贴固定。

【经验辑要】

无论采取以上哪种方法，只要操作手法得当，都可以一次治愈腱鞘囊肿。埋线操作中可破坏囊壁，使囊液渗漏于周围组织吸收代谢；也可形成无菌性炎症，使囊壁粘连。注射的目的：一是抽出囊液；二是注射药液中的曲安奈德可形成无菌性炎症，使组织粘连，玻璃酸酶可使囊液及渗出扩散组织吸收。经治病例很多，都是一次治愈。

第三十四节　屈指腱鞘炎

【概述】

屈指腱鞘炎又叫扳机指或弹响指，多见于体力劳动者的右手拇指、示指或中指。以掌指关节处疼痛或弹响为主要症状。局部阻滞疗效显著。

【临床表现】

（1）多见于从事包装、装订、绘画、家务等劳动者。

（2）起病缓慢，开始发病时，掌指关节面酸痛，活动不灵，疼痛逐渐加重，产生摩擦声，再继续发展出现弹响，严重者指间关节不能伸直，即所谓的"交锁征"。

（3）掌指关节面可触到隆起，压痛。

（4）屈指抗阻试验阳性。

【治疗】

局部阻滞治疗

药物：曲安奈德10mg，利多卡因3ml，维生素B_{12} 0.5mg。

操作：用5ml注射器，5号针头，抽取上述药混匀，注射时一定要将药液准确无误地注入鞘内，使患者感到药液沿腱鞘向指端或掌心流动。

【经验辑要】

用此法治疗的13例屈拇腱鞘炎，均为1次治愈。1例6年后复发，注射1次即痊愈，至今无反复。

第三十五节　踝管综合征

【概述】

踝管综合征是由于损伤所致踝管狭窄致使管内胫神经受压，引起的以足底内侧阵发性麻木、疼痛、足底灼痛为主要特征的疾病。

【病因】

踝部急性损伤或劳损，造成踝管内肌腱发生腱鞘炎、肿胀，使管内压力增高，发生神经血管产生压迫征象，引起胫神经缺血，出现足底或内踝麻木、刺痛等临床症状。

【临床表现】

（1）踝关节内侧及足底有麻木、刺痛感觉，夜间疼痛加重。

（2）走路过多、站立过久或劳累后疼痛，休息后很快缓解。

（3）足趾无力或神经营养障碍，严重者会出现足趾皮肤干燥、出汗、发凉、苍白或轻度发绀、趾甲变形、汗毛脱落及足部肌肉轻度萎缩等自主神经功能紊乱征象。

（4）叩击踝管及压迫跟部后方时，出现明显疼痛，可向跟骨内侧放射并伴有麻木感。

（5）X线平片病程长者显示距骨内侧有肥大性改变，少数患者可见距骨内侧骨刺形成。

【治疗】

阻滞治疗

药物：曲安奈德 20mg，利多卡因 3ml，维生素 B_{12} 1mg，维生素 D_2 果糖酸钙 1ml。

操作：用 10ml 注射器，配 7 号针头，抽取上述药混合。穿刺点位于内踝尖与跟骨尖连线中点，由后上向前下方 30 度角，将针头直接刺入踝管内，回抽无回血，将药液注入。

临床疗效：本法治疗 17 例，1 次治愈 13 例，2 次治愈 4 例，疗效 100%。

第三十六节 跟 骨 刺

跟骨刺是由跟骨结节处发生损伤性炎症等而产生，引起以疼痛为主要特征的疾病。

【临床表现】

（1）站立或走路时跟骨底面疼痛，疼痛也可沿跟骨内侧向前扩展到足底。

（2）休息后开始走路时疼痛明显加重，行走后逐渐减轻。

（3）压痛点在跟下脂肪垫的前方，触及跟骨刺尖部时，疼痛剧烈，并向前放射。

（4）X线拍片可见跟骨结节前方骨刺形成。

【治疗】

1.局部阻滞加毁损疗法

体位：患者侧卧位，跟内侧在上。

体表定位：穿刺点由压痛点刺入，快速刺过皮肤，直达疼痛敏锐骨膜，先注射利多卡因2ml，退掉针管，针头保留在原位，15分钟后，再注入无水乙醇1ml，可获永久止痛效果。

共治疗43例，均1次痊愈。

2.贴敷疗法

跟骨刺膏（方剂来源：《膏敷疗法》）。

适应证：跟骨骨刺。

药物：威灵仙、透骨草各30g，血竭6g。

配制方法：将威灵仙、透骨草焙干，与血竭共研细末，加适量食醋调成膏糊状备用。

使用方法：将上述药膏摊于白布上敷患处，2小时后取下，每日1次，7日为一个疗程。

临床疗效：共治疗50例，一个疗程治愈8例，二个疗程治愈22例，三个疗程治愈18例，无效2例，总有效率96%。

【经验辑要】

跟骨刺为退行性变性骨质增生，临床较为常见，药物内服外用疗效欠佳，阻滞加毁损可一次性阻断周围神经末梢，骨刺萎缩，疼痛永久消失。

第三十七节　癌　症　痛

【概述】

癌症痛多发生于晚期癌症患者，疼痛顽固、剧烈、难忍。由于疼痛往往并发严重的抑郁症状，约占晚期癌症患者的70%以上。抑郁症的发展可出现厌食、失眠、疲劳和体重下降。如果止痛效果不佳时，患者可能产生轻生自杀念头。临床治疗癌症痛一般都用阿片类药物，这些药物长期应用容易出现耐药和依赖性，少数失去控制而成瘾，给患者及治疗带来不利因素。

埋线治疗癌症痛有一定疗效，根据不同癌症，适当选择主穴、配穴可收到一定疗效。

【治疗】

1.埋线疗法

（1）肺癌

主穴：腰3、4夹脊，肺俞透定喘。

配穴：内关、足三里、膻中、丰隆。

（2）胃癌

主穴：腰5~6夹脊、膻中、中脘透鸠尾。

配穴：足三里、阳陵泉、阿是穴。

操作：选用12号一次性埋线针、3号药线，夹脊在椎旁0.5寸处垂直进针，针尖直达椎板，将2cm长3号药线埋入，其他穴位常规操作，1个月埋线一次。

2.贴敷疗法

抗癌膏（方剂来源：《膏敷疗法》）。

适应证：肺癌、鼻咽癌、食管癌、胃癌、肝癌、肠癌、乳腺癌、膀胱癌、白血病。

一组药：常春花、喜树、黄独、白英、龙葵、天葵、蜂房、葵树子、蟑螂、猢狲根、菝葜各20g，半边莲40g，藤梨根、灵芝各60g，鹿衔草、骨碎补各24g，黄芪、白花蛇舌草、败酱草、猪苓、瞿麦、莪术各30g，全蝎10g。

二组药：生姜、葱白、韭白、薤白、蒜头、艾叶、侧柏叶、苍耳草、凤仙草各6g，槐实、柳枝、桑枝、冬青枝、桃枝、菊花各24g，石菖蒲、白芥子、莱菔子、花椒各3g，发团9g。

配制方法：将上述两组药浸泡于2490g芝麻油内，冬十天、秋七天、春五天、夏三天，置锅内熬至药枯去渣，熬药油成，下黄丹收存，再入炒铅粉30g，陀僧、松香各12g，赤石脂、木香、砂仁、宫桂、丁香、檀香、雄黄、明矾、轻粉、降香、制乳香、没药各3g，后入龟胶、鹿胶（酒蒸化）各12g，拌匀制成膏，去火毒，分摊于红布上，折叠备用。

使用方法：将膏药加温变软，揭开贴敷于璇玑穴（食管癌）、中脘穴（食管癌）、膈俞穴（白血病）、心俞穴、膏肓穴（肺癌）、太乙穴（肠癌）、乳根穴（乳腺癌）、府舍穴、期门穴处。

注意事项：孕妇禁用。

【典型病例】

患者，男，76岁。胃癌晚期进行放、化疗后，胸及上腹疼痛，进食梗阻，极度疲乏无力，勉强可以站立，行走困难，于是选左腰5、7，右腰6夹脊、膻中、中脘透鸠尾、阳陵泉、足三里埋线，3天后症状大减，不但可以进流食，吃个鸡蛋也没问题了，1周后外出散步，1个月后走3~4km都没问题了。第二次选左T_6右T_5、T_7及上配穴埋线治疗后疗效巩固，6个月无反复。

【经验辑要】

晚期癌症患者最大的痛苦是疼痛，采用夹脊穴，是按神经节段选穴，对其支配的交感神经及脊神经后支所处部位进行埋线可有效解除疼痛，同时还可调节脏腑功能，改善自身免疫，增强体质，提高生存质量，同时有延长生命的效果。

第三十八节 骨 髓 炎

由化脓菌引起的骨膜、骨、骨髓腔的炎症称为骨髓炎。常见的病原菌为金黄色葡萄球菌（约80%），其次为链球菌、白色葡萄球菌、肺炎球菌等。好发部位为长骨干骺端，尤其在胫腓骨两端，股骨下端和肱骨上端等。

感染途径有3个：①自身体远处病灶经血液感染；②临近组织感染的蔓延；③开放性骨折，致病菌直接进入所引起。

骨髓炎有急性与慢性两种，急性儿童多见。慢性骨髓炎，多由急性骨髓炎治疗不及时或治疗不彻底转化而来，有死骨形成，溃破后，形成长期不愈的窦道。小死骨可能被吸收或通过窦道排出，大块死骨，需予摘除。

【临床表现】

（1）急性骨髓炎的病史。

（2）时发时愈或经久不愈的窦道。

（3）X线平片可提供诊断依据。急性骨髓炎需住专科医院治疗。

（4）慢性骨髓炎：细菌培养和抗生素敏感测定，选择有效抗生素治疗2周。

【治疗】

贴敷疗法

野生葡萄根膏（经验方）。

药物：野生葡萄根的肉质。

配制方法：取野生葡萄根深部的软根，洗净，用瓦片刮去表层的黄褐色粗皮，便显露白色的肉质，用木棒打碎，除去木质部分，将肉质放石臼中捣成糊状，加入适量75％乙醇调匀，收瓶密封，放冰箱冷藏贮存。制作过程要清洁卫生，并消毒好用具，防止被污染。全过程禁铁器。

使用方法：临用时加入一个当日下的柴鸡蛋清调匀，清洗患处，并常规消毒，取膏适量敷于患处，无菌纱布包扎固定。冬季3天换药一次，春、秋季2日换药一次，夏季每天换药。

【典型病例】

病例1：患者，女，14岁。右足足跖骨外伤感染，长期不愈，形成骨髓炎。在市内医院治疗4个月不愈。随后带到单教授这里治疗。检查：右足第3、4足跖骨溃烂，形成窦道，有溢脓。治疗：清除局部分泌物，消毒，调膏敷药并包扎，3天换药一次。换药3次，分泌物减少；治疗6次，窦道愈合。观察6个月无复发。

病例2：患者，男，8岁。患儿突感左髋内侧疼痛，继而发烧不退，去医院检查血象，白细胞16.0×10^9/L，住院治疗，10天左右，股骨内侧溢脓，以后每天换药放引流治疗，2个多月仍然不愈。X线平片显示：股骨颈骨质破坏1/3，窦道形成。用贴敷疗法。采用上药，2天换药一次，6次分泌物基本消失，疼痛减轻。继续换药约20次，X线检查，骨质已修复。又继续治疗5次症状痊愈，观察6个月无复发。

【经验辑要】

野葡萄根入药部位：根。性味：味甘，性平。归经：肝、肾。功效：清热解毒。主治：痈疽疔疮、慢性骨髓炎。用法与用量：捣敷，适量。此方由单教授从民间得到，实用灵验。共治愈7例患者，最短为3周，长者为1个半月。1972年在武汉军医学校驻校时也介绍给了同学们，有河南省军区的同学治疗几例，也十分灵验。后来单教授在治疗骨坏死的膏药中也添加此药，也有很好疗效。

|第十九章|
妇科疾病

第一节　月经不调

【概述】

月经不调系指月经的正常规律发生异常改变并伴有其他症状者，其含义、范围相当广泛，本节所讨论的是月经周期、经量、经色等发生异常的月经病，常见的有月经先期、月经后期、月经先后无定期、月经过多、月经过少等。临床上，月经先期与月经过多常并见，月经后期与月经过少常并见。若月经超过1周以上未行的育龄女性，应注意排除早孕可能。由于气候、环境、生活和情绪波动等因素，引起月经周期的暂时改变，则不能做病态论。

月经不调，中医又称经早（指月经周期提前7天以上，甚至10余日一行者）、经迟（指月经周期延后7天以上，甚或40~50天）、经乱（指月经周期或提前或延后7天以上者）、经多（指月经量较以往明显增多，周期基本正常者）、经少（指周期基本正常，月经量较以往明显减少，甚或点滴即净；或经期缩短不足2天，经量亦少者）等，其临床表现不一，病因病机亦不相同，如血热、血寒、血虚、气虚、气滞、肝郁、肾虚等，均可引起气血失调、冲任损伤而发病。

本病与西医学的功能失调性子宫出血（简称功血）相类似，是由于卵巢功能失调所致子宫异常出血，临床上分为无排卵型功血和有排卵型功血两大类：①无排卵型功血，多发于青春期和更年期妇女，常表现为月经周期紊乱，经期异常，或停经数周数月后继之以大量流血，有的流血可持续数周，不易自止；有的则时流时止，时多时少，一般无腹痛。②有排卵型功血，多见于生育年龄之妇女，其中又分为两类：黄体功能不全与黄体萎缩不全。前者一般月经周期缩短，有的月经周期基本正常，但卵泡期延长、黄体期缩短，而患者往往不孕，或孕后易于流产，后者表现为月经周期正常，经期延长，常达9~10天，流血量大，西医学对本病的治疗步骤是止血、调整周期和促进排卵，久治不愈者可考虑外科手术治疗，而更年期功血在血止后可调整周期，但以减少出血量为主，不需促进排卵。

【治疗】

贴敷疗法

调经膏（方剂来源：《膏敷疗法》）。

适应证：月经不调。

药物：鲜益母草120g，党参、制丹参、当归、香附、熟地、白术、炒五灵脂、生地各60g，青皮、陈皮、乌药、柴胡、牡丹皮、地骨皮、川芎、酒芍、半夏、麦冬、黄芩、杜仲、续断、延胡索、红花、川楝子、苍术各30g，没药、炒远志、枳壳、吴茱萸、黄连、厚朴、茴香、木香、木通、肉桂、甘草各15g，炮姜9g，雄乌骨鸡1只。

配制方法：麻油5000ml，炸群药至枯，过滤去渣，入黄丹收膏，再将蒸化后牛胶60g搅入即成。

使用方法：取膏药10~15g，软化后敷于丹田穴。

注意事项：忌忧恚郁怒，忌食辛辣。虚寒明显者慎用。

（一）月经先期

月经周期提前1~2周者，称为"月经先期"，亦称"经期超前"或"经早"。

本病的发病机制主要是排卵型功能失调性子宫出血病的黄体不健和盆腔炎症所致的子宫出血。月经先期伴月经过多可进一步发展为崩漏，应及时进行治疗。

本病中医认为主要是血热和气虚所致。

1.埋线疗法

主穴：关元、血海、三阴交。

配穴：血热加行间、复溜；气虚加脾俞、足三里。

操作：用12号针，2号药线，于月经周期前4天，常规操作。

2.注射疗法

穴位：腰3夹脊、子宫、足三里、三阴交。

药物：黄芪注射液4ml。

操作：用5ml针管，5号针头，每穴注入0.5ml，每日1次，10次为一个疗程。

（二）月经后期

月经周期延后7天以上称为"月经后期"，亦称"经迟""经期后错""月经落后"等。若偶尔延迟一次，下次月经又如期来潮者属正常范围。青春期月经初潮后数月内，或更年期月经终止前，经期时有延后，又无其他症状者，也不属病态。

西医学称本病为"月经稀发"，多见垂体前叶或卵巢功能异常所致。中医认为本病有虚、实两类，虚者为冲任不盛，实者为冲任阻滞。

1.埋线疗法

主穴：关元透气海、血海、三阴交。

配穴：血虚加脾俞、足三里；气滞加天枢、丰隆。

操作：用12号针，3号药线，透穴用4cm长线，其他穴位用1~2cm按月经周期常规操作。

2.注射疗法

取穴：腰3夹脊、子宫、足三里、三阴交。

药物：复方当归注射液4ml。

操作：每次选4穴，交替进行，每穴1ml，每日1次，10次为一个疗程。

（三）月经先后无定期

月经周期或错前或错后1~2周者，称为"月经先后无定期"，又称"经水先后无定期"，或称"经乱"。

本病为西医学排卵型功能失调性月经不规则。青春期初潮后1年内，及更年期月经先后无定期者，如无其他症候，可不予治疗。月经先后无定期若伴有经量增多及经期紊乱，常可发展为崩漏。

中医学认为，本病的主要发病机制为冲任不调、血海蓄溢失常。

1.埋线疗法

一组穴：肾俞、肝俞、关元透中极。

二组穴：脾俞、腰3夹脊、三阴交。

配穴：肾虚加气穴，脾虚加气海、足三里，肝郁加太冲。

操作：用12号针，2号药线，透穴用4cm，其他穴位1~2cm。按月经周期操作，2次为一个疗程。

2.注射疗法

穴位：腰3夹脊、足三里、三阴交。

药物：复方当归注射液2ml，黄芪注射液2ml。

操作：每次选4穴，交替使用，每日1次，10次为一个疗程。

（四）月经过少

月经周期正常，经量明显少于既往，不足2天，甚或点滴即净者，称为月经过少，亦称"经水涩少""经量过少"。

西医学认为性腺功能低下可致月经过少，子宫内膜结核、炎症或刮宫过深等引起的月经过少，月经过少伴月经后期者，可发展为闭经。本病属器质性病变，病程较长，疗效较差。

中医学认为，本病因精血亏少、冲任气血不足，或寒凝瘀阻、冲任气血不畅、血海蓄溢不多而致。

1.埋线疗法

一组穴：星状神经节、肾俞、关元透中极、三阴交。

二组穴：心俞、命门、腰3夹脊。

三组穴：维胞、血海、足三里。

配穴：肾虚加气海，血虚加脾俞，血瘀加合谷、太冲。

操作：每次取一组穴，适当加选配穴，按月经周期操作，星状神经节用2号线1cm，透穴用3号线4cm，其他穴位1~2cm。

2.注射疗法

穴位：血海、足三里、三阴交。

药物：复方当归注射液2ml，黄芪注射液2ml。

操作：每穴注入混合药液1ml，每日治疗1次，10次为一个疗程。

（五）月经过多

月经周期正常，经量明显多于既往者，称为"月经过多"，亦称"经水过多"。

西医学认为，排卵型功能失调性子宫出血病引起的月经过多，或子宫肌瘤、盆腔炎症、子宫内膜异位等疾病引起的月经过多，宫内节育器引起的月经过多，可按本病治疗。

中医学认为，本病因冲任不调、经血失于制约而致经血量多。

1.埋线疗法

一组穴：脾俞、足三里、三阴交、行间。

二组穴：心俞、曲池、太冲。

三组穴：气海、腰3夹脊、合谷。

操作：每次选一组穴，按月经周期操作，选用12号注线针，1号药线，3次为一个疗程。

2.注射疗法

取穴：腰3夹脊、脾俞、足三里。

药物：黄芪注射液4ml。

操作：每日治疗1次，每穴注入1ml，穴位交替使用，10次为一个疗程。

【典型病例】

患者，女，28岁。月经周期不准时，一般45天左右来潮一次，且量少，1~2天即过，中西医治疗6年无效，婚后8年，未育。埋线治疗，按上述穴位组每一月经周期埋线一次，第一次取穴腰3夹脊、心俞、关元透中极、三阴交，埋线后次日来月经，持续3天，经量有所增加；第2个月经周期取肾俞、血海、足三里埋线；第3个月经周期取命门、维胞、丰隆穴位埋线，共治疗3次。治疗过程中每次埋完线于次日月经一准来，且量也有改善，可持续4~5天，一个疗程治完后，于次月怀孕，于1987年生一女，于1990年又生一男。

【经验辑要】

本病用埋线法治疗收效良好，特别对月经紊乱、量少、或时多时少，收效更好。本病埋线穴位常选用腰3夹脊穴，夹脊穴是脊髓发出神经的根部，腰3夹脊对生殖器官引起的病证有很好疗效。其他选穴及使用线号上要注意辨证施治，对实证、气滞、冲任阻滞等月经延后、经血过少者用粗针，粗线用泻法，对脾虚阳盛引起的经期提前，量多者可采取补法。三阴交为肝、脾、肾三经交会穴，可调补三阴而和血调经。其他穴位俞募相配，可调理气血而恢复月经的正常生理功能。月经过少病例，多由性腺功能低下、卵巢早衰等器质性疾病引起，病程较长，疗效一般较差，所以治疗中从配穴、用线、手法上等应引起重视。

第二节 痛　经

【概述】

痛经系指经期前后或行经期间，出现下腹部痉挛性疼痛，并有全身不适，严重影响日常生活者。分原发性和继发性两种：经过详细妇科临床检查未能发现盆腔器官有明显异常者，称原发性痛经，也称功能性痛经；继发性痛经则指生殖器官有明显病变者，如子宫内膜异位症、盆腔炎、肿瘤等。

本症属中医学"经行腹痛"范畴。

引起痛经的因素很多，常见的有以下几种。

（1）子宫颈管狭窄　主要是月经外流受阻引起痛经。

（2）子宫发育不良　容易合并血液供应异常，造成子宫缺血、缺氧而引起痛经。

（3）子宫位置异常　若妇女子宫位置极度后屈或前屈，可影响经血通畅而致痛经。

（4）精神、神经因素　部分妇女对疼痛过分敏感。

（5）遗传因素　女儿痛经与母亲痛经有一定的关系。

（6）内分泌因素　月经期腹痛与黄体期孕酮升高有关。

（7）子宫内膜以及月经血中前列腺素（PG）含量升高　前列腺素E2（PGE2）可作用于子宫肌纤维使之收缩引起痛经。痛经患者子宫内膜组织中前列腺素含量较正常妇女明显升高。

（8）子宫的过度收缩　虽然痛经患者子宫收缩压力与正常妇女基本相同，但子宫收缩持续时间较长，且往往不易完全放松，故发生因子宫过度收缩所致的痛经。

【临床表现】

痛经是妇科常见病和多发病，病因多、病机复杂、反复性大、治疗棘手，尤其是未婚女青年及月经初期少女更为普遍，表现为妇女经期或行经前后，周期性发生下腹部胀痛、冷痛、灼痛、刺痛、隐痛、坠痛、绞痛、痉挛性疼痛、撕裂性疼痛，疼痛延至骶、腰、背部，甚至涉及大腿及足部，常伴有全身症状：乳房胀痛、肛门坠胀、胸闷烦躁、悲伤易怒、心惊失眠、头痛头晕、恶心呕吐、胃痛腹泻、倦怠乏力、面色苍白、四肢冰冷、冷汗淋漓、虚脱昏厥等症状。其发病之高、范围之广、周期之近、痛苦之大，严重影响了广大妇女的工作和学习，降低了生活的质量。

【治疗】

埋线疗法

取穴：十七椎、次髎、关元透中极、足三里、三阴交。

操作：注线法。于下次月经来潮前治疗，用12号针，3号药线。

【典型病例】

患者，女，17岁。14岁时月经初潮时，突然小腹疼痛，继而来了月经，以后每次月经来潮均出现腹痛，同时伴有恶心呕吐，面色苍白，有时昏厥。诊断为原发性痛经。经在十七椎、关元透中极、三阴交、足三里埋线一次即愈，随访6年无复发。

【经验辑要】

十七椎为经外奇穴，主治痛经、崩漏、功能性子宫出血。关元穴位于下腹在脐下3寸，也就是人们常说的丹田位置，是人体真气、元气生发的地方，又是人体枢纽、机关、开合之处，刺激关元可活跃肾气，补充肾气，给人体贮存能量。关元和子宫靠得很近，是治妇科疾病的要穴，埋线可调理冲任、通经活络，调理阴阳平衡的作用。三阴交为脾、肝、肾三条经络交会之穴，凡女人之月经先期、月经后期、月经先后无定期、不来月经、不孕等，在三阴交施治，这些病都会消失。诸穴相配，有调理冲任、温经散寒、活血化瘀、行气活血、调经止痛之功效。

第三节　经前紧张征

【概述】

经前紧张征（PMS）是指妇女反复在黄体期周期出现躯体、精神以及行为方面改变，严重者影响生活质量，月经来潮后，症状自然消失。发生率为30%~40%，严重者占5%~10%。

育龄妇女在每次月经前7~14天（在月经周期的黄体期），反复出现一系列精神、行为及体质等方面的症状，月经来潮后症状迅速消失。由于本病的精神、情绪障碍更为突出，以往曾命名为"经前期紧张综合征"。近年认为本病症状波及范围广泛，除神经症状外还涉及几个互不相连的器官、系统，包括多种多样的器质性和功能性症状，故总称为经前期综合征。

本综合征在中医学文献中见于"脏躁""不孕""经前乳胀""经行泄泻""经行水肿""经行头痛""经行身痛"等。肝郁气滞、肾水不足是本病发生的根本原因，乳头、胸胁、小腹乃肝经循行之分野，冲任隶属于肝肾，肝经积郁则诸症丛生；肾水不足，肝木失于涵养，横道为患，累及脾土，运化失积，水谷精微不化，泛滥为湿，聚湿成痰，与心、肝之火相合，痰热蒙蔽清窍，或精神情绪失常；或经前、经行头痛，或乳房胀痛，或便溏纳减，或水肿等症。经前血海充盈，肾水经血不足，脏腑功能失于平衡，内有积郁之火待机而发，月经来潮以后，积郁之火及心、肝之火得以疏泄，又值肾阴修复之时，症状也次递而暂时消退，如此反复，随月经周期而呈周期性发作，中医治疗主要是以调肝益肾为主，调整脏腑气血功能。结合疏导，若累及心、肝、脾，痰热互结，蒙蔽清窍则随证加减，可获较好的效果。

【临床表现】

疲劳乏力（反应淡漠）、易激动、腹胀气及四肢发胀、焦虑紧张、乳房胀痛、情绪不稳定、抑郁、渴求某种食物、痤疮、食欲增加、过度敏感、水肿、烦躁易怒、易哭、喜离群独处、头痛、健忘、胃肠道症状、注意力不集中、潮热、心悸及眩晕等。周期性发生的系列异常征象多见于25~45岁妇女，常因家庭不和睦或工作紧张激发。症状出现于月经前1~2周，月经来潮后迅速明显减轻至消失。主要症状可归纳为3类。

（1）躯体症状　表现为头痛、乳房胀痛、腹部胀满、肢体浮肿、体重增加、运动协调功能减退。

（2）精神症状　激怒、焦虑、抑郁、情绪不稳定、疲乏，以及饮食、睡眠、性欲改变。

（3）行为改变　思想不集中、工作效率低、意外事故倾向，易有犯罪行为或自杀意图。

【治疗】

埋线疗法

主穴：星状神经节、肝俞、关元、三阴交。

配穴：肝气郁结配太冲、膻中、公孙。痰火上扰配足三里、丰隆、中脘。阴血不足配内关、脾俞、太冲。

操作：注线法。取一次性12号注线针，1号肠线，经前15天埋线一次，连埋3个月经周期。

【典型病例】

患者，女，38岁。每次来月经前一周，开始心烦易怒、失眠多梦、乳房肿胀、肢体浮肿、身疲无力、腰膝酸软、舌红、苔白、脉沉细。诊断为经前期综合征。埋线取上组主穴，配心俞、神门、足三里埋线，治疗后患者神清气爽，心头的烦闷除了许多，连续治疗3个月，诸症消失，3年无反复。

【经验辑要】

经前紧张征属中医学月经前后诸证范畴，按其症状不同，分别称为经前乳胀、经行泄泻、经行头痛、经行发热、经行浮肿、经行身痛、经行不寐等。中医认为，妇女以血为本，以气为用，历经孕、产、乳，屡伤于血，故使妇女处于阴常不足，阳常有余的状态，此为内因，经前血海满盈，冲、任二脉之气盛实，行经血海溢泄，由盈而虚，则全身阴血更显不足，因个体禀赋不同、阴阳盛衰，及疾病、产、乳各异，经前、经期冲任气血的急剧变化，引起脏腑功能失调，气血紊乱，至经净阴血渐复，气血调和脏腑功能恢复平衡，诸证随之消失。治疗当以调理冲任，补肝肾，调肝脾。本病病因及发病机制尚不清楚，目前还缺乏特异的、规范的治疗方法，主要是对症治疗。首先是情感支持，帮助患者调整心理状态，认识疾病，建立勇气和信心；其次是药物治疗，减轻情感和躯体症状。采用埋线疗法治疗本病，三阴交为足三阴之会穴，有益肾调血、补养冲任的作用。关元为足三阴冲、任之会，两穴合用可和肝补肾、调理冲任，内关可益心安神、宽胸利膈。太冲、膻中、肝俞共奏疏肝解郁、调理气血之功。脾俞、肾俞温补脾肾，诸穴合用益其源，调其流，使气血充盈，脏腑功能恢复，阴阳得以平衡。星状神经节可调全身内分泌功能，对诸证都有治疗作用。埋线疗法是治疗本病较佳的方法。

第四节　功能失调性子宫出血

【概述】

功能失调性子宫出血（简称功血）是常见的一种妇科疾病。凡月经不正常，经检查内外生殖器无明显器质性病变，例如无妊娠、肿瘤、炎症、外伤或全身出血性疾病，而系由内分泌失调所引起的异常性子宫出血的，则称为功能性子宫出血病，简称"功血"。临床上常将功血分为无排卵型和排卵型两大类：任何因素阻碍丘脑下部周期中枢对垂体促性腺激素的控制，使在月经中期不能形成黄体生成素（LH）峰，卵巢不能排卵而致月经紊乱的，称为无排卵型功血。有时虽有排卵，但早期促卵泡素（FSH）相对不足，可以使卵泡发育延迟，黄体期时，LH相对不足而引起黄体不健；也可以由于有足够的FSH，但LH相对不足或持久分泌而导致黄体不健或萎缩不全，这些情况都称为排卵型功血。

功血的产生与性腺内分泌功能失调直接有关，由于中枢神经系统的兴奋与抑制过程产生紊乱，如精神刺激、寒冷刺激、环境改变、经期过度劳累，以及长期过量地使用影响内分泌的药物等，均可导致大脑皮层对丘脑下部及垂体的调节功能减弱，尤其是青春期卵巢功能未发育成熟，或更年期卵巢功能衰退时，更易引起丘脑下部-垂体-卵巢轴的性周期调节功能失常，或子宫内膜对性刺激的周期性反应异常而发病。

本病在中医学中属"崩漏""月经过多""经期延长""经期出血""月经先期"等范畴。

【临床表现】

（1）不规则子宫出血及因出血而继发的贫血症状。因子宫出血而致月经过频、过多、延长，经间期出血及绝经后的出血。

（2）根据患者年龄、子宫出血情况及妇科检查，排除局部器质性病变、全身性疾病及血液病影响的子宫出血。

（3）做卵巢功能检查、基础体温测定、子宫内膜病理组织检查、阴道细胞涂片及测定血和尿中激素水平，可明确本病的诊断，有助于鉴别本病的类型。

【证型】

1.虚热证 经血突然非时而下，量多势急，或量少淋漓不尽，血色鲜红而质黏稠，心烦意乱，潮热时发，或小便黄少，或大便结燥，舌质正常或淡红，苔薄黄，脉细数。

2.实热证 经血非时忽然大下，或淋漓日久不净忽又增多，血色深红或鲜红，质或黏稠或夹带血块，口干口渴，烦热长驻，或有发热表现，或小、少腹疼痛较剧，小便短黄，或大便秘结，舌质红或淡红，苔黄或黄腻，脉洪数。

3.肾阳虚证 经来无期而至，出血量多或淋漓不尽，色淡而质清，或伴畏寒肢冷，面色晦暗，腰酸腿软，小便清长，舌质淡，苔薄白，脉沉细。

4.肾阴虚证 经乱而无定期,或先期,或延后,或间期出血,出血量多或淋漓不尽,血色鲜红,质稍黏稠,头晕目眩,耳鸣耳聋,腰膝酸软,或五心烦热,面红颧赤,甚则时发潮热,夜间盗汗,舌质偏红,少津,苔少或无,脉细数无力。

5.脾虚证 经血非时而至,崩中继而淋漓不尽,血红淡而质薄,甚则如同水样,气短气浅,神疲体倦,面色㿠白,或面浮肢肿,手足不温,或纳食无味,食欲不振,大便清稀溏薄,舌质淡,苔薄白,脉弱或沉溺。

6.血瘀证 经血非时而下,时下时止,或淋漓不尽,或停闭日久又突然崩中下血,继而淋漓不尽,其色紫黑夹有瘀块,小腹或全腹疼痛或胀痛拒按,血块下后疼痛减轻,舌质暗,苔薄白,脉沉涩。

【治疗】

1.埋线疗法

主穴:肾俞、关元透中极、三阴交、足三里。

配穴:脾虚加脾俞、归来;肝郁加肝俞、太冲;心脾两虚加心俞、气海;肝肾阴虚加腰3夹脊、肝俞。

操作:用12号注线针,1号药线,于月经过后半个月治疗,3次为一个疗程。

2.注射疗法

穴位:关元俞、气海、足三里、三阴交。

药物:三七、当归注射液。

3.拔罐灸疗

取穴:膈俞、肝俞、脾俞、神阙、关元、足三里、三阴交。

操作:每次选2~4穴,拔罐施灸10~20分钟,隔日1次,5次一个疗程。

【典型病例】

患者,女,36岁。近2年来经期过长而量多,以前来月经一天换3~4次卫生纸就够了,而近来一天换7~8次有时候还不行,7~8天还过不去。全身疲乏无力,经化验血红蛋白只有8g/dl,妇科检查无器质性病变。诊断:功能性子宫出血。埋线治疗按上述穴位组加星状神经节埋线,经3个周期治疗症状基本改善,以后再不断好转,半年后症状全消。

【经验辑要】

功能性子宫出血属妇科疑难重症,在妇科治疗中,对暴下不止或淋漓不尽的患者一般应先"塞流"之法，西医常用激素或止血药物或行手术刮宫止血，对未婚者不能施行，且对患者有一定痛苦。穴位埋线治疗本病方法简便安全、疗效迅速、无不良反应，易为患者所接受，急则能治标，缓则能治本，既有速效又持久。此病系由内分泌失调所引起，所以一般要加用星状神经节埋线，才会更有把握。但必须指出，对出血量大、病情危重的患者，则应介绍去专科治疗。

第五节 闭 经

【概述】

闭经是从未有过月经或月经周期已建立后又停经的现象。年过18岁尚未来经者称原发闭经，月经已来潮又停止6个月或3个周期者称继发闭经。闭经的原因有功能性及器质性两种：下丘脑–垂体–卵巢轴的功能失调所致的闭经为功能性闭经；器质性因素有生殖器官发育不全、肿瘤、创伤、慢性消耗性疾病（如结核）等。按解剖部位不同，分为子宫性闭经、卵巢性闭经、脑垂体及下丘脑性闭经。

闭经的原因十分复杂，若按"辨证求因"的原则，可分为虚、实两类。虚者多因先天不足，或后天损伤，以致肝肾不足，或气血虚弱，导致血虚精少，血海空虚，无余血可下；但也有阴虚血燥而致闭经者。实者多因邪气阻隔，如气滞血瘀、痰湿阻滞等因素，导致脉道不通，阻碍经血下行。

【病因病机】

1.肝肾不足　先天不足，精气未充，肝血虚少，冲任失于充养，无经血可下；或因多产、堕胎、房劳过度及久病伤肾，脾肾精亏耗，肝血亦亏，精血匮乏，泉源枯竭，胞宫无血可下而形成闭经。

2.气血虚弱　素体脾虚，或忧思劳倦，营血不足；或大病久病，失血过多，哺乳过长，耗伤阴血等，以致冲任血虚，胞宫不能满溢而经闭。

3.阴虚血燥　因阴虚而生热，虚多实少，多由素体阴虚，或久病失血伤阴，或过食辛热灼伤津血，或久病伤精耗阴，血海枯竭而致经闭。

4.气滞血瘀　七情内伤，肝气郁结，血行不畅，瘀阻冲任，经水阻隔不行，故致经闭。

5.寒气凝滞　经产之时，调摄不利，感受风冷寒邪；或内伤生冷，胞宫失温，血为寒凝运行不畅而致经闭不行。

6.痰湿阻滞 肥胖之人，多痰多湿，痰湿壅阻经络；或脾运失职，聚湿生痰，脂膏痰湿阻滞冲任，胞脉闭阻而经水不行。

7.热灼冲任 因热盛而阴伤，实多虚少。多由素体阳盛内热，或过食辛热动火之品，或感受邪热，热邪煎熬阴血，以致阴血亏虚，瘀热阻脉而成经闭。

8.肾气不足 月经之潮汛必赖肾之阳气鼓动。肾气先天不足，或遇后天损伤，肾气鼓动无能，故经闭不行。本型常是年轻少女闭经的主要原因，基病机之关键在于肾气未盛，精气未充，经血无以化生而为病，故在病因病机中单独强调，以资与各年龄阶段妇女均易患之肝肾不足型闭经相区别。

【治疗】

1.埋线疗法

主穴：肾俞、下腹任脉通贯、血海、三阴交。

配穴：冲、任、督三脉不足，气血亏虚，脉络失养加肝俞、神门；邪侵冲任、气血瘀阻、脉络失宣者加中脘、子宫、脾俞。

操作：用16号埋线针，4号药线，常规操作，若一次埋线后来了月经，观察几个月正常者停止治疗，月经不来者可每个月做一次，连续治疗3次。

2.拔罐灸疗

取穴：关元、子宫、归来、天枢、脾俞、肾俞、命门、三阴交。

操作：每次选4~6穴，隔日一次，每次拔罐施灸20分钟，于月经来潮前2天拔罐施灸至疼痛缓解。

3.贴敷疗法

药物：乳香、没药、白芍、川牛膝、丹参、山楂、广木香、红花各15g，冰片1g。

配制方法：上述药共为细末，加入冰片混匀贮瓶备用。

使用方法：取上述药30g，以姜汁调成糊状，分别敷于神阙、子宫穴，上盖塑料薄膜，胶布固定。2日换药一次。

【典型病例】

病例1：患者，女，35岁。因受精神刺激后月经不来潮11个月，经中西药治疗无效，患者情绪低落，紧张、焦虑，下腹胀，予以心理治疗，调理心态，经科学的解释，患者从精神抑郁中走出来，给予埋线治疗，当月月经来潮，连续治疗3次，随访1年月经正常。

病例2：患者，女，40岁。年轻时月经就不正常，近14年一直未来潮，虽无其他不适，但从未生育，到处求医无效。诊断为气滞血瘀之闭经。取穴肾俞、关元透中极、血海、三阴交，配脾俞、中脘，因当时考虑患者比较特殊，病程又长，所以采用穴位刺激结扎疗法。当日10时进行治疗，于第二天下午2时月经来潮，连续2个月经期正常，3个月后又未来月经，就诊时才知道是怀了身孕，10个月后生一女婴。

【经验辑要】

闭经的病因很复杂，埋线疗法对功能失调性闭经疗效比较满意，而对器质性病变所致的闭经，应同时治疗原发性疾病。治疗本病应先辨虚实，虚以补益气血、滋养肝肾，使冲、任二脉充盈流畅；实以理气通络、气机通调为主，临床上以虚证闭经为多见，故治以补益为主，治疗的同时应避免过劳和寒冷刺激。对子宫发育不全者3个月以后，可以再治疗一个疗程。临床治疗58例，56例有效，2例无效。

第六节 不 孕 症

【概述】

不孕不育是人类生殖健康的重要课题，其涉及心理、性学、社会、婚姻、家庭知识等。

不孕不育不是一种独立的疾病，而是许多疾病所共有的一种症状，是严重影响男女双方身心健康的社会性问题。我国不孕症患者占育龄夫妇的10%~15%，其中由于男性因素造成不育的占8%~22%，由于女性因素原因的占5%~37%，由于双方因素的为21%~38%。

不孕症大体上分为两类：①从未受孕者，称为原发性不孕；②曾有过妊娠，以后未避孕3年而不能受孕者，称继发性不孕。

不孕症的原因较为复杂，可以在男方也可能在女方，也可以是男女双方均有，可以是单一因素，也可能是多种因素，但也有部分是属于原因不明的。男方原因约占40%，女方原因约占60%。随着社会的发展，晚婚晚育现象增多，不孕症发病率也呈现递增趋势。

1.影响女性不孕的因素

（1）年龄　30岁以上的妇女生育能力开始回落，对晚婚晚育者有一定影响。

（2）健康状况　营养不良的妇女促性腺激素分泌不足，体重超重的妇女卵巢功能紊乱，生育能力相对偏低。

（3）遗传　不孕的妇女常有前代的不孕史。

（4）精神因素　有些夫妇盼子心切，常为婚后几个月不能受孕而焦虑，有些人不得已领养别人的子女之后，没有接受任何治疗而又能自然受孕。

2.造成妇女不孕的主要原因

（1）排卵障碍　先天性多因染色体异常造成，后天性可能为营养不良或过度疲劳紧张影响卵子发育，或因下丘脑、垂体或卵巢任何一个环节失调引起的闭经，或无排卵月经，甲状腺、肾上腺等内分泌失调也可影响排卵功能。

（2）卵子与精子结合障碍　由于生殖道畸形，精子不能进入阴道，输卵管不通等也可能使精卵无法相遇。

（3）受精卵种植障碍　子宫内膜发育不好，或因炎症、肿瘤以及孕激素水平不足，均影响受精卵的种植和生长。

（4）免疫因素导致流产　宫颈黏液及精液中的抗精子抗体对精子抗原的免疫反应常导致不孕和流产。

（5）烟、酒、毒品　过度抽烟、嗜酒及吸毒影响妇女生育能力。

3.不孕症的检查及诊断　对不孕症的男女双方要进行全面系统的全身检查及生理功能检查，包括B超、胸透、血尿常规、肝肾功能、生化及代谢血糖测定、甲状腺、肾上腺、性传播疾病、免疫功能等特殊方面的检查。

根据检查结果，结合病史确定诊断。

【治疗】

1.埋线疗法

临床中西医治疗不孕症的方法很多，有很多成功的经验，本节只就埋线治疗妇女不孕症进行讨论。采用穴位埋线治疗妇女不孕症，是尊重人体治愈疾病的自然疗法，不存在像使用促排卵激素带来的妊娠风险，穴位埋线疗法治疗疾病的安全有效性已得到共识。

不孕症是临床多种疾病所引起的一个症状，穴位埋线治疗不孕症首先要找准病因，认真询问病史，查找、分析不育不孕的各种原因，制订切实可行的治疗方案，尽快治愈疾病，40多年来穴位埋线治疗不孕症93例，年龄28~44岁，平均32岁，不孕时间3~20年，平均5~6年。

操作采用16号一次性埋线针，4号特制药物羊肠线，常用穴位常规操作，星状神经节埋线按操作规范操作。

按照病因穴位埋线组方。月经不调引起的不孕关键在于调和气血，疏通经络。取穴：气海、关元、中极、交信、命门、足三里，每次取4~5穴，于月经周期前3~4天进行治疗。

（1）闭经引起的不孕

一组穴：肾俞、关元、血海。

二组穴：中极、次髎、公孙。

三组穴：归来、足三里、三阴交。

（2）输卵管不通引起的不孕

主穴：关元、中极、三阴交。

配穴：输卵管近端粘连配归来，伞端粘连配子宫，肝郁加行间，肾虚者加肾俞，气虚者加足三里。

（3）肥胖引起的不孕症

妇女体重超重，就有可能导致代谢障碍，月经紊乱而引起不孕。治疗首先是减肥，减肥有效后再调节内分泌，治疗不孕。

一组穴：血海、公孙。

二组穴：梁丘、三阴交。

三阻穴：关元、水分。

四组穴：天枢、丰隆。

配穴如下。

面部：配百会、太阳、合谷。

颈部：配人迎、大椎、阿是穴。

肩臂：配臂臑、曲池、手三里。

腰部：配命门透腰阳关、胃俞透脾俞、大横透天枢。

腹部：配任脉通贯、大横透天枢、关元、建里。

大腿部：配风市、髀关透驷马、梁丘、血海、三阴交。

（4）免疫引起的不孕症　不孕症中的10%~20%属于免疫性不孕，是由于生殖系统抗原的自身免疫或同种免疫引起的不孕，治疗应重视内分泌和免疫的调节，需男女双方同治。

主穴：星状神经节、足三里、关元、肾俞、三阴交。

配穴：脾俞、气海、曲池、膻中。

操作：星状神经节埋线按星状神经节埋线法常规操作。星状神经节埋线要特别小心：一是要把颈总动脉固定好，不能伤及颈总动脉；二是进针时不能提插找异感，因交感神经属内脏神经，没有痛触觉，反复提插会损伤交感神经、颈内动脉、颈内静脉，引起出血和血肿。

（5）原因不明性不孕症　着重选择调节内分泌、免疫的穴位，如肾俞、关元、足三里、三阴交等。

对不孕症的治疗中，除闭经和肥胖引起的不孕外，均按月经周期操作，即在下次月经来潮前3~4天进行治疗。

2.贴敷疗法

清通敷脐膏（方剂来源：《膏敷疗法》）。

适应证：不孕症（输卵管不通引起的不孕）。

药物：虎杖、菖蒲、王不留行各60g，山慈菇、当归、穿山甲、肉苁蓉各30g，生半夏、生附子、细辛各15g，生马钱子10g，乳香、没药、琥珀各30g，肉桂、蟾酥各15g。

配制方法：先将前11味药水煎3次，熬液成浓缩膏状，再把后5味药研末加入和匀，烘干后研末。

使用方法：取上述药粉5g，加白酒、蜂蜜适量，加麝香少许，再加风油精3~4滴，调匀成膏备用。临用时清洁脐部，酒精消毒后，将药膏放入脐眼摊开，外敷消毒纱布，胶布固定，然后用红外线（250A）照射20分钟，（灯距30~40cm），每日再用热水袋外敷脐部1~2小时，以增强药物吸收，隔日换药一次，7日为一个疗程。

注意事项：月经量多者慎用。

临床疗效：报道者共治疗115例，其中治愈85例，有效18例，无效12例，总有效率89.4%。

【典型病例】

病例1：患者，女，44岁。1974年4月24日就诊，闭经14年。患者年轻时月经偏少、延后，婚后从未受孕，妇科检查正常。诊断：闭经引起的不孕症。第一次取关元、次髎、血海埋线，次日下午3点来了月经，第二次在月经过后20天进行，取穴肾俞、足三里、三阴交埋线，月经如期来潮，3个月后又来就诊，诉说停经43天，同时纳差时有呕吐，妊娠试验阳性，次年3月顺产一男婴。

病例2：患者，女，34岁。初诊时间：2008年6月10日，婚后8年未孕就诊，检查妇科，未查出异常，身高162cm，腰围96cm，体重78kg，诊断：肥胖性不孕症。按上穴位组减肥治疗三次，体重减少13kg，第四次取气海、足三里、三阴交穴位埋线治疗，半年后已经怀孕4个月。

【经验辑要】

不孕症的原因复杂，所以接诊患者时，要认真查找、分析不育不孕的各种原因，从中西医不同角度，认真诊断和检查，采用中西结合治疗辅助生育技术。穴位埋线治疗应以调节内分泌、活血化瘀为主，从而达到调和气血、疏通经络、振奋阳气、增强机能的治疗目的，单教授40多年治疗不孕症93例，治愈78例，有效率83.9%，无效15例，占16.1%。无效病例多因年龄偏大、子宫未发育、卵巢早衰等。

第七节 子宫脱垂

【概述】

子宫从正常位置沿阴道下降，宫颈外口达坐骨棘水平以下，甚至子宫全部脱出于阴道口以外，称为子宫脱垂。子宫脱垂常合并有阴道前壁和后壁膨出，又名子宫脱出、阴脱、子宫不收，俗称"吊茄子"。常见子宫下垂或脱出阴道口外，甚则连同阴道壁或膀胱、直肠一并膨出。多由气虚下陷，带脉失约，冲任虚损，或多产、难产、产时用力过度，产后过早参加重体力劳动等，损伤胞络及肾气，而使子宫失于维系所致。

【临床表现】

（1）阴道内脱出肿块：轻度子宫脱垂不易被注意，用力、久站子宫脱出外阴道口，休息后能自行还纳，严重时不能回缩，影响活动。

（2）腰背酸痛，以腰骶部为甚，子宫脱垂程度越重，下坠感也越重。

（3）阴道分泌物增加。

（4）可见排尿困难、尿潴留、尿频、尿急等泌尿系统症状。

（5）可见便秘、肠胀气等。

（6）月经过多，频发，可见生育力下降。

（7）妇科检查可明确诊断。

【治疗】

1.埋线疗法

主穴：足三里、三阴交、提宫穴（骨盆闭孔耻骨下5分）。

配穴：子宫、关元、中间（中极穴旁开2分）、长强穴。

操作：注线法。膀胱排空，做妇科检查，还纳子宫于正常位置后，每次可选2~6个穴位，交替使用。选准穴位后，常规消毒，局部皮内麻醉，将2~3号肠线1~1.5cm放入12针，垂直刺入穴位，当产生针感后，将线推入并拔出针，用无菌敷料覆盖针孔，胶布固定。半个月一次。可连续埋线2~3次。埋线后第一天开始，根据患者的病证随证加服补中益气丸、龙胆泻肝丸等，直至症状明显改善，同时艾灸长强穴，每日1次，每次15分钟。

2.贴敷疗法

藜芦膏（方剂来源：《膏敷疗法》）。

适应证：妇人阴挺（子宫脱垂）。

药物组成：藜芦适量。

配制方法：将藜芦研为细末，用猪油脂调膏。

使用方法：涂患处，每日1次。

注意事项：体虚及无湿热征象者禁用。

【典型病例】

患者，女，36岁。主诉子宫脱垂6年。下腹坠胀，白带多，腰痛腿软乏力，不能久坐。妇科检查：子宫二度脱垂，宫颈炎。经埋线后加服补中益气丸，每日艾灸长强穴15分钟，连续半个月。1个月后子宫脱垂恢复，宫颈光滑，临床症状消失。1年后随访未见复发。

【经验辑要】

本病的发生多因中气不足，气虚下陷，或因肾气亏损，带脉松弛，冲任不固。治疗以补中益气，升提固脱或补肾益气。用埋线疗法正是取此理。穴位埋入羊肠线，给以持续温和的刺激，尤以冲、任二脉为主，再审证求因，辨证论治，达到较好的治疗效果。此法比单纯的内服中药或针灸的疗效可靠，并可在门诊治疗。适合任何年龄组的患者，经济方便，不失为一种治疗子宫脱垂的较理想的疗法。病史愈短，年龄愈轻，治疗效果愈佳。

第八节 乳腺增生

【概述】

乳腺增生是女性最常见的乳房疾病，其发病率占乳房疾病的首位。近些年来该病发病率呈逐年上升趋势，年龄也越来越低龄化。据调查，有70%~80%的女性都有不同程度的乳腺增生，多见于25~45岁的女性。

乳腺增生是乳腺组织导管和乳小叶在结构上的退行性病变及进行性结缔组织的增生，其发病原因主要是内分泌激素失调。中医认为，情志不畅，肝气不得正常疏泄而气滞血瘀，冲任不调者，常有月经紊乱，面部色斑。西医学认为，婚育、膳食、人生存的外环境和遗传因素是乳腺发病的主要原因。

【临床表现】

主要以乳房周期性疼痛为特征。起初为弥漫性胀痛，触痛，每月月经前疼痛加剧，行经后疼痛减轻或消失。严重者经前、经后均呈持续性疼痛。有时疼痛向腋部、肩背部、上肢等处放射。患者往往自述乳房内有肿块，而临床检查时却仅触及增厚的乳腺腺体。有少数青春期乳腺小叶增生2年左右可自愈，大多数患者则需治疗。

【治疗】

1.埋线疗法

一组穴：膻中、肩井、天宗、肝俞、三重（董氏奇穴）。

二组穴：星状神经节、肾俞、合谷、血海、三阴交、阿是穴。

操作：阿是穴用1号4cm胶原蛋白线，其他穴位用3号羊肠线。阿是穴从乳根穴进针，平刺向乳腺肿块方向，其他穴位常规埋线。

2.局部注射

药物：复方倍他米松注射液1ml，利多卡因3ml，维生素D_2果糖酸钙

2ml，玻璃酸酶1500U。

操作：用10ml注射器，配7号针头，穿刺点选在肿块上方。操作时戴无菌手套，局部大面积消毒，左手将肿块捏起，将注射针直接刺入肿块内，将药液呈扇形注入肿块内，轻揉局部，使药液扩散。

3.贴敷疗法

红玉膏（方剂来源：《中国膏药药膏掺药全书》）。

适应证：乳痈、痈疽等。

药物：乳香另研，没药另研各二两，蓖麻仁四百粒，木鳖子去壳二两四钱，当归四两，血余五钱，儿茶、血竭、白腊、黄腊各一钱，嫩杨柳枝各一两打碎，黄丹飞四两，真麻油八两，芸香白嫩者一斤四两。

配制方法：先将药、油同杨柳枝、血余、当归熬数滚，绞去渣，将油同芸香、蓖麻、木鳖熬熟，绞去渣，入黄白腊，将成膏入黄丹，离火下乳香，没药、儿茶、血竭末搅匀成膏。

使用方法：用时加温溶化贴患处。

【典型病例】

患者，女，39岁。双侧乳腺包块伴有疼痛3个月余。检查：左侧乳房可扪及2cm×2.5cm，右侧2cm×2cm大小的包块，有触痛，质硬，可活动，边界清楚，无红肿，无乳头溢液。诊断为乳腺小叶增生。埋线治疗取穴：肝俞、肩宗、膻中、三重、阿是穴。15天复诊时，症状明显减轻，包块缩小变软。又取肾俞、肩井、合谷、血海、三阴交埋线，2个月随访时诸症消失。1年未复发。

【经验辑要】

埋线治疗乳腺增生效果良好，星状神经节是内分泌系统双向调节之王，不只是改善症状快捷，而且疗效持久。三重穴是董氏奇穴治疗乳腺增生特效穴位，天宗、肩井、肾俞皆为治疗乳腺增生的经验穴位，对乳房肿块具有消肿散结之功效，加之肝俞疏肝理气，行气散结，和诸穴配伍，调节冲任，以行气血，清热毒，使壅者得通，郁毒得疏，结者消散而达治愈目的。局部注射治疗，消肿散结迅速，疗效快捷，但药液含有激素，不可反复使用。

第九节　外阴瘙痒症

【概述】

外阴瘙痒症是妇科的常见症状，是指外阴及阴道瘙痒不止，甚或痒痛难忍，坐卧不安，有时瘙痒可波及肛门周围，或伴有不同程度的带下增多等表现。

本病主要为各种阴道炎症所致，根据病因不同，阴道炎又可分为非特异性、霉菌性、滴虫性、阿米巴性、老年性及幼女性等多种，其中以霉菌性和滴虫性阴道炎阴痒症状最为严重，发病率也高。

中医学认为，主要是肝、肾、脾功能失常，因肝经湿热或肝郁脾虚化风生湿、湿热之邪，蕴结阴器，或肝肾阴虚，阴血不足，生风化燥，阴部肌肤失养，而发生阴痒。

【临床表现】

最初发生瘙痒的部位常为阴蒂及小阴唇，后可波及整个外阴及肛门周围，甚至大腿内侧。瘙痒常呈阵发性或呈持续性，一般夜间加重，严重时患者坐卧不安，常影响工作生活和休息。

主要体征：初期局部皮肤潮湿红肿，继之皮肤增厚、粗糙或呈苔藓样改变。多数患者经搔抓破损而继发感染、结痂。

必要时可做尿糖、血象、白带镜检，或进一步检查，以明确诊断。

【治疗】

1.埋线疗法

主穴：关元透中极、阴陵泉、三阴交。

配穴：肝肾阴虚加肝俞、肾俞、太溪；肝经湿热加曲泉、行间；滴虫性加曲骨、次髎。

操作：用12号注线针，2号药线，常规操作，30天埋线一次，3次为一个疗程。

2.局部注射疗法

若为老年性和非特异性，行局部注射疗效甚好。局部注射是将药液注射于病损部位的皮下，药物用利多卡因3ml、维生素D_2果糖酸钙3ml、维生素B_{12} 500mg、倍他米松注射液1ml、玻璃酸酶1500U。

【典型病例】

病例1：患者，女，53岁。阴部瘙痒4年，妇科检查无特殊发现，被妇科诊为老年性外阴瘙痒，但中西药治疗无效。按上法行局部注射治疗，一次痊愈。

病例2：患者，女，45岁。外阴奇痒3年，呈持续性、阵发性加重，特别是夜间奇痒难忍，有时整夜难眠。妇科检查发现外阴部皮肤增厚，有白色皮损结痂。妇科诊断为霉菌性阴道炎外阴瘙痒。埋线治疗选关元透曲骨、阴陵泉、三阴交、肾俞、太溪。用12号针，3号药线，30天埋线一次。加服酮康唑每天1片，共服30天。第二次复诊时，症状改善，皮损消失，埋线3次痊愈。

【经验辑要】

女性外阴瘙痒是妇科常见病，临床多采用外治，虽可缓解症状，但欲根治非常之难。采用埋线及局部注射这两种方法治疗，其疗效均佳，有效率可达90%以上。但由于引起外阴瘙痒的病因较多，其病情也轻重不一。故临床治疗时，应视其不同病因及症状轻重，适当配合中西医其他疗法，内外兼治的方法同时进行。治愈后应嘱患者保持外阴清洁，及时更换内裤、床单、被，同时应严格消毒，以切断传播途径，以防止旧病复发。

第十节　更年期综合征

【概述】

更年期综合征是由雌激素水平下降而引起的一系列症状。更年期妇女由于卵巢功能减退，垂体功能亢进，分泌过多的促性腺激素，引起自主神经功能紊乱，从而出现一系列程度不同的症状，如月经变化、面色潮红、心悸、失眠、乏力、抑郁、多虑、情绪不稳定、易激动、注意力难于集中等，称为"更年期综合征"。大多数妇女由于卵巢功能减退比较缓慢，机体自身调节和代偿足以适应这种变化，或仅有轻微症状。少数妇女由于机体不能很快适应，症状比较明显，但一般并不需特殊治疗。极少数症状严重，甚至影响生活和工作者，则需要药物治疗。一般认为，妇女进入更年期后，家庭和社会环境的变化都可加重其身体和精神负担，使更年期综合征易于发生，或使原来已有的某些症状加重。有些本身精神状态不稳定的妇女，更年期综合征就更为明显，甚至喜怒无常。更年期综合征虽然是由于女性生理变化所致，但发病率高低与个人经历和心理负担有直接关系。对心理比较敏感的更年期妇女来说，生理上的不适更易引起心理的变化，于是出现了各种更年期症状。因此，注意心理调适十分重要。

【临床表现】

绝经早期主要表现为血管舒缩综合征；晚期（＞5年）相继出现各器官系统衰老性疾病。

1.雌激素缺乏相关的症状

（1）血管舒缩综合征　绝经后1~5年间发生率为75%~85%。大于25岁行双卵巢切除后，1~6周的发生率为76%。

血管舒缩综合征系指因雌激素匮乏、自主神经功能障碍所引起以阵发性发作的潮热、潮红、自汗和心悸为特征的综合征。潮红先始于面、颈、前胸部，后波及下腹、躯干和四肢，皮肤血管扩张，片状红润充血，温度升高，伴头痛、头晕、心悸、烦躁、口干。为散热，患者多脱衣、袒臂、开窗、扇扇或走向户外以驱热。潮红持续3~4分钟后继而出汗，血管收缩，体温恢复正常而结束。发作周期为（54±10）分钟。夜间发作时，多突然从梦中惊醒，且已大汗淋漓，濡湿衣被，伴失眠和焦虑。次日神志恍惚、健忘，伴恶心、呕吐、眩晕等不适。

（2）各器官系统衰老性疾病　性征退化和性器官萎缩：外阴干枯、阴毛脱落、白色病损、外阴瘙痒，继发感染、性功能减退、膀胱、直肠膨出、子宫脱垂等。部分妇女出现多毛、脂溢、痤疮等男性化征象。

1）乳房：萎缩、下垂，乳头、乳晕色素减退，乳房坚挺性减弱，组织软塌。

2）皮肤、黏膜：干枯、多皱、毛发脱落、色素沉着和老年斑、易发皮肤病；口干、咽峡炎和声音嘶哑。

3）心血管疾病：包括高血压、动脉硬化和冠心病，栓塞性疾病发生率随绝经后年龄增长而增高。

2.精神、神经系统　更年期妇女易患精神抑郁症，健忘、强迫观念、偏执、情感倒错、情绪不稳、迫害妄想、焦虑、多疑、感觉异常、自觉无能和厌世感。部分呈躁狂、思维错乱和精神分裂症。

3.泌尿系统　尿频、尿急、张力性或尿急性尿失禁。尿道黏膜脱垂、尿道肉阜、肾下垂、肾盂-输尿管积水和易尿潴留及感染。

4.骨骼肌肉系统 骨关节(腕、肘、肩、髋和腰)、韧带、肌肉萎缩、酸痛、功能障碍、骨质疏松和易发骨折。

5.内分泌系统 内分泌代谢功能减退,常导致早衰外貌,皮肤皱纹增多,尤其是嘴唇和眼睛周围。在更年期综合征中还存在思维减慢和冷淡,还包括妄想和偏执狂等精神表现。

【治疗】

1.埋线疗法

一组穴:星状神经节、心俞、内关、阳陵泉、三阴交。

二组穴:肝俞、肾俞、关元透中极、神门、足三里、太冲。

操作:用12号埋线针,3号药线,15天埋线一次,2次为一个疗程。星状神经节阻滞有特效。

2.贴敷疗法

二仙汤膏(方剂来源:《膏敷疗法》)。

适应证:更年期综合征,高血压,闭经,肾阴、肾阳不足的虚火上炎。

主药:仙茅50g,仙灵脾60g,当归、巴戟各45g,黄柏、知母各36g。

辅药:生姜、葱白、干姜、薤白、韭白、蒜头、干艾、侧柏叶各6g,槐枝、柳枝、桑枝、菊花各24g,苍耳草、凤仙草、石菖蒲、白芥子、莱菔子、花椒、乌梅各3g,发团9g,桃枝24g。

配制方法:用麻油1410g将上述药浸泡,上火熬枯,去渣,熬油至滴水成珠,下丹搅匀,再下炒铅粉30g,密陀僧、松香各12g,赤石脂、木香、砂仁、官桂、丁香、檀香、雄黄、明矾、轻粉、降香、乳香、没药各3g,龟甲胶、鹿角胶各6g(酒蒸化),搅匀收膏。

使用方法:将膏药贴敷于肾俞穴上。

注意事项:孕妇禁贴。

按语:此膏为治疗更年期综合征、高血压的有效膏药,也可用于肾炎、肾盂肾炎、尿路感染、闭经等。

【典型病例】

患者,女,52岁。患者性格急躁,遇事容易想不开,爱钻牛角尖。10年前因家庭矛盾,加上下岗,一时承受不了多重压力,开始烦躁易怒,看什么都不顺眼,继而失眠多梦、胸闷心慌,经常夜间惊醒,浑身出虚汗,恐惧害怕,有时会出现濒死感,要马上到医院抢救,伴有周身难受,患者认为得了什么不治之症，未检查出器质性病变，但患者不相信检查结果，整日痛苦不堪。诊断为更年期综合征，给予调节内分泌的星状神经节治疗，补心安神、补益肝肾的三阴交、肾俞、关元、太冲埋线治疗，一天比一天好转，半个月病情即好了一半，患者有了信心，继续埋线两个疗程，症状完全消失，至今随访未复发。

【经验辑要】

更年期综合征为内分泌失调性疾病，此病临床表现，可迁延数年或十数年不愈，临床药物疗效往往不能持久，埋线治疗本病有较好疗效。但应结合加强自身调理与心理治疗。但在临床诊断时应做有关健康检查及妇科检查，以排除有关器质性病变。

中医学认为，妇女绝经前后，天癸将竭，冲任虚衰，阴血不足，肝肾失养，脏腑功能紊乱，以致出现潮热汗出、烦躁等更年期诸证，所取肾俞穴是肾经经气转输之处，此穴可调补肾之阴阳；三阴交为脾经本穴，前者可理血调经，后者乃足三阴经交会之处，刺激此穴可调理肝、脾、肾三脏功能，滋养阴血；关元穴为任脉及足三阴经之会穴，可补肾培元，益气和血；内关宁心安神；太冲为肝经原穴，可平肝理血，在这些穴位辨证施治，埋入不同功能的羊肠线，一可刺激穴位调理脏腑功能，疏通经络，平衡阴阳；二可借线体以补虚泻实，调和气血，且注线所用针具较毫针粗大，可增强穴位刺激，而最终达到愈病疗疾的目的。星状神经节是内分泌调节的总开关，对更年期综合征特别有效，只要在星状神经节施术，更年期诸证立除。

|第二十章|
儿科疾病

第一节 小儿疳积

【概述】

小儿疳积西医学称小儿营养不良，是指食入食物绝对量不足或食物质量及营养搭配不良，或因食物不能吸收利用或消耗增加，使得相对营养不足，以致不能维持正常新陈代谢而消耗自身的一种综合征。多发生于1~5岁小儿。主要表现为逐渐进行性皮下脂肪减少、体重下降、水肿、肌肉萎缩以及生长发育停滞，常伴有全身各系统不同程度的功能紊乱。

本病属中医学"疳积"范畴。"疳"字含义有二，一为"疳者甘也"，指病因，谓本病多由恣食肥甘所致；二为"疳者干也"，指病证，泛指形体消瘦、肌肤干瘪、气血津液耗伤的临床征象。其起因或因喂养不当，乳食无度，难以消化之物壅滞中焦，损伤脾胃，或因母乳不足及断奶过早，致使脾胃失调，生化无源；或因长期吐泻，或慢性腹泻、痢疾等损伤气血，脾胃纳化失调，化生无源，真阳不足，阴虚火旺而成。总之疳积是由多种原因，导致脾胃受损，运化失调，积滞内停，进而脾虚夹积，导致气血两亏。日久气血亏极，诸脏失养，则出现它脏病变，而形成五脏疳证。

西医学认为，本病主要是由于喂养不当及小儿本身疾病所致。如母乳不足，人工喂养方法不当，使供给的蛋白质或热量不能满足小儿生长发育的需要。或急慢性疾病、消化道畸形，也可造成摄入量减少，代谢、消耗增加，以及营养物质的消化、吸收、利用障碍而造成营养不良。其主要发病机制为包括蛋白质、脂肪、糖、水、盐、各种维生素及微量元素等的代谢异常，以及组织器官功能低下。

【临床表现】

面黄肌瘦，皮下脂肪减少或消失，重者可出现发育停滞，同时也可造成其他脏腑包括全身各系统的紊乱及功能低下。或因久病正气虚弱，导致抵抗力下降，产生其他并发症。

【治疗】

1.埋线疗法

取穴：脾俞透胃俞、内关、足三里。

操作：用9号注线针，0号胶原蛋白线，每月埋线1次，3次为一个疗程。

四缝穴点刺，挤出黄色黏稠液体，微量出血也有很好疗效。

2.注射疗法

取穴：内关、足三里。

药物：维生素B_1 100mg，维生素B_{12} 0.5mg。

操作：注射穴位皮肤常规消毒，用5ml针管，5号针头，直刺进针1cm，每穴注射1ml，隔日一次，5次为一个疗程。

【典型病例】

患者，男，3岁。腹泻3个多月，时有低热，困倦喜睡，发枯面焦，形体消瘦，皮肤弹性差，肚腹膨大，舌红苔薄黄而干。埋线治疗1次，症状明显改善，体重增加1kg。1月埋线1次，共3次治疗痊愈。

【经验辑要】

小儿疳积埋线治疗效果良好，症状轻者点刺四缝，几次即愈，症状重者可埋线，也可鱼际穴割治加埋线效果也很好，方法是在鱼际穴行皮肤消毒，用尖刀切开皮肤不大于0.5cm，用文氏血管钳分离皮下组织并去脂，然后埋入1cm长的2号线1根，两侧同做，效果很好，一般一次即愈。临床根据证型可选择四缝点刺、穴位埋线、鱼际穴割治埋线及穴位注射等，都可收到良效。

第二节　小儿多动症

【概述】

小儿多动症又称小儿轻微大脑功能障碍综合征，是儿童时期慢性行为改变及学习困难的常见原因之一，以行为（如动作过多）性格的改变、注意力不集中、情绪波动为突出症状。患此病的小儿智能正常或基本正常，学习上的困难常因动作过多或注意力不集中所引起。以男孩多见，发病原因不明，可能与遗传、脑内单胺类代谢障碍、脑部器质性病变、环境、教育、心理等因素有关。中医学中无类似病证者，一般认为本病与小儿肾水未充、心阴亏少有关。

【治疗】

埋线疗法

一组穴：督脉通贯、内关、足三里。

二组穴：百会透四神聪、神门、三阴交。

三组穴：风池、曲池、太冲。

操作：督脉通贯百会透四神聪用9号针，0号胶原蛋白线，其他穴位用12号针，1号羊肠线，15天埋线1次，3次为一个疗程。

【典型病例】

患者，男，7岁。5岁时发现多动症状，头颈转动频繁，不能安坐，手足多动，刚开始以为小孩淘气没在意。后来入学，上课注意力不集中，老师多次与家长交谈，才想着去看看医生。结果医院各项检查正常，疑诊为"多动症"。取一组穴埋线，15天复诊时孩子的姥爷说，好像换了个孩子一样，也不动了，比以前也听话了，坚持埋线治疗3次，诸症消失，6年未复发。

【经验辑要】

少儿多动在医学上一般称之为注意力缺陷多动障碍（attention deficit hyperactivity disorder，ADHD），是儿童和青少年期间最为普遍的心理障碍之一。ADHD的主要特征是不专注、过动和冲动，但这些症状多会造成少儿很难遵守规则行为或者维持固定的表现。使用核磁共振（MRI）与功能性扫描（FMRI，可分析脑部血流量）可帮助了解ADHD患者，目前最一致的资料是小脑中间（小脑蚓部，位于脑后下端）及脑部中间区域（包括部分脑干）的大小缩减。其原因与遗传因素、神经生理学因素、轻微脑损伤、神经生化因素、心理社会因素等有关。ADHD是儿童期最为常见的一种心理行为障碍，已引起广大家长、老师、医务工作者及全社会的广泛关注。患ADHD后，尤其是重症或有共病的患儿，如果不能得到及时的诊断和治疗，病情会逐渐加重，不仅会影响自己的学习和生活，还会给家庭、学校和社会造成极大的伤害和沉重的负担。本病与遗传、颅脑代谢障碍、脑部器质性伤害以及心理等原因有关。首选督脉通贯，中医学认为，督脉为阳经之海，主督一身之阳气，以通阳脉，疏散外邪，健脑宁神的作用，心主神志，百会、神门以养心安神，使神志得主；内关为阴维脉之会穴，有宁心安神、理气宽胸的作用，诸穴相辅，共奏平肝潜阳，宁心安神之功。

第三节 小儿弱智

【概述】

小儿弱智多因先天性脑发育不全所致智力发育缺欠，其临床表现为智力障碍较轻者有一定思维能力，能从事简单语言、简单工作。病情中等者，略解人意而不能辨善恶是非，生活不能自理。重症者只有低级生活本能。本病属中医学"五迟"范畴。

【治疗】

埋线疗法

一组穴：督脉通贯、内关、涌泉。

二组穴：智三针、百会透四神聪、脑清。

三组穴：神门、曲池、足三里。

操作：3岁以下用9号针，0号胶原蛋白线；4岁以上用12针，用1~2号药制羊肠线，15天埋线一次，3次为一个疗程。最好每半年做一个疗程，连续做3年。

【典型病例】

患者，男，3岁。足月顺产，发育滞后，智商低下，和其他患儿共在康复中心治疗1年余。中途发生癫痫病，治疗癫痫取穴督脉通贯等，结果智商改善很多，最后专治弱智，小儿的精神、智能、行动、活泼程度都有明显改善。

【经验辑要】

大脑发育不全严重影响小儿智力和运动功能的发育。埋线取穴以治疗脑部病变的穴位为主，治疗其他症状的穴位为辅，为此，首选督脉通贯，督脉入脑、入髓，百会穴位居巅顶，高高在上，是人体手足三阳经，督脉以及肝经在这里会合，"一身之宗，百神之会"。所以凡是脑部疾病都可以找百会。四神聪属督脉和膀胱经所经过区域，可使神志聪明，智三针三穴配合以提高智力为主，善治神志、智力方面的疾病。诸穴配伍，从而调节五脏六腑之经气，促进大脑的发育，提高智力功能水平。

第四节　脑发育不全

【概述】

脑发育不全多与先天性遗传因素有关，其病因为幼儿先天不足，胎儿期母体缺乏营养，或父母患有脑萎缩、脑硬化、颅腔狭小、智能低弱、近亲婚配等；或母体怀孕期间患过感染性疾病，如风疹、感冒、梅毒等；或出生前和出生时母亲缺氧或产程过长等。另外，婴幼儿时期患有颅内感染性疾病、中毒等，亦为常见的致病原因。

【临床表现】

（1）幼儿时期发病，发育迟缓或畸形，如头颅偏小、舌体肥大等。

（2）智能发育迟缓，与成长年龄明显不相符合，特别是语言方面表现突出。

（3）神经精神异常，常张口吐舌，流涎不断，做无目的、无意识的动作与表情，或显得异常安静或烦躁不安，日常生活不能自理，如吃饭、穿衣、戴帽、穿鞋、脱袜等日常小事。

（4）某些感觉障碍，如视力下降，无正常视力，听觉失聪，有轻度耳聋表现。

（5）某些动作异常，可有不自主的头后仰、四肢强硬、角弓反张等异常动作。

【治疗】

1.埋线疗法

一组穴：哑门透风府、心俞、内关、足三里。

二组穴：大椎、肾俞、神门、脑清、运动区。

三组穴：百会透四神聪、智三针、三阴交。

四组穴：肩三针、腰4夹脊、阳陵泉、语言区。

操作：头颈部穴位用9号针，0号胶原蛋白线，躯干、四肢用12号针，2号线，15天埋线一次，4次为一个疗程。

2.注射疗法

取穴：哑门，大椎，颈5、6夹脊，腰4、5夹脊，肾俞，内关，足三里。

药物：神经生长因子、弥可保、神经节苷脂各1支。

操作：每次选五穴，颈、腰、四肢穴位搭配，交替使用，每穴1ml，隔日1次，10次为一个疗程。

【典型病例】

患者，男，9岁。表现迟钝，语言能力差，只会发单音，如"爸""妈"等，手指十个数数不下来，5岁开始自己学会用勺吃饭，不会穿衣服，给东西自己可以拿住吃，但去超市从来不知要什么东西，害怕走失，从来不让自己去玩。诊断为"脑发育不全"。埋线治疗按上穴位组埋线4次，又补做1次，头部督脉、膀胱经三线通贯，并告诉家人为配合治疗加强脊柱及四肢按摩、语言及技能训练，3个月大有改善，语言会发复音，能识1~30个数、自己穿衣服、大小便自理等。

【经验辑要】

用埋线和水针治疗20余例脑发育不全的患者，总体感觉比其他疗法相对较好，方便简便，疗程短，疗效好，治疗的20例中，3个月显效18例，另外2例其家长也感觉有效，大脑发育不全，治疗难度较高，若不及早积极治疗常可终生致残，这样给家庭带来极大不幸。多种疗法并举疗效更显著，如埋线、穴位注射、理疗、按摩等，此病为先天遗传性，自幼即得，临床用药几乎是无效的，告知家长长期治疗的意义和作用，坚持治疗可获一定疗效。

第五节　小儿遗尿症

【概述】

遗尿症俗称尿床，通常指小儿在熟睡时不自主地排尿。一般至4岁时仅20%有遗尿，10岁时5%有遗尿，有少数患者遗尿症状持续到成年期。没有明显尿路或神经系统器质性病变者称为原发性遗尿，占70%~80%。继发于下尿路梗阻（如尿道瓣膜）、膀胱炎、神经源性膀胱（神经病变引起的排尿功能障碍）等疾患者称为继发性遗尿，患儿除夜间尿床外，日间常有尿频、尿急或排尿困难、尿流细等症状。

原发性遗尿的主要病因可有下列几种：①大脑皮层发育延迟，不能抑制脊髓排尿中枢，在睡眠后逼尿肌出现无抑制性收缩，将尿液排出；②睡眠过深，未能在入睡后膀胱膨胀时立即醒来；③心理因素，如患儿心理上认为得不到父母的喜爱，失去照顾，患儿脾气常较古怪、怕羞、孤独、胆小、不合群；④遗传因素，如患儿的父母或兄弟姐妹中有较高的遗尿症发病率。

【临床表现】

夜间睡后不自觉地排尿，醒后方知，轻者数日1次，重者每夜遗尿数次。病程长者，可延续到十几岁，并可见于少数成人。日久常出现面色苍白，精神萎靡，智力减退，并常有精神紧张，白天尿频等。

【治疗】

1.埋线疗法

取穴：膀胱俞、关元透中极、三阴交、肾俞、足三里、水沟。

操作：注线法。背部、腹部穴用1号线，三阴交用00号线，1个月一次，4次为一个疗程。

2.注射疗法

取穴：膀胱俞、中极。

药物：盐酸山莨菪碱5mg，生理盐水加至3ml。

操作：用5ml针管，5号针头，直刺进针，膀胱俞进5分，中极进针3分，隔日一次。

3.贴敷疗法

固脬膏（方剂来源：《膏敷疗法》）。

适应证：小儿遗尿症。

药物：麻黄32g，益智仁16g，肉桂16g，五倍子16g。

配制方法：将上述药共研细末，混合均匀，每次取10g，临睡前用食醋调成糊状备用。

使用方法：用酒精棉球消毒脐部，再放入调好的药糊，用塑料布覆盖，外包纱布，胶布固定。24小时取下，间隔24小时再如法敷用，连敷4次之后，隔1周敷脐2次，方法同前，连续2周巩固疗效。

注意事项：患儿少气自汗，方中可再加党参；畏寒肢冷者，可加炮附子；伴有其他症状者，可随症加减药物。

【典型病例】

病例1：患者，女。17岁。自小至今常在夜间尿床，每晚至少1次，尿时毫无知觉，醒来方知尿在床上。曾多次中西医治疗无效，经人介绍用埋线治疗，按上方治疗2次，观察3年未复发。

病例2：患者，男，9岁，学生。自幼遗尿每周7次，经多方求医治疗不佳，经查身体正常，来本院就诊，按上述方法埋线后痊愈，随访再无复发。

【经验辑要】

小儿遗尿是儿科常见病证，埋线治疗本病疗效很好。中医学认为绝大多数遗尿儿童没有明显的器质性疾病，是由于先天肾气不足和大脑神经功能失调，或大脑发育不全所致。这类患儿夜间睡眠很深，不易唤醒，唤醒之后，往往还是迷迷糊糊、半醒不醒，因此夜间唤醒排尿，在较长的一段时间内相对比较困难。其原因在于睡眠过深，不能接受来自膀胱的尿意而觉醒，于是发生反射性排尿，成为遗尿。《针灸甲乙经》说："虚则遗溺。"遗尿症的患儿体质一般多虚，中医经络理论认为：督脉入脑，总督一身之阳气，而脑为"真气之所聚"，神即气也，就人体的生命活动而言，脑主真气而藏元神，并通过命门与肾结合形成肾间动气，激发心、肝、脾、肺之气，主导正常生命活动，这就是现代中医学关于生命中枢的脑-肾学说。埋线水沟穴，可调督脉之阳气而醒脑神、开清窍，脑之神气激发肾间动气，而使机体生命活动恢复。研究表明，埋线水沟穴可改善脑及内脏血流量，兴奋中枢神经系统，改善心功能。内关主心病，心主神明，故有醒神之功。关元、中极主治下元虚损，遗尿不禁，三阴交调理脾肾，主治脾肾虚损之遗尿。诸穴合用，共奏醒脑开窍止遗之功，《类证治裁》云："膀胱仅藏溺，注出溺者，三焦之气化耳。"本病经久不愈致肾虚膀胱不固，与心、脾、肺功能失调，影响膀胱约束小便的功能，故刺之以壮强。三阴交为足三阴经之交会穴属脾经，刺之补脾、肾，以强壮膀胱经功能促使机体功能平衡而得到恢复。穴位埋线操作简便，易于掌握，无限制条件，无不良反应。

|第二十一章|
五官科疾病

第一节　梅尼埃病

【概述】

梅尼埃病是膜迷路积水为主的一种内耳疾病。本病以突发性眩晕、耳鸣、耳聋或眼球震颤为主要临床症状，眩晕有明显的发作期和间歇期。患者多数为中年人，性别无明显差异，首次发作在50岁以前的患者约占65%，大多数患者单耳患病。

【临床表现】

梅尼埃病的症状因人而异，发作期的主要症状为发作突然，可在任何时间发作，甚至入睡后也可发作。最常见的症状是患者睁眼时，感觉房子或周围物体在转动，闭眼时则自觉身体在旋转，眩晕来势猛烈时可使患者突然倒地。发作期间患者睁眼或转动头部则症状会加重，故大多数患者闭目静卧，头部和身体都不敢转动。多数患者在发作时出现单侧耳鸣及耳聋，少数是双侧的。约25%的患者在发作前已有耳鸣及耳聋出现，而在发作后加重。

主要有三大症状：眩晕、耳鸣、耳聋。多数中年发病，常突然起病，先有耳鸣、耳聋，随后出现眩晕，持续数分钟至数小时，严重者数周或数月眩晕不止，伴有恶心、呕吐。发作后疲劳、无力、嗜睡，轻者眩晕消失后耳鸣、耳聋亦消失，反复发作者耳鸣持续，听力也不再恢复。属中医学"眩晕"范畴。

【治疗】

1.埋线疗法

取穴：星状神经节、晕听区、四渎、翳风、内关、足三里。

操作：星状神经节、晕听区用9号针，0号线；其他穴位用12号针，2号线。

2.注射疗法

星状神经节阻滞，6~10次，可祛除病因，彻底治愈。

【典型病例】

患者，女，38岁。患者每日上午10时发生眩晕，站立不稳，恶心、呕吐、出汗、面色苍白，中午常不能进食，下午4时后好转，如此每日发作，病程长达5年，检查：左侧膜迷路积水，前庭功能减退。诊断：内耳眩晕。取双侧星状神经节、四渎、左翳风、双侧内关、双侧足三里，经第一次穴位埋线治疗后，眩晕减轻，恶心、呕吐停止，又巩固治疗一次，以上症状消失，至今8年未复发。

【经验辑要】

梅尼埃病主因是膜迷路积水，引起膜迷路积水的原因很多，可能与病毒感染、血管神经因素、内分泌因素、循环障碍等有关。星状神经节阻滞或埋线，可有效改善局部微循环，增加内耳血流量，改善局部代谢，很快消除膜迷路积水。星状神经节对改善内分泌，调节免疫更加有效。中医学认为，眩晕的发生与人的脏腑有关，肾阴不足水不涵木；脾阳不振运化失司；肝阳上亢诸风掉眩；清浊升降失调，聚湿痰积必眩晕。眩晕的患者都是虚证，足三里、内关补脾阳，振运化，降逆止呕。四渎清肝阳，祛诸风清眩。翳风使耳部局部微循环加速，消除局部水肿、炎症，膜迷路积水消失，眩晕停止。

第二节 鼻 炎

【概述】

鼻炎指的是鼻腔黏膜和黏膜下组织的炎症。西医学认为慢性鼻炎属于黏膜和黏膜下层的慢性炎症。比较早期的慢性鼻炎常表现为鼻黏膜的慢性充血肿胀，称慢性单纯性鼻炎；若发展为鼻黏膜和鼻甲骨的增生肥厚，称慢性肥厚性鼻炎。

【临床表现】

鼻炎的表现多种多样。从鼻腔黏膜的病理学改变来说，有慢性单纯性鼻炎、慢性肥厚性鼻炎、干酪性鼻炎、萎缩性鼻炎等；从发病的急缓及病程的长短来说，可分为急性鼻炎和慢性鼻炎。此外，有一些鼻炎，虽发病缓慢，病程持续较长，但有特定的致病原因，因而有特定的名称，如变态反应性鼻炎（亦即过敏性鼻炎）、药物性鼻炎等。

1.急性鼻炎 俗称"伤风"或"感冒"，可有全身症状；以秋冬或冬春季之交多见。病情一般经过7~14天便逐渐好转。抵抗力强者可不治而愈。常见的鼻腔黏膜急性炎症多为病毒感染，并常继发细菌感染。主要症状为鼻堵塞和分泌物增多，早期为清水样涕，后变为黏液脓性鼻涕，患者可有低热和全身不适。检查见鼻黏膜充血肿胀，有分泌物。

2.慢性鼻炎 是常见的多发病，由急性鼻炎发展而来。与合并细菌继发感染、治疗不彻底和反复发作有关。为鼻腔黏膜和黏膜下层的慢性炎症。轻者称为单纯性慢性鼻炎，重者称为肥厚性鼻炎。主要症状为鼻堵塞，轻者为间歇性或交替性，重者为持续性，鼻分泌物增多。检查见鼻黏膜充血肿胀，鼻道有少量黏液性分泌物，严重的肥厚性鼻炎由于组织增生，黏膜表面凹凸不平，下鼻甲呈桑葚状变化，中鼻甲黏膜呈息肉样变。

3.过敏性鼻炎 是鼻腔黏膜对吸入空气中的某些成分高度敏感所致。它的症状与感冒很相似，但一日内可多次发作；不发作时，则完全正常。过敏性鼻炎的发作有时与季节密切相关。

4.慢性肥厚性鼻炎 由慢性单纯性鼻炎而来，是长期慢性炎症、瘀血而使鼻黏膜、鼻甲出现增生所致。此时黏膜增厚、组织弹性下降、鼻腔通气能力差，从而危害鼻的生理功能。

【治疗】

埋线疗法

取穴：颈夹脊3、4，肺俞、迎香、曲池、足三里、大椎、内庭。

操作：注线法。用1号线，迎香用00号线（注：迎香适用于各类鼻疾）。

操作方法：进针点常规消毒，局麻，选00号胶原蛋白线1cm长，埋线进针时要特别注意：一是线一定要埋在鼻旁沟内，偏内或偏外都会影响疗效；二是针尖不能刺破泪囊；三是拔针时注意偶有针眼出血。1个月左右再做第2次，除萎缩性鼻炎外，多数2次可显效。印堂穴，有前额胀痛症状时配用。从穴位上方处为进针点，选00号线1cm长，向下进针。

【典型病例】

病例1：患者，女，17岁。近2年多来，鼻腔通气不畅，重时用口呼吸，常流脓涕，量多，且有前额痛。诊断为慢性鼻炎合并"额窦炎"。用上法治疗2次后鼻腔通气良好，不流涕，前额疼痛消失。

病例2：患者，男，25岁。流黄脓涕，双鼻通气不畅，前额头疼，经常感冒，诊断为慢性鼻炎合并上颌窦炎，经埋线治疗1次后，症状明显好转，经2次治疗痊愈。

【经验辑要】

肺俞穴属足太阳膀胱经，具有调补肺气之功，肺主皮毛，外邪侵袭，先在皮毛，故肺虚常易患感冒、慢性鼻炎，背俞穴可调节脏腑功能，取之有清肺祛风、补益气血、强壮的功能。迎香穴属手阳明大肠经，具有通鼻窍之功，两穴合用，既充实了肺气，又达到了驱邪通窍的目的。大椎为督脉经穴，又是手、足三阳经的交会穴，取之可疏通阳气，开郁解毒；因肺开窍于鼻，曲池是大肠经穴，与肺相表里；足三里为胃的经穴，可调补气血、扶助正气，两穴具有调节机体免疫机制，增强机体免疫能力的功效。采用穴位埋线方法治疗鼻炎，既有针刺效应，又有长效针感效应，主要是利用羊肠线的持续刺激作用，以期取得比较稳定的疗效，如埋线与局部喷鼻相结合，更能相得益彰，疗效卓著。

第三节　过敏性鼻炎

【概述】

过敏性鼻炎是一种变态反应性疾病，故又称变态反应性鼻炎。以发作性鼻痒、鼻塞、喷嚏、流清水样鼻涕及鼻黏膜水肿、苍白、鼻甲肿大等为主要临床症状。

【临床表现】

1.遗传因素　有变态反应家族史者易患此病。患者家庭多有哮喘、荨麻疹或药物过敏史。以往称此患者为特应性个体，其体内产生IgE抗体的能力高于正常人。但近年有学者发现，孪生与普通人群中的发病率无显著差异。

2.鼻黏膜易感性　易感性的产生源于抗原物质的经常刺激，但其易感程度则视鼻黏膜组织中肥大细胞、嗜碱粒细胞的数量和释放化学介质的能力。现已证实，变应性鼻炎患者鼻黏膜中上述细胞量不仅高于正常人，且有较强释放化学介质的能力。

3.抗原物质 刺激机体产生IgE抗体的抗原物质称为变应原。该变应原物质再次进入鼻黏膜便与相应的IgE结合而引起变态反应。引起本病的变应原按其进入人体的方式分为吸入性和食物性两大类。

【治疗】

1.埋线疗法

一组穴：星状神经节、大椎、迎香、合谷。

二组穴：肺俞、曲池、印堂、足三里。

操作：注线法。穴位皮肤常规消毒，星状神经节、迎香穴用9号针，其他穴位用12号针，2号羊肠线，15天埋线一次，2次为一个疗程。

2.注射疗法

取穴：迎香、大椎、肺俞。

药物：复方倍他米松注射液1ml，维生素B_{12}注射液1mg，利多卡因注射液3ml。

操作：用10ml注射器，配5号针头，抽取上述药混合。每穴注射1~1.5ml，必要时15天后再注射一次。

星状神经节阻滞6~10次可取得较好效果。

3.贴敷疗法

过敏性鼻炎膏（方剂来源：《膏敷疗法》）。

药物：麻黄、熟附子、白芥子各30g，细辛15g，辛夷40g，苍耳子50g，冰片20g。

配制方法：上述药共研细末，混合均匀，贮瓶备用。

使用方法：取上述药50g，加生姜50g，捣烂如泥，共和匀，调成膏状后加热，分敷于风门、肺俞、百会、囟门，膏药固定后，再用吹风机吹热膏药，每次10分钟，热敷2~12小时后嘱患者除去膏药，隔日一次，7次为一个疗程，重者连用5~7个疗程。

注意事项：少数患者敷药后局部发红、微痒或有小水疱属于正常反应，重者可暂停敷药，或患处做相应处理。

临床疗效：据报道，共治疗30例，治愈22例，好转8例，有效率100%。

【典型病例】

患者，女，31岁。因突发阵发性鼻痒，继之连续性喷嚏、鼻塞、流大量清水样鼻涕，有时流泪、头痛。经耳鼻喉科确诊为过敏性鼻炎，给予多种抗过敏性药物治疗，疗效均不稳定，经常发作，经用埋线治疗一个疗程后症状全部消失，为了巩固疗效，休息20天后，又经治疗一个疗程，随访3年，从未复发。

【经验辑要】

过敏性鼻炎是耳鼻喉科的一种常见病、多发病，国内外至今尚欠满意的疗法，因肺开窍于鼻，曲池是大肠经穴，与肺相表里；足三里为胃的经穴，可调补气血、扶助正气。另据穴位实验报道：两穴具有调节机体免疫机制，增强机体免疫能力，抗过敏作用。大椎为督脉经穴，又是手、足三阳经的交会穴，取之可疏通肝气，开郁解毒；背俞穴可调节脏腑功能，取之有清肺祛风，补益气血，强壮的功能；印堂为经外奇穴，为督脉所过之处，督脉沿此下行经鼻柱达鼻尖；迎香为手、足阳明之会穴；二穴是通鼻窍之要穴。以上各穴经埋线后，既有针刺效应，又有长效针感效应，各穴合用共奏疏风解郁，宣肺利鼻通窍的作用，本病在治疗时避免过敏因素的刺激，同时预防感冒，生活要有规律，增强体质，可以提高疗效。穴位注射有很好疗效，但含激素不可反复使用，糖尿病患者、高血压患者、孕妇、哺乳期妇女禁用，青春期少女慎用。行星状神经节阻滞可达立竿见影之效，连续6~10次可达治愈目的。

第四节　耳鸣耳聋

【概述】

耳聋是指听力减退，明显低于正常的一种病证。多因先天性、后天性原因引起耳蜗、听神经和听中枢的病变，使传入内耳的声波不能感觉而致。西医学称感音性耳聋，属中医学"耳闭"范畴。

针灸治疗耳聋在1927年《山西医学杂志》已有报道，在20世纪50~70年代，曾两度掀起针灸治疗耳聋及聋哑症的高潮。单教授曾带领医疗队专治聋哑和小儿麻痹后遗症，早期也是开展针灸，对感音性耳聋致哑的聋哑患者进行治疗，听力改善较早较快的针4次即有听力，一般10次左右，最迟20次，说话改善较慢。聋靠治，哑靠教，所以为此请了一位教师。埋线治疗耳聋有效率在43%到82%之间。

【治疗】

埋线疗法

一组穴：翳风、耳门、外关、足临泣、哑门。

二组穴：翳明、听宫、中渚、足三里、廉泉。

三组穴：风池、听会、合谷、上廉泉。

操作：6岁以下用9号针，00号线，6岁以上用12号针用1~2号线，常规操作，15天埋线一次，3次为一个疗程，一般每半年做一个疗程，连续治疗3年。

【典型病例】

病例1： 患者，男，8岁。4岁时感冒发烧，后来发现小孩听力下降，并逐渐加重，最后发展为聋哑。经五官科检查，耳膜没有问题，给予埋线治疗，取上穴位组，第一次埋完线后第七天因一次突然事件受到惊吓，才发现有了听力，做完三次埋线听力改善很多，后又做了两个疗程，并不断教他说话，已能正常与人交流。

病例2： 患者，女，46岁。2019年4月双耳突发耳聋，几乎失聪。确诊为突发性耳聋，疗效欠佳。8月份单教授应诊时要求埋线治疗。埋线结合星状神经节阻滞，1周后听力恢复80%，后续又埋线两次，听力完全恢复。

【经验辑要】

埋线治疗本病，疗效较好，一是治疗次数少，患者乐于接受；二是刺激持久，疗效容易保持。但是聋哑治疗中最常见的问题是易出现反复，特别是年龄大、病程久的病例，疗效差且更易反复，所以治疗要有持续性，各地都办有聋哑学校，在学校治疗是个好办法，便于长期观察病情，再者学校学生多，通过互相交流、唱歌、做游戏和各种体育活动，可以激发情绪，对巩固疗效很有好处。对突发性耳聋星状神经节治疗，疗效快捷，值得推荐。

第五节 近 视

【概述】

近视是屈光不正所引起，是远处的物体不能在视网膜汇聚，而在视网膜之前形成焦点，因而导致远方的物体模糊不清的一种症状。

【临床表现】

1.视力 近视眼最突出的症状是远视力降低，但近视力可正常。虽然，近视的度数愈高远视力愈差，但没有严格的比例。一般说，3.00D以上的近视眼，远视力不会超过0.1；2.00D者在0.2~0.3之间；1.00D者可达0.5，有时可能更好些。

2.视力疲劳 特别在低度者常见，但不如远视眼的明显。是由于调节与集合的不协调所致。高度近视由于注视目标距眼过近，集合作用不能与之配合，故多采用单眼注视，反而不会引起视力疲劳。

3.眼位 由于近视眼近视时不需要调节，所以集合功能相对减弱，待到肌力平衡不能维持时，双眼视觉功能就被破坏，只靠一眼视物，另一只眼偏向外侧，成为暂时性交替性斜视。若偏斜眼的视功能极差，且发生偏斜较早，可使偏斜眼丧失固视能力，成为单眼外斜视。

4.眼球 高度近视眼，多属于轴性近视，眼球前后轴伸长，其伸长几乎限于后极部。故常表现为眼球较突出，前房较深，瞳孔大而反射迟钝。由于不存在调节的刺激，睫状肌尤其是环状部分变为萎缩状态，极高度近视眼可使晶体完全不能支持虹膜，因而发生轻度虹膜震颤。

5.眼底 低度近视眼眼底变化不明显，高度近视眼，因眼轴的过度伸长，可引起眼底的退行性改变。

【治疗】

埋线疗法

一组穴：肝俞、风池、还睛、光明。

二组穴：肾俞、翳明、外关、足三里。

三组穴：睛明、太阳、合谷、太冲。

操作：注线法。眼区穴用7号穿刺针装上蛋白线，在穴位消毒局部都麻醉后，一手推开眼球刺入眼眶穴内1~1.5cm，埋入4/0号蛋白线0.5cm，取针后按压5分钟后外盖敷料；体穴用12号埋线针2号羊肠线，20天埋线一次，3次为一个疗程。

【典型病例】

病例1：患者，男，16岁。双目远视模糊，左眼视力0.2，右眼0.3，多方治疗无效。采用埋线治疗1次后，双目很快感到特别轻松、舒适、清晰，经3次治疗后，双眼视力分别恢复到0.9和1.2，随访2年无改变。

病例2：患者，女，14岁。双目远视力不清6年，近两年加重，左眼视力0.2，右眼视力0.1，2004年暑假埋线治疗3次，效果显著。

【经验辑要】

埋线疗法对青少年近视可起到消除痉挛的作用，对轴性近视或高度近视，有消除疲劳、减轻视力下降的作用。对青少年，年龄越小效果越好。

治疗选穴多用局部取穴与远端取穴交叉取穴法，每次取5~6穴。身弱者可灸气海；肝肾亏虚者酌取肝俞、肾俞。治疗要坚持，有耐心，才能取得较好疗效。

第六节 斜 视

【概述】

斜视是指两眼不能同时注视目标，属眼外肌疾病。可分为共同斜视和麻痹性斜视两大类。前者以眼位偏向颞侧，眼球无运动障碍，无复视为主要临床特征；麻痹性斜视则有眼球运动受限、复视，并伴眩晕、恶心、步态不稳等全身症状。斜视相当于中医学的目偏视。本病多因气血不足，腠理不固，风邪乘虚袭入，致筋脉弛缓；或因脾胃失调，津液不布，聚湿生痰，风痰阻络所致。

【治疗】

埋线疗法

一组穴：风池、太阳、肝俞。

二组穴：合谷、足三里、太冲。

配穴：内斜视：正光透鱼腰，丝竹空透瞳子髎。外斜视：睛明、攒竹透鱼腰。正光1：在眶上缘外3/4与内1/4交界处；正光2：位于眶上缘外1/4与内3/4交界处。

操作：眼周穴用7号一次性注线针，4/0号胶原蛋白线透穴用2cm，一般穴0.5cm，躯干、四肢穴用12号注线针，3号羊肠线，15天埋线一次，2次一个疗程。

【典型病例】

患者，男，17岁。自幼斜视，多家医院治疗效果不明显。眼科检查双眼外斜30°，视力正常。埋线治疗：取正光2透鱼腰，丝竹空透瞳子髎、太阳、风池、肝俞穴位埋线。15天复诊时外斜正了18度，埋线治疗3次，外观已看不出外斜视，一切症状消失。随访2年疗效巩固。

【经验辑要】

斜视为一种常见的先天性或后天性疾病，属眼外肌病。斜视病因复杂，西医对病因明确者可针对病因进行手术治疗，对病因不明者，尚无理想治疗方法。埋线治疗斜视效果肯定，且疗效持久。眼周局部取穴配合全身调理，远期疗效更稳定。

第七节　白　内　障

【概述】

白内障是多种原因引起的晶状体混浊的一种疾病。其中，50岁以上的老年人占大多数，多为双侧性，双侧同时发生或先后逐渐发生。是老年主要导致视力障碍的疾病之一。中医学称之为"圆翳内障""胎患内障""惊震内障"，分别同西医学的老年性、先天性、外伤性白内障相当。

【临床表现】

临床常见症状有进行性的视物模糊，视力容易疲劳、眼胀，有随眼球运动的黑影，注视灯光时有复视或多视。诊断此病较为容易，初发期经散瞳后裂隙显微镜检查可发现程度不一的晶状体混浊；成熟期肉眼即可发现。西医治疗白内障在早期可用药物治疗，但疗效尚未肯定，仍以手术治疗为主。

【治疗】

1.埋线疗法

一组穴：球后、光明、太阳、角孙、合谷。

二组穴：睛明、翳明、肝俞、气海、足三里。

三组穴：承泣、脾俞、肾俞、足光明。

操作：眼区穴用7号一次性使用注线针，4/0号生物蛋白线，穴位及左手示指同时碘酊、酒精消毒，固定眼球，进针约1.5cm，将0.5cm的生物蛋白线埋入，按压10分钟，用无菌敷料包扎固定。其他穴用12号针，2

号羊肠线，15天埋线一次，3次为一个疗程。

2.注射疗法

一组穴：球后、太阳、曲池、足三里。

二组穴：睛明、光明、风池、三阴交。

药物：玻璃酸酶，维生素B$_{12}$，生理盐水，眼区穴位同上埋线操作，其他穴位常规操作，隔日一次，两组穴交替，10次为一个疗程。

【典型病例】

患者，女，56岁。视物不清，视灯光双影3个月，且眼易疲劳，经眼科诊断为早期白内障。埋线治疗取一组穴，按操作要求埋线。15天复诊时症状减轻很多，又坚持治疗2次，诸症消失，至今2年未发。

【经验辑要】

埋线或穴位注射治疗白内障都有很好疗效。埋线治疗白内障要标本同治，白内障多因肝、肾、气血亏虚者常见，所以取肝俞、肾俞、脾俞、气海穴为主，眼区及眼周穴局部治疗，以增加眼内血流量，改善微循环和促进代谢，以祛瘀降浊，改善视力。埋线对初发期、未成熟期白内障治疗作用较好，对成熟期特别是过度成熟期白内障及先天性白内障、外伤性白内障等，效果不甚满意。

第八节 口腔溃疡

【概述】

口腔溃疡俗称"口疮"，是发生在口腔黏膜上的表浅性溃疡，大小可从米粒至黄豆大小，成圆形或卵圆形，溃疡面凹陷、周围充血，可因刺激性食物引发疼痛，一般1~2个星期可自愈。口腔溃疡周期性反复发生，医学上称"复发性口腔溃疡"。可一年发病数次，也可以一个月发病几次，甚至新旧病变交替出现。

需要提醒的是，口腔内经久不愈的溃疡，由于经常受到咀嚼、说话的刺激，日久也有可能会发生癌变。特别是在与牙齿接触的那些部位，如存在未拔除的残存、破损的牙齿，或者佩戴的假牙制作不合适，其锐利边缘不断刺激，刮破了黏膜，产生溃疡，如不去除刺激因素，溃疡不但不会痊愈，还会日益加重。这种经久不愈的溃疡，也有可能是一种癌前病损，极易癌变。如果经常罹患口腔溃疡，就需要注意上述的问题。

有了口腔溃疡不要轻视，如有可疑就应及时检查，必要时行病理检查，以明确诊断，再做相应的治疗。切不可粗心大意，延误治疗时机。

【治疗】

1.埋线疗法

取穴：胃俞透脾俞、中脘透上脘、足三里、合谷、曲池、三阴交。

操作：注线法。用16号针、4号线，15天埋线一次。

2.贴敷疗法

吴萸细辛膏（方剂来源：《膏敷疗法》）。

适应证：顽固性口腔溃疡。

药物：吴茱萸、细辛各3g。

配制方法：上述药共研细末备用。

使用方法：将上药末用醋调成糊状，敷于两足涌泉穴，外用纱布覆盖，胶布固定，每次敷药16小时，休息8小时，6天为一个疗程。

临床疗效：报道病例14例，显效3例，有效10例，无效1例，总有效率93%。

【典型病例】

患者，女，46岁。口腔内多发性溃疡30余年，曾用中西药物，单偏方治疗，效果不佳，来诊时左上颊1~2cm大溃疡，面积深达1mm，有白色假膜，埋线胃俞透脾俞、曲池、足三里，15天后复诊，溃疡面积缩小至0.5~0.6cm，又在合谷、中脘透上脘、三阴交埋线，20天后复诊，溃疡面平整修复，又巩固治疗2次以防复发。随访2年溃疡无再发生。

【经验辑要】

口腔溃疡为口腔黏膜病中发病率最高者。临床特点是口腔黏膜反复发作，不易治愈。采用穴位埋线疗法，通过对相应穴位的长期有效刺激，而起到协调脏腑、平衡阴阳、调和气血、补虚泻实、提高免疫力等作用。取胃俞、脾俞、三阴交调和阴阳气血，曲池清热泻火。临床观察曲池、足三里两穴对五官口齿病有较好疗效，而且是强壮要穴。本方法可调理脾肾，改善免疫，促进溃疡早期修复，对提高机体免疫力有良好疗效。通过对上述穴位的长期有效刺激，从而达到促进溃疡愈合和防止复发的目的。

|第二十二章|
皮肤科疾病

第一节 湿 疹

【概述】

湿疹病因复杂，常与过敏体质，内、外多种变应原刺激有关。中医认为本病多由禀赋不足，风、湿、热阻于肌肤所致。

【临床表现】

（1）皮损可发于任何部位，常于对称性分布。

（2）皮损呈多形性，有丘疹、水疱、红斑、渗液、结痂、浸润及皲裂等。按皮损特点分为急性、亚急性和慢性湿疹。

1）急性湿疹：起病急，发展快，皮损广泛而对称，以红斑、丘疹、水疱为主，渗出明显，境界不清，或有糜烂、结痂等，自觉剧痒。

2）亚急性湿疹：多由急性湿疹转化而来，皮损以丘疹、鳞屑、结痂为主，伴有片状糜烂和渗出。

3）慢性湿疹：多因急性、亚急性湿疹反复发作，经久不愈而成。部分一开始即表现为慢性，皮损为淡红色或暗褐色浸润性斑片，肥厚粗糙，有苔藓样变，伴抓痕、皲裂、脱屑和色素沉着。

（3）自觉瘙痒。

（4）各部位湿疹如耳部湿疹、乳房湿疹、阴囊湿疹、外阴湿疹、肛周湿疹、手部湿疹等可做特殊类型湿疹处理。

【治疗】

1.急性湿疹

注射疗法

取穴：大椎、肺俞、曲池、驷马、足三里。

药物：复方倍他米松注射液1ml，玻璃酸酶1500U，维生素D_2果糖酸钙4ml，维生素B_{12}1mg，西咪替丁0.3g，利多卡因2ml。

操作：用10ml一次性注射器，7号针头，将上述药抽吸混酌。每穴注入1.5ml。此疗法只做1次，以后改用其他疗法。

2.慢性湿疹和局限性湿疹

（1）埋线疗法

一组穴：大椎、肺俞、曲池、驷马、阿是穴。

二组穴：脾俞、血海、足三里、阿是穴。

操作：用12号针，2号羊肠线，肺俞可透风门，上驷马透下驷马，其他穴位常规操作，阿是穴根据皮损位置，范围大小可选用十字埋线法、井字埋线法和围刺埋线法。阿是穴平刺，将线埋在皮下层，若皮肤太薄，可用胶原蛋白线。

（2）贴敷疗法

连柏湿疹膏（方剂来源：《膏敷疗法》）。

适应证：慢性湿疹。

药物：黄连31g，黄柏31g，白芷31g，轻粉3g，冰片3g。

配制方法：将前3味药，共研为细末，再加后2味研匀，最后再加蛋黄油调成油膏，外用。

使用方法：将药膏均匀涂敷在患处。

注意事项：急性湿疹有渗出者不宜使用。

【典型病例】

病例1：患者，男，43岁。2个月前在山洞里睡个中午觉，次日突然全身出了好多疹子，奇痒，流黄水，到皮肤专科医院就诊，诊断为湿疹，治疗2个月无效。来找单教授治疗，检查时发现全身除头、颈部外，贴满了黄表纸。患者讲，不贴纸，衣服粘在身上脱不下来，拿下黄表纸发现全身布满了丘疹、水疱，多处糜烂及渗出，诊断为急性湿疹。选大椎、肺俞及几处阿是穴，因为穴位处都有糜烂，无法操作。药用复方倍他米松注射液1ml、玻璃酸酶3000U、维生素D_2果糖酸钙4ml、西咪替丁3mg、维生素B_{12}1mg、利多卡因2ml，行穴位注射。7天后，患者复诊时全身皮疹渗出消退，只留几处结痂。埋线治疗选大椎、肺俞透风门、曲池、下驷马透上驷马穴位埋线，选用3号药线，透穴用4cm，大椎用1cm，其他穴用2cm。15天埋线一组穴位，共埋线2次，全身诸症消失，随访3年无复发。

病例2：患者，男，56岁。全身反复出现风疹团，奇痒，烦躁不安，夜不能眠2年，常服酮康唑等西药治疗，无明显疗效，查全身多处可见大小不等的红色风疹块，间有抓痕、渗出和结痂。诊断：亚急性湿疹。按上穴位组埋线治疗，好转，皮疹、渗出消失，结痂变薄，瘙痒减轻，2个月后重复上穴位组继续埋线一个疗程，症状全部消失痊愈，3个月无复发。

【经验辑要】

急性湿疹采用穴位注射，用激素、抗过敏药物、和玻璃酸酶等可较快解除症状，稳定病情。慢性湿疹埋线治疗效果理想，多经一到两个疗程治疗而痊愈。中医学认为，发病初期多因风湿热邪阻滞肌肤，久病则因血虚生风化燥而成，又与情志不遂有关。大椎为周身气血之主要通道，曲池、足三里可调节免疫、运行气血；肺俞为祛风要穴，肺俞透风门以疏理肺卫，祛风止痒；驷马穴为董氏奇穴，主治各种皮肤病。局限性慢性湿疹配阿是穴加强局部的治疗作用。临床治疗数百例，疗效满意。

第二节 荨 麻 疹

【概述】

荨麻疹，俗称风疹块、风疙瘩、风包等，它既可以是一个独立的疾病，又可为许多疾病的症状，其基本特征为全身起红色或苍白色风团，发生消退都较快，起疹时伴瘙痒，消退后无任何痕迹。

【临床表现】

1.急性荨麻疹 起病急，剧痒。随后出现大小不等、形态各异的鲜红色风团。风团可为圆形、椭圆、孤立、散在或融合成片。风团大时，可呈苍白，表面毛孔显著，呈橘皮样。风团此伏彼起，病重者可有心慌、烦躁、恶心、呕吐，甚至血压降低等过敏性休克样症状。部分患者可出现腹痛、腹泻，甚至窒息。

2.慢性荨麻疹 风团时多时少，此起彼伏，反复发生，病程持续4周以上。此外，荨麻疹还有一些特殊类型。

（1）血管性水肿 可单独发生，但更多的是伴随急性荨麻疹。皮损常发生于组织疏松的部位，如眼睑、口唇、外生殖器等处，为突然发生的局限性肿胀，色泽正常或淡红、表面光亮，自觉发紧发胀，不痛不痒。若发生于喉头黏膜，可引起呼吸困难，甚至窒息死亡。

（2）皮肤划痕症 亦称人工荨麻疹。用手搔抓或用钝器划过皮肤后，沿划痕发生条状隆起，伴有瘙痒，不久消退。可单独发生或与荨麻疹伴发。

（3）冷性荨麻疹 分两种，一种为家族性，除皮损外，同时伴有发热、发冷、头痛、关节痛等症状，发作时中性白细胞增多；另一种为获得性，重者除有风团肿块外，还出现手麻、唇麻、心悸、气紧、腹痛、腹泻或晕厥。进冷食可引起口腔或喉头水肿。

（4）胆碱性荨麻疹 即小丘疹状荨麻疹，自觉剧痒。有时仅有剧痒而无皮疹。偶伴发乙酰胆碱的全身反应，如流涎、头痛、脉缓、瞳孔缩小等。

（5）日光性荨麻疹 发生于暴露在日光下的部位，严重者有全身反应，如畏寒、乏力、晕厥、痉挛性腹痛等。

（6）压迫性荨麻疹 皮肤受压后4~6小时，局部发生肿胀，持续8~12小时消退。常见于行走后的足底部和臀部受压迫后的部位。

【治疗】

1.埋线疗法

一组穴：肺俞透风门、膈俞、曲池、血海。

二组穴：大椎、膻中、合谷、足三里、驷马。

操作：常规消毒穴位局部皮肤，用12号针，2号线，透穴用4cm，其他穴位1~2cm，7天埋线1次，2次为一个疗程。

2.注射疗法

取穴：大椎、曲池、血海、足三里。

药物：曲安奈德40mg，维生素D_2果糖酸钙3ml，西咪替丁4ml，玻璃酸酶1500U，利多卡因2ml。

操作：用10ml一次性注射器，7号针头，常规操作，一般只做一次。严重病例，可皮下注射0.5mg肾上腺素，皮疹水肿30分钟即消。

3.贴敷疗法

消疹药糊（方剂来源：《膏敷疗法》）。

适应证：丘疹性荨麻疹。

药物：苍耳子、防风、地肤子、威灵仙、白矾各10g，南通蛇药片4片（市售中成药）。

配制方法：上述药共研细末，再加南通蛇药片研匀备用。

使用方法：用时根据皮疹多少，取药粉加适量75%乙醇，调成稀糊状，外敷患处，每日3~4次。

注意事项：皮疹局部破溃或糜烂不宜使用。

【典型病例】

患者，男，36岁。全身瘙痒，起风团，反复发作13年。诊断为"慢性荨麻疹"。经溴化钙、葡萄糖酸钙、氢化可的松及中药治疗，症状始终未能控制，缠绵不愈。近2个月来频频发作，皮疹块整合成片，奇痒难眠而来就诊。检查：四肢及躯干有较密集的如鸡蛋大白色丘疹，部分连成片，尤以四肢内侧为重，体表有抓痕及结痂，舌苔薄白，脉沉细。诊断：慢性顽固性荨麻疹。经上述位埋线，埋线3天后，全身症状明显减轻，1周后诸症尽除。

【经验辑要】

根据本病病因、病机特点，选用肺之背俞穴肺俞及祛风要穴风门以疏理肺卫，祛风止痒；足三里养营健体；曲池祛风清热调营卫，因初疹者多为风邪入中，营卫失调多见；膈俞为血之会，与血海同用以养血生血为主，加气之会膻中，以养血祛风，调畅气机，用于第二次治疗，因此时患者外邪已祛，重在调血气；肾俞为肾之背俞穴，补元阴充肾精，以治其本。驷马为董氏奇穴，为止痒、祛风要穴，以上配穴，调理营卫、养血补虚、祛风消疹止痒之作用。养血祛风止痒是治疗本病最重要的法则，即古人"治风先治血，血行风自灭"之原则。

第三节 带状疱疹

【概述】

带状疱疹是由水痘–带状疱疹病毒引起一种急性、炎性皮肤病。同时累及皮肤和神经，呈带状分布，多为单侧性、伴有疼痛为临床主要特征。多发于春秋季节，成人多见，愈后很少复发。中医学称之为"蛇串疮""蜘蛛疮""缠腰龙"等。月经期、感冒、某些恶性肿瘤、外伤、情志疲劳等因素可诱发本病。中医认为本病多由情志内伤以及肝胆火盛，或因脾湿郁久、湿邪内蕴，外受病邪而发。

【临床表现】

（1）常见于50岁以上成年人。

（2）好发于胸肋、腰部及颜面等处。

（3）发病前局部皮肤有感觉过敏或神经疼痛，2~3日后患处出现小片状红斑，并出现米粒大小的簇集水疱，疱内清亮，严重者可呈血性水疱，彼此融合，甚至发生坏死溃疡。皮损沿所属感觉神经分布区域分批出现，依次排列成带状，呈单侧分布。

（4）患部皮肤刺痛，以老人尤甚，常持续至皮损完全消失后，有时皮损消失后还持续数月之久，也有个别病例疱疹后遗留神经疼痛数年或更久者。

（5）病程2周左右，愈后一般不复发。

（6）有些特殊部位的带状疱疹，如眼部带状疱疹、带状疱疹面瘫综合征等常引起相应器官的并发症。

【治疗】

1.初期治疗

局部注射

药物：聚肌胞2mg，维生素B_{12} 1mg，利多卡因3ml。

操作：在疱疹间隙及近端、远端，常规消毒，皮下注射。

2.带状疱疹后神经痛的治疗

（1）注射疗法

取穴：阿是穴。选在带状疱疹皮损神经相应部位的夹脊穴。

药物：复方倍他米松注射液1mg，神经妥乐平7.2Neurotropin单位，维生素B_{12} 1mg，野木瓜4ml，维生素B_6 200mg，玻璃酸酶1500U，利多卡因5ml。

操作：用20ml注射器，7号6cm长针头，从椎旁1cm进针直刺，进针到椎板，稍退0.3cm，抽吸无回血、回液，将疼痛阻滞液注入，皮损若同时涉及两个椎间隙则注射2个夹脊穴，5日注射一次，第二次及以后注射去除复方倍他米松注射液，5次为一个疗程。

（2）埋线疗法

取穴：夹脊穴、阿是穴。

操作：用12号针，2~3号羊肠线，夹脊穴用2cm，阿是穴用4cm。如果皮损在胸部，一个肋间隙选3个夹脊穴，即病椎及上1椎和下1椎，如果在腰及下肢按神经节段及神经支配区域，也同时选3个夹脊穴，埋线要深达椎板。阿是穴即疼痛部位皮下肌层用4cm长线，透刺埋入。

（3）贴敷疗法

疱疹膏（方剂来源：《膏敷疗法》）。

适应证：带状疱疹。

药物组成：雄黄、白矾各10g，乳香、没药各5g，冰片2g。

配制方法：将上述药研细末贮瓶备用，用时取饱和生石灰水的上清液50ml，香油50ml，两者充分搅拌成乳状，加入药粉调成膏状。

使用方法：外涂患处，无须包扎，每日1~2次。一般1次痛止，2~3天即可痊愈。

【典型病例】

病例1：患者，女，46岁。带状疱疹后神经痛1年余，于1年前发病，初始背部不适，进而疼痛，2天后出现红斑疹，以后顺肋间向前蔓延，一直到胸前，开始有水疱，呈簇集状，后融合成片状，后来发生坏死，溃疡愈后留下带状疤痕。疼痛呈持续性刺痛，难以忍受，经常去医院诊治，中西药治疗无效。治疗先是按上法穴位注射治疗，5天一次，共2次，疼痛缓解，又行穴位埋线治疗1次，观察6个月无反复。

病例2：患者，女，81岁。因患带状疱疹愈后疼痛在某医院住院2个月余，经介绍来治疗。经检查确定病损在T$_4$节段，确定诊断后注射治疗。结果针打下去，立即有了笑脸，说不痛了。由于她病程短，就一次痊愈了。

病例3：患者，男，56岁。左季肋部出带状疱疹引起疼痛6年。持续性疼痛，阵发性加重十分难忍，并影响睡眠。2018年10月21日接诊检查时发现胸7、8两个肋间隙皮肤呈带状瘢痕样改变，有触痛。埋线治疗取穴胸7、8椎间孔，直刺进针，越过横突0.5cm，将2cm的3号药线埋入，局部皮损处取阿是穴两处，用井字埋线法，将4cm长1号胶原蛋白线埋入。预约30天复诊，复诊时疼痛大减，睡眠也有改善。照前法又埋线1次，疼痛痊愈。

【经验辑要】

带状疱疹是病毒感染所致，被感染后由于具有嗜皮肤和神经的特性，长期持久地潜伏于脊髓神经后根神经元中，使受侵犯的神经节发生炎症或坏死，产生神经疼痛，同时经过神经纤维传导至皮肤，而引起支配区域神经疼痛，此种疼痛临床多给予卡马西平及非甾体类解热镇痛药物治疗，但只解决现有症状，过后疼痛可再现。穴位注射及埋线治疗效果均佳，多经一次及一个疗程而痊愈。

神经妥乐平为一种从牛痘免疫病毒疫苗接种到家兔皮肤组织的炎性组织中提纯精制而成的非蛋白小分子生物活性物质，其作用机制如下。

1.神经修复、神经营养作用 神经妥乐平可修复神经触突的传导功能，赋活Na^+-K^+-ATP酶活性，保护缺氧状态的神经元，促进神经触突的形成，改善病损神经的传导速度，促进神经细胞的增殖。

2.镇痛作用 神经妥乐平在中枢神经系统通过调节5-羟色胺能系统（5-HT）及去甲肾上腺素能系统（α受体）的功能，激活疼痛下行性抑制系统。在外围通过抑制激肽酶活性而减少激肽酶释放，缓解化学性刺激，减轻局部软组织及神经根水肿，达到镇痛的效果。其镇痛的效果不受纳洛酮的拮抗，也不影响前列腺素的合成。

3.改善知觉异常的作用 神经妥乐平可抑制下丘脑腹内侧核神经元的放电作用，调节自主神经功能，改善末梢循环。

4.免疫调节作用 神经妥乐平通过免疫器官结构的修复，起到免疫功能调节的作用。

神经妥乐平对因神经系统的病变或损伤而产生的神经源性疼痛，如颈椎病、腰椎间盘突出症、腰椎管狭窄、带状疱疹的神经痛、糖尿病性神经痛等病变，都取得了较好的临床效果。

第四节 扁 平 疣

【概述】

扁平疣好发于青年男女，中医学称本病为"扁瘊"，是一种病毒性皮肤病。

【临床表现】

（1）骤然起病，突然发现粟粒至绿豆大小的扁平丘疹，表面光滑，圆形或多角形。界限清楚，呈褐色或正常皮色。数日多，多发于面部、颈及手背，偶有胸腹部发生，可零星分布或簇聚成群，偶可互相融合。有时可沿皮肤呈串珠状分布排列。

（2）患者一般无自觉症状或偶有瘙痒，治愈后不遗留瘢痕。

（3）本病呈慢性经过，也可自行消退。但消退后仍有复发可能。

【治疗】

注射疗法

取穴：面部：取太阳，皮损周围阿是穴。四肢：驷马、曲池、外关。躯干：膻中、气海、大椎。

药物：聚肌胞1支，维生素B$_{12}$1mg。

操作：用5ml注射器，配5号针头，抽取上述药液，混合。按上述穴位组配穴，每穴1ml，隔日1次，共4次。同时服薏苡仁30g，红糖25g，煮30分钟。连薏苡米仁同水一起服用，连续7日。

临床疗效：本方治疗扁平疣23例，全部在1周之内痊愈，疗效100%。

【典型病例】

患者，女，19岁。1996年6月，一次洗澡时发现胸腹及前臂起了多处簇集的扁平丘疹，平时没有感觉不适。暑假时和她妈妈找来诊治。检查时发现，前胸、腹部及前臂有多簇及散在扁平丘疹，表面光滑，有些融合成较大丘疹，边缘不整。按上述药物及穴组，隔日1次穴注，共治疗4次。口服薏苡仁加红糖，每日1剂，共服7日。治疗疗程结束，全部皮疹消失，皮肤恢复了原有状态。

【经验辑要】

扁平疣为一种病毒性皮肤病，中药薏苡仁有抗病毒作用。注射剂中的维生素B$_{12}$注射液，虽不直接抗病毒，但它的分子式近似叶酸，注射后病毒不能合成DNA，对病毒传代产生直接影响，所以病毒停止繁殖，聚肌胞主要有两个作用：第一是自身的抗病毒作用；第二是有提高自身免疫力的作用。所以聚肌胞可以用来治疗病毒性皮肤病。以上疗法是经验组合，疗效显著。

第五节 寻 常 疣

【概述】

寻常疣是病毒所致的乳头状界限性赘生物，有轻度传染性，潜伏期不定，1~8个月不等。

中医学中的"千日疮""疣目""枯筋箭"等均与本病相类似。民间称"刺瘊"。

【临床表现】

（1）初发时为米粒大或绿豆大的扁平状半丘形或多角形的局限性隆起物，高出皮肤，界限清楚，质硬，呈灰白、污黄或正常皮色，表面干燥粗糙，顶端可分裂为刺状。

（2）疣的数目不定，初发时多为单个。可因自身接种而增多，一般无不适感，偶有压痛，碰撞时易出血或继发感染。好发于儿童及青少年的手足背、手指、足缘或甲周等处，亦可见于头面部。

（3）病程缓慢，有时有自愈倾向，愈后不留疤痕。

（4）寻常疣常有两个变型：呈柔软长丝状突起，顶端为角质状者，称之为丝状疣；多发于项部和眼睑部，多数呈指状，其基底可相互聚积或分离，基底柔软，数目单个或数个，常发于头皮部，时或见于面部、趾间者，称指状疣。

【治疗】

局部注射

药物：异丙嗪注射液。

操作：疣体及周围常规消毒，用1ml注射器，抽取上述药1ml，根据疣体大小，一次注射0.5~1ml，进针时，对着疣体基底部呈15~30度角进针至疣体基底部，推注药时疣体会变为苍白、无血色，注射完毕，用棉签压迫止血，再以碘酊清毒。对多发者，只需找准最早一个，其他疣体皆可随之一起脱落。2个月后，若疣体未脱落，可用本法再治疗一次。

【典型病例】

患者，男，30岁。颈后一侧发际处，发现一赘生物，上边带刺，有时候会不小心把它弄出血，虽无不适，但是个心病，所以要求治疗。检查时发现疣体较大，上有三角形尖锐的刺状尖。抽取上述药1ml，进行基底部注射，10多天时复诊，患者自述不知道什么时候就都没有了，局部无瘢痕，和正常皮肤一般。

【经验辑要】

经治疗的7例，均一次痊愈，只要操作掌握得好，疗效一般较好。

第六节 皮肤瘙痒

【概述】

皮肤瘙痒症是临床上仅有皮肤瘙痒而无原发性皮肤损害的皮肤病。病因复杂，全身性者常与某种疾病相关，如糖尿病、尿毒症、肝胆疾病等。外因素常与气候、工作环境、药物、饮食等有关。老年性皮肤瘙痒症则多由皮脂腺分泌减少、皮肤缺血干燥而引起。局限性皮肤瘙痒多与局部摩擦刺激、细菌、真菌及寄生虫感染有关。中医学称本病为"痒风""痒证"。中医学认为本病由于风湿，或湿热蕴阻，不得疏泄，也可由血虚风燥，肌肤失养所致。

【临床表现】

西医学认为，全身性瘙痒常与以下因素有关。

1.某些系统性疾病 如原发性胆汁性肝硬化、胆道阻塞、甲状腺功能亢进或低下、糖尿病、肾上腺功能不全、缺铁性贫血、慢性肾衰竭、淋巴瘤、白血病、内脏恶性肿瘤、中枢神经系统肿瘤、系统性红斑狼疮、风湿热、类风湿关节炎、肠寄生虫病、血吸虫病、艾滋病、结核、妄想症等。

2.外界刺激 物理性刺激，如温度、日光、湿度、毛发、粉尘等；化学性刺激，如酸碱制剂、金属物质等；生活性刺激，如辛辣刺激食物、酒类、尘螨等。

3.药物因素 如吩噻嗪、阿片类、合成激素、抗抑郁药、某些中枢兴奋药等。

4.其他因素 如月经不调、妊娠等也可引起瘙痒。

【局限性皮肤瘙痒症】

1.肛门瘙痒症 瘙痒局限于肛门及周围皮肤，有时可蔓延至会阴、女阴或阴囊部位，因搔抓可出现皮肤肥厚、皲裂、苔藓样变。

2.阴囊瘙痒病 大部分仅限于阴囊，亦可波及阴茎、会阴及肛门，因搔抓可致局部水肿、渗出、溃烂、结痂、肥厚、色素改变或苔藓样变。

3.女阴瘙痒病 主要发生于大阴唇、小阴唇，但阴阜、阴蒂及阴道黏膜亦常有瘙痒，可因搔抓而继发皮肤肥厚、糜烂。

4.其他 也可见于小腿、掌跖、外耳等。

【治疗】

1.埋线疗法

一组穴：星状神经节、肺俞、曲池、血海、足三里。

二组穴：大椎、膈俞、神门、驷马、加配穴。

配穴：阿是穴，皮肤瘙痒的原发部位或局限性瘙痒的局部；阴囊瘙痒加关元透曲骨；肛门瘙痒加长强、承山。

操作：用12号针，3号药线，常规操作，15天埋线一次，2次为一个疗程。局部穴位用9号针，0号胶原蛋白线，根据皮损面积，可行井字埋线法，围刺埋线法等，将线埋在局部皮下肌层。

2.星状神经节阻滞疗法

对本病疗效较好，一般病例6~10次可痊愈。顽固性病例可进行20~30次星状神经节阻滞，可彻底改善。

【典型病例】

患者，男，70岁。全身皮肤瘙痒8年。医院检查各项指标都无异常，诊断为老年性皮肤瘙痒。查体发现全身皮肤有多处抓痕，皮肤呈暗红瘀血状，有大片状结痂。埋线治疗首选星状神经节及第一组穴埋线，做完治疗全身瘙痒症状立减大半，嘱患者禁搔抓，每天温水洗澡，禁刺激食物及烟酒，加服桂利嗪、银杏软胶囊以改善末梢循环。15天复诊，皮肤瘀血改善，诸症减轻。第二次埋线选二组穴加配穴。2个月复诊时全身皮肤瘙痒消失，皮肤恢复正常，半年无复发。

【经验辑要】

引起皮肤瘙痒症的原因很多，星状神经节埋线有广泛的治疗作用。一是改善血液循环，多数皮肤瘙痒是皮肤缺血引起，埋线后常出现全身温暖感，瘙痒症状立减；二是改善内分泌，因甲状腺亢进、糖尿病、肾上腺机能不全等引起者有很好疗效；三是调节免疫，改善人体应激能力，星状神经节还可以调节情绪，对情绪波动，瘙痒加剧者效果甚好。加配诸穴可祛风润燥，清热利湿，可较快缓解症状，且疗效更加巩固。

第七节 神经性皮炎

【概述】

神经性皮炎是一种常见的皮肤神经功能障碍性皮肤病。其特点是颈、肘、膝及骶、尾部出现红斑、丘疹，融合成片，表面粗糙，纹理加深，对称分布，剧烈瘙痒，成年人多见。中医称为"摄领疮"，是一种常见的慢性皮肤病，以皮肤苔藓样变及剧烈瘙痒为特征。

瘙痒是诱发本病及形成苔藓样皮损的重要因素，搔抓可使瘙痒加重，瘙痒加重后愈想搔抓，造成皮损越抓越厚，越厚越抓，越抓越痒的恶性循环。

本病以20~40岁青壮年多见，未成年少见。

本病初发时，仅有瘙痒感，而无原发皮损，由于搔抓及摩擦，皮肤逐渐出现粟粒至绿豆大小的扁平丘疹，圆形或多角形，坚硬而有光泽，呈淡红色或正常皮色，散在分布。因有阵发性剧痒，患者经常搔抓，丘疹逐渐增多，日久则融合成片，肥厚、苔藓样变，表现为皮纹加深、皮嵴隆起，皮损变为暗褐色，干燥、有细碎脱屑。斑片样皮损边界清楚，边缘可有小的扁平丘疹，散在而孤立。皮损斑片的数目不定，可单发或泛发周身，大小不等，形状不一。

神经性皮炎好发于颈部两侧、颈部、肘窝、腘窝、骶尾部、腕部、踝部，亦见于腰背部、眼睑、四肢及外阴等部位。皮损仅限于一处或几处为局限性神经皮炎者；若皮损分布广泛，甚至泛发于全身者，称为泛发性神经性皮炎。

【临床表现】

以剧烈瘙痒、皮肤局限性苔藓样变为特征，分为局限性和播散性两种。局限性好发于颈项、肘等处，播散性好发于头、四肢、肩、腰等处。

1.局限性神经性皮炎 90%以上好发于颈部，其次为肘、颈项、眼睑、腘窝等处，首先感觉局部瘙痒，后出现集簇的正常皮色或淡褐色、淡红色多角形扁平丘疹，稍具光泽，覆盖少量糠状鳞屑，进而丘疹互相融合成片，因痒而搔抓刺激皮肤渐增厚，形成苔藓样变，境界清楚，患处皮损周围常见抓痕、血痂。

2.泛发性神经性皮炎 皮损表现与局限性神经性皮炎相似，但分布广泛，累及头、四肢躯干等处，阵发性剧痒，尤以夜间为甚，影响睡眠，病程慢性，易反复发作。

【治疗】

1.埋线疗法

取穴：阿是穴、大椎、曲池、血海、足三里。

操作：阿是穴用9号针，0号胶原蛋白线，根据皮损范围可采取"井"

字埋线法，围刺埋线法等埋在局部皮下肌层。其他穴位用12号针，3号药线，一个月埋线1次，3次为一个疗程。

2.注射疗法

取穴：上半身皮损取大椎、曲池；下半身皮损取驷马、血海。

药物：西咪替丁注射液4ml，维生素D_2果糖酸钙注射液2ml，利多卡因3ml。

操作：用10ml注射器，配7号针头，抽取上述药液混合，每穴注射1.5~2ml，隔日1次，5次为一个疗程。

3.局部注射

取穴：患处。

药物：曲安奈德混悬液20~40mg，维生素D_2果糖酸钙注射液2ml，利多卡因注射液2~4ml。

注射部位：局部病灶皮下浅层组织。

操作：用10ml注射器，配7号6cm针头，局部常规消毒，从病损边缘进针，使针尖直达对侧皮损边缘，边推药液边退针，使药液呈扇形分布于皮下组织，在注射过程中，要不停抽吸，防止药液注入血管内，15天注射一次，一般2~3次可治愈。

【典型病例】

病例1：患者，男，46岁。自诉6年前被虫子咬伤，皮肤瘙痒难忍，以夜间为重，查双下肢胫前有抓痕，诊断为神经性皮炎。治疗：取大椎、曲池（双）、血海（双）、足三里、阿是穴。埋线1次皮损区缩小、瘙痒减轻，埋线2次后，皮损消失，半年皮炎无复发。

病例2：患者，女，42岁。两肘关节屈侧，对称性皮肤变性，皮肤增厚，呈白色苔藓样改变，有脱屑，皮损部有裂痕，局部瘙痒，特别是夜间，诊断为神经性皮炎。内服外用药治疗无效。就诊时，按上局部注射药物配方，行局部皮下组织扇形浸润注射，第1次注射后症状全消，第2次注射后，皮损痊愈。

【经验辑要】

神经性皮炎是一种慢性皮肤病，病因尚不清楚，属中医牛皮癣范畴，认为初起多由于风湿热之邪蕴阻肌肤经络，日久由于营血不足，血虚生风化燥，皮肤经络失于濡养，耗伤阴血，以致患处皮肤粗糙脱落白屑和瘙痒；也可由于过食辛辣刺激物品及精神因素引起气机不畅，郁久化热，又因感风邪而诱发本病。肠线穴位埋线，既有穴位的机械刺激，又有持久柔和的长效针感效应，肠线作用是一种异性蛋白，在体内逐渐软化吸收，对人体产生特异性刺激，类同组织疗法的过程，有增强机体免疫功能的效能，同时蛋白线刺激了穴位，又起到了疏通经络、调和气血的作用，从而达到治疗目的。穴位注射治疗对全身性慢性病例疗效甚佳。对局限性神经性皮炎患者，宜采用病灶局部皮下注射为上。但药中含有长效激素，不可反复使用。

第八节 银 屑 病

【概述】

银屑病又称"牛皮癣"，是一种常见原因不明的慢性炎症性皮肤病，具有顽固性和复发性的特点，其皮损特征是红色丘疹或斑块上覆有多层银白色鳞屑，有明显的季节性，多数患者春季、冬季病情加重，夏季缓解。一般认为与遗传、细菌感染、病毒感染、自身免疫病、变态反应、内分泌障碍、代谢障碍等因素有关。初发年龄以15~45岁居多，近年来发病率有上升趋势。认为与工业污染与工作环境有关。

【临床表现】

（1）多发于青壮年，常冬季发病或加重。慢性病程反复发作。

（2）临床上一般可分为四型。

1）寻常型

Ⅰ.基本皮损为红色丘疹，常融合成斑块，边界明显，上覆有多层银白色鳞屑，将鳞屑刮去露出一层淡红色发亮的半透明膜。刮除薄膜即见点状出血现象。

Ⅱ.好发于头皮及四肢伸侧，多为泛发，形态有点滴状、钱币状、盘状、地图状，根据皮损活动情况可分为三期。a.进行期：急性发作，新皮疹不断出现，旧皮疹不断扩大，并可出现刺激部位诱发新皮疹的"同形反应"或Koebner现象。b.静止期：无新皮损，病情处于稳定状态。c.消退期：皮损消退，颜色变浅。

Ⅲ.早期常夏愈冬发或夏轻冬重，以后逐渐失去规律。

Ⅳ.组织病理示表皮角化不全，角质层内有微脓疱，棘层肥厚，表皮突起，规则地下伸。乳头呈棒状，内有扩张和弯曲的毛细血管。

Ⅴ.甲下有点状凹陷呈"顶针"样，久之则有甲增厚，易碎似甲屑样改变，龟头可见小片状覆盖薄层鳞屑的红斑。

2）脓疱型

Ⅰ.基本皮损为脓疱，针头大小表浅的脓疱融合成"脓湖"，可发生寻常型银屑病损害上，或仅限于手足部，以掌跖多见，也可发于非皮损处，细菌培养阴性。数天后脓疱干涸、脱屑，不久又在红斑基础上出现新的成批脓疱。

Ⅱ.依据脓疱发生部位可分为掌跖脓疱型和泛发性脓疱型银屑病。

Ⅲ.泛发型患者发生脓疱时常伴有高热不适等全身症状和肝肾功能损害多伴有阴囊沟状舌，病程迁延数月或更久。缓解后出现寻常型皮损。

3）关节病型

Ⅰ.多侵及小关节，间或侵及肘、膝等大关节，临床表现颇似类风湿关节炎，重者发生关节僵直、变形。多伴关节远端受累。

Ⅱ.X线检查类似类风湿关节炎，但类风湿因子常阴性。

Ⅲ.伴有寻常型或脓疱型皮肤损害。

4）红皮病型：银屑病受刺激或处理不当可发展成为红皮病型。亦可为泛发性脓疱型银屑病转化而来。皮损为全身弥漫性潮红，浸润，肿胀，表面覆有大量麸样鳞屑，不断脱落。其间有片状正常"皮岛"，可伴有发热畏寒、不适等全身症状及心、肝受累，病情顽固，常数月不愈，愈后出现寻常型银屑病损害。

【治疗】

1.埋线疗法

一组穴：肺俞透风门、肾俞、曲池、驷马。

二组穴：肝俞、关元、合谷、足三里。

三组穴：脾俞、大椎、心俞、阴陵泉。

操作：用12号埋线针，3号药线，肺俞、驷马用透穴法，取4cm长线，其他穴位用1~2cm线，操作时因患者皮损较广泛，注意选择穴位，严格消毒皮肤，15天埋线一次，3次为一个疗程。

2.注射疗法

取穴：大椎、肺俞、曲池、血海、足三里。

药物：西咪替丁0.4g，维生素B_{12} 1mg，维生素D_2果糖酸钙3ml，利多卡因3ml。

操作：用10ml注射器，7号针头，每次选5穴，每穴注入2ml，穴位交替使用，10次为一个疗程。

3.贴敷疗法

银屑膏（方剂来源：《膏敷疗法》）。

适应证：银屑病。

药物：蜈蚣10条，斑蝥20个，硫黄15g，狼毒50g，轻粉9g，冰片5g，蜂蜡40g，麻油200g。

配制方法：将蜈蚣、斑蝥、硫黄、轻粉、冰片分别研细末，过100目筛，混匀。取麻油放锅内加热至150℃，放入狼毒饮片炸至枯黄色，捞去药渣，过滤后加入蜂蜡，使之溶化，然后离火，待油温降至60℃，边搅边拌入药粉，至冷却成膏。

使用方法：将患处洗净，将银屑膏涂于纱布上，敷于患处，每日1次，3天为一个疗程。

临床疗效：本方治疗寻常型银屑病10例,6例治愈,3例有效,1例无效。

【典型病例】

患者，男，48岁。患银屑病10余年，皮疹遍及全身，病情持续发作逐渐加重，瘙痒难忍，脱屑特别严重，生活环境中的床上、卧室、客厅，到处都是脱屑，中西药物治疗无效。检查发现，头部皮损呈弥漫状银白色鳞屑，普遍较厚，全身除面部外无完好皮肤，脱下衣服满地脱落的都是鳞屑，除去鳞屑，皮下有点状出血。诊为寻常型银屑病。埋线取一组穴加四处皮损阿是穴埋线治疗，并推荐保健品食品配合治疗，15天复诊疗效明显、皮损缩小，局限脱屑减少，瘙痒缓解，又经2次埋线治疗痊愈，半年无复发。

【经验辑要】

银屑病是一种病程反复瘙痒难忍的顽疾，病因多为风邪遏于肌表，肺外合皮毛，故选取肺的背俞穴肺俞，具有疏散风邪之功，督脉为阳脉之海，故取督脉的大椎，以振兴机体之阳气，驱邪外达。随症配曲池、合谷、血海、脾俞等以促进气血运行，使皮肤营养充足，抑制表皮细胞过度增生角化过程，加速皮疹消退。某些顽固病例可配合穴位注射，注射用的西咪替丁为H_2受体阻滞剂，具有抗过敏止痒、促进溃疡愈合的作用，对皮肤疾病有一定疗效。由于本病病程较久，治疗疗程较长，本病易于反复，宜多种疗法配合使用，坚持治疗，在取得一定疗效后再巩固治疗一段，以防复发。

本病有自愈倾向，并应向患者说明病情及基本知识，配合心理治疗，尽量避免各种刺激因素，戒烟、酒，忌辛辣及生冷食物等各种诱发因素。

第九节 过敏性紫癜

【概述】

过敏性紫癜是一种免疫性血管炎，由于免疫复合物沉积于毛细血管壁所致。现代研究认为可能与药物、食物、病毒感染、虫咬或其他变应原有关。物理因素如寒冷亦可引起。临床表现为皮肤紫癜、腹痛和关节肿痛三个特征。少数患者有肾脏受累。中医称之为"葡萄疫"。认为本病发作期多因血热壅盛，迫血妄行、溢于经脉、瘀血凝滞而成紫斑。久病者常脾气弱、脾不统血、中气下陷、血不归经，使血溢于经络。寒邪是本病的重要发病因素，寒邪遏于经络，使肌肤气血凝滞，发生紫斑，阳虚内寒，手足发凉，怕冷，常是慢性患者迁延不愈的主要因素。

【临床表现】

（1）皮疹多发于下肢，特别是踝关节附近，严重病例躯干及上肢也可有紫斑。

（2）皮损多为单一性损害，针尖至豆大的瘀点或瘀斑，呈鲜红或紫红色，不高于皮肤，压之褪色，往往成批发生。

（3）本病多发生于儿童或青年，男女均可发生。

（4）病情进行期，束臂血管脆性试验，常呈阳性反应，但血小板及凝血因子正常。

（5）部分患者可发生关节疼痛及腹痛，少数患者可发生肾小球肾炎性损害，尿中有蛋白、白细胞、管型等。

（6）病程慢性反复发作，可数月或更长时间。

【治疗】

1.埋线疗法

一组穴：星状神经节、肝俞、脾俞、曲池、驷马。

二组穴：大椎、肾俞、中脘、关元、足三里。

三组穴：大肠俞、血海、三阴交。

操作：用12号针，1号胶原蛋白线，15天埋线一次，3次为一个疗程。

2.注射疗法

取穴：肝俞、脾俞、曲池、血海、足三里。

药物：西咪替丁注射液0.4g、维生素B_{12} 1mg。

操作：每次选5穴，穴位交替使用，每日1次，10次为一个疗程。

【典型病例】

患者，女，38岁。全身出现暗紫色针尖、豆粒大小的斑点4年，曾三次都是春季出现并住院治疗，此次已住院几个月，病情没有好转，输液治疗，疗程间休息回社区看到这里新开了家门诊，过来看看。查体时，患者全身遍布紫红色斑疹，以腹部及下肢较多，压之褪色，同意医院的"过敏性紫癜"诊断。埋线治疗首选星状神经节、肺俞、脾俞、曲池、驷马穴位埋线，第三天全身皮疹消退，又进行了2次埋线以巩固治疗，观察2年无复发。

【经验辑要】

本病真正原因不明，但西医学认为是一种免疫性血管炎性疾病，由免疫性复合物沉积于毛细血管壁所致。星状神经节埋线对免疫系统的作用是肯定的，中医学认为多因血热壅盛，迫血妄行，溢于经脉，瘀血凝滞而成紫斑，星状神经节埋线可改善全身的血流量，特别是微循环，埋线虽不如星状神经节阻滞立即显效，但作用持久疗效作用可达3个月之久。所以临床治疗一旦显效，愈后一般不易复发。脾俞、关元、曲池、足三里为全身免疫要穴，共同参与调节，可使失调的免疫系统恢复健康状态。

第十节 红斑狼疮

【概述】

红斑狼疮是一种自身免疫性结缔组织病，长期发热多系统损害，反复发作及缓解为本病特征，是严重的自身免疫性疾病。

【临床表现】

（1）多发生于青年及中年女性。

（2）全身症状明显，常伴有发热、关节痛、疲倦及体重下降。

（3）全身多器官受累，尤以肾、心、肺等损害常见，狼疮性肾病是最常见的和最严重的内脏损害。尿内可出现红细胞、白细胞、蛋白及管型，后期可出现全身浮肿、腹水、少尿、无尿而致尿毒症；心血管系统可表现为心包炎、心内膜炎和心肌炎；呼吸系统表现为支气管肺炎和干性或湿性胸膜炎，有时为间质性肺炎。此外，可有神经系统障碍，消化系统受累等。

（4）皮肤及黏膜损害　①皮肤主要分布于面部，特别是两颊和鼻梁、鼻颊部位常融合成蝶形，全身各部位关节也同时发生，部分患者出现盘状红斑样损害。②手指及足趾炎：指和趾甲周围可有毛细血管扩张性红斑。③口唇糜烂及口腔咽部溃疡。④其他部位损害为头部弥漫性脱发。

（5）实验室及组织病理检查可协助诊断。

【治疗】

1.埋线疗法

一组穴：星状神经节、肝俞透膈俞、曲池、足三里。

二组穴：胃俞透脾俞、膻中、血海、太冲。

操作：用12号埋线针，2~3号药线，15天埋一组穴位，两组为一个疗程，2个月再做一个疗程，可连续做三个疗程。

2.注射疗法

取穴：胸3、7、11夹脊穴。

药物：黄芪注射液10ml。

操作：每次选3个夹脊穴，左、右交叉交替，隔日一次，10次为一个疗程。

【典型病例】

患者，女，34岁。面颊蝶形红斑，反复发热8个月，近两个月出现面部浮肿，尿液检查尿蛋白（++），红细胞（+），管型（+）。诊断：系统性红斑狼疮。由于发热已3个月，全身疲倦无力，所以先行星状神经节阻滞10次，至第6次热退，8次面颊红斑消失，10次全身症状有很大改善，又行穴位埋线三个疗程，病情一直稳定，8个月无反复。

【经验辑要】

红斑狼疮是一种自身免疫性结缔组织病，与遗传、内分泌激素、免疫功能紊乱等有关。治疗以星状神经节阻滞为首选，星状神经节阻滞可显立竿见影之效，有一例刚发病3个月的患者，第一次只做左侧星状神经节阻滞治疗，第二天左侧红斑全部消失，第二次又做右侧星状神经节阻滞治疗之后全身皮损全消了。先是改善了微循环，对治疗现症非常有利，后续的持久疗效是改善内分泌，改善了免疫系统功能有关。中医学认为本病与肝肾亏虚有关，所以治疗要以补益肝肾之阴，活血化瘀入手。穴位注射选择胸3、7、11夹脊，从神经节段与肺、肝胆、肾有关，调补这些脏器的功能，可获得治疗效果。

第十一节　局限性硬皮病

【概述】

硬皮病又称系统性硬化病。临床上以局限性弥漫性皮肤增厚和纤维化为特征，并累及心、肺、肾、消化道等内脏器官的结缔组织病。各年龄均可发病，但以20~50岁为发病高峰。女性发病率为男性的3~4倍。

硬皮病属于中医之"皮痹""肌痹"范畴，其病因主要是由于素体阳气虚弱，津血不足，抗病能力低下，外受风寒诸邪浸淫肌肤，凝结腠理，痹阻不通，导致津液失布，气血耗伤，肌腠失养，脉络瘀阻，出现皮肤硬如皮革、萎缩、汗孔闭塞不通，而致出汗障碍、汗毛脱落等症状。皮痹日久不愈，发生内脏病变。

【临床表现】

1.皮损　多发生在腰、背部，其次为四肢及面颈部，表现为圆形、椭圆形或不规则形的水肿性斑片，初呈淡红或紫红，经数周或数月逐渐扩大硬化，颜色变为淡黄色或象牙色，局部无汗、毛发脱落，数年后转化为白色或淡褐色萎缩性疤痕。皮肤活检符合硬皮病改变。

2.带状硬皮病　好发于儿童和青年，女性多于男性，病变沿肋间和一侧肢体呈带状分布，可为单条或数条，病变演变过程同硬斑病。

3.点状硬皮病　多发于颈、胸、肩背等处，约绿豆至五分硬币大小，呈集簇性线状排列，其演变过程似硬斑病。

【治疗】

1.埋线疗法

一组穴：肺俞、驷马、局部阿是穴。

二组穴：脾俞、曲池、血海、阿是穴。

三组穴：肝俞、足三里、内关、阿是穴。

四组穴：肾俞、合谷、阴陵泉、阿是穴。

配穴：前额皮损者配上星、阳白、头维、印堂、太阳。上肢皮损者配扶突、大椎、血海、三阴交。腰背和下肢受损者配腰阳关、环跳、秩边；承山、三阴交。

操作：选定穴位后，局部皮肤常规消毒后局麻，用注线法，选用16号针，4号药线，背俞穴斜刺进针，埋入4号线1cm，驷马用透穴法，分别从上驷马、下驷马刺入透向中驷马，埋入4号肠线3cm，其他穴位均取双侧，常规操作，局部阿是穴根据皮肤部位可选2~8穴从皮损外侧0.5cm处进针，从皮下肌层透向皮损中央，药线长度根据皮损范围2.5~4.0cm，每个皮损1~2处，也可采用井字埋线法或双井字埋线法埋线。

2.局部注射疗法

药物：曲安奈德40mg，维生素D_2果糖酸钙2ml，玻璃酸酶1500U，利多卡因3~5ml。

操作：进针点选择在皮损边缘处，皮肤常规消毒，从皮损的一侧进针，穿刺至对侧皮损边缘，回抽无回血，边注药液边退针，至进针点皮下，再从两侧呈扇形使整个皮损皮下浸润均匀，拔针后用无菌敷料覆盖，轻揉局部，使药液分布均匀。

3.贴敷疗法

五枝膏（方剂来源：《膏敷疗法》）。

适应证：硬皮病。

药物组成：桃枝、柳枝、桑枝、槐枝、榆枝各1尺（切碎），乳香、没药、羌活、千年健、三七、鸡内金各15g，香油500g，黄丹200g。

配制方法：用香油将上药炸至焦枯，去渣，熬油至滴水成珠，兑入黄丹搅匀，收膏备用。

使用方法：将膏药化开摊在油纸上，贴于患处，上盖纱布固定，每日换膏药1次。

注意事项：孕妇禁用。

【典型病例】

病例1：患者，女，36岁。无明显原因出现双手遇冷变苍白青紫，伴手指关节痛，当时就诊当地医院按雷诺病治疗，效果不佳，后双手遇冷变苍白青紫的症状加重，并逐渐出现周身皮肤肿、硬，伴色素沉着，逐渐出现四肢远端，面部皮肤变厚硬，前胸V形区间开始色素脱失，来诊时症见：神清语利，查体合作，周身皮肤色暗，以上半身为甚；患者面部、四肢、胸部、腹部皮硬厚，以双上肢远端为重，双手指遇冷或情绪激动易发白青紫，双手指关节屈伸不利；口型变小，伸舌中度受限；无吞咽不利。舌质淡，苔薄白，脉沉细。诊断为硬皮病。按上穴位组治疗一个疗程皮损好转。

病例2：患者，女，38岁。患者于10年前开始以全身肿胀、四肢皮纹消失，2个月后左侧上下肢皮肤有数十处皮肤呈紫褐色改变，表面光滑，皮肤隆起发硬，10年来中西医治疗无效，2007年10月来诊时发现左肩胛区、上臂、股部、小腿部有多处皮肤呈硬板状，高出周围皮肤，有皮屑，呈紫褐色改变的皮肤损害，境界明显，以上臂和股部两处尤甚。诊断：斑片状泛发性硬皮病。

第一次治疗：患者病情较重，全身皮损较多、面积较大，取穴以双侧肺俞透风门穴，驷马透穴，局部取8个阿是穴。

第二次治疗：皮肤明显变软，色泽变淡，范围缩小，取穴双侧脾俞、曲池、血海、阿是穴10个。

第三次治疗：治疗前检查皮肤局部较前又有改善，只有上臂一处皮损稍硬外，其他皮损都很柔软，取穴双侧肝俞，足三里、内关、阿是穴8个。

第四次治疗：取双侧肾俞、合谷、阴陵泉、阿是穴8个。2个月随访时全身皮损和正常皮肤接近。

【经验辑要】

硬皮病的病因不明，且全身损害部位较多，中西医治疗比较困难，埋线重视内分泌系统、免疫系统的调整，以改善内分泌及增强全身的抵抗能力，多取局部阿是穴，采用双井字埋线法，深部用3号羊肠线，皮下用0号胶原蛋白线，以改善局部血运，增强局部的代谢，加快皮损的修复，所以每次埋线病变部位都有显著的改善，以上病例经继续治疗取得痊愈。

硬皮病属中医"痹证""皮痹"的范畴，其发病原因内为禀赋不足、脾肾阳虚，外为寒湿之邪由肌肤侵入，重伤与阻遏肌肤卫外之气。随病情发展与病情延长，寒湿之邪由表入里致脏腑机能紊乱，痰浊与瘀血互结。中医辨证论治可从"痹证"入手，按急性活动期、中间恢复期与临床缓解期进行。

第十二节 痤 疮

【概述】

痤疮俗称青春痘，是一种发生于毛囊皮脂腺的慢性皮肤病，多发于头面部、颈部、前胸后背等皮脂腺丰富的部位。痤疮的主要临床症状为黑头粉刺、白头粉刺、炎性丘疹、脓疱、结节、囊肿，易形成色素沉着、毛孔粗大甚至疤痕样损害。影响美容，严重者可导致毁容，给年轻人造成极大的心理压力和精神痛苦。本病的早期发现、早期治疗很重要。及时规范和诊治，可以避免或减少皮肤的损害。中医称本病为"酒刺""肺风粉刺""面疮"等。中医学认为本病是由于青春期生机旺盛，因先天禀赋的原因，使肺血热，郁于皮肤，而发生疱疹；或因冲任不调，肌肤疏泄失畅而致。或因饮食膏粱厚味辛辣之品，使脾胃运化失常、湿热内生，蕴于肠胃不能下达，上蒸头、面、胸、背而成。

【临床表现】

基本损害为毛囊性丘疹，中央有一黑点，称黑头粉刺；周围色红，挤压有米粒样白色脂栓排出，或无黑头、成灰白色的小丘疹，称白头粉刺。若发生炎症，粉刺发红，顶部发生小脓疱，此时可影响容貌。破溃痊愈后，可遗留暂时色素沉着或有轻度凹陷的疤痕，有的形成结节、脓肿、囊肿及疤痕等多种形态的伤害，甚至破溃后形成多个窦道和疤痕，严重者呈橘皮脸。临床上常以1~2种损害较为明显，往往同时存在油性皮脂溢出而并发头面部脂溢性皮炎，此时面部油腻发亮，还可发生成片的红斑，且覆盖油性痂皮，常年不愈。

发病部位以颜面为多，亦可见于胸背上部及肩胛处、胸前、颈后、臀部等处。自觉可稍有瘙痒或疼痛，病程缠绵，往往此起彼伏，新疹不断继发，有的可迁延数年或十余年。

聚合性痤疮病程长，多发于男性，常见丘疹、结节、囊肿、脓肿、窦道、瘢痕等多种损害混合在一起，且分布广泛。

【治疗】

1.埋线疗法

取穴：星状神经节、大椎、太阳、膻中、曲池、足三里、肺俞、三阴交。

配穴：肺经风热宜疏风清热宣肺配尺泽、合谷。肠胃湿热宜清热化湿通腑配曲池、上巨虚、天枢。脾失健运宜健脾化湿配三阴交、足三里、合谷、脾俞。瘀血阻滞宜活血化瘀配膈俞、内关、血海。肝肾不足宜补益肝肾配太溪、三阴交、曲泉、肝俞。

操作：注线法。其中，肺俞、脾俞、肝俞、膈俞、天枢、中极斜刺，其余穴位直刺深度1~2cm，用12号针，2~3号线，每次主、配穴各2~4穴，15天埋线一次，3次为一个疗程。

2.注射疗法

主穴：大椎、太阳、迎香。

配穴：背部皮损加肺俞，胸部皮损加膻中。

药物：复方倍他米松注射液2mg（0.5ml），维生素B_{12} 0.5mg，玻璃酸酶1500U，利多卡因2ml。

操作：用5ml针管，5号小针头，迎香穴每穴0.3ml，余穴0.5~1ml，本法含激素，只可做一次，无效改用他法。

3.贴敷疗法

芙蓉膏（方剂来源：《膏敷疗法》）。

适应证：治疗粉刺、酒渣鼻、雀斑等面部疾病。

药物：防风10g，零陵香10g，藁本60g，白及30g，白附子30g，花粉30g，绿豆粉30g，僵蚕30g，白芷30g，甘松15g，山柰15g，茅香15g，皂荚适量（以肥大者佳）。

配制方法：将皂荚去皮筋，并上述药研细末，白蜜和匀，贮瓶密封备用。

使用方法：随时涂擦于皮损处。

注意事项：使用时要涂擦均匀，不宜涂抹过多。

【典型病例】

患者，女，28岁。主诉：面部痤疮8年余。自青春期开始，感觉面部皮肤油腻，随后鼻头出现黑头，两颊继发丘疹、粉刺脓包结节，反复发作，曾经中西药治疗，但无明显效果。由于久治不愈，对治疗失去信心，常常感到自卑烦恼，不愿交际，性格孤僻。检查：面部毛孔粗大，皮脂溢出，面颊布满粟粒大小丘疹，并有较多痤疮结节在深部聚集融合，颜色青紫，部分尖端有脓包，兼见点状凹陷性疤痕及色素沉着。诊断：聚合性痤疮。用埋线方法治疗一次后，丘疹及油脂分泌明显减少，皮肤较清爽、干净，脓包消失；2次后色素沉着淡化，范围缩小，凹陷性疤痕变浅；3次埋线后痤疮、色素沉着完全消失，凹陷性疤痕基本修复，毛孔较细，皮肤恢复光滑，随访2年未见复发，且性情开朗、恢复自信。

【经验辑要】

西医学认为，痤疮为皮脂腺代谢紊乱，而皮脂腺受体内雄性激素分泌影响。中医称本病为"肺风粉刺"，认为多由肺热、脾胃湿热和冲任不调所致。采用曲池、合谷能疏散阳明风热，大椎能疏散肺经风热，足三里助脾胃清利湿热，三阴交主治冲任不调，配肺俞以清热利肺，宣肺解表，诸穴配伍，清热解毒，凉血利营，软坚散结之功。

痤疮之成因较为复杂，但多与过食辛辣，油腻厚味关系密切，由于肺胃积热，上蒸颜面，血热郁滞，阻于肌肤，或留于腠理，发为痤疮。肺主皮毛，取肺俞可治疗一切皮肤病；肾主生殖，取肾俞可调理内分泌，降低雄性激素的分泌水平；尺泽可疏散肺经风热；足三里为胃经的下合穴，阴陵泉为脾经合穴，两穴合奏助脾胃清湿热之功。三阴交可使气血下行，共奏通调冲任脉气之功。穴位注射效果灵验，一次可除，但只可一次，以后改用他法。

第十三节 斑 秃

【概述】

斑秃俗称"鬼剃头"，是一种原因不明突发性非炎性非瘢痕性的片状脱发。可能与精神因素有关，对有过敏背景患者，可能为一种内分泌障碍或因自身免疫性疾病、局部病灶感染、中毒、肠寄生虫等，也可能成为致病因素。一般无自觉症状，可发生于全身任何长毛部位。中医称之为"油风"，多由肝肾不足，气血两虚，腠理不固，风邪则乘虚而入，风盛血燥，或情志不遂，郁怒伤肝，气血失和，阻塞血络，新血不生，发失所养所致。

【临床表现】

（1）发病前可能有精神创伤及过度紧张。

（2）多见青壮年，男多于女。

（3）突然发病，皮损为局限性圆形或椭圆形斑状脱发，秃发处头皮光亮，无炎症。

（4）无自觉症状。

（5）个别病例可在短期内毛发全脱，包括眉毛、腋毛、阴毛和全身毫毛等全部脱落而成普秃。

（6）有自愈倾向，初生长的新发大部纤细柔软，呈灰白色，类似毫毛，可随长随脱，痊愈时新发渐变粗黑。

（7）10%~20%的患者有家庭史，与遗传因素有关。

【治疗】

1.埋线疗法

主穴：阿是穴、星状神经节、肝俞、肾俞、曲池、足三里。

配穴：病损在前顶加上星、合谷；病损在侧头加外关、足临泣；病损在头顶加太冲、中封；病损在后头加后溪、申脉。

操作：头部用9号针，0号胶原蛋白线，根据病损范围可适当选择十字埋线法，围刺埋线法或井字埋线。肢体穴位用12号针，3号药线，每次选4~6穴，主配穴搭配交替使用。

2.局部注射疗法

对局限性脱发可行局部注射治疗，药用复方倍他米松注射液20~40mg（0.5~1ml），利多卡因3ml，维生素B_{12} 0.5mg，玻璃酸酶1500U，行局部皮下扇形注射。

3.贴敷疗法

复方硫黄膏(方剂来源:《膏敷疗法》)。

适应证：圆形脱发。

药物：硫磺软膏、生半夏各15g，松节油适量。

配制方法：将生半夏研细末，与硫磺软膏、松节油共调匀成糊状备用。

使用方法：将膏涂于脱发处，每日2次。

按语：用本膏治疗脱发30例，一般涂药1周左右，新发即可陆续长出。

【典型病例】

病例1：患者，男，17岁。一天早上起床时发现枕头上有头发，照镜子发现自己的头发全脱了，眉毛也没有了，到了晚上又发现阴毛、腋毛也全脱落了，服用多种药物无效。经介绍，来单教授处做治疗，先行星状神经节阻滞治疗，第8次发现头发已长出来，做完10次又埋线2次，头发、眉毛、腋毛、阴毛全部长出来了，后又埋线2次巩固疗效，至今6年无复发。

病例2：患者，男，31岁。头部片状圆形脱发6个月。当即给局部扇形注射治疗，16天后头发已全部长出。

【经验辑要】

斑秃病因不明，但多数学者认为可能与精神因素有关，或是一种内分泌障碍，或因自身免疫性疾病。星状神经节阻滞治疗可使神经系统得到调整，对内分泌系统、免疫系统发生作用，使其功能得到改善，全身末梢循环血量得到增加，所以星状神经节治疗脱毛症非常有效。

局部阿是穴及全身组穴埋线的机制在于调整神经系统功能，改善局部血液循环和局部毛发营养，促使毛发新生，对局部的斑秃和全身的脱毛均有较好疗效。

第十四节　白　癜　风

【概述】

白癜风是一种常见多发的色素性皮肤病，该病以局部或泛发性色素脱失，形成白斑为特征。世界各地均有发生，印度发病率最高，本病可以累及所有种族，男女发病无显著差别。近年来发病率逐年上升，引起人们的普遍关注。

白癜风是一种获得性、局限性或泛发性皮肤色素脱失症，是常见皮肤病。易诊断而治疗难。中医学称之为"白癜"或"白驳风"。

【临床表现】

（1）易出现在神经末梢、关节、汗腺集中分布的地区。

（2）皱褶摩擦部位，如面部、手背、腋部、乳头、腹股沟、骶部、腰周或女性胸背连线部位。

（3）环绕各种体腔开口的部位，如眼、嘴唇、肛门、生殖器等。

（4）躯体着力点部位，如关节处、骨性突出处、前臂伸侧、手背、指趾等。

这些部位易于受到外伤或刺激，因此是白癜风的多发部位。

目前白癜风的治疗仅用某一种药物痊愈率很低，需依据病情辨证施治，采取综合疗法才能取得较好的疗效。初发病时给予及时恰当的治疗非常重要，早期发病治愈率可达95%。晚期则仅为30%以下，因此，把握住治疗时机是本病治愈的关键，错过了时机可能导致终身不愈。

【治疗】

1.埋线疗法

主穴：曲池、阳陵泉、皮损阿是穴。

配穴：膈俞、肺俞、胃俞、脾俞、肾俞、膻中、关元、外关、三阴交。

操作：皮损阿是穴用9号针，用0号生物蛋白线，采用十字法、围刺法或井字埋线法埋线，埋在病损局部皮下，肢体穴用12号针3号羊肠线，15天埋线一次，3次为一个疗程。

2.局部注射疗法

药物：曲安奈德20~40mg，维生素B_1注射液100mg，维生素D_2果糖酸钙注射液2ml，玻璃酸酶1500U，利多卡因注射液3~5ml。

操作：皮损局部消毒，进针点选在皮损边缘的外侧，进针后做扇形皮下浸润注射，注射完毕按揉局部，使药液扩散。

【典型病例】

患者，女，38岁。患白癜风3年，可见颈部背部、双手、腹部大小不等片状白斑。诊断：白癜风。用曲池、首发部位、肺俞埋线治疗，15天后辨证灵活取穴，3次为一个疗程，5个疗程后白斑部位色泽接近正常肤色，再治2个疗程，白斑全部消失，随访2年未复发。

【经验辑要】

白癜风的发病机制多数认为与自身免疫功能有关，属全身性疾病，故局部治疗，疗效不显著，中医认为此病多与肝郁、肾虚、外受风寒、内蕴湿热有关。而选用多气多血的经络上穴位埋线，可舒通局部气血，滋养肌肤，使全身气血调节平衡，羊肠线吸收过程长，形成的温和刺激长久，通过经络调节作用，使阴阳平衡，而改善机体免疫功能，起到治疗作用，疾病自然而愈。

第十五节 体　气

【概述】

体气，也称腋臭，是指腋下出汗时，释放出具有特殊臭味（狐臊臭味）为特征的一种皮肤病。腋臭的发生与大汗腺分泌旺盛有关，大汗腺除分泌水分、无机盐类、尿素等之外，还分泌带有特殊气味的丁酸异戊酸，从而发出特殊的臭味。这些大汗腺位于真皮的深层及皮下组织内，其排出口位于表皮的毛囊处。因此，在注射治疗腋臭时，必须注意其治疗范围应包括整个腋部有腋毛分布的区域。

本病在中医学中称之为"狐臭""体气""狐骚""狐气"等。

【临床表现】

（1）常有家族遗传史，女性多见。始发于青春期，到青壮年时，症状最为严重，到中老时由于大汗腺逐渐萎缩，其症状逐渐减轻或消失。

（2）腋部有一种特殊的刺鼻臭味，夏季更甚，同时伴有色汗，以黄色多见，部分患者外阴、肛门、乳晕等部位亦可散发这种特殊臭味。

（3）多数患者外耳道内，可触及稀薄柔软的耵聍腺。

【治疗】

局部注射

药物：消痔灵注射液25ml，1%利多卡因注射液5ml。

操作：仰卧位，患侧腋下垫高，让患者行举手礼状，展平腋部。操作时备皮，全腋部常规消毒。用50ml注射器抽取上药混合，连接7号6cm长针头，从腋部中央边缘外侧进针至对侧边缘皮下，边注药边退针，并反复抽吸以避免误入血管内，注射时深浅一定要把握好，保证针头一直处于皮下，推注药液时显示毛囊隆起。若不显示，说明深了；若注射后皮肤出现平板并色泽变白，说明太浅，把药打到皮内了。要使药液扇形均匀分布，面积包括所有腋毛分部区域，这是成功的前提。

临床疗效：应用本法治腋臭患者36例，均一次痊愈。

注意事项：操作时严格无菌操作，必要时戴无菌手套，时刻触摸针的深浅位置，不能过深，药液打在肌层影响疗效，更不能过浅，药液打在皮内，会影响吸收，很容易引起皮内组织坏死，长期不能愈合。

【经验辑要】

注射疗法治疗腋臭是各种疗法之首选。局部注射使药物直达病所，直接破坏了大汗腺的分泌功能，从而使异味一次性得到消除。只要认真操作，掌握好药物浓度、剂量，步步到位，不遗漏盲点，必定能取得良好疗效。

第十六节　血　管　瘤

【概述】

血管瘤是血管组织所构成的一种良性肿瘤。多属于先天性，一般由中胚叶组织发展而来。血管瘤生长缓慢，随着年龄和发育有所增大，但多数不呈无限性生长，好发于头、面、颈，次为四肢、躯干。血管瘤常因外伤造成出血和感染。本病常发生于婴幼儿，男女之比为1∶3。按照组织学结构和临床表现，血管瘤可分为毛细血管瘤、海绵状血管瘤、蔓状血管瘤三类。

【诊断要点】

1.毛细血管瘤　由表浅的毛细血管扩张、迂回而成。通常是在出生时或出生后1~2月内出现，可发生于全身各处皮肤，以面、颈、胸部常见，呈暗红色斑或略隆起，小者仅米粒大小，大者延及面部的一半。

2.海绵状血管瘤　由内皮细胞增生构成的血管迂回、扩张并汇集一处而成。多见于皮肤肌肉，也可发生于舌、肝、肾、骨骼等处。呈紫红色，质软如海绵，境界不清，无搏动。

3.蔓状血管瘤　是由许多新生的小动脉和小静脉相互吻合交织而成。有动脉搏动。检查见局部皮肤隆起，皮下可见和触及蚯蚓状弯曲迂回的动脉和静脉，颜色紫红，局部温度偏高，肿瘤周围有交通的小动脉，如将其压迫，则搏动消失。较多见于成人，常发生在颅顶和面部。

【治疗】

注射疗法

血管瘤的治疗问题一向是个难题，尽管方法很多，但大都收效不大。目前血管瘤的注射治疗日渐受到重视。注射治疗是用某种药物注入瘤体，使其发生血栓并致无菌性炎性反应，最后结缔组织增生纤维化，导致其萎缩、消退。其优点有：①避免了外科手术的痛苦，没危险性；②保持外形，无疤痕，愈合无须整形；③无须特殊设备，技术操作简单，易于掌握，门诊条件即可进行；④药物易得，经济实用；⑤即使失败也不影响其他疗法，而且为外科治疗创造了有利条件；⑥其他疗法失败后仍可采用注射疗法。

注射疗法可用的药物很多，如鱼肝油酸钠、无水乙醇、激素、尿素、消痔灵注射液等。推荐使用消痔灵注射液。

消痔灵注射液：局部常规消毒，将0.25%利多卡因与消痔灵配制成1∶1.25溶液，用5号针头刺入瘤体约0.3cm深，缓慢注药3~5ml，待瘤体注射成白色并发硬为止。然后再将针头刺入瘤体基底部约0.5cm，扇形向四周分别注入1ml左右，以阻断血管瘤的血液供应。然后用无菌敷料包扎。7天后观察，如血管瘤无完全萎缩，可按原方法继续注射。一般1~3次可治愈。

【经验辑要】

采用此法治疗22例，全部治愈。本法安全有效，注射后局部有轻度肿胀，一般3天内即可消退，局部肿块2~3周消失。消痔灵可迅速损伤血管内皮细胞，并使红细胞凝聚、血栓形成，从而导致血管瘤闭塞，纤维化。愈后不复发。

第十七节　瘢痕疙瘩

【概述】

瘢痕疙瘩又称"瘢痕瘤"，是由于皮肤中结缔组织大量增生后明显隆起，成为坚硬而又不规则的肿物。是一种良性肿瘤。

引起瘢痕疙瘩的原因，可能是血清中某种未知刺激物质刺激了成纤维细胞增生而引起的。色素深者或发病率较高，与遗传有一定关系。也有人认为与甲状腺功能亢进有关。

【临床表现】

（1）常发于受外伤的部位，尤其是烧伤、烫伤或化学灼伤处。表面坚硬光滑，呈不规则扩展，超出原外伤部位，至一定程度后，才停止发展。也有部分患者在发病前并无明显的外伤史。最常见于胸前正中部，也可出现于后背或其他部位。

（2）瘢痕疙瘩坚硬隆起，其形状不定，数目不等，有时呈圆形或卵圆形，初时颜色呈浅红或鲜红，日久则和正常皮肤大致相同。大小不定，较大者可使肢体挛缩而妨碍活动，面部则影响容貌。

（3）病变局部早期可引起瘙痒、灼痛或刺痛，到晚期则刺痛感逐渐减轻。

【治疗】

1.埋线疗法

取穴：病变局部。

操作：用12号埋线针，配1号胶原蛋白线，根据病变大小设计药线长度，一般做井字埋线，范围大者可做围刺埋线。

2.局部注射疗法

药物：曲安奈德20~40mg，玻璃酸酶1500U，维生素D_2果糖酸钙注射液2ml，利多卡因注射液3~5ml。

操作：用10ml注射器，配7号针头，抽取上药液混合均匀，常规消毒，进针点选择在病损组织边缘基底部，平刺进针，针尖直达对侧基底部，边抽吸边注射，将药液呈扇形浸润在瘢痕疙瘩基底部，拔出针头后，用无菌敷料按揉局部，使药液扩散。

3.贴敷疗法

瘢痕软化膏（方剂来源：《膏敷疗法》）。

适应证：瘢痕疙瘩等。

药物：氧化锌、明胶、甘油各500g，五倍子750g，蜈蚣10条，冰片10g，樟脑20g。

配制方法：将氧化锌、明胶、甘油加水500~1000ml，制成氧化锌软膏备用，将五倍子、蜈蚣、冰片、樟脑研细末，密封备用。

使用方法：临用前先将15g五倍子加水煮沸，先熏后洗。再将软膏加热融化，加入药粉调匀，涂瘢痕一层，即用纱布包裹，如此涂用三层，最后用绷带加压包扎。1周更换一次，连续5次为一个疗程。

注意事项：孕妇禁用。

【典型病例】

患者，女，21岁。左侧胸部外伤愈合后遗留瘢痕组织4年，曾涂抹过医院配制的药膏治疗近半年，无效。近来瘢痕疙瘩处有瘙痒，并有扩展增大趋势。埋线治疗，用12号埋线针，扇形埋入1号4cm药线3根，20天复诊时，瘢痕疙瘩高度范围都有显著缩小，颜色也减退了，没有再痒。又如前埋线操作治疗，2个月后逐渐变平，痊愈。

【经验辑要】

古人认为，瘢痕的产生是风热邪气冲注肌肉，瘀阻凝结而成。埋线治疗本病，直接作用于局部，可散瘀解毒，软坚消肿，起效迅速，且线体作用局部时效长达数月，故作用持久。局部注射治疗，疗效肯定，2~3次可痊愈。

第十八节 鸡 眼

【概述】

鸡眼是由长期摩擦和受压而引起，为圆锥形角质层增厚所致。长期站立或行走的人较易发生本病。

中医学称本病为"肉刺"。

【临床表现】

（1）皮损为豌豆大小圆锥形角质栓，有角质中心栓，尖锐深入皮内，基底露于表面，呈圆形，表面光滑有皮纹，质坚硬，境界明了，状如鸡眼，故而得名。

（2）好发于青年男人，多见于足跖前中部、小趾外侧或蹞趾内侧缘，也见于趾背与足跟，偶见于手部。病程经过慢性，常数个损害呈对称性发生。

（3）由于鸡眼尖锐刺激了乳头部的神经末梢，故在行走时，常感觉顶撞样疼痛。发生于趾间者，鸡眼常有浸渍变软现象。

【治疗】

局部注射疗法

适应证：鸡眼。

药物：异丙嗪注射液0.3~0.5ml。

操作：病损部皮肤常规消毒后，用1ml注射器，配5号针头，抽取上述药液后，从鸡眼周边以30~40度角刺入，疼痛时稍停，待疼痛消失后，再将药液徐徐推入。注射完毕后，拔出针头，用酒精棉片按压3~5分钟，防止药液溢出，并用埋线贴固定。

【经验辑要】

通常注射后3~5日，局部发生变黑，坏死。在7~10日可以用手术刀轻轻分离坏死组织，以促进早期愈合。一般鸡眼注射1次即可。

|第二十三章|
衰老与抗衰老

第一节 抗 衰 老

【概述】

如何放慢衰老的脚步，活出健康，延长寿命，这是人类的普遍追求。但是衰老的过程太复杂，人们的生活方式，环境都会对基因和相关的机制产生好的或坏的影响，而现代人最大的问题竟然是饮食过度，还有过于懒惰。我们的祖先为了生存，亿万年以来，一直在奔波，拼命地寻找食物。但现在随着生命的进化，社会的变革，富贵病大量出现，先进的交通工具、现代化的生产设备，这些都在告诉大脑，你不用再消耗能量。于是身体就把能量转化为脂肪。我们采取了新的生活方式，但面对大自然塑造物种的初衷，这种生活方式本身就是一种衰老与疾病。

影响寿命的因素很多，并不是一个简单的公式就可以得出结果。名叫安蒂莎·赫维沙娃的格鲁吉亚人，她达到了惊人的132岁。据说英国有个叫费姆·卡恩的人，活到了209岁。

世界上最长寿的人是我国的李青云，汉族，四川人，生于清朝康熙十六年（1677）年，先后经历了康熙、雍正、乾隆、嘉庆、道光、咸丰、同治、光绪、宣统九代皇帝，至1933年共在世256岁，是世界上罕见的长寿星。

他100岁时曾因在中医药方面的杰出成就，而获特别奖励。他250岁时应邀去传授长寿之道，并照相留念，一时之间四川各报争相报道，轰动四川。李青云会武功，并以卖草药为生，常年游乡治病，且人很厚道，从不发怒。1986年《气功》杂志第六期，又刊载刘成勋所写的《忆二百五十六岁的长寿老人李青云》的文章。

据传说，李青云原名叫陈远昌后改名为李青云。四川80岁的老人胡英华先生，1986年献出他保存的李青云照片，还提供了书面资料。李青云究竟活了多大岁数，至今是个难解之谜，他讲的长寿之道是"慈、俭、和、静"四个字。

所谓慈，即仁慈、慈爱，也就是心地善良，慈可以抵御各种灾害，自然可以使人长寿，养其天年。所谓俭，即节俭，俭于饮食则养胃；俭于嗜欲则聚其精神；俭于言语则养其气息，防止产生是非；俭于酒色则清心寡欲；俭于思虑则可免除烦恼和困扰。凡事省得一分，则受一分之益。所谓和，即和悦之意。君臣和则国家兴；父子和则家庭安乐；兄弟和则手足提携；夫妻和则闺房静好；朋友和则互相维护。此为至祥之道也。所谓静，就是清静、冷静、安泰之意。也就是说，身不过劳，心不轻动。神伤甚于体伤，神之不守，体之不康。

影响寿命的因素很多，一是性别，女性寿命明显要比男性长。我国女性寿命平均77.37岁，男性平均72.38岁，相差5岁。二是生活环境，城镇平均预期寿命为77.3岁，农村为72.3岁。三是地域、环境、气候、生活习惯，我国的海南、上海、广东等地区，相对寿命长些，广西的巴马是世界上最著名的长寿之乡，有好几个长寿村，百岁老人到处可见，原因是有5个长寿要素，即阳光、空气、水、地磁、富硒。

寿命能否延长，答案是肯定的。但是，是有极限的，人类细胞一生约可分裂50次，所以人类寿命应该是120岁，再一个哺乳类动物寿命是生长发育期5~7倍，人类生长发育期在18~20岁，所以120岁就是极限了。具体的寿命取决于基因，细胞的分裂是DNA决定的，保护DNA的是细胞线粒体的端粒，细胞分裂一次端粒就会变短，最终端粒衰减，细胞再也不能分裂，人将寿终。

现在研究有关衰老的理论，一种是基因程序论，另一种是损伤氧化论。衰老与寿命密切相关，目前科学界普遍认为，具体的寿命取决于环境，环境可以影响基因的表达与突变。那么要想长寿，该怎么做呢？目前来说，还没太科学的延长寿命的方法，增加端粒长度，目前还做不到，从理论上能说得通的就是通过降低代谢来延长寿命，所以提出以下观点。

【少食】

限制热量可以延缓衰老，营养过剩是导致过早衰老的重要原因。吃得过多，线粒体在代谢能量时会产生过多的自由基。限制热量会降低代谢速度，延缓自由基的产生。过饱和食用过多的糖类能源，消化吸收快，对胰腺分泌的刺激作用强，分泌过多胰岛素，易造成肥胖，还会引起胰岛素抵抗，这些都是动脉硬化、2型糖尿病、血脂异常、高血压、脂肪肝疾病的病理基础。

动物实验也表明，限制热量可延长寿命2倍，免疫功能也得到了改善，同时也减轻了体内自由基的负荷。

少食的作用机制如下。

1.降低代谢率 延缓各种器官，如大脑、心脏、肌肉等的衰老速度，从而增加生命长度。

2.减少自由基对身体细胞的伤害 节食可以减少能量燃烧，将代谢时产生的自由基减少，从而延缓衰老。

3.有效控制糖的摄入 使血糖处于低水平，可有效地控制血糖水平。

4.调节垂体激素的分泌 延缓体内的代谢，由此延长寿命。

5.推迟免疫器官胸腺的衰老过程 从而保持强大的免疫功能，减少疾病的发生，延缓衰老过程。

6.保护大脑和神经系统 因为节食可以有效地降低脂肪酸的摄入，减少血管压力，从而减缓神经系统的退行性疾病，如帕金森病、阿尔茨海默病的发生。

7.减少癌症风险 美国一项研究发现，少食降低身体应激水平，而氧化应激水平与癌症和糖尿病，心脏病及慢性疾病的发生发展密切相关。现代人物质生活富足，但总是忽视"过满则溢"这个道理，适当的挨饿，是给生活做"减法"，减掉"废物"才能身体更轻松、更健康。

【多动】

"老来无闲寿延年"82岁的苗医依然披荆斩棘上山采药；89岁的老人雨后还要上树采银杏叶制作银杏茶。中国古代有位法师，80岁高龄了还外出讲经，一去十多年，回来他的弟子都老了。弟子们问他："师父，我们都老了，而你怎么没变老呢？"师父回答说："我没时间老。"长寿老人莱拉·登马克博士103岁才退休，她是提出知足常乐和良好的饮食习惯是健康的两大关键的医生，在世114岁。

超级百岁老人是一个特殊的群体，他们几乎全部是爱社交，性情外向、开朗，闲不住的人。河南省郑州市的医生胡佩兰，上班上到98岁，是2013年感动中国十大新闻人物之一。有一个五集电视连续剧《圣医胡佩兰》讲的就是她，她是中国著名心血管专家胡大一的母亲。"运动有益健康"，这是世界卫生组织2002年提出的口号，适当的运动可以缓解工作中的疲惫，保持良好的精神状态，规律而持久地参加体育锻炼不但可以延缓衰老，还可以增强身体各方面的素质，更好地保持身体健康。有氧运动还可以调节内分泌，增强心肺功能，改善血管弹性，防止动脉硬化，增强体质，起到减肥功效。

懒做常短命，繁忙多寿翁。忙，使老年人得到锻炼。忙来老人满心欢喜，忙去老人百病缠身。科学地安排自己的晚年生活，可以有效地排遣内心的寂寞，丰富生活内容，从而物质生活和精神生活双丰收，延年益寿。洪绍光说，要活出健康的新常态：20岁养成好习惯，40岁指标多正常，60岁以前不生病，80岁以前不衰老，轻轻松松100岁，快快乐乐一辈子，自己不受罪，儿女不受累，节约医疗费，不上医院去排队。

【减压】

压力过大可引起应急激素分泌增加，激素的水平过高对机体造成严重损害，胰岛素和皮质醇的增加会导致糖尿病、高血压、心血管病、癌症等许多疾病的发生。在生活节奏加快、压力加大的当今，应急激素会被频繁激活，使得内分泌系统长期处于高压与紧张状态，严重危害健康，缩短寿命。

压力加速细胞老化进程，影响保护细胞内遗传基因的端粒，使其变短，导致细胞生命周期缩短。压力会促使皮质醇水平升高，导致人脑萎缩。压力会促使心率加快和免疫系统的功能衰落。研究人员还发现，压力会增加体内胆固醇水平，引发心脏及生理循环疾病。压力会有促炎作用，高水平的胰岛素和皮质醇有促炎作用。长时间承受压力会影响重要的下丘脑-垂体-肾上轴的形成，破坏人体内分泌系统对消化、免疫和能量利用的重要作用。对抗压力的方法如下。

1.变压力为动力 当处于慢性压力中的时候，要积极应对，敢于挑战压力。

2.**坚持练习冥想** 这是一种简单的心理保健法，通过冥想可以放松神经，从而达到减压作用。方法是每次冥想15分钟，长期坚持可改善身体健康状况。

3.**抗压延缓衰老的补剂**

（1）维生素C 有助于调节由于压力引起的皮质醇水平过高，同时具有促进结缔组织新生和维护免疫系统正常的作用。

（2）ω-3脂肪酸 为维护整体健康瘦身和骨骼强度具有重要意义，同时可以更好地应对心理压力和降低体内的皮质醇水平。

（3）红景天 对治疗由于深度生理或精神紧张、睡眠不佳、食欲减退、狂躁、易怒、高血压、头痛和疲劳。

（4）人参、西洋参、刺五加 这三种参类含有人参皂苷，能够提升在脑-垂体-肾上腺轴对皮质醇的敏感度，保护机体免受生理及压力的伤害。

（5）银杏 经最新研究表明，银杏可以有效处理因压力及皮质醇水平上升对机体产生的负面影响。

（6）运动 可以减压，有规律运动是消除压力的最佳方法，同时可增强免疫功能，促进循环。

【抗氧化】

抗氧化就是抗衰老。科学研究已经证明，自由基的氧化破坏就是生命衰老的加速器，因此，抗衰老的关键就是抗氧化。

1.**自由基是衰老的元凶** 自由基理论认为，结构性衰老是细胞长期遭受大量自由基破坏的结果。80%~90%的退变性疾病与自由基有关，自由基能干扰细胞的新陈代谢，损害分子结构和细胞结构，损害基因，导致基因错误积累，进而引起心脏病、糖尿病、骨关节退化、虚弱衰老化性疾病，加速衰老进程。

2.**抗氧化就是抗衰老** 有研究证明，长寿的前提条件是提高细胞对氧化压力的抗性，保护细胞不受自由基的损害，不仅可以预防和衰老相关的疾病，还可以延缓衰老进程。抗氧化主要是我们人体内抗氧化酶，超氧化物歧化酶（SOD）、过氧化氢酶（触酶）和谷胱甘肽氧化物酶。这些酶可以中和细胞新陈代谢产生的过剩自由基，使之不会对细胞核内的DNA造成伤害。

3.抗氧化合理配方

（1）均衡营养　当以五谷杂粮、蔬菜、水果、豆类、果仁为主，适当加以肉、蛋、奶及蛋白质类。必须要强调的是，每个人体质不同，应根据个人需要，找到自己保健之路所需的营养素。

（2）外源性抗氧化剂　如维生素C、维生素E和生物类黄酮等。

（3）微量元素　它本身虽然不是抗氧化剂，却是合成其他抗氧剂不可缺少的成分，如硒、锌、猛、铁等。硒是谷胱甘肽过氧化物酶活化过程中所必需的物质，补硒能大大提高谷胱甘肽过氧化酶的活性。抗氧化剂是协同作战的，维生素E是细胞膜上的主要抗氧化剂，维生素C是细胞外液的抗氧化剂，维生素E、维生素C在与硒共同作用能加强β胡萝卜素的功能，辅酶Q10在线粒体中发挥作，它和维生素E一道保护线粒体的膜，使之免受氧化伤害。

抗氧化的五个战将是维生素C、维生素E、谷胱甘肽、硫辛酸和辅酶Q10，前两者只能从食物中摄取，而后三者是由年轻健康的机体自行合成产生。老年人则需要适量补充，硒是谷胱甘肽过氧化物酶活化过程中所必需的物质，所以补硒可以大大提高谷胱甘肽过氧化物酶的活性。

4.含硒高的食物　

硒是人体不能够自己合成的一种元素，硒元素被称为人体微量元素中的"抗癌之王"，还有增强免疫力、预防心脑血管疾病、保护肝脏等功效，它是人体非常重要的一种元素，能够对人体起到很多的作用。另外，硒是一种抗氧化剂，它能够清除人体内的自由基，帮助人体延缓衰老，还能够提高机体的免疫能力，有的人就经常不注意对这类元素的重视情况，所以导致身体缺硒，那么哪些食物的含硒量高呢？

（1）蘑菇　内含丰富的硒元素，且很容易被人体吸收应该多吃一些，可以使硒有效地保留在血液中，起到改善心血管疾病、预防心肌梗死的效果。

（2）蛋类　鸡蛋，特别是乌鸡蛋，可补充人体膳食结构中硒含量不足，长期食用可增强免疫力，增进人体健康。蛋类食物中所含有的微量元素丰富，像硒元素就是其中的一种，在鸡蛋、鹅蛋和鸭蛋等食物中，硒元素量是非常高的，别的其他食物完全不能比，其含硒量的大小排名顺序为鹅蛋、鸭蛋、鸡蛋，从大到小排列。其100g蛋中就含有近30μg的硒，由此可见蛋类的含硒量之高，但是要注意的是，虽然蛋含硒量高，其蛋黄要少吃，因为蛋黄中含有大量的胆固醇。

（3）猪肉　猪肉是最常见的食物，猪肉的含硒量也是比较高的。所以缺硒者也可以通过吃猪肉来补充，吃猪肉的同时也要控制量，因为猪肉中含有大量的饱和脂肪酸，一旦大量堆积在体内无法消化就会引发疾病，所以要注意。

（4）大蒜　是一种调味料，不仅如此，它还是一道主菜。大蒜能够提高我们的记忆力，大蒜中含有大量的抗癌物质，平时多吃点蒜的话不仅能够补硒元素，还有抗氧化功能，能够通过其他作用机制发挥功能活性。能够有效地帮助我们预防癌症的发生，降低患癌概率。

（5）海产品　在大部分的海鲜产品中都含有大量的硒元素，但在补充的时候不宜吃多，否则会使海鲜中的铅元素和汞元素大量积累，这几类元素都是有毒的，多吃可能对身体构成危害。

（6）芦笋　富含硒，可以防治各种与脂肪氧化有关的疾病，使人的皮肤白嫩光滑。

（7）动物肝脏　除了富含硒元素外，还有丰富的蛋白质和维生素，其中蛋白质的含量是猪肉的2倍。注意事项：动物肝脏在食用前要清洗干净，一定要炒熟。

以上就是含硒高的食物了，大家在平时吃各种好吃的食物时千万不要忘记为自己的身体补充这些必要的元素，这些都是可以直接作用于人的生命活动的，所以需要引起重视，保持身体的营养成分的摄入均衡。

5.严防铁过量　铁元素的负面作用让越来越多的科学家认识到它的危害。铁元素是人体红细胞、血红蛋白不可缺少的成分，对人体有重要作用，但铁元素和氧一样是把双刃剑。铁被氧化了会生锈，造成机械老化；同样，机体的铁元素被氧化后也会以极高的"破坏性"方式出现，造成细胞和组织的被氧化，造成体内的氧化垃圾堆积，加速机体的老化过程，加速老年病的进展，所以铁过量对人体危害很大。

（1）有研究发现，血清铁含量过量给基因造成伤害，影响线粒体上的端粒长度，提高罹患癌症的风险。

（2）有研究发现，进食大量铁元素，会使得炎症发生频繁，感染周期延长，而古人利用频繁放血疗法可以治疗多种疾病。

（3）有研究发现，过量的铁元素可使葡萄糖耐量受损，这与1型和2型糖尿病有着直接的联系。献血可以降低体内铁元素存积和空腹胰岛素水平，提高机体对胰岛素的敏感度。

（4）食物中和营养补充剂中的铁元素是提升个体患癌症风险的重要因素之一。

（5）铁元素存积较高的人端粒长度更短，心脏细胞中的端粒越短，人们罹患动脉粥样硬化的风险就会越高。血清铁蛋白和低密度脂蛋白会协同造成心血管疾病的发生和死亡，控制铁元素能控制心血管疾病的风险。

（6）少吃红肉，红肉含有大量血红蛋白，大量摄入红肉会增加体内铁元素的存积。研究证实，低红肉摄入和素食有益于人们的心血管健康。

（7）不要过度补充维生素C，它会促使铁元素的吸收。

6.不老神药——白藜芦醇

有研究发现，法国是三大美食国度之一，美食颇多，比如鹅肝、奶酪等，但这些都是高脂肪、高胆固醇、高能量的食物，但法国人的心脑血管病发病率很低，原因是法国是葡萄酒的故乡，而葡萄酒里有高含量白藜芦醇，正是这种神奇的化合物，拯救了法国人的心脑血管，这项医学发现震惊了世界医学界。

白藜芦醇能帮助人体干细胞进行自我修复，并使干细胞处在活跃的胚芽状态，大大延长了细胞寿命。同时，白藜芦醇能化开血栓，阻止低密度血脂沉积，阻止血小板凝聚，消除自由基，抗氧化，是心脑血管病的天然克星，同时还能延缓人体衰老进程。

7.防癌六要素

（1）省出来的癌症，建议你远离剩饭剩菜。

（2）情志过极，非药可医，不良的情绪和精神刺激，自我放大越严重，身体垮得越快，最终是自己打倒自己。

（3）多吃粗粮，粗粮纤维素高，能促进肠蠕动，增加大便量，排出毒素，同时能促进肠道有益细菌酵解，有利于防癌。

（4）多吃防癌蔬菜：十字科植物，如菜花、西兰花等；根茎类蔬菜，如胡萝卜、萝卜、竹笋、红薯；海藻类植物，如海带、紫菜等；食用菌。

（5）不吃或少吃油炸食物。

（6）别胖了。

8.晒太阳的好处

（1）小儿多晒太阳使新生儿黄疸退得快，没黄疸的小宝宝也能够通过晒太阳促进代谢发育。因为阳光的红外线能扩张皮肤血管，紫外线能杀菌，适当地接受阳光照射，可预防佝偻病和贫血，还能增强机体抗病能力。

（2）可以获得充足的维生素D，晒太阳是人体维生素D的主要来源，而维生素D对骨骼健康预防有很好的作用，它可以帮助人体摄取和吸收钙、磷。

（3）晒太阳可以增强人体的免疫功能，阳光中的紫外线有很强的杀菌功能，一般细菌和某些病毒在阳光下半个小时或2小时就会被杀死。

（4）阳光可以调节人体生命节律，对心脏也有一定作用。

（5）晒太阳能增强新陈代谢，有助于心情愉悦，晒太阳能够促进血液循环，增强人体新陈代谢的能力，调节中枢神经，从而使人体感到舒展舒适。

（6）晒太阳能够防止贫血，阳光中的紫外线还可以刺激骨髓制造红细胞，提高造血功能，从而防止贫血。

晒太阳的最佳时段是上午6~10时，此时阳光中的红外线强，紫外线偏弱，可起到活血化瘀的作用，下午的4~5时，可以促进肠道对钙、磷的吸收，增强体质，促进骨骼正常补钙。但夏季应稍微晚一点，不管什么季节上午10时~下午4时都是不能晒的。

晒太阳的注意事项：晒太阳时不能隔着玻璃，因为玻璃把50%的紫外线给过滤掉了。

【 埋线抗衰老的机制 】

1.调整中枢神经系统功能　有研究表明，对穴位施术，能抵制线粒体中单胺氧化酶的活性，从而延缓脑衰老，改善脑功能，同时对中枢神经有兴奋、抑制双向调节功能，使其神经活动过程得到平衡、提高智力、改善体力和抗疲劳功能。

在对一组精神异常病例的治疗中取得明显效果。

患者，女，27岁。心烦意乱11年，经常大发脾气，手机摔了100多个，星状神经节第一次埋线治疗后，症状有很大程度改善，也不发脾气了，也知道干活了，也会过日子了。

患儿，6岁，患癫痫病，同时有多动，家长管不住，按一组癫痫穴位埋线，很快变成乖孩子。

一组癫痫患者，由于疾病、药物对智商损害很严重，有痴呆的，有失语的，也有大小便不能管控的，结果癫痫治愈后，有的学完高中，有的读了大学，也有的当了经理、厂长。

一组阿尔茨海默病患者，有出门回不了家的，有不认自家子女的，有不识人民币的，埋线治疗后很快恢复记忆，生活自理。

一位帕金森病患者，已经在轮椅上生活10年，最近病情加重，肌强直不能自行站立，吃不了东西、失语、吞咽困难。埋线取穴督脉通贯、大椎、气海、消颤、阳陵泉，4天开口说话，1周自行站立能行走50米。

2.调节内分泌系统功能 内分泌功能减退，特别是性腺功能减退与人体衰老密切相关，提高性腺轴功能无疑具有抗衰老作用。埋线治疗可有效延缓睾丸及卵巢、子宫的衰老。其患者闭经14年，一次埋线后第二天来了月经，次月怀孕，足月生子。男性无精症、死精症等引起的不育，治疗4例均获成功。

甲亢患者治疗很多例，多饮、多食、疲劳无力、出汗可很快改善，一般在2个月内T_3、T_4指标可达正常，只有突眼改善较慢，约4个月可恢复正常。

对甲减也很有效，埋线对甲减引起的食欲不振、腹胀、听力减退、畏寒怕冷、乏力等解除较快，心动过缓、全心扩大，伴有心包积液的要综合治疗。

埋线治疗糖尿病有可靠疗效，一位36岁女患者，多饮、多食、消瘦，检查血糖36mmol/L，经介绍找单教授做埋线治疗，治疗后第三天血糖下降至13.6mmol/L，第二次埋线后下降至9mmol/L，第三次治疗下降至7mmol/L。还有一位患者三次埋线治疗后血糖一直控制在5.7mmol/L左右。

对男、女更年期综合征，疗效也很好。

在内分泌系统疾病埋线治疗中，首取星状神经节，因为星状神经节是内分泌的总开关，再加上对症加减，辨证取穴埋线，无药可及。

3.调节免疫功能 随着年龄增长，人体免疫器官趋向萎缩，免疫功能下降，易于罹患感染、肿瘤及自身免疫性疾病，促进衰老发生。埋线能在一定程度上纠正和延缓胸腺萎缩及其功能退化，提升淋巴细胞活性，从而延缓超微结构的衰老变化。

4.补充微量元素 近年来，研究表明，锌对人体具有多方面的作用，可以提升淋巴细胞转化率，提高DNA的复制能力，加速DNA的合成过程。穴位刺激能提高老年人锌含量，使肾气得以充实，人则生机勃勃而无病。

5.消除自由基 人可以7天不吃饭，但不可以3天不喝水，更不可以5分钟不呼吸，可见氧对人体的重要性。但氧是把双刃剑。氧在体内参与酶系代谢，合成人体所需能量及各种物质，所以人离开氧无法生存。负责氧更换的是肺，运送氧的是血液，更具体一点是红细胞，人的大脑以重量而言，只占人体的2%，但它消耗的能量占全身消耗能量的18%，消耗的氧却是20%，所以脑对氧很敏感，可别忘了呼吸，缺氧5分钟可造成脑死亡。

氧这么重要，这么好，但也有坏的一面，就是代谢产生的活氧化物质，活性氧亦称氧自由基，氧自由基过多，会出现生物膜脂质氧化反应，自由基危害人体，能干扰细胞的新陈代谢，损伤分子结构和细胞结构，损害基因，进而引起心脏病、糖尿病、骨关节退化、虚弱衰老性疾病，加速衰老进程。

埋线后，SOD（超氧化物歧化酶）活力明显提高，过氧化脂质含量明显下降，表明埋线可提高机体防御自由基、活性氧的能力，从而对抗老年病，对于延缓衰老、延年益寿十分有益。

以上讲到的种种养生方法，能达到什么目的呢？洪绍光讲得很好，就是让我们的生命达到一个新常态。为什么那么多人得病，很多人中年就得病，花钱受罪，肉体痛苦，精神折磨，身心煎熬，人财两空，这个情况必须要改变。改变成什么状态呢？生命的新状态，就是无病无痛，无疾而终，平安百岁，瓜熟蒂落。生如春花，去如秋叶。

第二节 遗 忘 症

【概述】

健忘是记忆力减退，遇事易忘的一种病证。西医学认为，神经衰弱、脑动脉硬化及部分精神心理性疾病中均可出现此症状，但与生性迟钝、天资不足、自幼智能低下有别。

中医学属"喜忘""善忘"。与神志损伤、阴阳不和有关。

【治疗】

1.埋线疗法

一组穴：哑门透风府、心俞、神门、三阴交。

二组穴：肾俞、阳陵泉、丰隆。

三组穴：肝俞、内关、太冲。久病顽症可行督脉通贯。

操作：用12号埋线针，2号药线，15天埋线一次，3次为一个疗程。

2.注射疗法

取穴：百会、神门、足三里、脑清穴。

药物：胞磷胆碱注射液2ml，维生素B$_{12}$1mg。

操作：用5ml注射器，5号针头，抽取上药混合，每一次选4穴，穴位交替使用，隔日一次，10次为一个疗程。

【 典型病例 】

患者，女，56岁。10年前下岗，刚下岗不适应，整天烦躁不安，后来失眠、多梦、惊悸，就医。经常服些安神类及抗抑郁症的药，无效，特别是近2年出现记忆力差、善忘前事、遇事易忘。又去找神经科看病，说得了健忘。埋线治疗3次，头脑清醒多了，睡眠也好了，干事也不丢三落四了。

【 经验辑要 】

健忘多由脏器亏损引起，脏器亏损除生理性病因之外，尚有素体虚弱、不注意调养过度消耗等原因。此为一种衰老的表现。此外，亦有痰瘀阻窍而引起健忘者。埋线治疗本病疗效较好，起效迅速而又持久。西医学认为，健忘是大脑神经系统的退行性改变，老年人患病率很高，所以治疗应从改善脑部供血入手，以增加脑部微循环，改善脑的缺血缺氧，阻止脑部的退行性改变。

|第二十四章|
美容与减肥

第一节 黄 褐 斑

【概述】

黄褐斑也称为肝斑，是面部黑变病的一种，是发生在颜面的色素沉着斑。

病因不清，常认为与内分泌功能改变有关。见于妇女妊娠期或口服避孕药者及其他因素。妇女妊娠期的黄褐斑，开始于妊娠3~5个月，分娩以后色素斑渐渐消失。面部色素沉着可能是由于雌激素与黄体酮联合作用，刺激黑色素细胞，而孕激素促使黑素体的转运和扩散，增加了黑色素的生成促使色素沉着。也见于慢性胃肠疾病、肝病、结核、癌瘤、恶性淋巴瘤和慢性酒精中毒等。长期应用某些药物，如苯妥英钠、氯丙嗪、避孕药均可发生黄褐斑。此外，强烈的日晒、化妆品的应用也可诱发黄褐斑。黄褐斑也见于未婚、未孕的正常女性或男性，其原因不明。

中医学认为，本病多与肝郁气滞、阴亏血燥、脾肾不足有关。肝郁气滞，血行不畅，阻于络脉；或后天失调，气血亏虚不能上荣于面而形成。

【临床表现】

皮损为淡褐色或黄褐色斑，边界较清，形状不规则，对称分布于眼眶附近、额部、眉弓、鼻部、两颊、唇及口周等处，无自觉症状及全身不适。

（1）面部皮损为黑斑，平于皮肤，色如尘垢，淡褐或淡黑，无痒痛。

（2）常发生在额、眉、颊、鼻、唇等颜面部。

（3）多见于女子，起病有慢性过程。

（4）组织病理检查示表皮中色素过度沉着，真皮中嗜黑素细胞也有较多的色素。可在血管和毛囊周围有少数淋巴细胞浸润。

【治疗】

1.埋线疗法

一组穴：星状神经节、肺俞、肝俞、血海、足三里。

二组穴：脾俞、肾俞、太溪、三阴交。

操作：注线法。3号线，15~20天一次，2次为一个疗程。

2.贴敷疗法

五白膏（方剂来源：《膏方疗法》）。

适应证：面部黄褐斑。

药物：白及、白芷、白附子各6g，白蔹、白丁香各4.5g，密陀僧3g。

配制方法：将上述药研细末，每次取少许搅入白蜜内调成稀膏，即得。

使用方法：于晚睡前，先以温水浴面，后将此膏涂患处，次日早上洗净。

注意事项：宜密闭贮存，勿泄气。

3.注射疗法

星状神经节阻滞，对此病有较好疗效。

【典型病例】

患者，女，38岁。主诉：面颊及唇周出现淡褐色斑点5年，加重2年。5年前无明显诱因面部出现淡褐色斑点，特别是近2年来因工作压力过大而症状明显加重，且伴有头痛、失眠等症状，月经先期，色暗有块，大便秘结，3~4日一行。曾进行面部按摩、面膜美容、内服中药等治疗，但效果不明显。检查：患者面色灰黄，面部布满黄褐色斑点，额前、眼周及双侧面颊呈深褐色。诊断为黄褐斑，证属肝气郁结、气滞血瘀型，治宜疏肝理气、活血化瘀。星状神经节埋线配肝俞，1个疗程后，色斑颜色明显变浅，面色亦较前红润而有光泽；2个疗程后，色斑大部分消退，只有眼周较明显；又治疗2个疗程后，患者面部皮肤红润，色斑完全消退，其他临床症状亦明显改善。嘱患者平时多食富含维生素C的新鲜水果，并补充维生素E。随访2年未见复发。

起初治疗此病，是出诊时治疗了1例疲劳综合征，她面部黄褐斑有4年余，两次星状神经节阻滞后，黄褐斑全部消失。后来又治疗了很多病例。

发现对初起，年龄在50岁以前疗效好，对病程10年以上，色泽越深，疗效相对不好。

【经验辑要】

黄褐斑是因肾阴不足，肾水不能上承或肝气郁结，肝失调养，以致气血运行不畅，使颜面气血失养而发病，病属于气血凝滞之证。故本方以疏通经络，调节气血，补气理血为治则，可收到较好效果。星状神经节埋线有较好疗效，值得推荐。中医学认为脏腑功能失调，经络阻滞，气血失和可诱发黄褐斑，并将黄褐斑分为肝斑、脾斑、肾斑、妊娠斑等，埋线人体腧穴，可以通过活络，调和气血，调节女性内分泌，使内分泌功能恢复正常或平衡从而减轻或消除色斑，因此，选择埋线激发经络之气来调整机体的营卫脏腑功能，达到防治疾病的目的。采用穴位埋线方法比针灸、按摩等对穴位的刺激缓和而持久，能取得满意疗效。

第二节 肥 胖 症

【概述】

随着人们生活水平的提高，人们衣食住行、工作环境等各方面都在发生变化，导致肥胖的因素日益增多，肥胖的人群也在不断增加。有学者对20岁以上的人群做过调查，发现肥胖者占调查人数的21.7%，其中男性占肥胖人数的46.1%，女性占53.9%。

一个体型均匀的人，身高与体重应该相称。

近年来，我国学者经过大量的调查检测，研究出了我国标准体型与身高、年龄、健康状况有关的几种计算方法。

一种比较简单的计算方法如下。

长江流域以北的"北方人"：

理想体重（kg）＝［身高（cm）－150］×0.6+50

长江流域以南的"南方人"：

理想体重（kg）＝［身高（cm）－150］×0.6+48

指数百分比在±5%为正常体重。指数百分比在5%~10%为超重。指数百分比在10%~25%为轻度肥胖。指数百分比在25%~40%为中度肥胖。指数百分比在40%为重度肥胖。指数百分比在-5%~-20%为消瘦。指数百

分比在 –20% 为重度消瘦。

比较细致的计算方法如下。

18~25岁青年，按下列公式得出：

身高（cm）	标准体重（kg）
150	身高 –102
150~155	身高 –105
155~165	身高 –105~107
165~170	身高 –107~109
170~180	身高 –109~111
180以上	身高 –111~115

25岁以上者，按上述方法测得的标准体重再加2~4kg为标准体重。

（1）超出标准体重5kg以内（约占体重的10%以下）为超重。

（2）高于标准体重5kg以上（超体重10%以上）为肥胖。超出标准体重10%~20%者为轻度肥胖；超出标准体重20%~40%者为中度肥胖；超出标准体重达40%以上者为重度肥胖。

（3）低于标准体重5kg以下者为消瘦。

【临床表现】

肥胖对健康的影响主要是导致某些疾病的发生或明显的相关性，如高血压、糖尿病、高脂血症、冠心病、癌症、胆结石、脑中风、关节炎、闭经、不孕症、性欲低下等，可见肥胖是危害健康的主要疾病之一。

肥胖影响形体美似乎无可非议，肥胖影响健康也逐渐被人们所承认，但是肥胖对心理健康的不利还未引起人们的重视。在高效率、快节奏的现代社会，过度的肥胖会使人产生"臃肿瘫疲软懒散"、笨拙等不好的印象。加之大部分肥胖者腿脚不灵，行动缓慢，体型失美，精神不振，因此相当一部分年轻肥胖者难以找到理想的职业，在恋爱婚姻中也是不利因素。喜欢的衣服穿不上，长此下去就会失去信心，社会活动不愿意参加，性格也会逐渐孤僻起来。

另外，肥胖的女性不仅外表看上去要比实际年龄大得多，心理状态也会随之未老先衰，厌倦人生，对生活失去信心。因为发胖，有些人甚至要远离自己非常喜爱的事业，这些肥胖者的痛苦和精神压力是一般人所不能理解的。所以很多减肥的成功人士，减肥以后不仅看上去比原来年轻，而且显得朝气蓬勃，喜欢打扮，喜欢社交，更加热爱生活。

有关减肥的方法，多年来减肥仪器、减肥药品五花八门，层出不穷，但至目前为止尚无高技术产品和方法，许多药品被禁止使用，还有许多减肥胶囊、减肥食品等都有不同程度的副作用，因此中医针灸和穴位埋线减肥一经推出就备受推崇，被誉为真正的绿色健康减肥法。

穴位埋线减肥是针灸减肥的延伸和发展，是改良式的针灸。按4号线吸收时间为4个月，那么埋线一次等于针灸5760次。此法15天埋线一次，免除了肥胖患者每天或隔天针一次的麻烦和痛苦，是繁忙现代都市人首选的减肥方法。当然任何减肥方法均应同时配合节食、运动，少主食、多果多菜、多饮水等基本要求。穴位疗法也可配合按摩、药浴、耳穴、中药等方法。

【治疗】

1.埋线疗法

主穴

一组穴：血海、公孙。

二组穴：梁丘、三阴交。

三组穴：内关、水分。

四组穴：天枢、丰隆。

配穴

面部配：百会、太阳、四白、颊车透地仓、迎香、合谷。

下颌配：夹廉泉、扁桃体穴。

颈部配：人迎、夹廉泉、大椎、阿是穴。

肩臂配：臂臑、侠白、曲池、手三里。

下臂配：曲池、外关、孔最、手三里。

腰部配：命门透腰阳关、胃俞透脾俞、肾俞、大横透天枢。

腹部配：任脉通贯、大横透天枢、滑肉门、梁门、关元、建里。

腹部米字埋线减肥在整个腹部标出1个大"米"字，上下左右和"十"字夹角各埋线若干针，或上腹1个"米"字，下腹1个"米"字视肥胖程度而定。

背部配：背部夹脊穴通贯。

大腿部三线减肥法。一线：髀关线加3个阿是穴。二线：风市线加驷马，另加2个阿是穴。三线：梁丘线加血海，另加2个阿是穴。

操作方法：注线法。选16号一次性埋线针，4号药制羊肠线，每次选主穴一组，适当选取配穴，每次选穴10个左右为佳。每15天埋线一次，肥胖多属实热体质，埋线时多用泻法，所以在埋线时要选择大号针、粗线、埋入线要长，透穴时跨度要大，埋入肠线3~4cm，对穴位产生的感应强，刺激大，以泻实热。

2.贴敷疗法

大黄减肥膏（方剂来源：《膏敷疗法》）。

适应证：腹型肥胖。

药物：大黄适量，黄酒少许。

配制方法：将大黄研末备用。

使用方法：用热毛巾将腹部敷热。将大黄用黄酒调成膏糊状，涂抹在腹部的皮肤，外用纱布覆盖。将装有50℃水的热水袋，放在此药膏上敷10分钟，可每天热敷2次，每天换药1次，1个月为一个疗程。

按语：大黄为一种清热解毒，活血化瘀功效的中药。研究发现，大黄有促进肠蠕动和促进胆汁分泌，加速甘油三酯、胆固醇的溶解，使脂肪细胞体积缩小的作用，在治疗腹型肥胖方面效果较好。使用后排便以每日2~3次为正常，若大便次数较多，应减少大黄用量。

注意事项：脾胃虚弱者，孕妇及哺乳期妇女应慎用。

【典型病例】

病例1：患者，女，32岁。身高161cm，体重78kg，超重40%以上，属于重度肥胖，平时喜吃零食、甜食，且食欲特别好，由于体胖，很少活动，且每天超时睡觉9小时以上，多种减肥无效或反弹，失去减肥信心，来诊时检查发现腹部、大腿部肥胖尤甚，埋线取一组主穴配大横透天枢，腹部任脉通贯，治疗后食欲明显受抑制，增加了活动，复诊时，体重减了2kg。第二次取二组穴配梁门、髀关、驷马、足三里。第三次取三组穴配命门透腰阳关、风市、阿是穴。第四次取四组穴及腰背夹脊通贯。2个月复诊时，减重8kg，要求再治一个疗程，第二个疗程治好后，减重6kg，且精力充沛，年轻漂亮，更加热爱生活了。

病例2：患者，女，34岁。2008年8月就诊时，身高158cm，体重76kg，结婚10年未孕，诊断单纯性肥胖伴不孕症，治疗按上穴位组进行减肥治疗，治疗后体重65kg，周围的人都说年轻又漂亮了。2009年3月血海、足三里、关元、三阴交埋线以加强内分泌调节，5月接到她干妈的电话，说已经怀孕。

【经验辑要】

穴位埋线减肥是一种绿色健康的减肥方法，在临床备受推崇。埋线多选择调节内分泌、调整脾胃功能和化脂降浊的穴位，目的在于通过调节内分泌，抑制食欲，利湿祛痰。现代研究证明，肥胖的原因是外周受体对体内瘦素不能有效控制胰岛B细胞胰岛素分泌，从而导致高胰岛素血症，使脂肪合成代谢加快而导致肥胖。研究发现，针灸埋线后肥胖体内周围瘦素和胰岛素含量降低，升高中枢瘦素受体基因表达。埋线与针灸同理，而且刺激更持久，疗效更理想。

另外，在减肥过程中，要重视饮食疗法，每日热量限制在男1500~2000kcal，女1200~1500kcal以下，特别限制食物中的糖类、脂类、糕点、花生和啤酒。注意调理饮食结构，改变饮食习惯，多食蔬菜、水果，多饮水。不吃零食，限制晚餐。有人提出早餐像皇帝，午餐像王子，晚餐像乞丐。食后不宜立即入睡，制订减肥餐，禁食糖类、肥肉、蛋黄、奶酪、油炸食品、动物内脏、腊味肉、咸牛肉、烧烤类等。中国饮食文化非常讲究，要吃出美丽，吃出健康。

运动疗法也不可忽视。运动可增强机体的新陈代谢，生命在于运动，运动有减肥和解除疾病的作用。

运动疗法还可以提高胰岛素的活性，使胰岛素敏感性提高，增强对葡萄糖的利用和脂肪的消耗。运动项目可选择跑步、游泳等。目的是要达到轻微出汗，脉搏次数要增加20次/分以上。具体要求如下：30~40岁脉搏可控制在120次/分左右；41~50岁脉搏可控制在110次/分左右；60岁以上脉搏可控制在100次/分左右。

要注意运动前做热身锻炼，不要一起身立即去锻炼。

减肥是项持久战，增加减肥意识，贵在积极，贵在坚持，要树立不达目的，誓不罢休的决心。

埋线具有双向调节、自控调节、整合调节原理，这是在治疗各种疾病中发现的，单教授在埋线治疗耳鸣时治好了偏头痛，后来在治疗高血压时体重减轻了10kg，在减肥美容时又治愈了不孕症、糖尿病、胃肠病、胆囊炎等，这些都是双向调节和整合调节的结果。

第三节 皱 纹

【概述】

皮肤出现皱纹是皮肤细胞衰老的一个过程。皮肤衰老一般从25岁开始，皮肤的老化细胞不肯脱落，便出现了皱纹。但真正到皮肤的显性老化，出现皱纹，要到40~50岁。然而，也有不少人年纪尚轻皮肤就出现衰老现象。

皮肤皱纹是由于维持皮肤正常张力的弹性纤维减少，皮质腺分泌减弱，皮下脂肪减少，使皮肤与其深层组织之间过于松弛，发生折叠而形成。面部皱纹尤为常见。随着年龄的增长，机体的新陈代谢减弱，衰老性皱纹逐渐形成。一般额部最早出现，接着是眼部的鱼尾纹和颊部的笑纹。皮肤皱纹属中医学"驻颜"范畴。

【临床表现】

1.营养不良因素 某些慢性消耗性疾病，如肝炎、结核、肾炎、胃肠功能紊乱、贫血等。

2.情志因素 如精神抑郁、情志不畅、肝气郁结、过度疲劳、野外作业等。

以上因素都会导致皮肤不同程度的营养失调，以致丧失皮肤的正常功能而出现皱纹。

【治疗】

埋线疗法

一组穴：阿是穴、膻中、心俞、血海、足三里。

二组穴：阿是穴、大椎、脾俞、气海、三阴交。

操作：阿是穴用7号针，4/0号生物蛋白线，局部消毒，可行"井"字或"网"状法埋线，埋在皮下层，其他穴位用12号针，2~3号药线，15天埋线一次，4次为一个疗程。

【典型病例】

患者，女，51岁。因面部皱纹近2年经常按摩、针灸、做面膜，皮肤有所改善，但皱纹越来越多，想试试埋线。第一次取阿是穴，在太阳穴处沿皱纹走向间隔0.5cm，顺行埋3针，另加一组体针，15天复诊时眼部鱼尾纹减退，皮肤弹性改善。第二次阿是穴取额部皮损处，沿皱纹从两侧向中央透刺，两侧各埋3针，加一组体穴埋线，每15天埋线一次，共4次，皱纹明显减退，诸症消失。

【经验辑要】

皱纹为皮肤的一种退行性改变，是人体细胞的老化过程，治疗应以补益气血，活血化瘀为主。局部阿是穴可改变面部血液循环，增加局部营养，改善面部代谢，使已经松弛的皮肤恢复弹性。膻中可益气除皱；心俞理气调血，润肤泽面，对面色无华、面色晦暗有改善作用；脾主运化水湿，脾俞善治面部皱纹，气海、足三里有补益之气，补虚养颜的作用，埋线可消斑除皱，健身强体。

第四节　消　瘦

【概述】

消瘦是指体重低于标准体重20%以上者，国际上通常采用的标准体重公式如下：

标准体重（kg）=［身高（cm）–100］× 0.9

消瘦可发生在任何年龄，多与遗传因素、精神因素、自身消化功能、饮食习惯、内分泌疾病以及慢性消耗性疾病有关。消瘦在中医学属"羸瘦""身瘦"等范畴。

【临床表现】

（1）体重低于标准体重20%以上。

（2）可发生于任何年龄，男女均可发生。

（3）可伴有消化系统、内分泌系统及慢性消耗性疾病。

（4）饮食习惯不良，或营养摄入不足者。

【治疗】

埋线疗法

一组穴：胃俞透脾俞、中脘透上脘、气海、足三里。

二组穴：大肠俞、天枢、关元、梁丘。

三组穴：肝俞、肾俞、内关。

【典型病例】

患者，女，54岁。身体消瘦4年余，体重下降6kg，伴失眠、多梦、自汗、忽热忽冷、思想不集中、健忘等。身高166cm，体重48kg。医院各项检查正常，根据症状及体征，且处于在妇女更年期这个阶段，诊断为更年期综合征伴消瘦。埋线治疗首先考虑使用星状神经节调节更年期症状加配以上穴位组进行3次埋线为一个疗程，体重增加至59kg，诸症消失，随访2年未复发。

【经验辑要】

消瘦病因一经查明，首先应从治疗原发病为主，加配疏肝健胃、滋补肝肾的穴位。星状神经节为调节全身内分泌的总开关，埋线疗效显著，所以更年期症状很快能得到改善。若脾之运化功能失常，造成营养物质不足，则出现身体消瘦而影响面容。肝脏是人体的化工厂，肾为先天之本，肝俞、肾俞均为改善先天体弱之要穴，肝肾好起来，身体自然就强壮了。足三里为强壮要穴，对虚羸消瘦有治疗作用。

附录一 全身各部位埋线总图

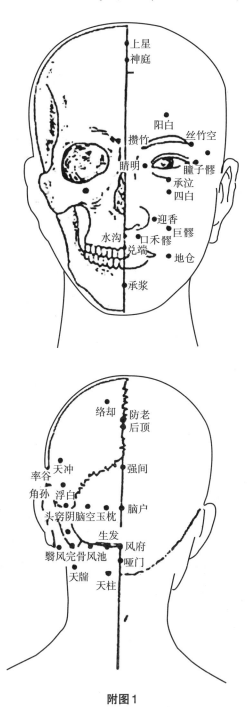

附图1

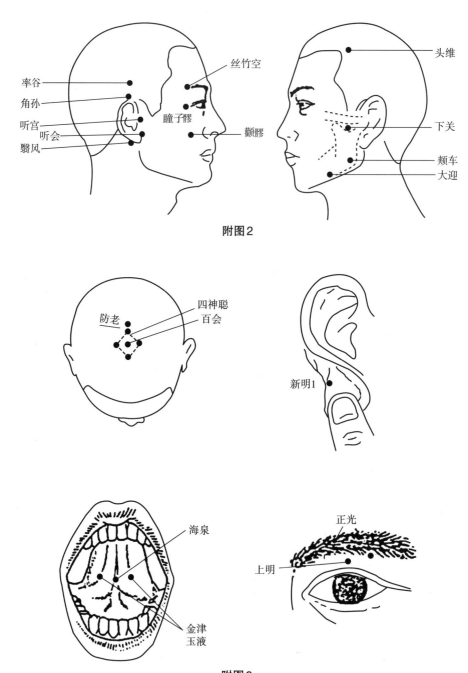

率谷
角孙
听宫
听会
翳风
瞳子髎
丝竹空
颧髎

头维
下关
颊车
大迎

附图2

防老
四神聪
百会

新明1

海泉
金津
玉液

正光
上明

附图3

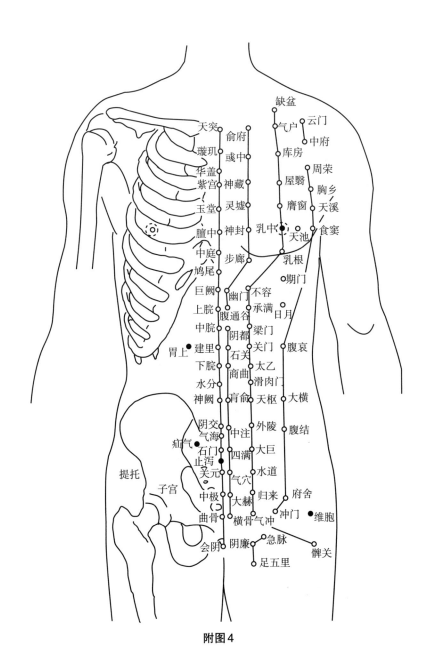

附图4

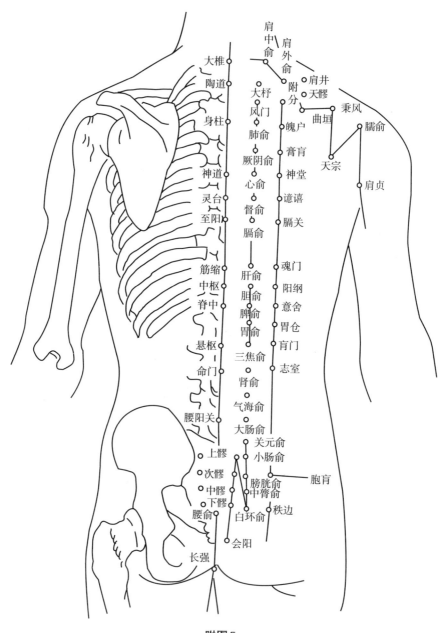

大椎
陶道
身柱

神道
灵台
至阳

筋缩
中枢
脊中

悬枢
命门

腰阳关

上髎
次髎
中髎
下髎
腰俞

长强

肩中俞
肩外俞
附分
大杼
风门
肺俞
厥阴俞
心俞
督俞
膈俞

肝俞
胆俞
脾俞
胃俞
三焦俞
肾俞
气海俞
大肠俞
关元俞
小肠俞
膀胱俞
中膂俞
白环俞
会阳

肩井
天髎
魄户
膏肓
神堂
譩譆
膈关

魂门
阳纲
意舍
胃仓
肓门
志室

胞肓

秩边

曲垣
秉风
臑俞
天宗
肩贞

附图5

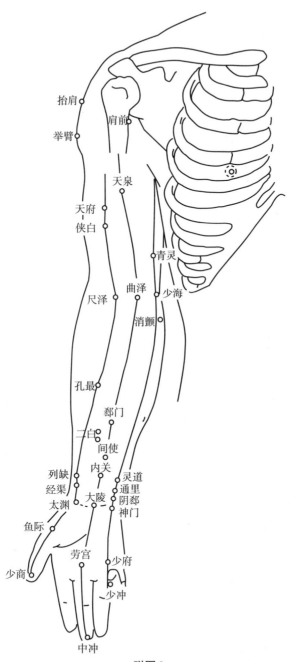

抬肩

肩前

举臂

天泉

天府
侠白

青灵

曲泽　少海

尺泽

消颤

孔最

郄门

二白

间使

内关

列缺
经渠
太渊

灵道
通里
阴郄
神门

大陵

鱼际

劳宫

少府

少商

少冲

中冲

附图6

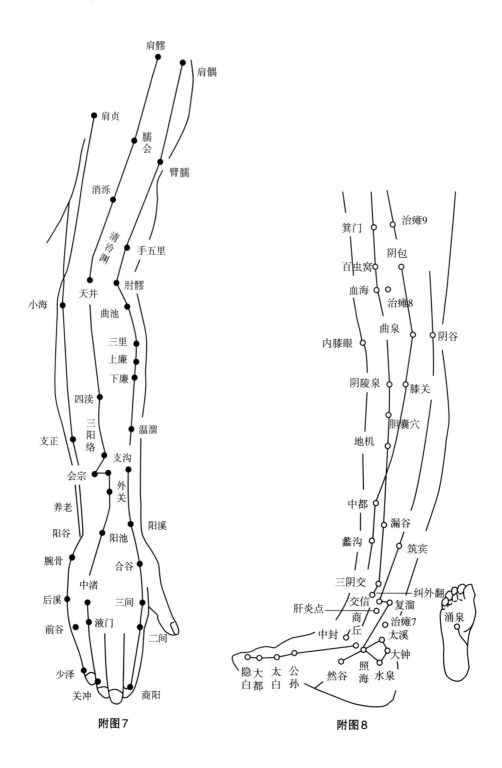

附图7

附图8

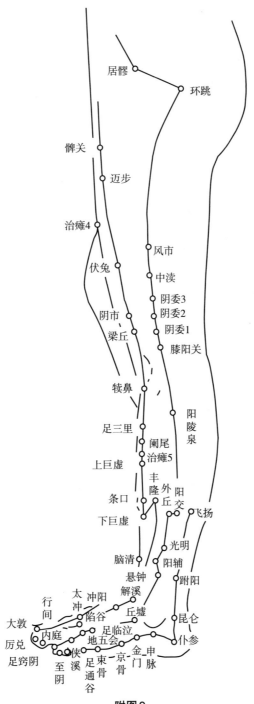

居髎

环跳

髀关

迈步

治瘫4

伏兔

风市

中渎

阴市

阴委3

梁丘

阴委2

阴委1

膝阳关

犊鼻

阳陵泉

足三里

阑尾
治瘫5

上巨虚

丰隆

条口

外丘

阳交

下巨虚

飞扬

光明

脑清

阳辅

悬钟

跗阳

解溪

冲阳

太冲

陷谷

丘墟

昆仑

行间

足临泣

大敦

内庭

地五会

仆参

厉兑

足窍阴

侠溪

足通谷

京骨

金门

申脉

至阴

束骨

附图9

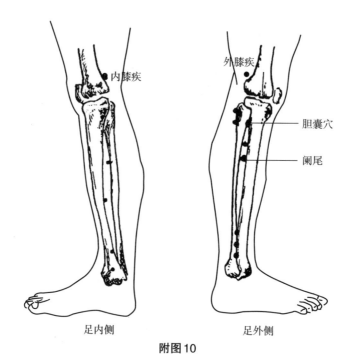

足内侧   足外侧

附图10

附录二　穴位埋线技术应用推广及操作规范

一、穴位埋线技术的临床应用及推广

1.技术要点　穴位埋线是针灸的延伸，是利用线体对穴位的持续刺激治疗疾病的一种临床技术。其主要方法是利用一次性穴位埋线针将医用羊肠线埋入穴位，来达到协调脏腑、平衡阴阳的作用。该技术具有无切口、不打麻药、安全、有效等特点，消除了传统埋线创口大、易感染、患者痛苦大、不易接受等缺点；而且操作简单、疗效持久、容易在基层医院普及，因此在临床应用广泛。

穴位埋线是在传统针具和针法基础上建立和发展起来的，在埋线疗法的整个操作过程中，包括了穴位封闭疗法、针刺疗法、刺血疗法、组织疗法、割治疗法，同时也包含了埋针效应及后遗效应。多种方法和效应集中整合起来，形成了穴位埋线独特的治疗作用和效果，起到了疏通经络、调和气血、补虚泻实的作用，而最终达到治疗疾病的目的。

穴位埋线是在留针的基础上发展起来的，因此也具备了留针的作用。保持并加强针灸的持续作用，通过留针可以保持针灸的持续作用，加强治疗效果。如《灵枢·逆顺肥瘦》指出"年质壮大，血气充盈，肤革坚固，因加以邪者，深而留之"；针灸时，通过留针可以达到补泻的目的。在临床上许多患者，都是通过留针使针感加强，在一定程度上表明静中有动，动静互涵，留针同针刺手法一样能够起到补泻的作用。此外，留针尚有以行补泻和催气、候气的作用。

对于埋线疗法来说，从传统中医角度来看，其治疗作用主要体现在协调脏腑、疏通经络、调和气血、补虚泻实几个方面。

总之，穴位埋线是在针灸的基础上发展起来的一项临床实用技术，操作简单、疗效确切、经济实用，适合在基层与农村进行广泛推广。

2.推广方式　以地区为单位，举办培训班，推广该项技术；依托有关学术团体，在有关针灸学术会议上宣传该项技术；与有关卫生厅（局）合作，联合推广该技术；到基层进行技术指导，实地推广技术。

3. 推广应用范围　各医院中医针灸科，各乡镇卫生院、村卫生室的中医针灸医生皆可应用。

4. 推广单位可提供的条件　具有培训学校，基层单位可随时参加培训学习；技术产品成熟；农村及西部地区学员可减或免学费。

5. 推广单位可向西部地区提供的优惠条件　学员学费可减或免；产品价格可适当降低；可到西部就近培训学员。

6. 接受单位应具备的条件　具有医院一般的消毒条件，如紫外消毒室、消毒制度与措施等。

二、GB/T 21709.10-2008《针灸技术操作规范 第10部分：穴位埋线》

1. 范围　GB/T 21709 的本部分规定了穴位埋线的术语和定义、操作步骤与要求、注意事项和禁忌。

本部分适用于穴位埋线技术操作。

2. 规范性引用文件　下列文件中的条款通过 GB/T 21709 的本部分的引用而成为本标准的条款。凡是注日期的引用文件，其随后所有修改单（不包括勘误的内容）或修订版均不适用于本部分，然而，鼓励根据本部分达成协议的各方研究是否可使用这些文件的最新版本。凡是不注日期的引用文件，其最新版本适用于本部分。

GB 2024 针灸针

GB 15811 一次性使用无菌注射针

GB 15980 一次性使用医疗用品卫生标准

GB 15981 消毒与灭菌效果的评价方法与标准

3. 术语和定义

下列术语和定义适用于 GB/T 21709 的本部分。

3.1 穴位　acupoint

人体脏腑经络之气输注于体表的特殊部位。

3.2 穴位埋线　thread-embedding applied to a point

将可吸收性外科缝线置入穴位内，利用线对穴位产生的持续刺激作用以防治疾病的方法。

3.3 线　thread

各种型号的可吸收性外科缝线。

4.操作步骤与要求

4.2 施术方法

4.2.1 套管针埋线法

对拟操作的穴位以及穴周皮肤消毒后取一段适当长度的可吸收性外科缝线，放入套管针的前端，后接针芯，用一手拇指和示指固定拟进针穴位。另一只手持针刺入穴位，达到所需的深度，施以适当的提插捻转手法，当出现针感后，边推针芯，边退针管，将可吸收性外科缝线埋植在穴位的肌层或皮下组织内。拔针后用无菌干棉球（签）按压针孔止血。

4.2.2 埋线针埋线法

在穴位旁开一定距离处选择进针点，局部皮肤消毒后施行局部麻醉。取适当长度的可吸收性外科缝线，一手将线中央置于麻醉点上，另一手持埋线针，缺口向下压线，以15~45度角刺入，将线推入皮内（或将线套在埋线针尖后的缺口上，两端用血管钳夹住。一手持针，另一手持钳，针尖缺口向下以15~45度角刺入皮内）。当针头的缺口进入皮内后，持续进针直至线头完全埋入穴位的皮下，再适当进针后，把针退出，用无菌干棉球（签）按压针孔止血。宜用无菌敷料包扎，保护创口3~5天。

4.2.3 医用缝合针埋线法

在拟埋线穴位的两侧1~2cm处，皮肤消毒后，施行局部麻醉。一手用持针器夹住穿有可吸收性外科缝线的皮肤缝合针，另一手捏起两局麻点之间的皮肤，将针从一侧局麻点刺入，穿过肌层或皮下组织，从对侧局麻点穿出，紧贴皮肤剪断两端线头，放松皮肤，轻揉局部，使线头完全进入皮下。用无菌干棉球（签）按压针孔止血。宜用无菌敷料包扎保护创口3~5天。

5.注意事项

5.1 线在使用前可用适当的药液、生理盐水或75%乙醇浸泡一定时间，应保证溶液的安全无毒和清洁无菌。

5.2 操作过程应保持无菌操作：埋线后创面应保持干燥、清洁、防止感染。

5.3 若发生晕针应立即停止治疗，按照晕针处理。

5.4 穴位埋线后，拟留置体内的可吸收性外科缝线线头不应露出体外，如果暴露体外，应给予相应处理。

5.5 埋线后应该进行定期随访，并及时处理术后反应。

5.6 孕妇的小腹部和腰骶部，以及其他一些慎用针灸的穴位慎用埋线疗法。

5.7 患者精神紧张、大汗、劳累后或饥饿时慎用埋线疗法。

5.8 有出血倾向的患者慎用埋线疗法。

6.禁忌

6.1 埋线时应根据不同穴位选择适当的深度和角度，埋线的部位不应妨碍机体的正常功能和活动。应避免伤及内脏、脊髓、大血管和神经干，不应埋入关节腔内。

6.2 不应在皮肤局部有皮肤病、有炎症或溃疡、破损处埋线。

6.3 有糖尿病及其他各种疾病导致皮肤和皮下组织吸收和修复功能障碍者不应使用埋线疗法。

参考文献

［1］查炜，实用穴位疗法全书［M］.南京：江苏科学技术出版社，2004.

［2］温木生，魏光祥，实用穴位埋线疗法［M］.北京：中国医药科技出版社，1991.

［3］张奇文.中国膏敷疗法［M］.北京：中国医药科技出版社，2019.

［4］马立昌，单顺，张金霞. 微创穴位埋线实用技术［M］.北京：中国医药科技出版社，2011.

［5］王庆文，陈德成.中国针灸配穴疗法［M］.贵州：贵州科技出版社，1995.

［6］陈德成，王庆文.中国针灸独穴疗法［M］.吉林：吉林科学技术出版社，1992.

［7］高忻洙.实用针灸学词典［M］.南京：江苏科学技术出版社，1996.

［8］伦新，李万瑶.现代针灸临床集验［M］.北京：人民卫生出版，2003.

［9］中国人民解放军第二○八医院.小儿麻痹后遗症穴位刺激结扎疗法［M］.北京：人民卫生出版社，1972.

［10］张仁.165种病证最新针灸治疗［M］.上海：文汇出版社，1998.

［11］张吉.针灸镇痛机制与临床［M］.北京：人民卫生出版社，2002.

［12］朱兵.针灸的科学基础［M］.青岛：青岛出版社，1998.

［13］陈德成.中国针灸美容抗衰全书［M］.北京：中国中医药出版社，2002.

［14］杨克新.人体经络穴位使用全书［M］.天津：天津科学技术出版社，2013.

［15］周幸来，周举.中西医临床注射疗法［M］.北京：人民卫生出版社，2001.

［16］李仲廉. 临床疼痛治疗学［M］. 天津：天津科学技术出版社，1997.

［17］赵俊，李树人，宋文阁. 疼痛诊断治疗学［M］. 郑州：河南医科大学出版社，1999.

［18］高崇荣，王家双. 神经性疼痛诊疗学［M］. 郑州：郑州大学出版社，2006.

［19］娄玉钤. 中国风湿病学［M］. 北京：人民卫生出版社，2001.

［20］宋文阁，傅志俭. 疼痛诊断治疗手册［M］. 郑州：郑州大学出版社，2003.

［21］马学毅. 现代糖尿病诊断治疗学［M］. 北京：人民军医出版社，2007.

［22］史可任. 颈腰关节疼痛及注射疗法［M］. 郑州：河南科学技术出版社，2018.

［23］李石，许国铭. 内科手册［M］. 北京：人民卫生出版社，2005.

［24］文海泉，朱晓明. 实用皮肤病性病手册［M］. 长沙：湖南科学技术出版社，2001.

［25］田从豁，臧俊岐. 中国灸法全书［M］. 哈尔滨：黑龙江科学技术出版社，2011.

［26］齐风军. 人体全息诊疗大全［M］. 北京：中国医药科技出版社，1999.

［27］何保仪. 实用针灸［M］. 郑州：河南人民出版社，1975.

［28］张树剑. 阿是取穴法源流论［J］. 中国针灸，2013，2：165–167.

［29］胥荣东，李珩. 阿是穴释义［J］. 中国针灸，2005，4：281–283.

［30］李兰兰. 实用不孕不育诊疗问答［M］. 北京：军事医学科学出版社，2009.

［31］杨维杰. 董氏奇穴针灸学［M］. 北京：中医古籍出版社，1995.